全国中医药行业高等职业教育"十三五"规划教材

# 临床医学概要

（供康复治疗技术、医学检验技术、医学影像技术、药学专业用）

主　编 ◎ 闫金辉

U0335490

中国中医药出版社

·北 京·

**图书在版编目（CIP）数据**

临床医学概要/闫金辉主编. —北京：中国中医药出版社，2018.5（2021.5重印）

全国中医药行业高等职业教育"十三五"规划教材

ISBN 978-7-5132-4874-7

Ⅰ.①临… Ⅱ.①闫… Ⅲ.①临床医学-高等职业教育-教材 Ⅳ.①R4

中国版本图书馆 CIP 数据核字（2018）第 066919 号

**中国中医药出版社出版**

北京经济技术开发区科创十三街 31 号院二区 8 号楼
邮政编码　100176
传真　010-64405721
河北省武强县画业有限责任公司印刷
各地新华书店经销

开本 787×1092　1/16　印张 31.25　字数 644 千字
2018 年 5 月第 1 版　2021 年 5 月第 5 次印刷
书号　ISBN 978-7-5132-4874-7

定价　89.00 元
网址　www.cptcm.com

社 长 热 线　010-64405720
购 书 热 线　010-89535836
维 权 打 假　010-64405753

微信服务号　zgzyycbs
微商城网址　https：//kdt.im/LIdUGr
官 方 微 博　http://e.weibo.com/cptcm
天猫旗舰店网址　https://zgzyycbs.tmall.com

如有印装质量问题请与本社出版部联系（010-64405510）

李伏君（千金药业有限公司技术副总经理）

李灿东（福建中医药大学校长）

李建民（黑龙江中医药大学佳木斯学院教授）

李景儒（黑龙江省计划生育科学研究院院长）

杨佳琦（杭州市拱墅区米市巷街道社区卫生服务中心主任）

吾布力·吐尔地（新疆维吾尔医学专科学校药学系主任）

吴　彬（广西中医药大学护理学院院长）

宋利华（连云港中医药高等职业技术学院教授）

迟江波（烟台渤海制药集团有限公司总裁）

张美林（成都中医药大学附属针灸学校党委书记）

张登山（邢台医学高等专科学校教授）

张震云（山西药科职业学院党委副书记、院长）

陈　燕（湖南中医药大学附属中西医结合医院院长）

陈玉奇（沈阳市中医药学校校长）

陈令轩（国家中医药管理局人事教育司综合协调处副主任科员）

周忠民（渭南职业技术学院教授）

胡志方（江西中医药高等专科学校校长）

徐家正（海口市中医药学校校长）

凌　娅（江苏康缘药业股份有限公司副董事长）

郭争鸣（湖南中医药高等专科学校校长）

郭桂明（北京中医医院药学部主任）

唐家奇（广东湛江中医学校教授）

曹世奎（长春中医药大学招生与就业处处长）

龚晋文（山西职工医学院/山西省中医学校党委副书记）

董维春（北京卫生职业学院党委书记）

谭　工（重庆三峡医药高等专科学校副校长）

潘年松（遵义医药高等专科学校副校长）

赵　剑（芜湖绿叶制药有限公司总经理）

梁小明（江西博雅生物制药股份有限公司常务副总经理）

龙　岩（德生堂医药集团董事长）

中医药职业教育是我国现代职业教育体系的重要组成部分，肩负着培养新时代中医药行业多样化人才、传承中医药技术技能、促进中医药服务健康中国建设的重要职责。为贯彻落实《国务院关于加快发展现代职业教育的决定》（国发〔2014〕19号）、《中医药健康服务发展规划（2015—2020年）》（国办发〔2015〕32号）和《中医药发展战略规划纲要（2016—2030年）》（国发〔2016〕15号）（简称《纲要》）等文件精神，尤其是实现《纲要》中"到2030年，基本形成一支由百名国医大师、万名中医名师、百万中医师、千万职业技能人员组成的中医药人才队伍"的发展目标，提升中医药职业教育对全民健康和地方经济的贡献度，提高职业技术院校学生的实际操作能力，实现职业教育与产业需求、岗位胜任能力严密对接，突出新时代中医药职业教育的特色，国家中医药管理局教材建设工作委员会办公室（以下简称"教材办"）、中国中医药出版社在国家中医药管理局领导下，在全国中医药职业教育教学指导委员会指导下，总结"全国中医药行业高等职业教育'十二五'规划教材"建设的经验，组织完成了"全国中医药行业高等职业教育'十三五'规划教材"建设工作。

中国中医药出版社是全国中医药行业规划教材唯一出版基地，为国家中医中西医结合执业（助理）医师资格考试大纲和细则、实践技能指导用书、全国中医药专业技术资格考试大纲和细则唯一授权出版单位，与国家中医药管理局中医师资格认证中心建立了良好的战略伙伴关系。

本套教材规划过程中，教材办认真听取了全国中医药职业教育教学指导委员会相关专家的意见，结合职业教育教学一线教师的反馈意见，加强顶层设计和组织管理，是全国唯一的中医药行业高等职业教育规划教材，于2016年启动了教材建设工作。通过广泛调研、全国范围遴选主编，又先后经过主编会议、编写会议、定稿会议等环节的质量管理和控制，在千余位编者的共同努力下，历时1年多时间，完成了83种规划教材的编写工作。

本套教材由50余所开展中医药高等职业教育院校的专家及相关医院、医药企业等单位联合编写，中国中医药出版社出版，供高等职业教育院校中医学、针灸推拿、中医骨伤、中药学、康复治疗技术、护理6个专业使用。

本套教材具有以下特点：

1. 以教学指导意见为纲领，贴近新时代实际

注重体现新时代中医药高等职业教育的特点，以教育部新的教学指导意

见为纲领，注重针对性、适用性以及实用性，贴近学生、贴近岗位、贴近社会，符合中医药高等职业教育教学实际。

**2. 突出质量意识、精品意识，满足中医药人才培养的需求**

注重强化质量意识、精品意识，从教材内容结构设计、知识点、规范化、标准化、编写技巧、语言文字等方面加以改革，具备"精品教材"特质，满足中医药事业发展对于技术技能型、应用型中医药人才的需求。

**3. 以学生为中心，以促进就业为导向**

坚持以学生为中心，强调以就业为导向、以能力为本位、以岗位需求为标准的原则，按照技术技能型、应用型中医药人才的培养目标进行编写，教材内容涵盖资格考试全部内容及所有考试要求的知识点，满足学生获得"双证书"及相关工作岗位需求，有利于促进学生就业。

**4. 注重数字化融合创新，力求呈现形式多样化**

努力按照融合教材编写的思路和要求，创新教材呈现形式，版式设计突出结构模块化、新颖、活泼、图文并茂，并注重配套多种数字化素材，以期在全国中医药行业院校教育平台"医开讲－医教在线"数字化平台上获取多种数字化教学资源，符合职业院校学生认知规律及特点，以利于增强学生的学习兴趣。

本套教材的建设，得到国家中医药管理局领导的指导与大力支持，凝聚了全国中医药行业职业教育工作者的集体智慧，体现了全国中医药行业齐心协力、求真务实的工作作风，代表了全国中医药行业为"十三五"期间中医药事业发展和人才培养所做的共同努力，谨此向有关单位和个人致以衷心的感谢！希望本套教材的出版，能够对全国中医药行业职业教育教学的发展和中医药人才的培养产生积极的推动作用。需要说明的是，尽管所有组织者与编写者竭尽心智，精益求精，本套教材仍有一定的提升空间，敬请各教学单位、教学人员及广大学生多提宝贵意见和建议，以便今后修订和提高。

国家中医药管理局教材建设工作委员会办公室

全国中医药职业教育教学指导委员会

2018 年 1 月

临床医学概要是基于医学基础课程之后的临床综合课程，其内容涵盖了诊断学基础、内科和外科常见病、多发病，少量涉及妇产科和儿科等基本知识，打破了以往按临床专科分类的模式，按系统或器官的种类编写，从而避免了教学内容的重复和交叉。全书包括诊断学基础、呼吸系统疾病、循环系统疾病、消化系统疾病、泌尿与生殖系统疾病、血液系统疾病、内分泌系统疾病、风湿性疾病、精神疾病、神经系统疾病、理化因素所致疾病、外科学基础、损伤与创伤、运动系统疾病14个模块。

在编写过程中，我们力图贯彻教材的思想性、科学性、适用性和创新性原则，并体现卫生职业教育的三个"贴近"：贴近社会对教育和人才的需求；贴近岗位对专业人才知识、能力和情感要求的标准；贴近受教育者的心理取向和所具备的认知、情感前提。根据高职高专职业教育的特点，适应康复治疗技术、医学检验技术、医学影像技术、药学专业实际需求，突出"精简、新颖、科学、实用"的特点，简明扼要叙述病因、发病机制，重点是临床表现、诊断，简要叙述治疗措施。每个项目设有"学习目标"，文中插入"知识链接"，每模块后设有"复习思考"，学生通过学习掌握临床医学的基本理论、基本知识和基本技能，着重培养发现、分析及解决问题的能力。培养学生自主学习的能力、实践能力，使学生不仅学到必备的专业知识，更要学会学习的方法，为终身学习打下坚实的基础。

本教材的编写分工是：黄冬冬编写模块一中的项目一、项目二，刘彬编写模块一中的项目三、项目四，程宁编写模块二，张蕾编写模块三，许幼晖编写模块四，张新鹃编写模块五，段立周编写模块六、模块七，杨丹阳编写模块八、模块九，闫金辉编写模块十、模块十一，芮炳峰编写模块十二，汪新华编写模块十三，肖名力编写模块十四。

全体编者以高度认真负责的态度和积极饱满的热情参与了工作，但由于水平有限，本教材若有不妥之处，敬请读者和同仁不吝赐教，提出宝贵的意见和建议。

《临床医学概要》编委会

2018 年 4 月

目
录

# 模块一
# 诊断学基础

## 项目一　问诊与常见症状

扫一扫，看课件

【学习目标】

1. 掌握各常见症状的概念、分类及临床表现。

2. 熟悉各常见症状的病因及问诊要点。

3. 了解各常见症状的发生机制。

问诊是医生通过向病人或知情人系统而全面地询问而获得临床资料的一种方法，又称病史采集。

问诊是诊断疾病的第一步，是最基本的方法。有些疾病通过问诊即可进行初步论断，例如消化性溃疡；一些疾病的早期通过问诊也可以给出初步诊断，比如亚临床阶段的疾病。深入细致的问诊不但可以了解病情，而且可为进一步检查及治疗提供线索。

本部分将对临床常见且较重要的症状进行扼要阐述。

### 一、发热

正常人的体温受体温调节中枢（下丘脑）的调控，使产热和散热过程呈动态平衡，保持体温在相对恒定的范围内。当机体在致热原作用下或由于各种原因引起体温调节中枢出现功能障碍，体温升高超出正常范围，称为发热（fever）。

【病因】

1. **感染性发热**　感染是临床上引起发热的主要原因。常见的有各种病原微生物如细菌、病毒、支原体、衣原体、寄生虫等引起的感染。

2. 非感染性发热　主要包括：①无菌坏死物质的吸收，如大面积烧伤、心肌梗死、癌肿、溶血反应等。②抗原-抗体反应，如风湿、药物热、血清病、自身免疫性疾病等。③内分泌代谢障碍，如甲状腺功能亢进症、重度脱水等。④皮肤散热减少，如广泛性皮炎、慢性心力衰竭等。⑤体温调节中枢功能障碍，如中暑、安眠药中毒、脑出血等。⑥自主神经功能紊乱，病人多表现为低热，常伴有其他自主神经功能紊乱的表现，属功能性发热的范畴，如夏季热、生理性低热。

【临床表现】

1. 发热的分度　以口温为标准，低热：37.3～38℃，中等度热：38.1～39℃，高热：39.1～41℃，超高热：41℃以上。

2. 常见热型及临床意义　热型，即不同形态的体温曲线。一些发热疾病具有特殊的热型，对诊断与鉴别诊断有一定的意义，常见热型有以下几种：

（1）稽留热（continued fever）　体温维持在39～40℃或以上水平达数日或数周，24小时内波动范围不超过1℃。常见于肺炎球菌肺炎、伤寒等（图1-1）。

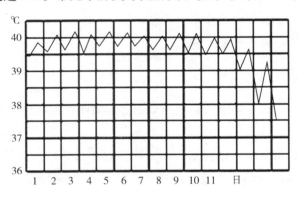

图 1-1　稽留热

（2）弛张热（remittent fever）　体温常在39℃以上，24小时内波动范围大于2℃，最低不能降至正常。常见于败血症、风湿热、重症结核病及其他化脓性感染等（图1-2）。

（3）间歇热（intermittent fever）　体温骤升达高峰后持续数小时，又骤降至正常，无热期可持续1天或数天，高热期与无热期反复交替出现。常见于疟疾、肾盂肾炎等（图1-3）。

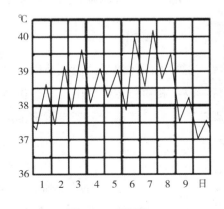

图 1-2　弛张热

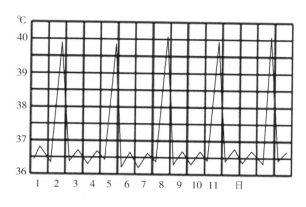

图 1-3　间歇热

（4）波状热（undulant fever）　体温逐渐上升达 39℃ 或以上，持续数天后又逐渐降至正常水平，数日后体温又逐渐升高，如此反复交替出现。常见于布氏杆菌病。

（5）回归热（recurrent fever）　体温逐渐上升至 39℃ 或以上，持续数天后又骤然下降至正常，数日后又出现高热，这样高热期与无热期各持续数日规律地交替出现。见于回归热、周期热等。

（6）不规则热（irregular fever）　发热的体温曲线无一定规律。可见于结核病、风湿热、支气管肺炎、胸膜炎等。

【问诊要点】

1. 发热的程度和热型　观察发热的程度，定时测量体温，绘制体温曲线记录热型，这是发热症状诊断中重要的一步。

2. 伴随症状　伴寒战的高热，常见于大叶性肺炎、败血症、急性胆囊炎、急性肾盂肾炎、疟疾、急性溶血或输血反应等。伴昏迷，常见于中枢神经系统感染，应密切注意瞳孔、意识和生命体征的变化。还应注意观察有无疱疹、皮疹、皮下出血等情况，以采取相应的护理措施，如小儿高热应注意有无惊厥的观察，及时采取控制体温的措施，还应包括多系统症状的询问。

3. 全身反应　对高热期的病人应做动态观察、记录生命体征及意识变化，及时了解高热对机体重要器官的影响及程度，以掌握病情变化，及时处理。体温下降期，要记录 24 小时出入液量，观察有无口渴、尿量减少、皮肤弹性降低等脱水的征兆。患病以来的精神状态、食欲、睡眠情况；长期发热者，有无体重、营养状况的改变等。

4. 其他　患病以来的诊疗过程，有无传染病接触史等。

## 二、 疼痛

疼痛（pain）是常见症状，可由多种原因引起，也常是病人就诊的主要原因。疼痛作为"预警信号"常可提示机体采取防卫措施以避让或去除造成疼痛的原因，但强烈而持久的疼痛会造成机体生理功能紊乱甚至休克。

【病因】

（一）头痛

1. 血管性头痛　其特点为跳痛。常见于偏头痛、发热、中毒（如一氧化碳中毒）及药物过敏反应、高血压、动脉硬化等。

2. 颅内高压性头痛　为弥漫性钝痛，咳嗽用力时加重，常伴呕吐，见于颅内占位性病变（脑瘤、脑血肿）。

3. 颅内感染性头痛　脑炎、脑膜炎。

4. 头部局部病变　由于病灶、炎症、细菌和毒素刺激局部末梢神经，引起头痛，如中耳炎、鼻窦炎、龋齿、屈光不正、青光眼、颅骨骨膜炎及骨肿瘤、颈椎病等。

5. 其他　颅脑外伤后遗症、贫血、尿毒症及神经官能症也可引起头痛。

（二）胸痛

1. 呼吸系统疾病　肺组织本身疾病不引起胸痛，因为肺脏没有感觉神经，当病变侵及壁层胸膜时才出现疼痛。膈胸膜受累时疼痛可向肩部、上腹及腹部放射，当气管及支气管神经受刺激时，亦可引起胸痛。常见于肺炎、气胸、胸膜炎（干性或少量渗出液）及胸膜粘连、肺梗死、胸膜肿瘤、气管及支气管炎等。

2. 心脏血管疾病　心肌梗死、心绞痛、主动脉瘤、心肌炎及心包炎等。

3. 肝胆疾病　如肝炎、胆囊炎、胆石症等，疼痛常在右胸或右肩部。

4. 纵隔及食管疾病　食管及纵隔炎、食管及纵隔肿瘤等。

5. 其他　胸壁及皮肤、皮下组织或肋间肌炎症、创伤，带状疱疹，胸主动脉瘤，夹层主动脉瘤，过度换气综合征，肋间神经痛等。

（三）腹痛

1. 急性腹痛　特点为起病急，病情重，转变快。有些急性腹痛需要外科紧急处理，又称"急腹症"。常见于：①腹腔器官急性炎症：如急性胃炎、急性肠炎、急性胰腺炎、急性出血坏死性肠炎、急性胆囊炎、急性阑尾炎等。②空腔脏器阻塞或扩张：如肠梗阻、肠套叠、胆道结石、胆道蛔虫症、泌尿系结石梗阻等。③脏器扭转或破裂：如肠扭转、肠绞窄、胃肠穿孔、肠系膜或大网膜扭转、卵巢扭转、肝破裂、脾破裂、异位妊娠破裂等。④腹膜炎症：多由胃肠穿孔引起，少部分为自发性腹膜炎。⑤腹腔内血管阻塞：如缺血性肠病、夹层腹主动脉瘤和门静脉血栓形成。⑥腹壁疾病：如腹壁挫伤、脓肿及腹壁皮肤带状疱疹。⑦胸腔疾病所致的腹部牵涉性痛：如肺炎、肺梗死、心绞痛、心肌梗死、急性心包炎、胸膜炎、食管裂孔疝、胸椎结核。⑧全身性疾病所致的腹痛：如腹型过敏性紫癜、糖尿病酸中毒、尿毒症、铅中毒、血卟啉病等。

2. 慢性腹痛　特点为起病缓慢，病程较长，亦可为急性起病后迁延不愈或间歇发作。常见于：①腹腔脏器慢性炎症：如慢性胃炎、十二指肠炎、慢性胆囊炎及胆道感染、慢性胰腺炎、结核性腹膜炎、溃疡性结肠炎、Crohn 病等。②消化道运动障碍：如功能性消化不良、肠易激综合征及胆道运动功能障碍等。③胃、十二指肠溃疡。④腹腔脏器扭转或梗阻：如慢性胃、肠扭转，十二指肠壅滞，慢性肠梗阻。⑤脏器包膜的牵张：实质性器官因病变肿胀，导致包膜张力增加而发生的腹痛，如肝淤血、肝炎、肝脓肿、肝癌等。⑥中毒与代谢障碍：如铅中毒、尿毒症等。⑦肿瘤压迫及浸润：以恶性肿瘤居多，与肿瘤不断生长、压迫和侵犯感觉神经有关。

3. 牵涉痛　指内脏性疼痛牵涉到身体体表部位，即内脏痛觉信号传至相应脊髓节段，引起该节段支配的体表部位疼痛。特点是定位明确，疼痛剧烈，有压痛、肌紧张及感觉过敏等。

【问诊要点】

1. 疼痛的部位　最先出现的部位，局部浅表性还是深在弥漫性等。

2. 疼痛的性质　疼痛的性质可表现为胀痛、隐痛、钝痛、刺痛、闷痛、绞痛、烧灼样痛、刀割样痛、压榨样痛等，可伴有窒息感、电击样、重压感等。

3. 疼痛的程度　是否可以耐受，是轻微的疼痛还是剧烈疼痛等。

4. 疼痛发生与持续时间　发作时间，是间歇性、短暂性还是持续性，是否呈阵发加剧等。

5. 多系统症状询问　重点询问伴随症状。

## 三、 呼吸困难

呼吸困难（dyspnea）是指病人主观上感觉空气不足、呼吸费力，客观上表现为用力呼吸，严重时出现鼻翼扇动、发绀、端坐呼吸，辅助呼吸肌也参与呼吸运动，并有呼吸频率、深度、节律的改变。

【病因】

1. 肺源性呼吸困难　由于呼吸系统疾病引起通气、换气功能障碍，导致缺氧和二氧化碳潴留。包括：

（1）呼吸道梗阻 如喉、气管、大支气管的炎症、水肿、痉挛、肿瘤和异物等所致的狭窄或梗阻。

（2）肺部疾病 如肺炎、肺淤血、肺水肿、肺不张、肺梗死、广泛性肺纤维化等。

（3）胸壁、胸廓和胸腔疾病 如胸壁炎症、结核、外伤、胸廓畸形、自发性气胸、大量胸腔积液、严重胸膜增厚粘连等。

2. 心源性呼吸困难 各种原因引起的重度左、右心功能不全。

3. 中毒性呼吸困难 如尿毒症、糖尿病酮症酸中毒、巴比妥类中毒、有机磷中毒及一氧化碳中毒等。

4. 血源性呼吸困难 如重度贫血、高铁血红蛋白血症或硫化血红蛋白血症等。

5. 神经精神性呼吸困难 见于中枢神经系统病变，如脑出血、脑肿瘤、脑外伤、脑炎、脑膜炎、脑脓肿、严重的脑动脉硬化和脑梗死时的缺氧、二氧化碳潴留所致的呼吸中枢功能障碍以及癔症等。

【临床表现】

1. 肺源性呼吸困难 临床上分为三种类型：①吸气性呼吸困难：其特点是吸气显著困难，常伴有干咳和高调吸气性喉鸣及"三凹征"（胸骨上窝、锁骨上窝、肋间隙在吸气时明显下陷）。②呼气性呼吸困难：其特点是呼气费力、延长而缓慢，常伴有哮鸣音。③混合性呼吸困难：其特点是吸气与呼气均感费力，呼吸频率加快。

2. 心源性呼吸困难 其特征是劳动时出现并加重，休息时缓解或减轻，仰卧位时加重，坐位时减轻，甚者可发生夜间阵发性呼吸困难。严重者咳浆液性粉红色泡沫痰，两肺底部有较多湿性啰音，心率增快，有奔马律。此种呼吸困难，又称心源性哮喘。

3. 中毒性呼吸困难 酸中毒时呈深大呼吸，吗啡、巴比妥中毒时呼吸浅而慢或节律不整。

4. 血源性呼吸困难 常表现为慢而深的呼吸，伴有心率增快。

5. 神经精神性呼吸困难 脑血管病和颅内高压症的呼吸困难深而慢，常带有鼾声；癔症性呼吸困难，呼吸快而浅，常达 60~100 次/分。神经官能症呼吸困难只是主观上感觉困难，常伴有叹息。

## 四、 水肿

水肿（edema）即人体组织间隙中有过多的液体潴留而使组织出现肿胀。当液体在体内组织间隙呈弥漫性分布时为全身性水肿（常为凹陷性）；液体积聚在局部组织间隙时呈局部水肿；过多的液体积聚在体腔内称为积液，如胸腔积液（胸水）、腹腔积液（腹水）、心包积液。

【病因及临床表现】

1. 全身性水肿

（1）心源性水肿　主要是右心衰的表现。临床特征是首先出现在身体的下垂部位。能起床活动者，最早出现在足踝内侧，行走活动后明显，休息后减轻或消失。经常卧床者以腰骶部为明显。颜面一般不水肿。水肿为对称性、凹陷性。常伴有颈静脉怒张、肝肿大、静脉压升高等右心衰的表现。

（2）肾源性水肿　可见于各型肾炎和肾病。临床特征是晨起眼睑与颜面水肿，逐渐发展为全身水肿。常有尿改变、高血压、肾功能损害的表现。心源性水肿与肾源性水肿的鉴别见表1-1。

表1-1　心源性水肿与肾源性水肿的鉴别

| 鉴别点 | 心源性水肿 | 肾源性水肿 |
|---|---|---|
| 病因 | 见于右心衰竭 | 见于各种肾炎、肾病综合征 |
| 首发部位 | 身体下垂部位，从足踝开始，向上延至全身 | 结缔组织最疏松处，从眼睑与颜面开始延及全身 |
| 发生速度 | 常迅速 | 较缓慢 |
| 水肿性质 | 凹陷性，移动性较小 | 凹陷性，软而移动性较大 |
| 伴随病征 | 伴有心功能不全病征，如心脏增大、心律失常、心脏杂音、肝肿大、肝-颈静脉回流征阳性 | 伴有肾脏疾病病征，如高血压、蛋白尿、管型尿、眼底改变等 |

（3）肝源性水肿　以腹水为主要表现，也可先出现踝部水肿，逐渐向上发展，但头面及上肢常无水肿。主要见于肝硬化失代偿期。

（4）营养不良性水肿　水肿从组织疏松处开始，继而发展至全身，常以低垂部位较明显。主要与蛋白摄入不足、慢性消耗性疾病或重度烧伤等，造成低蛋白血症或维生素$B_1$的缺乏有关。常伴有消瘦与贫血等症状。

（5）其他原因的全身性水肿　包括黏液性水肿、经前期紧张综合征、药物性水肿、特发性水肿、妊娠高血压综合征等。

2. 局部水肿　常由于局部静脉、淋巴回流受阻或毛细血管通透性增加所致。如局部炎症、肢体静脉血栓形成或栓塞性静脉炎、上腔或下腔静脉阻塞综合征、丝虫病所致象皮肿等。

【问诊要点】

1. 水肿部位与程度　水肿的首发部位，是否为凹陷性，水肿的程度。

2. 营养与饮食状况　观察皮肤、黏膜弹性、光泽、温湿度，严重水肿病人还要注意皮肤有无破溃、继发感染等情况。体重有无明显改变，食欲及进食量。

3. 出入液体量　详细记录 24 小时液体出入量。对尿量减少的病人要注意有无肾功能损害及酸碱、电解质失衡的征兆。

4. 伴随症状　水肿伴有肝肿大、颈静脉怒张见于右心功能不全；伴肝肿大、腹水明显的为肝源性水肿；伴有重度蛋白尿，常为肾源性水肿；伴有呼吸困难与发绀者，常见于心脏病、上腔静脉阻塞综合征。

## 五、 呕吐与腹泻

### 呕 吐

呕吐（vomiting）是指由于胃的反射性强力收缩，迫使胃内容物经口腔急速排出体外的过程。频繁和剧烈的呕吐可导致失水、电解质紊乱、食管贲门黏膜撕裂及营养缺乏等。

【病因】

1. 中枢性呕吐　由于延髓呕吐中枢受各种病因刺激引起。

（1）颅内压增高性呕吐　常见于脑肿瘤、脑炎、脑膜炎、脑出血、颅脑外伤、高血压脑病。

（2）药物、化学毒物对中枢作用的呕吐　见于链霉素中毒，抗癌药、洋地黄、吗啡等药物的应用。

（3）内源性中毒所致呕吐　见于代谢障碍，如尿毒症、糖尿病酮症酸中毒、低钠血症的呕吐，妊娠呕吐，甲状腺危象等。

（4）前庭功能障碍性呕吐　见于迷路炎、晕动病、内耳眩晕病等。

（5）精神性呕吐　见于神经官能症、癔症。

2. 周围性呕吐　包括胃源性和反射性两种。

（1）胃源性呕吐　常见于胃黏膜急、慢性炎症，胃黏膜受药物、不洁食物、各种理化因素或细菌及其代谢产物刺激均可引起呕吐。溃疡病有幽门痉挛、幽门部溃疡瘢痕狭窄或癌性狭窄，亦可出现呕吐。

（2）反射性呕吐　常见于各种原因的胃肠道疾病、腹腔内脏病变，如急性腹膜炎、急性胰腺炎、急性胆道疾病（胆囊炎、胆石症、胆道蛔虫病等）、急慢性肝炎，青光眼、肾绞痛、急性心肌梗死、心力衰竭等亦可有呕吐。

【问诊要点】

1. 起病时间　起病急缓。呕吐的时间，晨起还是夜间，间歇或持续性。

2. 发作的病因及诱因　与饮食、活动等有无关系；有无酗酒史、晕车晕船史以及以往同样的发作史。

3. 症状的特点与变化　如症状发作频率、持续时间、严重程度等。呕吐物的特征及呕吐物性状及气味，由此可以推测是否中毒、消化道器质性梗阻等；根据是否有酸味可区别胃潴留与贲门失弛缓；是否有胆汁，可区分十二指肠乳头平面上、下之梗阻；根据呕吐物的量可确定有无上消化道梗阻，并估计液体丢失量。

4. 加重与缓解因素　可为诊断提供线索。

5. 诊治情况　做过哪些相关检查，结果如何等。

# 腹　泻

腹泻（diarrhea）是肠黏膜的分泌旺盛与吸收障碍，肠蠕动过快，致排便次数多于平时，粪便稀薄、水样或含有脓血。正常人一般每天排便 1 次，个别人每天排便 2~3 次。粪便成形无异常，不应称腹泻。

【病因】

1. 急性腹泻

（1）急性肠道感染　如病毒、细菌、真菌、阿米巴、血吸虫病等感染。

（2）急性中毒　①细菌性食物中毒，由沙门菌、嗜酸菌、变形杆菌、金黄色葡萄球菌等引起。②毒物，如毒蕈、河豚、鱼胆、腐败变质食物等。③药物，如有机磷农药、抗癌药物等。

（3）急性全身感染　如伤寒、副伤寒、败血症、霍乱、副霍乱等。

（4）变态反应性疾病　如过敏性紫癜、变态反应性肠病等。

（5）其他　如甲状腺危象、慢性肾上腺皮质功能减退性危象、药物的副作用等。

2. 慢性腹泻　指病程在 2 个月以上的腹泻或间歇期在 2~4 周又反复发作的腹泻。

（1）消化性疾病　如慢性细菌性痢疾、肠结核、肠寄生虫病、肠恶性肿瘤、吸收不良综合征、胃大部分切除术后、慢性胰腺炎、肝硬化等。

（2）全身性疾病　如甲状腺功能亢进、类癌综合征、糖尿病性肠病、尿毒症、神经功能性腹泻等。

【问诊要点】

1. 起病情况　是否有不洁饮食、旅行、聚餐等病史，是否与摄入脂肪餐有关，是否与紧张、焦虑有关。腹泻的次数及大便量有助于判断腹泻的类型及病变的部位。

2. 大便的性状及气味　除仔细观察大便性状外，配合大便常规检查，可大致区分感染与非感染，炎症渗出性与分泌性、动力性腹泻。大便伴有腐败气味多有消化吸收障碍，无臭多为分泌性腹泻。

3. **群体发病史及地区和家族中的发病情况**　对诊断食物中毒、流行病、地方病及遗传病具有重要价值。

4. **腹泻加重、缓解的因素**　如与进食、与油腻食物的关系及抗生素使用史等。

5. **病后一般情况变化**　功能性腹泻、下段结肠病变对病人一般情况影响较小，器质性疾病（如炎症、肿瘤、肝胆胰疾患）、小肠病变影响则较大。

## 六、 意识障碍

意识障碍（disturbance of consciousness）是指人对周围环境及自身状态的识别和觉察能力出现障碍。多由高级神经中枢功能活动（意识、感觉和运动）受损所引起，可表现为嗜睡、意识模糊和昏睡，严重的意识障碍为昏迷。

【病因】

1. **重症急性感染**　如败血症、肺炎、中毒型菌痢、伤寒、斑疹伤寒、恙虫病和颅脑感染（脑炎、脑膜脑炎、脑型疟疾）等。

2. **颅脑非感染性疾病**　如：①脑血管疾病：脑缺血、脑出血、蛛网膜下腔出血、脑栓塞、脑血栓形成、高血压脑病等。②脑占位性疾病：如脑肿瘤、脑脓肿。③颅脑损伤：脑震荡、脑挫裂伤、颅骨骨折等。④脑内异常电生理活动：如癫痫大发作、癫痫持续状态。

3. **内分泌与代谢障碍**　如尿毒症、肝性脑病、肺性脑病、甲状腺危象、甲状腺功能减退、糖尿病性昏迷、低血糖、妊娠中毒症，以及严重的水、电解质平衡紊乱等。

4. **心血管疾病**　如急性心肌梗死、心律失常及严重休克等。

5. **外源性中毒**　如安眠药、有机磷杀虫药、氰化物、一氧化碳、酒精和吗啡等中毒。

6. **物理性及缺氧性损害**　如高温中暑、日射病、触电、高山病等。

【临床表现】

根据意识障碍的程度可分为：

1. **嗜睡**　是一种病理性的倦睡，表现为持续的、延长的睡眠状态，轻声呼叫可唤醒，醒后能暂时清醒，回答问题及配合检查，但反应迟钝，动作不协调，一旦刺激去除后，又很快入睡。

2. **意识模糊**　是意识轻度障碍的表现。对自己与周围事物漠不关心，反应迟钝，答话缓慢且多不符合实际，定向力障碍，对时间、人物、地点认识不正确。

3. **昏睡**　病人呈深度的睡眠状态，大声呼叫或强刺激方能唤醒，但意识仍模糊，反应迟钝，答非所问，且短时间内又很快入睡，反射一般无显著改变。

4. 昏迷 重度意识障碍，意识完全丧失。根据昏迷程度可分为：①浅昏迷：病人对周围事物无反应，不能回答问题，但眶上压痛、角膜反射、瞳孔对光反射尚存在。②深昏迷：意识完全丧失，任何刺激均不能使病人转醒，肌肉松弛，感觉与反射消失，大小便失禁。

5. 谵妄 表现为意识模糊伴知觉障碍（幻觉、错觉）和注意力丧失。如烦躁不安，活动增多，对刺激反应增强，语无伦次，错觉、幻觉及妄想等精神异常表现。

【问诊要点】

1. 起病时间、发病前后情况、诱因、病程、程度。

2. 有无发热、头痛、呕吐、腹泻、皮肤黏膜出血及感觉与运动障碍等相关伴随症状。

3. 有无急性感染休克、高血压、动脉硬化、糖尿病、肝肾疾病、肺源性心脏病、癫痫、颅脑外伤、肿瘤等病史。

4. 有无服毒及毒物接触史。

# 项目二　体格检查

扫一扫，看课件

【学习目标】

1. 掌握各项体格检查的方法，各系统体格检查的内容及临床意义。
2. 熟悉常见疾病阳性体征。
3. 了解常见疾病阳性体征的发生机制。

体格检查是医护人员运用自己的感官或借助简便器械，了解病人身体状况的基本检查方法。

## 一、基本检查方法

体格检查的基本方法包括：视诊、触诊、叩诊、听诊及嗅诊。要熟练运用这些方法并使检查结果具有精确可靠的价值，必须具有丰富的医学知识和反复的临床实践才能做到。

1. 视诊（inspection） 包括直接观察和间接观察两种方法。直接观察可以观察到被检者全身一般状态及局部表现。前者包括性别、年龄、发育与营养、意识状态、面容、表情、体位、姿势及步态等。后者包括被检者的皮肤、黏膜、舌苔、头颈、胸及腹部外形，四肢、肌肉、脊柱及关节生长发育状况等。间接观察法是指借助工具对身体某些特殊部位进行观察，如：用眼底镜检查眼底，用视力表检查视力等。

视诊时被检查部位应充分暴露、在自然光线下进行，尤其黄疸及某些皮疹在灯光下不易辨认，应注意会发生漏诊。

2. 触诊（palpation） 触诊可用于检查身体任何部位，但在腹部检查时尤为重要，根据检查目的不同，可分为浅部触诊法和深部触诊法。

（1）浅部触诊法 常用以检查皮下结节、肌肉中的包块、关节腔积液、肿大的表浅淋巴结、腹部有无压痛及抵抗感等。

（2）深部触诊法 用一手或双手重叠在被检查部位逐渐加压向深层触摸，借以了解被检查部位深部组织及脏器状况。可触及身体的深度为 4~5cm，常用于腹部检查。按不同检查目的和要求可采用以下不同的手法：

深部滑行触诊法：检查时嘱被检者张口平静呼吸，或与被检者谈话以转移其注意力，尽量使腹肌松弛。医师用右手并拢的二、三、四指平放在腹壁上，以手指末端逐渐触向腹腔的脏器或包块，在被触及的包块上做上下左右滑动触摸，该法常用于腹腔深部包块和胃肠病变的检查。

双手触诊法：将左手掌置于被检查脏器或包块的后部，右手中间三指并拢平置于腹壁被检查部位，左手掌向右手方向托起，使被检查的脏器或包块位于双手之间，并更接近体表，有利于右手触诊检查。用于肝、脾、肾和腹腔肿物的检查。

深压触诊法：用一个或两个并拢的手指逐渐深压腹壁被检查部位，用于探测腹腔深在病变的部位或确定腹腔压痛点，如阑尾压痛点、胆囊压痛点、输尿管压痛点等。

冲击触诊法：又称浮沉触诊法。检查时右手并拢的二、三、四指取 70°~90° 角，放置于腹壁拟检查部位，做数次急速而较有力的冲击动作，在冲击腹壁时指端会有腹腔脏器或包块浮沉的感觉。这种方法一般只用于大量腹水时肝、脾及腹腔包块难以触及者。

3. 叩诊（percussion） 依叩诊的目的和手法不同，通常分为直接叩诊法和间接叩诊法。

（1）直接叩诊法 用并拢的中间三指的掌面轻轻拍击被检查部位体表，借助拍击后的反响音及手指的振动感来判断该部深层组织或器官的病变，常用于胸、腹部面积较广泛的病变，如大量胸腔积液、积气及大片肺实变。

（2）间接叩诊法 是临床最常用的叩诊方法。其手法是：以左手中指第二指节紧贴于被检部位，其余手指要稍微抬起，勿与体表接触；右手各指自然弯曲，以中指的指端垂直叩击左手中指第二指节背面。对每一叩诊部位应连续叩击 2~3 下，用力要均匀，使产生叩诊音响基本一致，同时在相应部位左右对比以便正确判断叩诊音的变化（图 1-4）。

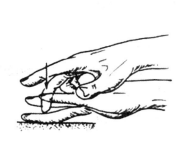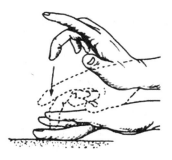

图 1-4　间接叩诊法

（3）叩诊音　被叩击部位的组织或器官的弹性、含气量以及距离体表深浅不一，可产生不同的叩诊音，故可将叩诊音分为清音、鼓音、浊音、实音和过清音 5 种。

清音：为正常肺部叩诊音，提示肺组织的弹性、含气量、致密度正常。

鼓音：如同击鼓声，与清音相比音响更强，振动持续时间也较长，在叩击含有大量气体的空腔器官时出现。正常时见于左下胸胃泡区和腹部，病理情况可见于肺内空洞、气胸、气腹等。

浊音：当叩击被少量含气组织覆盖的实质脏器时产生，叩击时音响和振动感均较弱，如心脏叩诊音。

实音：叩击实质脏器心或肝所产生的音响，也见于大量胸腔积液或肺实变等。

过清音：介于鼓音与清音之间，可见于肺组织含气量增多、弹性减弱时，见于肺气肿。

4. 听诊（auscultation）　听诊可分为直接听诊和间接听诊两种方法。

（1）直接听诊法　是用耳直接贴于被检查者体表某部位，听取脏器运动时发出的音响，听到的声音一般较弱，现已很少使用，仅在没有听诊器应急时采用。

（2）间接听诊法　是借助听诊器进行听诊。为临床常用方法，应用范围广泛，可用于身体任何部位。

听诊时环境温暖和安静，避免因外界及寒冷引起肌肉震颤的噪音而影响听诊效果。检查时应充分暴露被检查部位，避免衣物摩擦听诊器。注意排除其他音响的干扰，如听心音时应注意排除呼吸音干扰，听呼吸音时又要注意排除胸件与皮肤摩擦产生其他杂音的干扰。

5. 嗅诊（olfactory examination）　嗅诊是用嗅觉判断发自受检者的各种气味及其与疾病关系的方法。这些气味多来自皮肤、黏膜、呼吸道、胃肠道、呕吐物、排泄物、分泌物、脓液和血液等。常见的异常气味有：

（1）汗液　酸性汗味见于风湿热或长期服用阿司匹林的病人。

（2）痰液　痰液呈血腥味见于大量咯血被检者；呈恶臭味见于支气管扩张或肺脓肿者。

（3）脓液　脓液有恶臭味时，应考虑气性坏疽。

（4）呕吐物　呕吐物呈酸性为胃内有宿食；呈粪便味应考虑低位肠梗阻；如呕吐物有脓液并有烂苹果味，则应考虑胃坏疽。

（5）粪便　粪便呈腐败臭味见于消化不良；呈腥臭味见于细菌性痢疾；呈肝腥味见于阿米巴痢疾。

（6）尿液　尿液出现浓烈的氨味见于膀胱炎。

（7）呼出气体　呼出气体带蒜味见于有机磷农药中毒；烂苹果味见于糖尿病酮症酸中毒；氨味见于尿毒症；肝腥味见于肝性脑病。

## 二、 一般状态检查

一般状态检查是对被检者全身状态的概括性观察，其内容包括：生命体征（体温、脉搏、呼吸、血压）、一般状态（发育与营养、意识状态、面容表情、体位、姿势与步态、意识状态）、皮肤及黏膜、浅表淋巴结检查。

1. 生命体征（vital sign）　生命体征是评价生命活动质量的重要征象，是体格检查必检项目。包括体温、呼吸、脉搏、血压。

（1）体温　每次体格检查均应记录体温，国内一般按摄氏法进行记录。测量体温的方法通常有以下 3 种：

1）口测法：将消毒后的体温计置于病人舌下，让其紧闭口唇，5 分钟后读数。正常值为 36.3~37.2℃。使用该法时应嘱病人不用口腔呼吸，以免影响测量结果。该法结果较为准确，但不能用于婴幼儿及神志不清者。

2）肛测法：让病人取侧卧位，将肛门体温计头端涂以润滑剂后，徐徐插入肛门内达体温计长度的一半为止，5 分钟后读数。正常值为 36.5~37.7℃。肛测法一般较口测法读数高 0.3~0.5℃。该法测值稳定，多用于婴幼儿及神志不清者。

3）腋测法：将体温计头端置于病人腋窝深处，嘱病人用上臂将体温计夹紧，10 分钟后读取数值。正常值 36~37℃。使用该法时，注意腋窝处应无致热或降温物品，并应将腋窝汗液擦干，以免影响测定结果。该法简便、安全，且不易发生交叉感染，为最常用的体温测定方法。

（2）呼吸　正常时呼吸节律均匀，深浅适宜。

1）呼吸频率的改变：正常成人静息状态下，呼吸为 16~20 次/分。呼吸增快是指呼吸频率>24 次/分，见于发热、疼痛、贫血、甲状腺功能亢进及心力衰竭等。一般体温升高 1℃，呼吸大约增加 4 次/分。呼吸过缓是指呼吸频率<12 次/分，主要见于麻醉剂或镇

静剂过量和颅内压增高等。

2）呼吸深度的改变：当严重代谢性酸中毒时，可出现深而慢的呼吸，主要见于尿毒症、糖尿病酮症酸中毒等，此种深长的呼吸又称之为库斯莫尔（Kussmaul）呼吸。

3）呼吸节律的改变

潮式呼吸（陈-施呼吸 Cheyne-Stokes respiration）：是一种由浅慢逐渐变为深快，然后再由深快转为浅慢，随之出现一段呼吸暂停后，又开始如上变化的周期性呼吸。

间停呼吸（比奥呼吸 Biot respiration）：表现为有规律呼吸几次后，突然停止一段时间，又开始呼吸，即周而复始的间停呼吸。

以上两种周期性呼吸节律变化的机制是由于呼吸中枢的兴奋性降低，使调节呼吸的反馈系统失常。多发生于中枢神经系统疾病，如脑炎、脑膜炎、颅内压增高及糖尿病酮症酸中毒、巴比妥中毒等。间停呼吸较潮式呼吸更为严重，预后多不良，常在临终前发生。有些老年人深睡时亦可出现潮式呼吸，此为脑动脉硬化、中枢神经供血不足的表现（图1-5）。

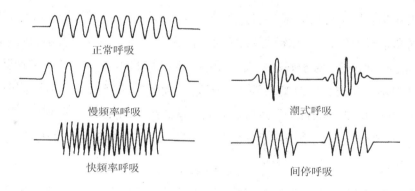

正常呼吸

慢频率呼吸

潮式呼吸

快频率呼吸

间停呼吸

图1-5　常见呼吸类型

（3）脉搏　检查脉搏主要用触诊，可选择桡动脉、肱动脉、股动脉、颈动脉及足背动脉等。需两侧脉搏情况对比，正常成人脉率在安静、清醒的情况下为60~100次/分，脉律规则，强度均等。常见的异常脉搏有：

1）脉搏增快：脉率>100次/分，常见于情绪紧张、剧烈运动，以及病理情况下，如甲亢、发热、贫血、心力衰竭、休克等。

2）脉搏减慢：脉率<60次/分，常见于颅内高压、阻塞性黄疸、甲减等，也可以见于体质强壮的人（如运动员）。

3）水冲脉：检查者握紧病人手腕掌面，将其前臂高举过头部，可明显感知脉搏骤起骤落，犹如潮水涨落，故名水冲脉，是由于周围血管扩张或存在分流、反流所致。常见于主动脉瓣严重关闭不全、动脉导管未闭、严重贫血等。

4）交替脉：系节律规则而强弱交替的脉搏，一般认为是心肌损坏的表现。常见于高血压性心脏病、冠状动脉粥样硬化性心脏病和心肌炎等。

5）奇脉：又称吸停脉，是指吸气时脉搏明显减弱或消失的现象，是心脏压塞的重要体征之一，主要见于心包积液和缩窄性心包炎。

（4）血压 血压通常指体循环动脉血压（blood pressure，BP），是指推动血液在血管内流动并作用于血管壁的压力，是重要的生命体征。

1）测量方法：测压时应注意：①病人半小时内禁烟、禁咖啡、排空膀胱，安静环境下在有靠背的椅子安静休息至少5分钟。②取坐位或仰卧位测血压，被检查者上肢裸露伸直并轻度外展，肘部置于心脏同一水平。③将气袖均匀紧贴皮肤缠于上臂，使其下缘在肘窝以上2~3cm，气袖之中央位于肱动脉表面。检查者触及肱动脉搏动后，将听诊器体件置于搏动上准备听诊。然后，向袖带内充气，边充气边听诊，待肱动脉搏动声消失，再升高30mmHg后，缓慢放气，双眼随汞柱下降，平视汞柱表面，根据听诊结果读出血压值。④根据Korotkoff 5期法，首先听到的响亮拍击声（第1期）代表收缩压，随后拍击声有所减弱和带有柔和吹风样杂音成为第2期，在第3期当压力进一步降低而动脉血流量增加后，拍击声增强和杂音消失，然后音调突然变得沉闷为第4期，最终声音消失即达第5期。第5期的血压值即舒张压。对于妊娠妇女、严重贫血、甲状腺功能亢进、主动脉瓣关闭不全及Korotkoff音不消失者，可以第4期作为舒张压读数，或舒张压也可以同时记录两个数值，如血压160/80~50mmHg。⑤血压至少应测量2次，间隔1~2分钟。

2）血压标准：根据《中国高血压防治指南》（2005年修订版）的标准（表1-2）。

表1-2 血压标准

| 类　别 | 收缩压（mmHg） | | 舒张压（mmHg） |
| --- | --- | --- | --- |
| 理想血压 | <120 | 和 | <80 |
| 正常血压 | <130 | 和 | <85 |
| 正常高值 | 130~139 | 或 | 85~89 |
| 高血压 | | | |
| 1级（轻度） | 140~159 | 或 | 90~99 |
| 亚组：临界高血压 | 140~149 | 或 | 90~94 |
| 2级（中度） | 160~179 | 或 | 100~109 |
| 3级（重度） | ≥180 | 或 | ≥110 |
| 单纯收缩期高血压 | ≥140 | 和 | <90 |
| 亚组：临界收缩期高血压 | 140~149 | 和 | <90 |

注：若病人的收缩压与舒张压分属不同级别时，则以较高的分级为准；单纯收缩期高血压也可按照收缩压水平分为1、2、3级。

3）血压变动的临床意义

血压升高：在安静、清醒的条件下采用标准测量方法，至少3次非同日血压值≥收缩压140mmHg和（或）舒张压90mmHg，即可认为有高血压，如果仅收缩压达到标准则称为单纯收缩期高血压。高血压绝大多数是原发性高血压，约5%继发于其他疾病，称为继发性或症状性高血压，如慢性肾炎等。

血压降低：凡血压<90/60mmHg时称低血压。持续的低血压状态多见于严重病证，如休克、心肌梗死、急性心脏压塞等。

脉压的改变：正常脉压30~40mmHg。当脉压>40mmHg，为脉压增大，见于甲状腺功能亢进、主动脉瓣关闭不全等；若脉压<30mmHg，则为脉压减小，可见于主动脉瓣狭窄、心包积液及严重衰竭被检者。

2. 一般状态

（1）发育与体型

发育：正常与否，根据年龄、智力和身高、体重及第二性征之间关系是否相称来判断。

体型：是身体生长发育的外观表现，根据个体身高、体质之间的比例不同，将体型分为3种：

1）正力型：身高与体重呈正常比例关系。

2）无力型：身材细长、四肢较长、颈细肩窄、胸廓扁平狭长、腹上角呈锐角。

3）超力型：身材较矮而粗壮、颈粗短、肩平、面红、胸廓宽阔、腹上角呈钝角。

发育不正常一般与营养及内分泌功能障碍有关，如维生素D缺乏所致的佝偻病，幼年甲状腺功能减退的呆小症，垂体功能障碍性侏儒症、巨人症、肢端肥大症等。

（2）营养状态　根据皮肤、毛发、皮下脂肪、肌肉的发育情况综合判断，最简便的方法是查看皮下脂肪的充实程度。大致可分为营养良好、中等与不良三种。

（3）面容与表情　健康人面色红润、表情自然。下面介绍其他几种常见的面容：

1）急性病容：面色潮红，兴奋不安，鼻翼扇动，口唇疱疹，表情痛苦。多见于急性感染性疾病，如肺炎球菌肺炎、疟疾、流行性脑脊髓膜炎等。

2）慢性病容：面容憔悴，面色晦暗或苍白无华，目光暗淡。见于慢性消耗性疾病，如恶性肿瘤、肝硬化、严重结核病等。

3）贫血面容：面色苍白，唇舌色淡，表情疲惫。见于各种原因所致的贫血。

4）肝病面容：面色晦暗，额部、鼻背、双颊有褐色色素沉着。见于慢性肝脏疾病。

5）肾病面容：面色苍白，眼睑、颜面水肿，舌色淡、舌缘有齿痕。见于慢性肾脏疾病。

6）甲状腺功能亢进面容：面容惊愕，眼裂增宽，眼球突出，目光炯炯，兴奋不安，烦躁易怒（图1-6）。见于甲状腺功能亢进症。

7）黏液性水肿面容：面色苍黄，颜面水肿，睑厚面宽，目光呆滞，反应迟钝，眉毛、头发稀疏，舌色淡、肥大（图1-7）。见于甲状腺功能减退症。

8）二尖瓣面容：面色晦暗、双颊紫红、口唇轻度发绀。见于风湿性心瓣膜病二尖瓣狭窄。

9）肢端肥大症面容：头颅增大，面部变长，下颌增大、向前突出，眉弓及两颧隆起，唇舌肥厚，耳鼻增大（图1-8）。

10）伤寒面容：表情淡漠，反应迟钝呈无欲状态。见于肠伤寒、脑脊髓膜炎、脑炎等高热衰竭病人。

11）苦笑面容：牙关紧闭，面肌痉挛，呈苦笑状。见于破伤风。

12）满月面容：面圆如满月，皮肤发红，常伴痤疮和胡须生长（图1-9）。见于库欣综合征及长期应用糖皮质激素者。

13）面具面容：面部呆板、无表情，似面具样。见于震颤麻痹、脑炎等。

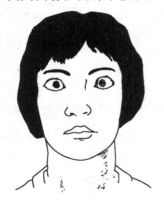

图1-6　甲状腺功能亢进面容

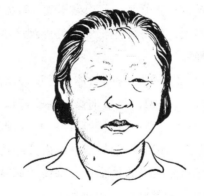

图1-7　黏液性水肿面容

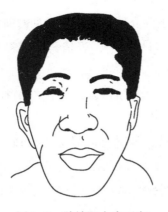

图1-8　肢端肥大症面容

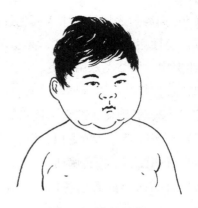

图1-9　满月面容

（4）体位　不同的疾病及意识状态使病人主动或被动地采取不同的体位。不同体位对某些疾病的诊断具有一定意义。常见有：

1）自主体位：身体活动自如，不受限制。见于正常人、轻症和疾病早期病人。

2）被动体位：病人不能自己调整或变换身体的位置。见于极度衰竭或意识丧失者。

3）强迫体位：病人为减轻痛苦，被迫采取某种特殊的体位。临床上常见的强迫体位可分为以下几种：

强迫仰卧位：病人仰卧，双腿蜷曲，借以减轻腹部肌肉的紧张程度。见于急性腹膜炎等。

强迫俯卧位：俯卧位可减轻脊背肌肉的紧张程度。见于脊柱疾病。

强迫侧卧位：有胸膜疾病的病人多采取患侧卧位，可限制患侧胸廓活动而减轻疼痛和有利于健侧代偿呼吸。见于一侧胸膜炎和大量胸腔积液的病人。

强迫坐位：亦称端坐呼吸，病人坐于床沿上，以两手置于膝盖或扶持床边。该体位便于辅助呼吸肌参与呼吸运动，加大膈肌活动度，增加肺通气量，并减少回心血量和减轻心脏负担。见于心、肺功能不全者。

强迫蹲位：病人在活动过程中，因呼吸困难和心悸而停止活动并采用蹲踞位或膝胸位以缓解症状。见于先天性发绀型心脏病。

强迫停立位：在步行时心前区疼痛突然发作，病人常被迫立刻站住，并以右手按抚心前部位，待症状稍缓解后才继续行走。见于心绞痛。

辗转体位：病人辗转反侧，坐卧不安。见于胆石症、胆道蛔虫症、肾绞痛等。

角弓反张位：病人颈及脊背肌肉强直，出现头向后仰，胸腹前突，背过伸，躯干呈弓形。见于破伤风及小儿脑膜炎。

（5）姿势与步态　健康人躯干端正，动作自如，步态稳健。常见异常步态有：

1）蹒跚步态：走路时身体左右摇摆似鸭状步态，见于佝偻病、大骨节病、进行性肌营养不良及双侧先天性髋关节脱位等。

2）醉酒步态：行走时躯干重心不稳，步态紊乱呈醉酒状，见于小脑疾患、酒精中毒者。

3）共济失调步态：行走时将足高抬，骤然落下，双目向下注视，两脚间距较宽，闭目时摇晃不稳，见于脊髓痨病人。

（6）意识状态　意识是大脑功能活动的综合表现，即对环境的反应状态。凡影响大脑功能活动的疾病会引起不同程度的意识改变，此种状态称为意识障碍（详见项目一问诊与常见症状）。

3. 皮肤及黏膜

皮肤及黏膜的检查方法以视诊为主，有时也须配合触诊才能得到更清楚的印象。检查最好在自然光或日光灯下进行，室内温度应适宜，过冷或过热都会影响检查结果。

（1）颜色　注意检查皮肤有无发红、苍白、黄染、发绀、色素沉着或脱失等改变，并观察病变的部位及范围。

发红：见于饮酒、运动、日晒、发热、烫伤、丹毒和蜂窝织炎等。

苍白：见于恐惧、贫血、虚脱、休克及主动脉瓣关闭不全。

发绀：见于缺氧性疾病。

黄染：主要见于黄疸。

色素沉着：可见于肝硬化、肝癌晚期、肾上腺皮质功能减退及服用某些药物（白消安、砷剂等）后。

色素脱失：见于白癜风和白化病等。此外，黏膜白斑可能为癌前病变，应予以重视。

（2）弹性　皮肤弹性取决于被检者的年龄、营养状况及组织间隙中水分的含量。检查皮肤弹性常取手背或上臂内侧部位，用食指和拇指将皮肤捏起，正常人于松手后皱褶立即平复，弹性减弱时皱褶恢复缓慢。弹性减弱可见于老年人、营养不良和脱水病人。

（3）水肿　水肿是皮下组织的细胞内及组织间隙液体潴留过多所致。检查时用拇指压迫小腿胫骨前、内踝、足背及腰骶部，按压后在该处呈现凹陷即为可凹性水肿。根据水肿的程度，可分为轻、中、重三度。

轻度：仅见于眼睑、眶下软组织、胫骨前、踝部皮下组织，指压后可见组织轻度下陷，平复较快。

中度：全身组织均见明显水肿，指压后可出现明显的或较深的组织下陷，平复缓慢。

重度：全身组织严重水肿，身体低位皮肤紧张发亮，甚至有液体渗出。

此外，胸腔、腹腔等浆膜腔内可见积液，外阴部亦可见严重水肿。

（4）皮疹　皮疹是诊断某些疾病的重要依据。皮疹常见于传染病、皮肤病、药物疹及过敏性疾病等。

（5）出血点与紫癜　皮肤、黏膜下出血可呈不同形态。出血面积直径<2mm 称为瘀点，直径 3~5mm 称为紫癜，直径>5mm 为瘀斑，片状出血并伴有皮肤显著隆起称为血肿。皮肤黏膜出血见于血液病、重症感染、药物中毒等。

（6）蜘蛛痣　蜘蛛痣是皮肤小动脉末端分支性扩张所形成的血管痣，形似蜘蛛，故称为蜘蛛痣。蜘蛛痣大多出现在上腔静脉分布的区域内，如面、颈、上肢、前胸和肩部等处，检查时用火柴杆压迫痣中心，其辐射状小血管网即退色，压力解除后又复出现。见于慢性肝炎或肝硬化病人及健康妊娠妇女，其发生机制可能与体内雌激素升高有关。此外，肝硬化病人手掌的大、小鱼际处常发红、压之退色，称肝掌。

（7）皮下结节　是指出现于关节附近长骨隆起处或四肢肌腱处圆形或卵圆形豆粒大小的坚硬结节，无压痛，多为风湿小结；在指尖、足趾、大小鱼际肌腱部位存在粉红色有压痛的小结节，称为 Osler 小结，见于感染性心内膜炎。

（8）瘢痕　指皮肤外伤或病变愈合后结缔组织增生形成的斑块。外伤、感染及手术等均可在皮肤上遗留瘢痕，为曾患某些疾病的证据。

（9）压疮　为局部组织长期受压，发生持续性缺血、缺氧、营养不良所致的皮肤损害。

#### 4. 浅表淋巴结检查

人体淋巴结有 600~700 个，临床上一般只检查身体各部表浅的淋巴结。健康人浅表淋巴结很小，直径不超过 1cm，质地柔软，表面光滑，不易触及，无压痛，与毗邻组织无粘连。

（1）检查方法　检查淋巴结时，一定要按顺序进行，以免遗漏，一般可自枕骨下、耳后、耳前、颌下、颏下、颈后、颈前、锁骨上窝、腋窝、滑车上、腹股沟直至腘窝等处淋巴结。检查颌下及颈部淋巴结时，应让被检者头稍低下，使局部松弛后，进行滑动触诊，检查颈部淋巴结时，也可站在被检者背后进行触诊。检查腋窝时，使被检者前臂稍向外展，检查者以右手检查左侧，以左手检查右侧，触诊由浅入深，直至腋窝顶部。滑车上淋巴结的检查法：检查左侧时，检查者左手托被检者的左上臂，用右手指在滑车上由浅入深地进行触摸；反之检查右侧。

（2）淋巴结肿大的意义　淋巴结肿大可分为局限性与全身性。

1）局部淋巴结肿大的原因有：①非特异性淋巴结炎：由于附近组织的局部炎症引起，常见的如化脓性扁桃体炎，齿龈炎可引起颌下或颈部淋巴结肿大。淋巴结质地柔软、有压痛、表面光滑无粘连。②淋巴结结核：常发生于颈部血管周围的淋巴结，可有粘连，晚期可破溃并发生瘘管，愈合后可形成瘢痕。③恶性肿瘤的淋巴结转移：身体各部位器官的恶性肿瘤均可向所属淋巴结转移，如胃癌转移至左锁骨上淋巴结肿大，胸部癌肿转移至右锁骨上淋巴结肿大。转移的淋巴结质地坚硬，无压痛、易粘连而固定。

2）全身淋巴结肿大：可遍及全身表浅的淋巴结，大小不等，无粘连，常见于淋巴细胞白血病、淋巴瘤、传染性单核细胞增多症等。

### 三、头、颈部检查

#### （一）头部检查

1. 头发　注意头发的颜色、数量、分布、质地、有无脱发。头皮脂溢性皮炎、发癣、甲状腺功能减退、伤寒等可使头发脱落，也可由射线或抗癌药物所至。

2. 头皮　观察头皮有无头屑、头癣、炎症、外伤及瘢痕等。

3. 头颅　注意头颅大小、形状、头发、运动异常和小儿的前囟情况。头颅的大小以头围来衡量，测量方法是以软尺自眉间绕到颅后通过枕骨粗隆。新生儿约 34cm，成人头围应在 53cm 以上。头颅的大小异常或畸形可成为一些疾病的典型体征。临床常见如下：

（1）小颅　因小儿囟门过早闭合引起，常伴智力发育障碍。

（2）巨颅　脑积水小儿呈大头畸形，伴颜面很小，双目下视，又称"落日貌"（图 1-10）。

（3）方颅　头顶平坦呈方形，多见于小儿佝偻病。

（4）尖颅　因矢状缝和冠状缝过早闭合所致，见于先天性尖颅并指（趾）畸形，即 Apert 综合征。

头部运动受限见于颈椎疾病；头部不随意颤动，见于震颤麻痹；与颈动脉搏动一致的点头运动，见于严重主动脉瓣关闭不全。

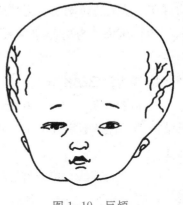

图 1-10　巨颅

（二）面部检查

1. 眼

（1）眼眉　正常眉毛呈均匀分布，不易脱落。如眉外 1/3 过分稀疏或脱落见于麻风、垂体前叶功能减退症（席汉综合征）、黏液性水肿等。

（2）眼睑　①眼睑水肿：眼睑组织疏松，轻度或初发水肿皆可在眼睑表现出来，见于急慢性肾炎、重症贫血及营养不良、血管神经性水肿（多限于一侧）等；有时健康人用低枕睡眠或睡眠不足亦可出现水肿。②睑内翻：由于瘢痕形成使眼睑缘向内翻转，见于沙眼。③眼睑下垂：双侧眼睑下垂见于先天性上睑下垂、重症肌无力；单侧上睑下垂见于动眼神经麻痹。④眼睑闭合无力：单侧闭合障碍见于面神经麻痹，两侧闭合障碍见于甲状腺功能亢进。

（3）结膜与巩膜　注意结膜有无充血、苍白、颗粒、滤泡、瘢痕及水肿等。巩膜有无黄染。

结膜：分睑结膜、穹隆部结膜与球结膜三部分。检查下睑结膜时，嘱被检查者向上看，检查者用食指将下睑向下翻开，则下睑结膜露出。检查上睑结膜时，嘱被检查者向下看，检查者用食指和拇指捏起上睑中部边缘，轻轻向前下方牵拉，同时将睑缘向上捻转，上睑结膜露出。如出现充血见于结膜炎；出血见于某些传染病的早期，如麻疹、斑疹伤寒、流行性出血热等；散在瘀点，可见于亚急性心内膜炎；颗粒与滤泡见于沙眼；苍白见于贫血。

巩膜：正常为瓷白色或青白色，巩膜黄染可见于黄疸。

（4）角膜　正常角膜为透明光亮，无混浊、白斑、云翳及溃疡等。维生素 A 缺乏、角膜炎及外伤时可发生角膜软化，溃疡或混浊。白斑和云翳发生在瞳孔部位可影响视力。

老年人的角膜周围可出现灰白色混浊环，称为老年环，由于类脂沉着所致。角膜边缘若出现黄色或棕褐色环，见于肝豆状核变性（Wilson病）。

（5）眼球　注意眼球的外形、运动、震颤及眼压等。

眼球突出与下陷：双侧眼球突出见于甲状腺功能亢进；单侧眼球突出，多由于局部炎症或眶内占位性疾病所致。双侧凹陷见于严重脱水；单侧凹陷见于Horner综合征。

眼球运动：嘱被检者头部不动，眼球随医生手指所示方向做上下左右和旋转运动，观察是否正常。斜视见于动眼神经、外展神经受损时，如颅内炎症、脑出血、脑肿瘤等，眼球震颤多见于耳源性眩晕、小脑疾病等。

（6）瞳孔　注意瞳孔的大小、形状、双侧是否等大等圆，对光反射及调节反射等。

瞳孔大小：正常瞳孔两侧等大等圆，直径3~4mm。婴儿、老年人瞳孔较小，在光亮处瞳孔较小。青少年、精神兴奋或在暗处时，瞳孔稍大。瞳孔缩小见于有机磷农药、吗啡等中毒；瞳孔扩大见于视神经萎缩、阿托品药物反应；瞳孔散大见于濒死状态；双侧瞳孔大小不等，提示颅内病变。

瞳孔对光反射：检查时用手隔开两眼，持电筒照射一侧瞳孔，出现同侧瞳孔收缩，此为直接对光反射，同时出现另一侧瞳孔收缩，此为间接对光反射。昏迷被检者瞳孔对光反射迟钝或消失。

调节与辐辏反射：嘱被检者注视1米以上的目标（手指），然后将目标迅速移近眼球20cm处。正常人瞳孔逐渐缩小，称为调节反射。如同时双侧眼球向内聚合，称为辐辏反射。动眼神经功能损害时，调节反射和辐辏反射均消失。甲状腺功能亢进时辐辏反射消失。

（7）眼功能检查　眼功能检查包括视力、色觉及眼底检查。

2. 耳

（1）外耳及乳突　注意外耳道有无红肿及分泌物，外耳有无畸形、小结节及牵拉痛，乳突有无压痛。尚应注意听力有无障碍。外耳道炎时局部有红肿疼痛，并有耳部牵拉痛。慢性化脓性中耳炎被检者的外耳道常有脓性分泌物，乳突炎时乳突部有压痛，有血液或脑脊液时提示颅底骨折。

（2）听力　检查粗测方法为：让被检者闭目静坐，检查者位于其后，一手握表或以手指互相摩擦自外逐渐移至被检者耳部，直至令被检者听到声音为止。听力减退见于外耳道异物、听神经损害等。

3. 鼻　检查时需注意有无畸形、鼻翼扇动，鼻道是否通畅，有无分泌物或出血，鼻中隔有无偏移，鼻窦有无压痛。

（1）外形　有无鼻外形改变，如酒糟鼻、蛙鼻、鞍鼻等。

（2）鼻腔　如鼻腔有大量水样分泌物，见于过敏性鼻炎；黏液脓性分泌物常见于慢性鼻炎和鼻窦炎；如有血性鼻涕者，有鼻腔或鼻窦肿瘤的可能；鼻衄除鼻本身疾病所致外，血液病为常见病因。注意鼻中隔有无弯曲和穿孔。

（3）鼻窦　鼻窦炎时可出现鼻窦区压痛。检查压痛方法如下：

上颌窦：检查者双手固定于被检者的两侧耳后，将拇指分别置于两侧颧部向后按压。

额窦：一手扶持被检者枕部，用另一手置于眼眶上面内侧用力向后按压。

筛窦：一手扶持被检者枕部，以另一只手拇指置于鼻根部与眼内角之间向筛窦方向加压。

蝶窦：因解剖部位较深，不能进行体表检查。

4. 口　检查时注意口唇、口腔内器官与组织情况。

（1）口唇　健康人口唇红润光泽。口唇苍白见于休克、主动脉瓣关闭不全和贫血；发绀表示缺氧；口唇周围疱疹常见于急性传染病；脱水时可干燥、皲裂；口唇肥厚增大见于黏液性水肿及肢端肥大症等。

（2）口腔黏膜　注意有无溃疡、出血、充血及黄染。麻疹被检者颊部黏膜相当于第二磨牙处可出现针尖样大小的白色斑点，称为麻疹黏膜斑（Koplik 斑），为麻疹的早期特征。黏膜上有白色或灰白色凝乳块状物，称为鹅口疮，为白色念珠菌感染，多见于衰弱的病儿或老年病人，也可出现于长期使用广谱抗生素和抗癌药之后。

（3）牙齿及牙龈　牙齿注意有无龋齿、残根及义齿。正常成人有 32 颗牙齿，淡黄色有光泽，排列整齐。观察牙龈有无肿胀、溢脓、出血及色素沉着。正常牙龈为粉红色，不易出血。牙龈水肿见于慢性牙周炎，牙龈缘出血常为口腔内局部因素引起，如牙石等，也可由全身性疾病所致，如维生素 C 缺乏症、肝脏疾病或血液系统出血性疾病等。牙龈经挤压后有脓液溢出见于慢性牙周炎、牙龈瘘管等。牙龈的游离缘出现蓝灰色点线称为铅线，是铅中毒的特征。在铋、汞、砷等中毒时可出现类似的黑褐色点线状色素沉着，应结合病史注意鉴别。

5. 舌　注意舌的颜色、舌的位置与运动，以及舌苔等。正常舌为粉红色，覆有白色舌苔，大小适中、对称。

6. 咽及扁桃体　嘱被检查者张口发"啊"音，以压舌板压舌的前 2/3 处，可见腭、软腭、悬雍垂、扁桃体及咽后壁的情况。注意有无充血、溃疡、分泌物或伪膜。急性扁桃体炎时，可见扁桃体红肿，表面有黄白色渗出物或伪膜，容易剥离。扁桃体肿大可分为三度：Ⅰ度扁桃体肿大不超过咽腭弓；Ⅱ度扁桃体肿大超过咽腭弓；Ⅲ度扁桃体肿大扁桃体达到或超过咽后壁中线。

（三）颈部

1. 颈部外形及运动　正常人颈部两侧对称，活动自如。头部向一侧偏斜称为斜颈，见于颈肌外伤、瘢痕收缩、先天性颈肌挛缩或斜颈。颈部强直（颈强直或颈抵抗）为脑膜刺激现象之一,见于脑膜炎、蛛网膜下腔出血等。颈部活动受限亦可见于颈部肌肉劳损、颈部组织炎症、颈椎病变等。如头不能抬起,见于严重消耗性疾病的晚期、重症肌无力等。

2. 颈部血管

(1)颈动脉搏动 正常人静息状态下看不到颈动脉搏动,在心排血量增加及脉压差增大时可见到颈动脉搏动,如主动脉瓣关闭不全、高血压、甲状腺功能亢进及严重贫血等。

(2)颈静脉怒张及搏动 正常人在立位或坐位时颈外静脉常不显露,平卧位时充盈的水平仅限于锁骨上缘至下颌角距离的下 1/3 处。若取 45° 半卧位,充盈度超过正常水平,或立位与坐位时可见明显静脉充盈,称为颈静脉怒张,提示静脉压增高,见于右心衰竭、缩窄性心包炎、心包积液或上腔静脉回流受阻。三尖瓣关闭不全时可看到明显的颈静脉搏动。

(3)肝-颈静脉回流征 在右心衰竭被检者,如按压其肿大的肝脏时,则颈静脉充盈更为明显,称肝-颈静脉回流征阳性,是右心衰竭的重要征象之一,也可能见于渗出性或缩窄性心包炎。

3. 甲状腺

(1)视诊 嘱被检者坐位,头稍后仰,做吞咽动作,观察甲状腺大小及是否对称。正常甲状腺多不易看到,女性青年发育期甲状腺可略增大。

(2)触诊 是检查甲状腺最主要的方法。被检者取坐位,检查者用右手拇指与食指触甲状腺处,让被检者做吞咽动作,如随吞咽运动而上下移动者为甲状腺。另一方法为检查者站在被检者的后面,用双手指触摸甲状腺。检查时应注意其大小、硬度、结节、压痛、两侧是否对称、有无细震颤等。甲状腺肿大可分为三度:Ⅰ度不能看出肿大但能触及;Ⅱ度能看到肿大又能触及,但在胸锁乳突肌以内;Ⅲ度超过胸锁乳突肌外缘。

(3)听诊 如有甲状腺肿大,应注意有无血管杂音,甲状腺功能亢进时可听到低调的连续性血管"嗡鸣"音,是甲状腺血管增多增粗、血流增快的结果,是诊断甲状腺功能亢进症重要的依据。

4. 气管 正常气管居中,在胸骨上窝前正中线上。让受检者头居中位,检查者用右手中指置于气管上,食指与无名指分别置于两侧胸锁关节处,看中指是否与其他两指等距离,以判断气管是否移位。

气管移位对诊断胸部疾病有重要意义。当一侧胸腔积液、积气、纵隔肿瘤时,气管被推向健侧;当一侧肺不张、胸膜增厚及粘连时,气管被牵拉向患侧。

## 四、 胸部检查

### (一) 胸部的体表标志

为了能够准确地指出胸壁和胸腔内器官的病变所在部位和范围，恰当地利用胸廓一些体表的自然标志进行画线。

1. 骨骼标志　主要包括胸骨角、第 7 颈椎棘突、肩胛下角、腹上角、脊肋角。

2. 体表参考线　前正中线、锁骨中线（左、右）、腋前线（左、右）、腋中线（左、右）、腋后线（左、右）、肩胛线（左、右）、胸骨线、胸骨旁线以及后正中线，其中最重要的有（图 1-11、图 1-12）：

锁骨中线（左、右）：通过锁骨的胸骨端与肩峰端的中点所做的垂直线。

腋中线（左、右）：腋前线与腋后线等距离的平行线，即通过腋窝顶点所做的垂直线。

肩胛线（左、右）：两上肢自然下垂时，通过肩胛下角所做的垂直线。

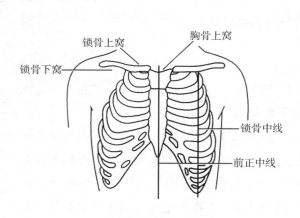

图 1-11　胸部体表参考线（正面）

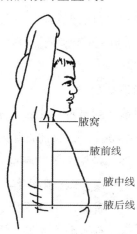

图 1-12　胸部体表参考线（侧面）

### (二) 胸廓、胸壁、乳房

1. 胸廓　正常人胸廓两侧大致对称，两肩及两肩胛下角均各自在同一水平上，其外形随年龄而变化。成人胸廓横切面为椭圆形，前后径和横径的比例约为 1：1.5。小儿和老年人前后径略小于或等于横径。常见的胸廓外形改变有（图 1-13）：

（1）扁平胸　胸廓扁平，前后径常短于横径的一半。见于瘦长体型，也可见于慢性消耗性疾病，如肺结核等。

（2）桶状胸　前后径增长，可与横径相等。肋骨上抬呈水平位，肋间隙增宽，有时饱满，腹上角呈钝角，胸椎后突，使胸廓呈圆桶形。多见于慢性支气管炎、支气管哮喘所致的阻塞性肺气肿，也可见于老年和矮胖体型的人。

（3）佝偻病胸　多见于患佝偻病的儿童。胸廓前后径长于左右径，胸廓上下长度较短，胸骨下端前突，胸廓前侧壁肋骨可凹陷，形似鸡胸。前胸部、左右各肋软骨与肋骨交接处隆起，形成串珠状，称为佝偻病串珠。胸部前下肋骨外翻，自胸骨剑突沿膈附着的部分向内凹陷形成一沟，称为肋膈沟。胸骨下部剑突处显著内陷，形成漏斗胸。

（4）胸廓单侧或局限性变形　胸廓单侧膨隆见于患侧大量胸腔积液、气胸、胸腔肿瘤或代偿性肺气肿等，而健侧较平坦。胸壁局限性隆起见于心脏扩大、心包积液、主动脉瘤、胸内或胸壁肿瘤等。胸廓单侧或局限性凹陷，可见于肺不张、肺萎缩、肺纤维化、胸膜粘连肥厚等。

（5）胸廓畸形　因脊柱，特别是胸椎畸形所致。严重时出现脊柱前突、后突、侧突或侧后突，使胸部两侧不对称，肋间隙增宽或变窄。胸腔内器官与体表标志关系改变。严重脊柱畸形者，可引起呼吸、循环功能障碍。常见于脊柱结核、发育畸形、佝偻病等。

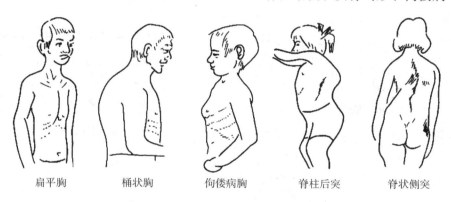

扁平胸　　　桶状胸　　　佝偻病胸　　　脊柱后突　　　脊状侧突

图 1-13　胸廓外形的变化

2. 胸壁

（1）皮下气肿　气体积存于皮下组织称为皮下气肿。用手按压皮肤时有捻发感或握雪感。用听诊器加压听诊皮下气肿部位，可听到类似捻头发的声音。胸部皮下气肿是由于气管、肺部病变或外伤后，气体逸出，积存于皮下所致。偶见于胸壁的产气杆菌感染。气体也可向颈部、腹部或其他部位的皮下蔓延。

（2）胸壁压痛　用手指轻压或轻叩胸壁，正常人无疼痛。患肋间神经炎、肋软骨炎、带状疱疹、胸壁软组织炎、肋骨骨折及骨转移癌等时，可有局部压痛。胸骨压痛或叩击痛可见于白血病、多发性骨髓瘤。

（3）静脉　正常人胸壁静脉不明显。若有明显的静脉充盈或曲张则为病态，如上腔静脉梗阻时，血流方向自上而下；下腔静脉梗阻则相反。单侧乳房静脉曲张，应注意乳腺恶性肿瘤的发生。检查血流方向的方法：用食指和中指并拢，压迫在一段无分支的曲张的静脉上，向两端推挤血液使血管空虚，然后交替抬起一指，观察血液从何端流入而使血管充盈，即可判断血流方向。

3. **乳房** 检查乳房时，被检者取坐位或卧位，并充分暴露双侧乳房，环境采光好，先视诊后触诊，先健侧后患侧。触诊时，以乳头为中心做一水平线和一垂直线，将乳房分为四个象限，检查者的手指和手掌平放在乳房上，依次检查外上（同时检查乳房尾部）、外下、内下、内上的顺序，由浅入深地进行滑动触诊。最后检查乳头。注意检查乳房的大小、形状、皮肤（有无红肿、皮疹、溃疡、瘢痕、色素沉着）、质地、弹性、压痛及肿块等。

乳房局部下陷或隆起，皮肤水肿呈深红色，毛囊下陷呈橘皮或猪皮状，乳头内陷，有血性分泌物，触之较硬等见于乳腺癌。乳房红、肿、热、痛，严重时破溃或形成瘘管见于乳腺炎。

**（三）肺和胸膜**

1. **视诊**

（1）**呼吸运动** 男性及儿童的呼吸以膈运动为主，胸廓下部及上腹部的动作比较明显，形成腹式呼吸；女性呼吸时，以肋间肌运动为主，胸廓起伏明显，形成胸式呼吸。正常人这两种呼吸运动同时存在。在某些疾病状态下其呼吸运动发生改变。肺部或胸膜疾病、胸壁疾病，则可使胸式呼吸减弱，腹式呼吸加强。如阑尾炎、腹膜炎、大量腹水、肝和脾重度肿大、腹腔内巨大肿瘤以及妊娠后期，膈下降运动受限，则腹式呼吸减弱，胸式呼吸加强。

（2）**呼吸频率、节律和深度**（详见一般状态检查）

2. **触诊**

（1）**胸廓扩张度** 正常人两侧胸廓扩张度相等。若患有肺炎、肺不张、胸腔积液、气胸、胸膜粘连肥厚，则患侧胸廓扩张度减弱，而健侧代偿性增强。肺气肿或双侧胸膜炎、支气管肺炎则双侧胸廓扩张度减弱。检查方法：检查者两手置于胸廓下面的前侧部，左右拇指分别沿两侧肋缘指向剑突，拇指尖在前正中线两侧对称部位，而手掌和伸展的手指置于前侧胸壁；后胸廓扩张度的测定，则将两手平置于病人背部，约于第 10 肋骨水平，拇指与中线平行，并将两侧皮肤向中线轻推。嘱病人做深呼吸运动，观察比较两手的动度是否一致。

（2）**语音震颤（触觉语颤）** 被检者发音时，声带振动产生的声波，沿着气管及肺泡传至胸壁引起共鸣的振动，可用手掌触及，称为语音震颤，又称触觉语颤，简称语颤。检查方法：检查者将左右手掌的尺侧缘或掌面轻放于两侧胸壁的对称部位，然后嘱被检查者用同等的强度重复发"一"长音，自上至下、从内到外比较两侧相应部位语音震颤的异同，注意有无增强或减弱。

正常人的语颤男性较女性强，成人较儿童强，瘦者较胖者强；前胸上部较下部强；后胸下部较上部强；右上胸较左上胸强。语颤减弱或消失主要见于：①肺泡内含气过多，如肺气肿。②支气管阻塞，如阻塞性肺不张。③胸腔积液或气胸，胸膜粘连肥厚。④胸壁水肿或皮下气肿。语颤增强主要见于：①肺实变，如大叶性肺炎实变期、肺梗死等。②肺内大空洞，如肺脓肿、肺结核空洞等。③压迫性肺不张。

（3）胸膜摩擦感　当胸膜有炎症时，纤维蛋白沉着于胸膜而变得粗糙，呼吸时脏、壁两层胸膜互相摩擦，可在病变部位的胸壁上触到好似两片皮革相互摩擦的感觉，称为胸膜摩擦感。尤其在腋下第 5~7 肋间，深呼吸时较易触及。见于纤维素性胸膜炎、渗出性胸膜炎早期或积液吸收后。

3. 叩诊

（1）叩诊的方法及注意事项

1）叩诊方法：胸部叩诊时，被检查者取坐位或仰卧位，放松肌肉，两臂垂放，呼吸均匀。首先检查前胸，胸部稍向前挺，叩诊由锁骨上窝开始，然后沿锁骨中线、腋前线自第 1 肋间隙从上至下逐一肋间隙进行叩诊。其次检查侧胸壁，嘱被检查者举起上臂置于头部，自腋窝开始沿腋中线、腋后线叩诊，向下检查至肋缘。最后检查背部，被检查者向前稍低头，双手交叉抱肘，尽可能使肩胛骨移向外侧方，上半身略向前倾，叩诊自肺尖开始，叩得肺尖峡部宽度后，沿肩胛线逐一肋间隙向下检查，直至肺底膈活动范围被确定为止，并将左右、上下、内外进行对比，并注意叩诊音的变化。

2）注意事项：叩诊时板指应平贴于肋间隙并与肋骨平行，叩击力量要均匀，轻重应适宜，以右手中指的指尖短而稍快的速度，重复叩击作为诊板手指的第 2 节指骨前端，每次叩击 2~3 下，正确的叩诊前臂应尽量固定不动，主要由腕关节的运动予以实现。

（2）正常胸部叩诊音的分布（图 1-14）

1）清音：正常肺部叩诊音均为清音。其响度受肺泡内含气量、胸壁的厚薄及邻近器官的影响。一般右肺上部较左肺上部稍浊；背部较前胸稍浊；右腋下部较左腋下部稍浊。

2）浊音：在肺与肝或心交界之重叠区域，叩诊为浊音，又称心或肝的相对浊音界。

3）实音：叩诊未被肺组织遮盖的心或肝时，叩诊为实音，又称心或肝的绝对浊音界。

4）鼓音：叩左腋前线下方，有一半月状鼓音区。为胃泡所在位置。其鼓音区的大小，随胃内含气量的多少而变化。

（3）肺界的叩诊

1）肺上界：即肺尖的上界。叩诊方法是自斜

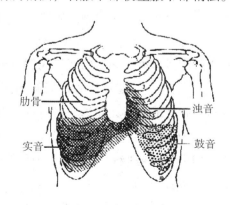

图 1-14　正常胸部叩诊音的分布

方肌前缘中央部开始，叩诊为清音，逐渐向外叩，当音响变浊时做一标记，然后转向内侧叩诊，直到再变为浊音时，再做一标记，此清音带的宽度，即肺尖宽度，正常为4~6cm，右侧较左侧稍窄。若肺尖有结核病变，肺上界变窄或叩诊浊音；肺气肿时肺上界增宽。

2）肺下界：两侧肺下界大致相同。平静呼吸时，自上而下进行叩诊，当清音变为浊音时，可定为肺下界。正常人于锁骨中线上第6肋间隙，腋中线上第8肋间隙，肩胛下角线上第10肋骨。正常肺下界的位置可因体型、发育不同而有差异，矮胖、妊娠者可上升一肋间隙，瘦长者可下降一肋间隙。病理情况下，肺下界降低见于肺气肿、腹腔脏器下垂。肺下界上升见于肺不张、肺萎缩及腹内压升高使膈上升，如鼓肠、腹水、气腹、肝脾肿大、腹腔巨大肿瘤、膈肌麻痹等。

3）肺下界移动范围（度）：肺下界移动范围也代表膈的移动范围。叩诊方法：平静呼吸时，于肩胛线上叩出肺下界，嘱被检者深吸气后，屏住呼吸，继续向下叩诊，由清音变浊音时做一标记，再嘱被检者做深呼气，屏住呼吸，再由上向下叩诊，由清音变浊音时，再做一标记。两标记间的距离，即为肺下界移动范围。正常人此范围为6~8cm。如小于4cm为肺下界移动度减弱。肺下界移动度减弱见于：①肺组织弹性消失或减弱，如肺气肿。②肺组织萎缩，如肺不张、肺纤维化等。③肺组织炎症和水肿。④局部胸膜粘连。⑤胸腔大量积液，液气胸及胸膜广泛粘连时，肺下界及移动范围不能叩出。

（4）病理性叩诊音　在正常肺的清音区域内出现浊音、实音、鼓音、过清音均称为病理性叩诊音，常提示肺、胸膜、膈和胸壁有病变存在。病理性叩诊音的性质和范围，取决于病变大小、性质及部位的深浅。一般病变部位较深（距体表5cm以上）、病变范围较小（直径小于3cm）或少量胸腔积液（<300mL），常不能发现叩诊音的改变。

1）浊音与实音：见于：①肺组织含气量减少，如肺炎、肺结核、肺梗死、重度肺水肿、肺不张、肺硬化等。②肺内不含气的病变，如肺肿瘤、未破溃的肺脓肿、肺包囊虫病等。③胸腔积液，胸膜粘连肥厚。④胸壁疾患，如胸壁水肿、肿瘤等。

2）鼓音：当肺内有空腔形成，直径大于3~4cm，且靠近胸壁，如肺结核、肺脓肿、肺内肿瘤或囊肿等破溃后所形成的空洞叩诊可呈鼓音。气胸时叩诊呈鼓音。

3）过清音：是一种强而低调的声音，音调介于清音与鼓音之间。在肺泡含气增多，肺组织弹性减弱时，叩诊呈过清音，如肺气肿。

4. 听诊

（1）正常呼吸音　正常人可听到三种呼吸音，即支气管呼吸音、肺泡呼吸音及支气管肺泡呼吸音。

1）支气管呼吸音：①性质：支气管呼吸音很像将舌根部抬高而呼气所发出的"哈"音。②特征：支气管呼吸音较肺泡呼吸音音调高且音响强。呼气较吸气音响强且音调高，音时也长。③产生机理：管性呼吸音是由于吸入或呼出的气流在声门及气管或主支气管形成的湍流所产生的声音。声门为呼吸道上部的一个三角形狭窄裂孔，吸气时声带开放，声门变宽，吸气较快，因而音时较短，而呼气时由于声门狭窄，呼气较慢，所以音时较长。④分布部位：此种呼吸音在正常人的喉部，胸骨上窝，背部第 6、7 颈椎及第 1、2 胸椎附近均可听到。

2）肺泡呼吸音：①性质：肺泡呼吸音类似以上齿轻咬下唇，向内吸气时发的"夫"音，声音柔和似吹风样，故形容成微风声。②特征：此种呼吸音清晰，吸气的音响比呼气强而长，这是由于呼吸是一种主动运动，单位时间内吸入气量较大，气流较快，肺泡维持紧张的时间较长所致。呼气为被动运动，呼出的气流逐渐减弱，肺泡随之逐渐转为松弛状态，所以呼气音较弱而调低，音时短。③产生机理：一般认为，吸气时气流由气管经支气管进入肺泡，冲击肺泡壁，使肺泡壁由弛缓转为紧张，呼气时肺泡由紧张转为弛缓，由于肺泡的弹性变化以及肺泡壁震动的声音即产生肺泡呼吸音。④分布部位：正常人除管性呼吸音及支气管肺泡音分布的部位外，其余部位都听到肺泡呼吸音。

3）支气管肺泡呼吸音（混合性呼吸音）：①性质：支气管肺泡呼吸音是肺泡呼吸音与支气管呼吸音的混合声音，吸气音性质与肺泡呼吸音的吸气音性质相似，但音响较强，音调较高。呼气音的性质与管性呼吸音的呼气音性质相似，但是音响较弱，音调较高。②特征：较肺泡呼吸音强，音调较高，音时较长，呼气与吸气的时相大致相等。③产生机理：在大气管接近体表而又被肺组织所覆盖的部位，管性呼吸音与肺泡呼吸音均可传导，由不同比例的肺泡呼吸音与管性呼吸音混合而成。④分布部位：正常人在胸骨角、背部肩胛间区上部（第 3、4 胸椎水平）可以听到。右肺尖部的呼吸音很似支气管肺泡呼吸音，此乃由于右侧支气管较短，直且较窄，距体表及声门较近所致。

（2）异常呼吸音（病理性呼吸者）

1）异常肺泡呼吸音：①肺泡呼吸音减弱：是由于进出肺泡的空气量减少或进出肺泡的空气速度减慢所致。见于气管狭窄、呼吸运动受限、肺组织弹性减弱、胸腔积液、积气等。②肺泡呼吸音增强：两侧均增强见于呼吸运动和肺通气增强，如剧烈运动、高热及新陈代谢亢进、贫血等。一侧或局部增强多属代偿性，当一侧肺或胸膜有病变或局部肺组织有病变，健侧或无病变的肺组织发生代偿性肺泡呼吸音增强。③呼气延长：由于呼吸道有部分阻塞或狭窄，如炎症、痉挛等，使呼出的气流阻力增强或由于肺组织弹性减弱，失去应有的紧张度所致，如支气管哮喘及慢性阻塞性肺气肿。

2）异常支气管呼吸音：在肺泡呼吸音的区域内出现支气管呼吸音。常见于肺组织实变、肺内有较大空洞及压迫性肺不张。

3）异常支气管肺泡呼吸音：是指在肺泡呼吸音的区域内出现支气管肺泡呼吸音。常见于支气管肺炎、大叶性肺炎早期、浸润型肺结核的早期等。

（3）啰音 是伴随呼吸音的一种附加音，按其性质及发生原理可分为干性啰音、湿性啰音（水泡音）及捻发音（图1-15）。

1）干性啰音：产生机理：由于气管、支气管狭窄或部分阻塞，气流吸入或呼出时发生湍流而产生的音响。当支气管壁黏膜肿胀、充血，管内黏膜分泌物增多，小支气管痉挛以及腔内有异物或管壁被肿瘤压迫致使管腔狭窄时，均可产生干啰音。分类：干性啰音按其性质可分为三类：①鼾音：是一种音调低而短的干性啰音，很像鼾睡时打呼噜的声音，多发生于气管或较大支气管。②哨笛音：一种音调高而尖的干性啰音，常被描述为丝丝样、飞箭样、鸟鸣样等，多发生于较细的支气管。③哮鸣音：为高调而尖的干性啰音，与哨笛音相似，其特点为吸气时间正常或稍短，而呼气时间明显延长，同时布满两肺野。听诊特点：吸气、呼气均可听到，呼气时更明显；有易变性，咳嗽常可使啰音消失，部位容易变换，在短时间内其数量也可增多或减少。临床意义：全肺布满干啰音，见于广泛性支气管狭窄。局部经常存在干性啰音是局限病变伴有支气管狭窄的特征，如支气管内膜结核、支气管扩张、肺癌等。

2）湿性啰音又名水泡音（吸气性爆裂音）：产生机理：由于气流通过含有稀薄分泌物（渗出液、黏液、脓液、血液）的支气管时，液体形成水泡后立即破裂所发出的音响，所以又称为水泡音，很像是水煮沸时冒泡音或用小管吹水的声音。空气通过有液体的空洞时也可产生湿啰音。分类：由于支气管口径不同，湿性啰音可分为大、中、小三种水泡音：①大水泡音（粗湿啰音），发生于大支气管或空洞内。②中水泡音（中湿啰音），发生于中等口径的支气管内。③小水泡音（细湿啰音），形成于小支气管或肺泡内。特点：多出现于吸气时，以吸气末最为清晰，有时也出现在呼气早期。有易变性，咳嗽后可出现或消失。部位较为恒定。临床意义：局限于某一部位的湿啰音，表示有局限性病灶（炎症、出血），如肺炎、肺结核、支气管扩张等。局限于两侧下野的湿啰音，常见于心力衰竭时肺淤血、支气管肺炎、支气管扩张等。布满全肺的湿啰音，表示病变广泛，如支气管肺炎、急性肺水肿。痰鸣音为气管内的大水泡音，不用听诊器即可听到，见于昏迷的被检者。有响性水泡音为响亮而清楚的水泡音。如近在耳边，可见于肺组织实变及空洞，前者是因传导良好，后者是由于共鸣作用。

3）捻发音：是极细微而均匀的破裂音，像用手指在耳朵边捻转一束头发时所发出的声音。捻发音是由于未展开的或液体增多而相互黏合的肺泡，在吸气时被气体冲开而产生的声音。捻发音的特点：音调高低大小均匀一致，于吸气末期出现。老年人或长期卧床被检者，可在肺底听到捻发音，一般认为无临床意义。病理状态下有时见于早期肺泡的炎症、早期肺结核、初期肺淤血、肺膨胀不全等。捻发音与细湿啰音很难区别。

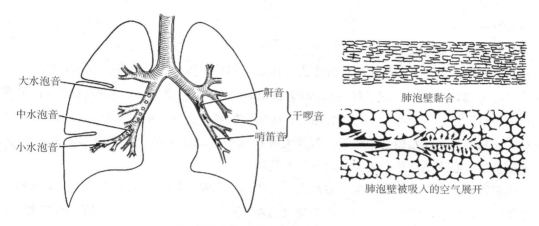

图 1-15　啰音的产生机制

（4）语音共振　其产生方式与语音震颤基本相同。被检查者用一般的声音强度重复发"一"长音，声音产生的振动经气管、支气管、肺泡传至胸壁，用听诊器可听到并非响亮清晰的柔和的弱音。语音共振一般在气管和大支气管附近听到的声音最强，在肺底则较弱，其变化的临床意义与语音震颤相似。

（5）胸膜摩擦音　正常胸膜表面光滑湿润，呼吸运动时不产生音响。当胸膜由于炎症或肿瘤等原因变得粗糙不平，致呼吸时两层胸膜互相摩擦，便可出现一种干燥的、断续的、接近表面的声音，颇似两手背在耳边相互摩擦时所发出的声音。特点：吸气、呼气均可听到，一般在吸气末或呼气开始时较为明显，深呼吸及听诊器体件用力加压时增强。摩擦音可发生在胸膜的任何部位，肺脏移动范围最大部位，即腋中线第 5~7 肋间易闻及。常见于急性纤维素性结核性胸膜炎、胸膜肿瘤、尿毒症等，也可并发于肺炎、肺梗死、严重脱水者。

（四）心脏与血管

1. 心脏检查　在进行心脏检查时，需有一个安静、光线充足的环境，病人多取卧位，医生位于病人右侧，也可以取坐位，必要时需取多个体位进行反复检查。

（1）视诊　病人尽可能取卧位，除一般观察胸廓轮廓外，必要时医生也可将视线与胸廓同高，以便更好地了解心前区有无隆起和异常搏动等。

1）心前区外形：正常人胸部两侧大致是对称的。心前区隆起多见于儿童期即已患心脏病且心脏显著增大者（常为右心室肥厚），如先天性心脏病或风湿性心脏病。由于该时胸壁骨骼尚在发育阶段，受增大心脏的影响，可使心前区隆起。成人有大量心包积液时，心前区可显饱满。

2）心尖搏动：主要由于心室收缩时心脏摆动，心尖向前冲击前胸壁相应部位而形成。正常成人心尖搏动位于第 5 肋间，左锁骨中线内侧 0.5~1.0cm，搏动范围以直径计算为

2.0~2.5cm。

心尖搏动位置的改变：

生理因素：正常心尖搏动的位置受人体体形、年龄、体位、呼吸等因素的影响。正常仰卧时心尖搏动略上移；左侧卧位，心尖搏动向左移 2.0~3.0cm；右侧卧位可向右移 1.0~2.5cm。肥胖体型者、小儿及妊娠时，横膈位置较高，使心脏呈横位，心尖搏动向上外移，可在第 4 肋间左锁骨中线外。若体型瘦长（特别是处于站立或坐位）使横膈下移，心脏呈垂位，心尖搏动移向内下，可达第 6 肋间。

病理因素：①心脏疾病：左心室增大，心尖搏动向左下移位；右心室增大，心尖搏动向左移位；左、右心室均增大时，心尖搏动向左下移位，常伴有心浊音界向两侧扩大；右位心，心尖搏动位于右侧与正常心尖搏动相对应的部位。②胸部疾病：凡能使纵隔及气管移位的胸部疾病均可使心脏及心尖搏动移位。如一侧胸膜粘连或肺不张，心尖搏动移向患侧；一侧胸腔积液气胸，心尖搏动移向健侧等。③腹部疾病：影响膈肌位置的疾病均可使心尖搏动移位。如大量腹水、腹腔巨大肿瘤等使膈肌抬高，心脏呈横位，心尖搏动向上移位。

负性心尖搏动：指心脏收缩时，心尖搏动内陷，见于粘连性心包炎或心包与周围组织广泛粘连、右心室明显增大。

心尖搏动强弱及范围的变化：心尖搏动强弱与胸壁的厚薄有关。肥胖者胸壁厚，搏动较弱；瘦弱者胸壁薄，搏动较强，范围亦较大。剧烈运动、精神紧张、发热、甲状腺功能亢进时，心尖搏动常增强。左心室肥大时，心尖搏动增强有力而明显。心肌炎、重度心力衰竭时心尖搏动可减弱并弥散。心包积液、左侧气胸、胸腔积液或肺气肿时，心脏与前胸壁的距离增加，心尖搏动常减弱，甚至消失。

3）心前区异常搏动：主要包括胸骨左缘第 3~4 肋间搏动，见于右心室肥大；剑突下搏动，可因右心室肥大引起，也可由腹主动脉搏动传导产生；心底部异常搏动，胸骨左缘第 2 肋间（肺动脉瓣区）收缩期搏动，多见于肺动脉扩张或肺动脉高压，也可见于少数正常青年人（特别是瘦长体形者）体力活动或情绪激动时。

（2）触诊

1）心尖搏动及心前区搏动：触诊除可进一步确定心尖搏动的位置外，尚可判断心尖或心前区的抬举性搏动。心尖区抬举性搏动是左室肥厚的体征，而胸骨左下缘收缩期抬举性搏动是右心室肥厚的可靠指征。触诊方法：检查者依次用手掌继而逐渐缩小到用手掌的尺侧（小鱼际）或食指、中指及无名指并拢的指腹进行触诊。

2）震颤：也称猫喘。是一种微细的颤动感，为器质性心血管疾病的特征性体征之一。主要是由于血液自口径狭窄的部位（瓣膜口或缺损口）流至较宽广的部位时发生涡流，使瓣膜、心壁或血管壁产生振动而传至胸壁所致。震颤的强弱与血流速度、狭窄程度及两室腔间的压力差大小有关。一般血流速度越快，瓣膜狭窄程度越重，压力差越大，则震颤越强。但当狭窄极其严重，血流通过极少时，震颤亦可消失。根据震颤出现的时期，可分为收缩期、舒张期及连续性3种。

3）心包摩擦感：正常心包腔内有少量液体以润滑心包的脏、壁层。当心包发生炎症时，由于纤维素的沉着，使脏、壁层心包膜均变粗糙，随着心脏的搏动而互相摩擦发生震颤，可在心前区触知即为心包摩擦感，尤以胸骨左缘第3、4肋间处最为明显。

（3）叩诊（图1-16）

1）叩诊方法：叩诊时，被检者应采取仰卧或坐位，尽量放松，检查者以指指叩诊法将左手中指横置于肋间，也可与肋间垂直。叩诊按照先叩心左界，再叩心右界的顺序进行，心左界在心尖搏动外2~3cm处开始，由外向内，逐个肋间向上叩至第2肋间，心右界叩诊先叩出肝上界，再于其上一肋间由外向内，逐次向上叩诊，直至第2肋间。各肋间叩得的浊音界应逐一作出标记，并测量其与胸骨中线间的垂直距离。

2）正常心浊音界（相对浊音界）：正常人心浊音界随年龄、体型而异。正常成人左锁骨中线距前正中线为8~10cm（表1-3）。

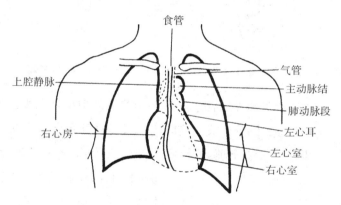

图1-16 心脏各部在胸壁的投影

表1-3 正常心脏相对浊音界

| 心右界（cm） | 肋间 | 心左界（cm） |
| --- | --- | --- |
| 2~3 | Ⅱ | 2~3 |
| 2~3 | Ⅲ | 3.5~4.5 |
| 3~4 | Ⅳ | 5~6 |
|  | Ⅴ | 7~9 |

3）心浊音界改变：心浊音界大小、形态、位置主要受心脏本身病变和心脏以外因素的影响。

心浊音界增大：①左心室增大：心浊音界向左下增大，使心浊音界呈靴形，称为主动脉型心脏，可见于主动脉瓣狭窄或关闭不全，高血压病等（图1-17）。②右心室增大：除心右浊音界可增大外，由于心脏沿长轴进行顺钟向转动，故左侧心浊音界增大更为显著。③左心房增大合并肺动脉段突出：心腰部浊音界向左增大，表现为胸骨左缘第3肋间心浊音界增大，心浊音界外形呈梨形，可见于较重的二尖瓣狭窄，又称二尖瓣型心脏（图1-18）。④心包积液：心浊音界向两侧扩大并可随体位而变动，坐位时呈三角形烧瓶状，卧位时心底部浊音界增宽。⑤左、右心室均增大：心浊音界向两侧增大，且左界向左下增大，称普大形心，常见于扩张性心肌病、克山病等。

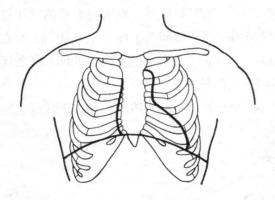 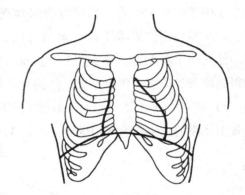

图1-17 主动脉瓣关闭不全的心浊音界（靴形心）　　图1-18 二尖瓣狭窄的心浊音界（梨形心）

（4）听诊　是检查心脏的重要方法。必须在学习过程中反复实践，才能准确而熟练地掌握。检查时病人可取坐位、仰卧位或左侧卧位，必要时可变化体位进行。

1）心脏瓣膜听诊区：心脏各瓣膜所产生的音响常沿血流的方向传导到体表，听诊最清晰的部位称为该瓣膜的听诊区。临床上各瓣膜听诊区为：①二尖瓣听诊区：正常在心尖部。②主动脉瓣听诊区：即胸骨右缘第2肋间隙。③主动脉瓣第二听诊区：胸骨左缘第3、4肋间处。④肺动脉瓣听诊区：在胸骨左缘第2肋间。⑤三尖瓣听诊区：在胸骨体下端靠近剑突，稍偏右或稍偏左处（图1-19）。

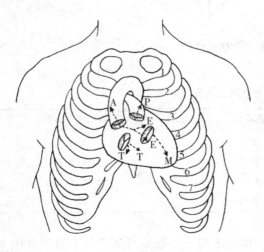

图1-19 心脏瓣膜解剖部位及瓣膜听诊区

听诊顺序可分为两种：①逆时针听诊顺序：开始于二尖瓣听诊区，随之依次检查肺动脉瓣听诊区、主动脉瓣区、主动脉瓣第二听诊区、三尖瓣听诊区。②倒"8"字听诊顺序：开始于二尖瓣听诊区，随之依次检查主动脉瓣区、主动脉瓣第二听诊区、肺动脉瓣听诊区、三尖瓣听诊区。

2）听诊内容：听诊内容包括心率、心律、心音、杂音及心包摩擦音等。

心率：成人心率每分钟 60～100 次。成人窦性心律若 <60 次/分称为窦性心动过缓，>100次/分称为窦性心动过速。

心律：正常成人心律规整，吸气时心律增快，呼气时心律减慢，称为窦性心律不齐，常见于老人和儿童，一般无临床意义。下列心律失常通过听诊最易发现：期前收缩又叫过早搏动，简称早搏。听诊时可听到在规则的心律中出现提前的心跳，其后有一较长的间隙（代偿间隙）。可见于冠状动脉硬化性心脏病、风湿性心脏病、心肌炎及药物中毒（洋地黄、锑剂）等。心房颤动简称房颤，是临床上常见的心律失常。听诊特点：①心律完全不规则，心率快、慢不一。②第一心音强弱不等。③心跳与脉搏次数不等，脉率少于心率，这种现象称为脉搏短绌（简称短绌脉），常见于风湿性心脏病、冠状动脉硬化性心脏病、甲状腺功能亢进等。

心音：①正常心音：每一正常心动周期有四个心音，按其出现的先后顺序称为第一、第二、第三和第四心音。临床通常能够听到的是第一心音、第二心音。在部分健康儿童及青少年中可听到第三心音。第一心音：标志着心室收缩期的开始。主要由二尖瓣、三尖瓣关闭时，瓣叶紧张度突然增强所产生。听诊的特点为音响低钝，在心前区各部均可听到，以心尖部为最强，持续时间较长。第二心音：标志着心室舒张期的开始。主要是由于主动脉瓣和肺动脉瓣的关闭产生。听诊的特点为音调较高而清脆，心前区各部均可听到，以心底部为最强，持续时间较短（表1-4）。②心音的改变：A. 心音强度的改变：第一心音增强见于高热、甲状腺功能亢进及心室肥大；第一心音减弱见于心肌炎、心肌梗死及左心功能不全。第二心音增强见于主动脉和肺动脉压力增高时，如高血压、风湿性心脏病二尖瓣狭窄、肺气肿、肺源性心脏病；第二心音减弱见于主动脉和肺动脉压力减弱时，如主动脉瓣狭窄及主动脉瓣关闭不全、严重的肺动脉瓣狭窄等。第一心音和第二心音同时增强，见于心脏活动增强时，如运动、贫血、激动等；第一心音和第二心音同时减弱见于心肌严重受损，如心肌炎、心肌梗死等，或大量胸腔积液、肺气肿、休克等。B. 心音性质的改变：当第一心音失去原有的性质而与第二心音相似时，若同时心率较快，心室收缩与舒张时间几乎相等，两个心音强弱相等，间隔均匀一致，有如钟摆的"嗒嗒"声，称为钟摆律。若心率 >120 次/分，酷似胎儿心音，称为胎心律。心音性质改变多是由于心肌有严重病变，心肌收缩无力引起，主要见于心肌炎、急性心肌梗死等。

表1-4 第一心音和第二心音的区别

| 鉴别点 | 第一心音 | 第二心音 |
| --- | --- | --- |
| 出现时期 | 标志收缩期开始 | 标志舒张期开始 |
| 音调 | 低 | 高 |
| 时间 | 长 | 短 |
| 最响部位 | 心尖部 | 心底部 |
| 与下一心音间隔 | 短 | 长 |
| 与心尖搏动关系 | 同时出现 | 在心尖搏动之后出现 |

　　额外心音：在原有的第一心音和第二心音之外，出现一个额外的病理性附加心音，称额外心音。根据出现的时期不同又可分为舒张期额外心音和收缩期额外心音，多为病理性。主要包括奔马律、开瓣音、心包叩击音和肿瘤扑落音等。

　　心脏杂音：是指在心音及额外心音以外的一种持续时间较长的异常声音。可与心音分开或相连续，甚至完全遮盖心音。它对心脏病的诊断有重要意义。①杂音产生的机理：杂音的产生是由于血流加速或血流紊乱、瓣膜口狭窄、瓣膜关闭不全、心腔或大血管间有异常的通道、血管腔扩大或狭窄、心腔内有漂浮物，产生漩涡，使心壁或血管壁发生振动所致。②心脏杂音的听诊要点：分析杂音时应注意杂音出现的最响部位、时期、性质、强度、传导方向，以及其与呼吸、体位及运动的关系。杂音的强度一般采用 Levine 6 级分级法（表1-5），主要指收缩期杂音，舒张期杂音分级可参照此标准，但临床上多数仅以轻、中、重 3 级表示。

表1-5 收缩期杂音的分级

| 级别 | 听诊特点 |
| --- | --- |
| 1级 | 杂音极弱，占时很短，须在安静环境下仔细听诊才能听到 |
| 2级 | 较易听到的弱杂音 |
| 3级 | 中等强度响亮的杂音 |
| 4级 | 响亮的杂音，可伴有震颤 |
| 5级 | 很响亮的杂音，震耳，但听诊器稍离开胸壁即听不到 |
| 6级 | 极度响亮的杂音，震耳，且听诊器的胸件稍离开胸壁仍能听到 |

　　记录方式：如 3 级杂音，记为 3/6 级杂音。

　　一般器质性杂音多在 3 级及以上，但仍需结合临床根据杂音的性质、粗糙程度及传导等来综合分析。器质性与功能性杂音的鉴别如下（表1-6）：

表 1-6　生理性杂音与器质性杂音的鉴别

| 鉴别要点 | 生理性杂音 | 器质性杂音 |
| --- | --- | --- |
| 年龄 | 多见于青少年 | 可见于任何年龄 |
| 时期 | 收缩期 | 舒张期、连续性，也可见于收缩期 |
| 部位 | 二尖瓣、肺动脉瓣听诊区 | 可见于任何瓣膜听诊区 |
| 性质 | 柔和吹风样 | 粗糙吹风样和其他性质杂音 |
| 传导 | 不传导 | 传导 |
| 持续时间 | 短 | 较长 |
| 强度 | 多在 2/3 级以下 | 多在 3/6 级以上 |
| 震颤 | 无 | 有 |

临床常见杂音的特点及意义：

收缩期杂音：A. 二尖瓣区：a. 功能性：常见于运动、发热、贫血、妊娠与甲状腺功能亢进等。杂音性质柔和、吹风样、强度 2/6 级，时限短，较局限。具有心脏病理意义的功能性杂音有左心增大引起的二尖瓣相对性关闭不全，如高血压性心脏病、冠心病、贫血性心脏病和扩张型心肌病等，杂音性质较粗糙、吹风样、强度 2~3/6 级，时限较长，可有一定的传导。b. 器质性：主要见于风湿性心瓣膜病二尖瓣关闭不全等，杂音性质粗糙、吹风样、高调、强度≥3/6 级，持续时间长，可占全收缩期，甚至遮盖第一心音，并向左腋下传导。B. 主动脉瓣区：a. 功能性：见于升主动脉扩张，如高血压和主动脉粥样硬化。杂音柔和，常有 $A_2$ 亢进。b. 器质性：多见于各种病因的主动脉瓣狭窄。杂音为典型的喷射性收缩中期杂音，响亮而粗糙，递增递减型，向颈部传导，常伴有震颤，且 $A_2$ 减弱。C. 肺动脉瓣区：a. 功能性：其中生理性杂音在青少年及儿童中多见，呈柔和、吹风样、强度在 2/6 级以下，时限较短。心脏病理情况下的功能性杂音，为肺淤血及肺动脉高压导致肺动脉扩张产生的肺动脉瓣相对性狭窄的杂音，听诊特点与生理性类似，杂音强度较响，$P_2$ 亢进，见于二尖瓣狭窄、先天性心脏病的房间隔缺损等。b. 器质性：见于肺动脉瓣狭窄，杂音呈典型的收缩中期杂音，喷射性、粗糙、强度≥3/6 级，常伴有震颤且 $P_2$ 减弱。D. 三尖瓣区：a. 功能性：多见于右心室扩大的病人，如二尖瓣狭窄、肺心病，因右心室扩大导致三尖瓣相对性关闭不全。杂音为吹风样、柔和，吸气时增强，一般在 3/6 级以下，可随病情好转、心腔缩小而减弱或消失。由于右心室增大，杂音部位可移向左侧近心尖处，需注意与二尖瓣关闭不全的杂音鉴别。b. 器质性：极少见，听诊特点与器质性二尖瓣关闭不全类似，但不传至腋下，可伴颈静脉和肝脏收缩期搏动。E. 其他部位：常见的有胸骨左缘第 3、4 肋间响亮而粗糙的收缩期杂音伴震颤，有时呈喷射性，提示室间隔缺损等。

舒张期杂音：A. 二尖瓣区：a. 功能性：主要见于中、重度主动脉瓣关闭不全，导致左室舒张期容量负荷过高，使二尖瓣基本处于半关闭状态，呈现相对狭窄而产生杂音，称Austin Flint 杂音。b. 器质性：主要见于风湿性心瓣膜病的二尖瓣狭窄。听诊特点为心尖部第一心音亢进，局限于心尖区的舒张中晚期低调、隆隆样、递增型杂音，平卧或左侧卧位易闻及，常伴震颤。B. 主动脉瓣区：主要见于各种原因的主动脉瓣关闭不全所致的器质性杂音。杂音呈舒张早期开始的递减型柔和叹气样特点，常向胸骨左缘及心尖传导，于主动脉瓣第二听诊区、前倾坐位、深呼气后暂停呼吸最清楚。常见原因为风湿性心瓣膜病或先天性心脏病的主动脉瓣关闭不全、特发性主动脉瓣脱垂、梅毒性升主动脉炎和马方综合征所致主动脉瓣关闭不全。C. 肺动脉瓣区：器质性病变引起者极少，多由于肺动脉扩张导致相对性关闭不全所致的功能性杂音。杂音柔和、较局限、呈舒张期递减型、吹风样，于吸气末增强，常合并 $P_2$ 亢进，称 Graham steell 杂音，常见于二尖瓣狭窄伴明显肺动脉高压。D. 三尖瓣区：局限于胸骨左缘第4、5 肋间，低调隆隆样，深吸气末杂音增强，见于三尖瓣狭窄，极为少见。

连续性杂音：常见于先天性心脏病动脉导管未闭。杂音粗糙、响亮似机器转动样，持续于整个收缩与舒张期，其间不中断，掩盖第二心音。在胸骨左缘第 2 肋间稍外侧闻及，常伴有震颤。此外，先天性心脏病主-肺动脉间隔缺损也可有类似杂音，但位置偏内而低，约在胸骨左缘第 3 肋间。

心包摩擦音：指脏层与壁层心包由于生物性或理化因素致纤维蛋白沉积而粗糙，以致在心脏搏动时产生摩擦而出现的声音。音质粗糙、高音调，类似纸张摩擦的声音。在心前区或胸骨左缘第 3、4 肋间最响亮，坐位前倾及呼气末更明显。心包摩擦音与心搏一致，屏气时摩擦音仍存在，可据此与胸膜摩擦音相鉴别。见于各种感染性心包炎，也可见于急性心肌梗死、尿毒症、系统性红斑狼疮等非感染性情况。当心包腔有一定积液量后，摩擦音可消失。

2. 血管检查

（1）肝-颈静脉回流征　用手按压无心功能不全被检者的右上腹时，并不引起颈静脉充盈。而在有心功能不全的被检者，按压其右上腹肝区时，则颈静脉充盈更为明显，称为肝-颈静脉回流征阳性，是右心功能不全的重要征象之一，亦可见于渗出性或缩窄性心包炎。

（2）周围血管征　在主动脉瓣关闭不全、甲状腺功能亢进、先心病动脉导管未闭和严重贫血时，可引起脉压增大，周围血管可出现毛细血管搏动征、水冲脉、枪击音、杜氏双重杂音，合称周围血管征。

## 五、 腹部检查

腹部检查是体格检查的重要组成部分。检查腹部仍按视、触、叩、听四种方法进行，其中以触诊最为重要。

（一）腹部体表标志及分区

1. 体表标志　为了准确地指出体征部位，常用下列体表标志：腹上角、肋弓下缘、腹中线、脐、髂前上棘、腹直肌外缘、腹股沟韧带、脊肋角、肋脊角、髂后上棘（图1-20）。

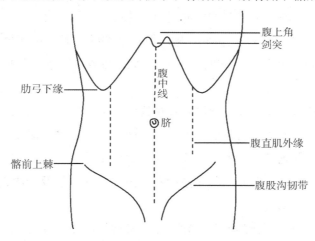

图 1-20　腹部前面体表标志

2. 腹部分区　临床用体表标志将腹部划分成不同区域，对诊断疾病起很大作用，并便于检查和记录。临床常用的有四分法和九分法。

四分法：以脐为中心划一水平线和一垂直线，两线相交，把腹部分成四区。

九分法：井字型分区，用两条水平线和两条垂直线将腹部分成九个区，上水平线为两侧肋弓下缘连线，下水平线为两侧髂前上棘的连线；左、右两条垂直线是左右髂前上棘至腹正中线的连线中点所做的垂直线。

（二）视诊

腹部视诊时，室内需温暖，最好采取自然光线，被检者取仰卧位，充分暴露全腹，医生站其右边，按一定的顺序进行全面观察，保持视线与被检者的腹部在同一平面上，有利于观察腹部细微的变化。

腹部视诊的主要内容有腹部外形、腹壁静脉、脐部改变、蠕动波及腹部搏动等。

1. 腹部外形　应注意腹部是否对称，有无局部肿胀、隆起或凹陷。异常的腹部外形有：

（1）腹部膨隆　仰卧时前腹壁明显高于肋缘至耻骨联合的平面，称腹部膨隆。全腹膨隆：见于大量腹水、腹内巨大包块等。局部膨隆：见于腹内有增大的脏器、肿瘤、炎性包块、局部积液或局部肠曲胀气，以及腹壁上的肿物和疝等。

（2）腹部凹陷　仰卧位前腹壁明显低于肋缘至耻骨联合的水平面，称腹部凹陷。见于显著消瘦者,如恶病质、脱水等。

2. 呼吸运动　男性及儿童以腹式呼吸为主。当有腹膜炎症、大量腹水、巨大肿块时,腹式呼吸运动减弱或消失。

3. 腹壁静脉　正常人腹壁静脉一般看不清楚。当门静脉或上、下腔静脉回流受阻而形成侧支循环时,腹壁静脉可显著扩张或迂曲,称腹壁静脉曲张。

4. 胃肠型及蠕动波　当胃肠道梗阻时,梗阻近端的胃肠道由于胀气饱满隆起,可见到相应的轮廓,称胃型和肠型。同时常有阵发性蠕动增强,故在腹壁上可看到蠕动波。

（三）触诊

触诊是腹部检查的主要方法。触诊时嘱被检者采取仰卧位,头垫低枕,两手平放于躯干两侧,两腿屈曲,使腹壁肌肉放松,做缓慢的腹式呼吸运动。医生站在被检者右侧,面向被检者,以便观察有无疼痛等表情,检查时,手应温暖,动作轻柔。检查顺序一般先从左下腹开始,逆时针方向由下而上,先左后右,由浅入深,触及全腹部,并注意比较病变区与健康部位。

1. 腹壁紧张度　正常人腹壁柔软无抵抗。病理情况下,全腹或局部紧张度可增加、减弱或消失。

（1）腹壁紧张度增加

1）弥漫性腹肌紧张:急性弥漫性腹膜炎时,可见弥漫性腹肌紧张,此时腹壁强直,硬如木板,称板状腹。多由胃肠道穿孔或实质脏器破裂所致。结核性腹膜炎、癌肿的腹膜转移可使腹膜增厚,腹壁柔韧而具抵抗力,触诊有时如揉面团一样,称揉面感。

2）局部腹肌紧张:多系脏器炎症波及腹膜所致,如右下腹壁紧张多见于急性阑尾炎;右上腹壁紧张多见于急性胆囊炎。

（2）腹壁紧张度减低　按压腹壁时,腹壁松软无力,失去弹性。多见于慢性消耗性疾病或经大量放腹水者,也可见于年老体弱者和经产妇。

2. 压痛及反跳痛

（1）压痛　由浅入深按压腹部发生疼痛,称为压痛。出现压痛的部位多为病变所在部位,可能为炎症、结核、结石、肿瘤等病变引起。若压痛局限于一点时,称为压痛点。明确而固定的压痛点是诊断某些疾病的重要依据。如麦氏（Mc Burney）点压痛多见于阑尾炎;胆囊点（右侧腹直肌外缘与肋弓交界处）压痛见于胆囊病变。

（2）反跳痛　当腹部出现压痛时,检查者手指在压痛处稍停片刻,然后迅速抬起,如此时被检者感觉腹痛加重,并有痛苦表情,称为反跳痛,表示炎症已波及腹膜壁层。

临床上把腹肌紧张、压痛及反跳统称为腹膜刺激征,是诊断急性腹膜炎的可靠体征。

3. 肝脏触诊

（1）触诊方法　可用单手或双手触诊法。将手掌紧贴腹壁,使手指的方向与右肋缘平行，从右髂前上棘水平开始触诊，由下向上，逐渐触向右肋缘。触诊时嘱被检者进行深而均匀的腹式呼吸，呼气时，腹壁松弛下陷，手逐渐向腹部加压，吸气时，腹壁隆起，手随腹壁缓慢被动抬起，但抬起的速度要落后于腹壁的抬起，并以手指向前迎触随膈肌下移的肝，也可将左手掌放于被检者右腰部，右手下压时，左手向前托起肝脏便于右手触诊（图 1-21）。

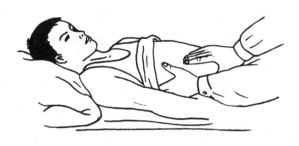

图 1-21　肝脏触诊示意图

（2）检查内容　触及肝脏时，应详细描述其大小、质地、表面、边缘、压痛及搏动等。

大小：正常成人的肝脏一般摸不到，但腹壁松软或体瘦的人，当深吸气时在右肋缘下可触及肝脏约 3cm 以内，剑突下多在 3cm 以内。超过上述标准，要结合肝上界的位置，如肝上界正常或升高，则提示肝肿大；若肝上界相应降低，则为肝下移。肝肿大常见于肝炎、肝淤血、血吸虫病、肝脓肿、肝肿瘤、肝囊肿等。

质地：肝脏质地分为三种程度：质软（如触嘴唇）、质韧（如触鼻尖）和质硬（如触额部）。正常肝脏质地柔软；急慢性肝炎、脂肪肝、肝淤血时质韧；肝硬化时质硬；肝癌时质地最坚硬。

表面及边缘：正常肝脏表现光滑，边缘整齐、锐利。肝硬化时表面可略不平，有时可触及小结节，边缘圆钝；肝癌时表面高低不平，有结节样或巨块样隆起，边缘不规则。

压痛：正常肝脏无压痛，当肝包膜有炎症反应或肝肿大使肝包膜张力增加，则肝区有压痛。见于急性肝炎、肝淤血、肝脓肿、肝肿瘤。

搏动：正常肝脏触不到搏动。三尖瓣关闭不全或肝动脉瘤时，肝脏表面可触及扩张性搏动；有较大的腹主动脉瘤时，肝脏可有传导性搏动。

4. 胆囊触诊　触诊要领同肝脏触诊。正常胆囊不能触到。胆囊肿大时，在右肋弓与腹直肌外缘交界处可触到一梨形或卵圆形包块，质地视病变性质而定。如胆囊肿大，有囊性感且压痛明显者，见于急性胆囊炎；胆囊肿大有囊性感而无压痛者，见于壶腹周围癌；如胆囊肿大，有实体感者，见于胆囊结石或胆囊癌。

胆囊触痛征：将左手掌平放在被检者的右肋弓处，拇指用中等压力按压胆囊压痛点处，然后嘱被检者缓慢深呼吸，如果深吸气时被检者因疼痛而突然屏气，则称胆囊触痛征（Murphy 征）阳性。见于急性胆囊炎。

5. 脾脏触诊

（1）触诊方法　脾脏明显肿大而位置又较表浅，用浅部触诊法就可以触到。若脾脏位置较深或腹壁较厚，则用双手触诊法，被检者仰卧，检查者左手掌平放于被检者左腰部9~11 肋处，将脾脏从后向前托起，右手掌平放于左侧腹部，与肋弓成垂直方向，自下而上随被检者的腹式呼吸进行触诊检查。脾脏轻度肿大而仰卧位不易触到时，可嘱被检者改用右侧卧位检查（图 1-22）。

（2）测量方法　正常脾脏不能触及，若能触及除因内脏下垂、左侧胸腔大量积液或气胸至脾下移外，均提示脾肿大。可用三线记录法测量肿大的脾脏（图 1-23）。

"1"线又称甲乙线，左锁骨中线与左肋弓交叉点至脾下缘的距离。

"2"线又称甲丙线，交叉点至脾的最远端距离。

"3"线又称丁戊线，表示脾右缘到前正中线的垂直距离，超过正中线以"+"号表示，未超过则以"-"号表示。

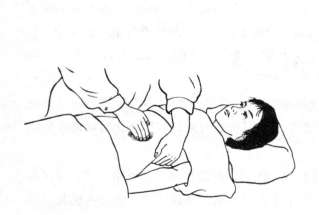

图 1-22　脾脏触诊示意图

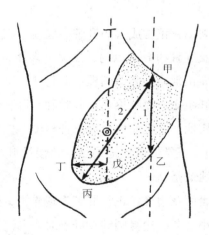

图 1-23　脾肿大测量法

（3）脾肿大的分度及临床意义　临床上常将肿大的脾脏分为轻度、中度、高度肿大。深吸气时，脾脏不超过肋下 2cm 者为轻度肿大，见于急慢性肝炎、伤寒、感染性心内膜炎等，质地较柔软。中度肿大，脾脏肿大在肋缘下 2cm 至脐水平线之间，见于肝硬化、白血病、淋巴瘤，质地较硬。高度肿大，脾脏超过脐水平以下，表面光滑者见于慢性粒细胞性白血病、疟疾等，表面不光滑而有结节者，见于淋巴肉瘤。

6. 膀胱触诊　正常膀胱空虚时不能查到。当膀胱积尿而充盈时，在下腹正中部可触到圆形、表面光滑的囊状物，排尿后包块消失，此点可与腹部其他包块相鉴别。

（四）叩诊

1. 腹部叩诊音　正常腹部叩诊除肝、脾区呈浊音或实音外，其余部位均为鼓音。胃肠高度胀气、人工气腹和胃肠穿孔时，腹部呈高度鼓音。实质脏器极度肿大、腹腔内肿物或大量腹水时，病变部位可出现浊音或实音。

2. 肝脏叩诊　肝脏叩诊呈实音。

（1）肝上界　沿右侧锁骨中线自上而下叩诊，当由清音转为浊音时，即为肝上界，相当于肺遮盖的肝顶部，故又称为肝脏相对浊音界。正常肝上界在右锁骨中线上第5肋间。

（2）肝下界　由腹部鼓音区沿锁骨中线向上叩诊，由鼓音转为浊音处即是肝下界。因与胃、结肠等重叠，很难叩准，故多用触诊确定。一般叩得的肝下界比触得的肝下缘约高2～3cm。肝上界至肝下界之间称肝浊音区，正常成人在9～11cm。

（3）肝浊音界改变　肝浊音界扩大见于肝脓肿、肝癌、肝包虫病、肝淤血等；肝浊音界缩小见于肝硬化及胃肠胀气等；肝浊音界消失代之以鼓音，主要见于急性胃肠穿孔。肝浊音界向上移位，见于右肺纤维化、右肺不张、腹水、鼓肠等。肝浊音界向下移位，见于肺气肿、右侧张力性气胸等。

3. 移动性浊音　腹腔内有游离液体超过1000mL以上时，即可叩得移动性浊音。嘱被检者仰卧位，因重力关系液体积于腹部两侧，故腹部两侧叩诊呈浊音，腹部中间因肠管内有气体而浮在液面上，故叩诊呈鼓音。再嘱被检者侧卧位，因腹水积于下部而肠管上浮，故下侧腹部叩诊为浊音，上部呈鼓音。此种因体位不同而出现浊音区变化的现象，称移动性浊音。此为诊断腹水的重要方法（图1-24）。

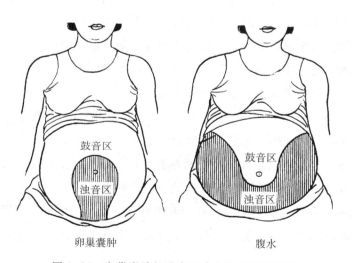

卵巢囊肿　　　　　　腹水

图1-24　卵巢囊肿与腹水叩诊音的鉴别示意图

（五）听诊

采用间接听诊法，听诊内容主要有：肠鸣音、血管杂音、摩擦音等。

1. 肠鸣音　肠蠕动时，肠管内气体和液体随之而流动，产生一种断断续续的咕噜声（或气过水声），称为肠鸣音。

通常可将右下腹部作为肠鸣音听诊点，在正常情况下，肠鸣音为4～5次/分；肠蠕动增强时，肠鸣音>10次/分，但音调不特别高亢，称肠鸣音活跃，见于急性胃肠炎、服泻药后或胃肠道大出血时；如肠鸣音>10次/分且响亮、高亢，甚至呈叮当声或金属音，称肠鸣音亢进，见于机械性肠梗阻；如肠梗阻持续存在，肠壁肌肉劳损，或肠壁蠕动减弱时，肠鸣音亦减弱，或数分钟才听到一次，称为肠鸣音减弱，肠鸣音减弱还见于老年性便秘、腹膜炎、电解质紊乱（低血钾）及胃肠动力低下等；如持续听诊3～5分钟未听到肠鸣音，用手指轻叩或搔弹腹部仍未听到肠鸣音，称为肠鸣音消失，见于急性腹膜炎或麻痹性肠梗阻。

2. 血管杂音　血管杂音有动脉性和静脉性杂音。动脉性杂音常在腹中部或腹部两侧。腹中部的收缩期血管杂音（喷射性杂音）常提示腹主动脉瘤或腹主动脉狭窄。如杂音在下腹两侧，应考虑髂动脉狭窄。

## 六、 脊柱四肢检查

### （一）脊柱检查

1. 脊柱弯曲度　正常人直立时，脊柱从侧面观察有四个生理弯曲，即颈段稍向前突，胸段稍向后突，腰椎明显向前突，骶椎则明显向后突。让病人取站立位或坐位，从后面观察脊柱有无侧弯。轻度侧弯时需借助触诊确定，检查方法是检查者用食、中指或拇指沿脊椎的棘突以适当的压力往下划压，划压后皮肤出现一条红色充血痕，以此痕为标准，观察脊柱有无侧弯。正常人脊柱无侧弯。除以上方法检查外还应侧面观察脊柱各部形态，了解有无前后突出畸形。脊柱异常体征临床常见者有：

（1）脊柱后突　当脊柱过度后突时称脊柱后突，俗称驼背，可见于佝偻病、强直性脊柱炎。在脊柱结核因脊椎体破坏致使棘突明显向后突出，可称成角畸形。

（2）脊柱前突　当脊柱过度向前弯曲时称脊柱前突，可见于妊娠、大量腹腔积液及腹腔巨大肿瘤，有时在髋关节结核及先天性髋关节脱位时也出现。

（3）脊柱侧突　脊柱偏离正中线向两侧偏曲称脊柱侧突，可见于先天性半椎体，脊柱结核或骨折椎体被破坏时，有的腰椎间盘突出症被检者常采取侧弯姿势以缓解对神经根的压迫症状。

2. 脊柱活动度

（1）正常活动度　正常人脊柱有一定活动度，但各部位活动范围明显不同。颈椎段和腰椎段的活动范围最大；胸椎段活动范围最小；骶椎和尾椎已融合成骨块状，几乎无活动性。

检查脊柱的活动度时，应让被检者做前屈、后伸、侧弯、旋转等动作，以观察脊柱的活动情况及有无变形。已有脊柱外伤可疑骨折或关节脱位时，应避免脊柱活动，以防止损伤脊髓。

（2）活动受限 检查脊柱颈段活动度时，检查者固定被检者肩部，嘱被检者做前屈后仰、侧弯及左右旋转，颈及软组织有病变时，活动受限，有疼痛感，严重时出现僵直。脊柱颈椎段活动受限常见于：颈部肌纤维织炎及韧带受损、颈椎病、结核或肿瘤浸润、颈椎外伤、骨折或关节脱位等。脊柱腰椎段活动受限常见于：腰部肌纤维织炎及韧带受损、腰椎椎管狭窄、椎间盘突出、腰椎结核或肿瘤、腰椎骨折或脱位等。

（3）脊柱压痛及叩击痛 检查者以一两个手指自上而下按压每一个脊柱棘突，观察脊椎棘突或椎旁肌肉有无局限性压痛及肌肉痉挛，也可用手指或叩诊锤直接叩击棘突，或间接以左手掌贴于棘突皮肤，右手半握，以尺侧叩击左手手背，检查有无叩击痛。急性腰肌劳损者常出现椎旁肌肉压痛及痉挛，脊柱结核及骨折时受损部位可出现叩击痛，椎间盘突出症者常有棘突间及棘突两侧压痛和向下肢放射的叩击痛。

（二）四肢检查

采用视诊与触诊结合的方式，主要检查四肢的形态与运动功能。正常人四肢无畸形，无压痛及水肿，活动自如。

形态异常

（1）匙状甲 又称反甲，特点为指甲中央凹陷，边缘翘起，指甲变薄，表面粗糙有条纹，常见于缺铁性贫血和高原疾病，偶见于风湿热及甲癣（图1-25）。

（2）杵状指（趾） 手指或足趾末端增生、肥厚、增宽、增厚，指甲从根部到末端拱形隆起呈杵状。其发生机制可能与肢体末端慢性缺氧、代谢障碍及中毒性损害有关，常见于呼吸系统疾病及某些心血管疾病等（图1-26）。

（3）梭状指 指间关节增生肿胀，呈梭状畸形，多为对称性，常见于类风湿关节炎（图1-27）。

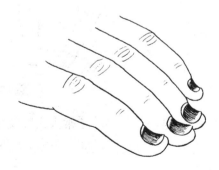

图1-25 匙状甲

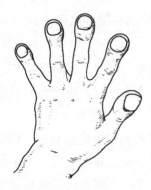

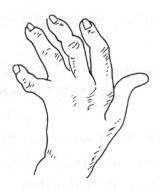

图 1-26　杵状指　　　　　　　　图 1-27　梭状指

（4）膝内、外翻　正常时站立位及平卧位检查时，两脚并拢直立双膝与双踝可靠拢。若内踝可并拢而双膝关节却远离，称膝内翻或称"O 形腿"；若双膝关节可并拢而两内踝分离，称膝外翻或称"X"形腿，见于佝偻病或大骨节病（图 1-28、图 1-29）。

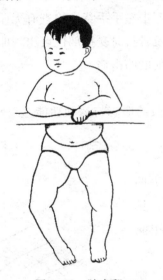

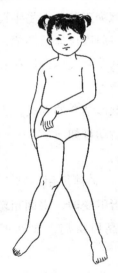

图 1-28　膝内翻　　　　　　　　图 1-29　膝外翻

（5）足内、外翻　正常人当膝关节固定时，足内翻、外翻均可达 35°。足内翻是指足呈固定型内翻内收位；足外翻指足呈固定型外翻外展位。多见于先天性畸形和脊髓灰质炎后遗症。

（6）下肢静脉曲张　多见于小腿，小腿静脉如蚯蚓状弯曲怒张，久立加重，卧位抬高下肢可减轻。严重者小腿有肿胀感，局部皮肤颜色紫暗并有色素沉着，甚至形成溃疡。

（7）水肿　肢体对称性水肿，下肢较上肢重，多为凹陷性水肿。常见于心、肝、肾的慢性病变及营养不良。单侧性水肿多由于静脉血或淋巴液回流受阻所致，也可见于肢体瘫痪或神经营养不良所致。

（8）膝关节变形 膝关节出现红、肿、热、痛及功能障碍，多为炎症引起，常见于风湿性关节炎活动期。如果关节腔内积液过多，关节周围明显肿胀，膝关节屈曲成90°时，髌骨两侧的凹陷消失，且浮髌试验可呈阳性。浮髌试验检查方法（图1-30）：被检者取平卧位，下肢伸直放松，检查者一手虎口卡于患膝髌骨上极，并加压压迫髌上囊，使关节液集中于髌骨底面，另一手食指垂直按压髌骨并迅速抬起，此时髌骨与关节面有碰触感，松手时髌骨浮起，即为浮髌试验阳性，提示有中等量以上关节腔积液。膝关节结核时也可致关节腔积液和浮髌试验阳性，但由于结核病变破坏关节软骨，且滑膜有肉芽增生，髌骨与关节面相碰时有一种如触及绒毛垫的柔软感。

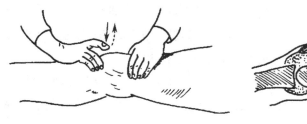

图1-30　浮髌试验

## 七、　神经反射检查

反射（reflex）是指皮肤、黏膜、肌腱和内脏的感受器接受刺激后，刺激冲动传入神经至脊髓或脑，再经过传出神经到达远侧端相应的组织器官，出现相应的反射活动。反射是通过反射弧形成的。反射弧包括感受器、传入神经元、中枢、传出神经元及效应器五部分。反射弧任何部位发生病变或受损害时，均可导致反射异常，表现为反射亢进、减弱或消失。

### （一）生理反射

1. 浅反射　刺激皮肤或黏膜引起的反应称为浅反射。

（1）角膜反射　嘱受检者注视内上方，医生用湿棉絮纤毛轻触角膜外缘，正常时该侧眼睑迅速闭合，称为直接角膜反射；如刺激一侧角膜，对侧眼睑也迅速闭合，则称为间接角膜反射。反射弧为三叉神经眼支至脑桥，再由面神经支配眼轮匝肌，引起眼睑闭合。临床意义：直接和间接反射均消失者，见于患侧的三叉神经病变（传入障碍）；如直接反射消失，间接反射存在，见于患侧的面神经病变（传出障碍）。深昏迷被检者角膜反射消失。

（2）腹壁反射　被检查者仰卧，双下肢稍屈曲使腹壁放松，然后用钝头竹签迅速由外向内轻划上、中、下腹部皮肤。正常时受刺激部位可见腹壁收缩。反射中枢上腹壁为胸髓7~8节；中腹壁为胸髓9~10节；下腹壁为胸髓11~12节。临床意义：双侧上、中、下部腹壁反射均消失见于昏迷或急腹症被检者；一侧上、中、下部腹壁反射均消失见于锥体束病损。但肥胖者、老年人及经产妇由于腹壁松弛也会出现腹壁反射减弱或消失（图1-31）。

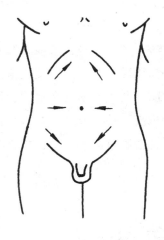

图 1-31　腹壁反射检查示意图

（3）提睾反射　用钝头竹签由下向上轻划股内侧上方皮肤，可引起同侧提睾肌收缩，使睾丸上提。中枢为腰髓 1~2 节。临床意义：双侧提睾反射消失见于腰髓 1~2 节病损。一侧提睾反射减弱或消失见于锥体束损害。此外，腹股沟疝、阴囊水肿、睾丸炎等也可使提睾反射减弱或消失。

2. 深反射　刺激骨膜、肌腱，经深部感受器引起的反射称为深反射。

（1）肱二头肌反射　被检者前臂半屈曲内旋位，医生用左手拇指置于其肱二头肌腱上，右手持叩诊锤叩击左拇指。正常反应为肱二头肌收缩致前臂屈曲。其反射中枢为颈髓 5~6 节（图 1-32）。

（2）肱三头肌反射　被检者外展上臂，肘关节半屈曲，医生左手托住其上臂，右手持叩诊锤直接叩击鹰嘴上方的肱三头肌腱。正常反应为肱三头肌收缩致前臂伸展。其反射中枢位于颈髓 7~8 节（图 1-33）。

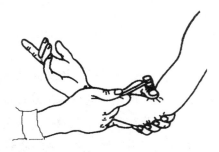

图 1-32　肱二头肌反射检查示意图

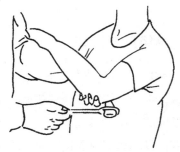

图 1-33　肱三头肌反射检查示意图

（3）桡骨骨膜反射　被检查者前臂置于半屈半旋前位，医生以左手托住其腕部，并使腕关节自然下垂，右手持叩诊锤叩击桡骨茎突。正常反应为肱桡肌收缩致前臂旋前、屈肘。其反射中枢位于颈髓 5~6 节。

（4）膝反射　坐位检查时，被检者小腿完全松弛下垂，卧位时医生以左手托起其膝关节使之屈曲，然后用右手持叩诊锤叩击股四头肌腱。正常反应为小腿伸展。反射中枢在腰髓 2~4 节（图 1-34）。

（5）跟腱反射　又称踝反射，被检者仰卧，髋、膝关节稍屈曲，下肢取外旋外展位，医生用左手托被检者足掌，使足背屈，右手持叩诊锤叩击跟腱。正常反应为腓肠肌和比目鱼肌收缩，足向跖面屈曲。反射中枢在骶髓 1~2 节（图 1-35）。

深反射亢进：主要见于锥体束损害。

深反射减弱或消失：见于脊髓反射弧任何部位的损伤，如神经根炎、脊髓前角灰质炎、骨关节肌肉疾患、脑脊髓急性损伤初期等。

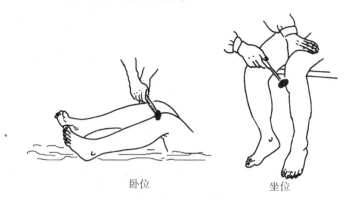

卧位　　　　　　　坐位

图 1-34　膝反射检查示意图

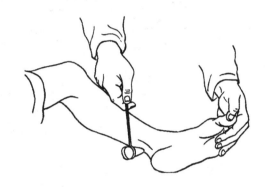

图 1-35　跟腱反射检查示意图

**（二）病理反射**

病理反射是指锥体束病损时，失去了脑干和脊髓的抑制作用而出现的异常反射。1 岁半以内的婴幼儿由于锥体束发育不完善，也可出现此反射，但不属于病理性（图 1-36）。

1. 巴宾斯基（Babinski）征　被检查者仰卧，下肢伸直，医生左手托扶被检者踝部，右手持钝竹签划足底外侧，由后向前至第 5 跖趾关节处转向拇指方向。阳性表现为踇趾缓缓背伸，其余四趾扇形外展。

2. 奥本海姆（Oppenheim）征　受检者仰卧，下肢可伸直或屈曲分立，医生用拇、食指沿胫骨嵴前缘两侧用力由上向下捏压推滑。阳性表现同 Babinski 征。

3. 戈登（Gordon）征　医生拇指和其余四指分别置于腓肠肌两侧，适度用力捏压腓肠肌。阳性表现同 Babinski 征。

4. 查多克（Chaddock）征　医生持钝竹签在外踝下方沿足背外缘由后向前划。阳性表现同 Babinski 征。

5. 霍夫曼（Hoffmann）征　医生左手托持被检者腕关节上方，用右手中指和食指夹持被检者中指中节远端稍上提，然后用拇指迅速弹刮中指指甲前端。阳性表现为拇指屈曲内收，其余三指轻微掌屈反应。Hoffmann 征阳性见于上肢锥体束病变，多见于颈髓病变（图 1-37）。

Babinski 征、Oppenheim 征、Gordon 征、Chaddock 征阳性均见于锥体束病变，以 Babinski 征价值最大。

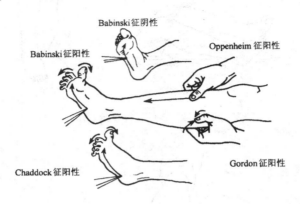

图 1-36  几种病理反射示意图

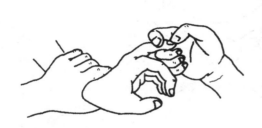

图 1-37  Hoffmann 征检查法示意图

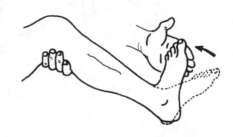

图 1-38  踝阵挛检查法示意图

6. 阵挛：在深反射亢进时，用力使被检者的肌肉处于持续紧张状态，则该组肌肉就会发生节律性收缩，称为阵挛（clonus）。常见的有踝阵挛和髌阵挛。

（1）踝阵挛  受检者仰卧，膝、髋关节稍屈，医生一手托扶受检者腘窝部并固定下肢，另一手托受检者足底前端，急速用力推其踝关节背屈，且维持一定推力。阳性表现为踝关节节律性反复跖屈运动（图 1-38）。

（2）髌阵挛  受检者仰卧，下肢伸直，医生用一手拇指和食指夹住髌骨上缘，用力向远端快速推动数次，并维持一定推力。阳性表现为髌骨出现节律性往复运动（图 1-39）。

踝阵挛、髌阵挛阳性均见于锥体束损害。

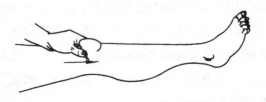

图 1-39  髌阵挛检查示意图

**（三）脑膜刺激征**

指脑膜或脑膜邻近病变波及脑膜时，可刺激脊神经根，使相应的肌群发生痉挛，当牵拉这些肌肉时，被检者可出现防御反应，这种现象称为脑膜刺激征。

1. 颈强直　受检者去枕仰卧，双下肢伸直，医生用左手托扶受检者枕后，右手置于胸前，适当用力托头屈颈使下颏向胸骨柄方向抵触。阳性表现为有抵抗感或不能前屈，并有痛苦表情。

2. 凯尔尼格（Kernig）征　受检者仰卧，双下肢伸直，医生用双手分别扶托受检者膝关节上前方和踝后，抬肢屈其膝关节、髋关节成直角后，双手反向用力抬高其小腿。正常人膝关节可伸达135°以上。阳性表现为被动伸膝关节过程中，在135°以内出现抵抗或沿坐骨神经发生疼痛（图1-40）。

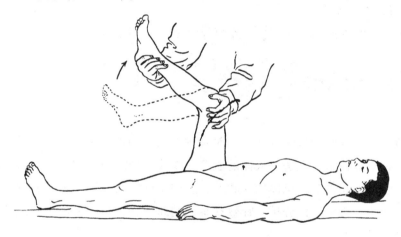

图1-40　Kernig征检查法示意图

3. 布鲁津斯基（Brudzinski）征　受检者仰卧，双下肢伸直，医生用左手托扶受检者枕后，右手置于胸前，适当反向用力使头部前屈。阳性表现为双侧膝、髋关节屈曲（图1-41）。

颈强直、Kernig征、Brudzinski征阳性均见于脑膜炎、蛛网膜下腔出血或颅内高压。

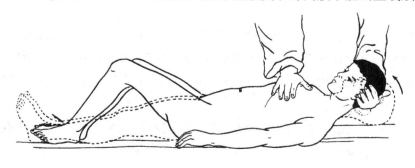

图1-41　Brudzinski征检查法示意图

### （四）拉塞格征

拉塞格征又称直腿抬高实验，检查方法：被检者仰卧，双下肢伸直，检查者将其一侧下肢在髋关节处屈曲。正常人下肢可抬高 70°以上，如在 30°以内出现疼痛则为神经根受刺激的表现，见于坐骨神经痛、腰椎间盘突出症或腰骶神经根炎。

# 项目三　常用实验室检查

【学习目标】

1. 掌握血、尿、粪常规检查，肝肾功能检查，血糖血脂、血清电解质检查的参考值及异常改变的临床意义。

2. 熟悉血气分析、心肌酶学、肿瘤标记物及乙型肝炎病毒标志物检测的参考值及临床意义。

3. 了解血液的其他检查、血清酶学、补体的测定等免疫学检查。

实验室检查（laboratory examination）是指主要运用物理、化学、生物学、免疫学、遗传学及分子生物学等技术和方法对人体的血液、体液、分泌物、排泄物及组织细胞等标本进行观察、测定，以获得反映机体功能状态、病理变化、病因等客观资料的检查方法。它对协助疾病的诊治、进行病情分析、疗效观察、判断预后、制定护理措施及调查社会群体健康状况等具有重要意义。

## 一、临床血液学检查

【标本采集及注意事项】

### （一）血液标本的采集和处理

1. **血液标本的种类**　全血用于对血细胞成分的检查；血清用于大部分临床生化检查和免疫学检查；血浆适用于部分临床生化检查、凝血因子测定和游离血红蛋白测定等。

2. **采血部位**　根据检查项目的不同可采用毛细血管采血、静脉采血、动脉采血等不同的采血方法。

3. **采血时间**　常因检查的目的不同对采血时间有不同的要求。常见的有空腹采血、特定时间采血、急诊采血等。

### （二）注意事项

1. **抗凝剂的使用**　因检验目的不同，某些检验项目需要在全血和血浆标本中使用抗凝剂。常用的抗凝剂有草酸盐、枸橼酸钠、肝素、乙二胺四乙酸（EDTA）盐。

2. 及时送检和检验　血液标本离体后，其代谢活动仍在继续进行，为防止检验结果受影响，采集后应立即送检，并尽快进行检查。

3. 实验结果分析　分析检验结果应密切结合临床资料，并考虑自然环境、药物、饮食、标本以及实验室因素等对检验结果的影响。

【血液一般检查】

血液一般检查包括血液细胞成分的常规检测（简称血液常规检测）、网织红细胞检测和红细胞沉降率检测。

（一）红细胞的检测和血红蛋白的测定

通过红细胞计数（red blood cells count，RBC）和血红蛋白（hemoglobin，Hb）测定，主要了解是否有贫血以及贫血的程度。

参考值　成年男性：红细胞（4.0~5.5）$\times 10^{12}$/L，血红蛋白 120~160g/L。

　　　　成年女性：红细胞（3.5~5.0）$\times 10^{12}$/L，血红蛋白 110~150g/L。

　　　　新生儿：红细胞（6.0~7.0）$\times 10^{12}$/L，血红蛋白 170~200g/L。

临床意义

1. 红细胞及血红蛋白增多

（1）相对性增多　是因血浆容量减少，血液浓缩所致。见于严重呕吐、腹泻、大量出汗、大面积烧伤、甲状腺功能亢进危象、糖尿病酮症酸中毒等。

（2）绝对性增多　按发病原因可分为继发性和原发性两类。①继发性红细胞增多症：生理性代偿性增加见于胎儿及新生儿、高原地区居民；病理性增加则见于严重的慢性心肺疾患，如阻塞性肺气肿、肺源性心脏病、发绀型先天性心脏病等。②原发性红细胞增多症：是一种原因未明的红细胞增多为主的骨髓增殖性疾病，又称为真性红细胞增多症。

2. 红细胞及血红蛋白减少

（1）生理性减少　多见于婴幼儿及 15 岁以前的儿童，部分老年人、妊娠中晚期者等。

（2）病理性减少　多见于各种原因引起的贫血，如缺铁性贫血、再生障碍性贫血、溶血性贫血等。

根据血红蛋白减少的程度，将贫血分为四度：①轻度贫血，血红蛋白低于参考值的低限至 90g/L。②中度贫血，血红蛋白 90~60g/L。③重度贫血，血红蛋白 60~30g/L。④极重度贫血，血红蛋白<30g/L。

（二）红细胞形态学检查

1. 正常红细胞　淡红色，呈双凹圆盘状，在血涂片中见到为圆形，大小较一致，直径 6~9μm。中央淡染区的大小相当于细胞直径的 1/3~2/5。

2. 形态异常　大多数严重贫血可出现红细胞形态的异常，不仅有助于贫血的病因诊断，而且也可以作为某些疾病的辅助诊断指标。较常见的有球形红细胞增多、椭圆形红细胞增多、口形红细胞、靶形红细胞、泪滴形红细胞等。

3. 大小异常

（1）小红细胞　红细胞直径<6μm。见于低色素性贫血，如缺铁性贫血。

（2）大红细胞　直径>10μm。见于溶血性贫血、急性失血性贫血，也可见于巨幼细胞贫血。

（3）巨红细胞　直径>15μm。见于叶酸或（和）维生素 $B_{12}$ 缺乏导致的巨幼细胞贫血。

（4）红细胞大小不均　红细胞大小悬殊，直径可相差一倍以上，见于病理造血，反映骨髓中红细胞系增生明显旺盛，如缺铁性贫血、溶血性贫血、失血性贫血等，而以巨幼细胞贫血最为明显。

**（三）红细胞比容的测定（HCT）**

红细胞比容指抗凝全血在一定条件下离心沉淀后测得的红细胞在全血标本中所占容积的比值。

参考值　成年男性 0.40~0.50，平均 0.45。

　　　　成年女性 0.37~0.48，平均 0.40。

临床意义

1. 增高　见于各种原因所致的血液浓缩，如严重呕吐、腹泻、大面积烧伤等；也可见于真性红细胞增多症、新生儿、慢性心肺疾病时。

2. 减低　见于各种原因所致的贫血。

**（四）红细胞平均指数的测定**

红细胞平均指数的检测包括：①红细胞平均体积（mean corpuscular volume，MCV）是指每个红细胞的平均体积，以飞升（fL）为单位。②红细胞平均血红蛋白量（mean corpuscular hemoglobin，MCH）是指每个红细胞内所含血红蛋白的平均量，以皮克（pg）为单位。③红细胞平均血红蛋白浓度（mean corpuscular hemoglobin concentration，MCHC）系指每升血液中平均所含血红蛋白浓度（克数），以 g/L 表示。

参考值　血细胞分析仪法：MCV 80~100fL。

　　　　　　　　　　　　MCH 27~34 pg。

　　　　　　　　　　　　MCHC 320~360g/L（32%~36%）。

临床意义　贫血的形态学分类取决于红细胞计数、血红蛋白量和血细胞比容测定的准确性，因此临床上根据红细胞平均值进行贫血的形态学分类（表1-7）。

表1-7　贫血的形态学分类

| 贫血的类型 | MCV (fL) | MCH (pg) | MCHC (%) | 病因 |
|---|---|---|---|---|
| 正细胞性贫血 | 80~100 | 27~34 | 32~36 | 再生障碍性贫血、急性溶血性贫血、急性失血性贫血、白血病等 |
| 大细胞性贫血 | >100 | >34 | 32~36 | 恶性贫血、巨幼细胞贫血 |
| 小细胞低色素性贫血 | <80 | <27 | <32 | 缺铁性贫血、铁粒幼细胞性贫血、珠蛋白生成障碍性贫血 |
| 单纯小细胞性贫血 | <80 | <27 | 32~36 | 慢性感染及中毒引起的贫血 |

（五）网织红细胞检测

网织红细胞（reticulocyte，Ret）是指晚幼红细胞脱核后到完全成熟的红细胞之间的过渡型细胞。晚幼红细胞脱核后，由于胞质内还残存核糖体等嗜碱性物质，经煌焦油蓝或新亚甲蓝染色，呈现浅蓝或深蓝色的网织状细胞而得名。

参考值　成人 0.005~0.015（0.5%~1.5%）；绝对数（24~84）×$10^9$/L。

临床意义　主要用于判断骨髓造血情况和观察抗贫血治疗效果。

1. 增多　表示骨髓红细胞系增生旺盛，常见于溶血性贫血、急性失血，缺铁性贫血、巨幼细胞贫血治疗后。

2. 减少　表示骨髓造血功能减低，常见于再生障碍性贫血、急性白血病等。

知 识 链 接

成年人红骨髓内的造血干细胞首先分化成为红系定向祖细胞，再经过原红细胞、早幼红细胞、中幼红细胞、晚幼红细胞和网织红细胞阶段，由原红细胞发育至网织红细胞并释放入血，历时 6~7 天。

（六）白细胞计数与分类

通过白细胞计数（white blood cells count，WBC）及白细胞分类计数（white blood cells differential count，DC）检测，了解白细胞总数及其各组成细胞的变化，借以协助相关疾病的诊断。

参考值　成人（4.0~10.0）×$10^9$/L。

新生儿（15.0~20.0）×$10^9$/L。

6个月~2岁（11.0~12.0）×$10^9$/L。

白细胞分类、百分数及绝对值（表1-8）：

表1-8　白细胞分类计数的百分数及绝对值

| 白细胞分类 | 百分数（%） | 绝对值（×10⁹/L） |
|---|---|---|
| 中性粒细胞（N） | | |
| 　杆状核粒细胞 | 0~5.0 | 0.04~0.5 |
| 　分叶核粒细胞 | 50~70 | 2~7 |
| 嗜酸性粒细胞（E） | 0.5~5 | 0.05~0.5 |
| 嗜碱性粒细胞（B） | 0~1 | 0~0.1 |
| 淋巴细胞（L） | 20~40 | 0.8~4 |
| 单核细胞（M） | 3~8 | 0.12~0.8 |

临床意义

1. 中性粒细胞（neutrophil，N）　白细胞总数的增多或减少与中性粒细胞数量的增多或减少有着密切关系和基本相同的临床意义。

（1）增多　常伴随白细胞总数的增多，多见于：①急性感染：特别是化脓性球菌感染。②严重的组织损伤及大量血细胞破坏：如严重外伤，较大手术后，大面积烧伤，急性心肌梗死及严重的血管内溶血后。③急性大出血：特别是内出血后，周围血中白细胞数及中性粒细胞明显增多。④急性中毒：糖尿病酮症酸中毒、尿毒症和妊娠中毒症；急性化学药物中毒，如急性铅、汞中毒等。⑤白血病及恶性肿瘤：大多数白血病病人外周血中白细胞数量呈不同程度增多，各类恶性肿瘤，如肝癌、胃癌等可引起白细胞及中性粒细胞增多。

（2）减少　白细胞总数低于 $4×10^9$/L 称白细胞减少。当中性粒细胞绝对值低于 $1.5×10^9$/L 称为粒细胞减少症，低于 $0.5×10^9$/L 时称为粒细胞缺乏症。引起中性粒细胞减少的原因有：①感染：特别是革兰阴性杆菌感染，如伤寒、副伤寒杆菌感染时；某些病毒感染性疾病，如流感、病毒性肝炎、水痘、风疹、巨细胞病毒感染时；某些原虫感染，如疟疾、黑热病时。②血液系统疾病：再生障碍性贫血、非白血性白血病、恶性组织细胞病、巨幼细胞贫血、严重缺铁性贫血等。③理化因素损伤：X线、γ射线、放射性核素等物理因素，以及苯、铅、汞、氯霉素、抗肿瘤药、抗糖尿病及抗甲状腺药物等化学因素。④各种原因引起的脾脏肿大及其功能亢进：如门脉性肝硬化、淋巴瘤等。⑤自身免疫性疾病：如系统性红斑狼疮等，产生自身抗体导致白细胞减少。

知 识 链 接

　　各种电离辐射和放射性核素，包括放射治疗、核医学和医用X线诊断等在临床疾病的诊断及治疗中得到了广泛的应用。因此，医疗照射成为人类目前最大的人工辐射源。某些肿瘤或其他接受过 X 线、γ 射线等治疗的病人成为白血病的高发人群。

（3）中性粒细胞的核象变化　正常人周围血中主要以分叶核为主，杆状核不到 5%，无原始及幼稚细胞。病理情况下，中性粒细胞核象可发生变化，出现核左移或核右移现象。①核左移：周围血中出现杆状核粒细胞、晚幼粒、中幼粒或早幼粒细胞的百分率超过 5%。常见于急性化脓性感染、急性失血、急性中毒及急性溶血、白血病等。②核右移：周围血中 5 叶或更多分叶核中性粒细胞的百分率超过 3%。主要见于巨幼细胞贫血及造血功能衰退。③中性粒细胞的中毒性改变：表现为细胞大小不均、中毒颗粒、空泡形成、核变性等，多见于严重传染性疾病（如猩红热）、各种化脓性感染、败血症、恶性肿瘤、中毒及大面积烧伤等。

2. 嗜酸性粒细胞（eosinophil，E）

参考值　0.5%~5%；绝对值为（0.05~0.5）×10⁹/L。

临床意义

（1）增多　①过敏性疾病：支气管哮喘、药物过敏、荨麻疹、食物过敏、血管神经性水肿等。②寄生虫病：血吸虫病、蛔虫病、钩虫病等。③皮肤病：如湿疹、剥脱性皮炎、银屑病等。④血液病：如慢性粒细胞白血病、嗜酸性粒细胞白血病、淋巴瘤、多发性骨髓瘤等。⑤某些恶性肿瘤：某些上皮系肿瘤，如肺癌等可引起嗜酸性粒细胞增高。⑥某些传染病：猩红热时可引起嗜酸性粒细胞增多。

（2）减少　常见于伤寒、副伤寒初期，大手术、烧伤等应激状态，或长期应用肾上腺皮质激素后，其临床意义甚小。

3. 嗜碱性粒细胞（basophil，B）

参考值　0~1%；绝对值为（0~0.1）×10⁹/L。

临床意义

（1）增多　①过敏性疾病：过敏性结肠炎，药物、食物过敏及类风湿关节炎等。②血液病：慢性粒细胞白血病、嗜碱性粒细胞白血病，以及骨髓纤维化等。③恶性肿瘤：转移癌时嗜碱性粒细胞增多，但机制不清楚。④糖尿病、传染病：如水痘、流感、天花、结核等。

（2）减少　无临床意义。

4. 淋巴细胞（lymphocyte，L）

参考值　20%~40%；绝对值为（0.8~4）×10⁹/L。

临床意义

（1）增多　①感染性疾病：病毒感染，如麻疹、风疹、水痘、流行性腮腺炎、传染性单核细胞增多症、传染性淋巴细胞增多症、病毒性肝炎、流行性出血热，以及柯萨奇病毒、腺病毒、巨细胞病毒等感染，也可见于百日咳杆菌、结核分枝杆菌、布鲁菌、梅毒螺旋体、弓形虫等的感染。②恶性肿瘤：如急慢性淋巴细胞白血病、淋巴瘤。③急性传染病的恢复期。④移植排斥反应：见于移植物抗宿主反应或移植物抗宿主病。

（2）减少　主要见于应用肾上腺皮质激素、烷化剂、抗淋巴细胞球蛋白等的治疗，以及放射线损伤、免疫缺陷性疾病、丙种球蛋白缺乏症等。

（3）异形淋巴细胞　指外周血中见到的形态变异的不典型淋巴细胞，多见于传染性单核细胞增多症、药物过敏、输血、血液透析或体外循环术后。

5. 单核细胞（monocyte，M）

参考值　3%~8%；绝对值为（0.12~0.8）×10^9/L。

临床意义

（1）增多　①某些感染，如感染性心内膜炎、疟疾、黑热病、急性感染的恢复期、活动性肺结核等。②某些血液病，如单核细胞白血病、粒细胞缺乏症恢复期、多发性骨髓瘤、恶性组织细胞病、淋巴瘤、骨髓增生异常综合征等。

（2）减少　无临床意义。

**（七）血小板的检测（platelet count，PC 或 Plt）**

参考值　（100~300）×10^9/L。

临床意义

1. 减少　见于：①血小板的生成障碍，如再生障碍性贫血、放射性损伤、急性白血病等。②血小板破坏或消耗增多，如原发性血小板减少性紫癜、恶性淋巴瘤、弥漫性血管内凝血、先天性血小板减少症等。③血小板分布异常，如脾肿大、血液被稀释等。

2. 增多　原发性增多见于骨髓增殖性疾病，如真性红细胞增多症和原发性血小板增多症、慢性粒细胞白血病等；反应性增多见于急性感染、急性溶血、某些癌症病人等。

**（八）红细胞沉降率测定**

红细胞沉降率（erythrocyte sedimentation rete，ESR）简称血沉率，是指红细胞在一定条件下沉降的速率。它受血浆中各种蛋白的比例的改变、红细胞数量和形状等多种因素影响。

参考值　男性 0~15mm（1 小时末）。

女性 0~20mm（1 小时末）。

临床意义

1. 增快　生理性增快多见于 12 岁以下的儿童、60 岁以上的高龄者、妇女月经期、妊娠 3 个月以上。病理性增快见于各种炎症性疾病，如风湿热、结核病；组织损伤及坏死，如急性心肌梗死时；恶性肿瘤及各种原因导致血浆球蛋白增高时，如慢性肾炎、肝硬化、多发性骨髓瘤等。

2. 减慢　临床意义较小，严重贫血、球形红细胞增多症时血沉可减慢。

【血液的其他检查】

（一）**出血时间**（bleeding time，BT）

将皮肤刺破后，让血液自然流出到自然停止所需的时间称为出血时间。出血时间的长短反映血小板的数量、功能，以及毛细血管壁的通透性、脆性的变化，也反映血管的收缩功能等。但本试验敏感度和特异性均较差，临床价值有限。

WHO 推荐用模板法或出血时间测定器法测定。

参考值　（6.9±2.1）分钟，超过 9 分钟为异常。

临床意义

1. BT 延长　见于：①血小板明显减少，如原发性和继发性血小板减少性紫癜。②血小板功能异常，如血小板无力症和巨血小板综合征。③血浆凝血因子严重缺乏，如血管性血友病、弥漫性血管内凝血。④血管壁异常，如遗传性出血性毛细血管扩张症。⑤药物影响，如服用抗血小板药物（阿司匹林等）、抗凝药（肝素等）和溶栓药。

2. BT 缩短　无明显临床意义。

（二）**束臂试验**（touniguer test）

束臂试验又称毛细血管脆性试验（capillary fragility test，CFT）。通过给手臂局部加压使静脉血流受阻，然后检查一定范围内皮肤出现出血点的数目，估计血管壁的通透性和脆性。试验结果易受多种因素影响，故临床价值有限。

参考值　5cm 直径的圆圈内新的出血点，男性<5 个，女性和儿童<10 个。

临床意义　新的出血点增多见于：①血管壁的结构和（或）功能缺陷，如遗传性出血性毛细血管扩张症等。②血小板数量和功能异常，如原发性和继发性血小板减少症等。③血管性血友病等。此外，还见于高血压、糖尿病等疾病。

（三）**凝血时间**（clotting time，CT）

离体静脉血放入玻璃（或塑料）试管中，观察自采血开始至血液凝固所需的时间，称为凝血时间。本试验是反映由因子Ⅻ被负电荷表面（玻璃）激活到纤维蛋白形成，反映了内源凝血系统的凝血过程。

参考值　试管法：4~12 分钟。

硅管法：15~32 分钟。

塑料管法：10~19 分钟。

临床意义

1. CT 延长　见于：①因子Ⅷ、Ⅸ、Ⅺ明显减少，如血友病 A、B 和因子Ⅺ缺乏症。②凝血酶原、因子 V 和 X 等严重减少，如严重的肝损伤等。③纤维蛋白原严重减少，如纤维蛋白减少症、DIC 等。④应用肝素、口服抗凝药时。⑤纤溶活性增强，如继发性或原发性纤溶亢进等。

2. CT 缩短　见于高凝状态或血栓性疾病，但敏感度差。

**（四）活化部分凝血活酶时间测定（activated partial thromboplastin time，APTT）**

指在受检血浆中加入活化的部分凝血活酶时间试剂（部分磷脂悬液或 $Ca^{2+}$）后，观察血浆凝固所需要的时间。它是内源凝血系统较为灵敏、常用的筛选试验。

参考值　手工法：31~43 秒，也可用血液凝固分析仪检测。受检者的测定值应与正常对照值比较，延长超过 10 秒以上为异常。

临床意义　同凝血时间的测定。

**（五）血浆凝血酶原时间测定（prothrombin time，PT）**

指在被检血浆中加入 $Ca^{2+}$ 和组织因子（或组织凝血活酶），使凝血酶原转变为凝血酶，后者使纤维蛋白原转变为纤维蛋白，观测血浆的凝固时间，称为血浆凝血酶原时间。它是外源凝血系统较为灵敏和最为常用的筛选试验。

参考值

1. 手工法和血液凝固仪法　11~13 秒或（12±1 秒）。受检者的测定值应与正常对照值比较，测定值超过正常对照值 3 秒以上为异常。

2. 凝血酶原时间比值（prothrombin ratio，PTR）　受检血浆的凝血酶原时间（秒）/正常人血浆的凝血酶原时间（秒），参考值为 1.0±0.05。

3. 国际正常化比值（international normalized ratio，INR）　INR＝PTR ISI，参考值依 ISI 不同而异，一般为 1.0±0.1。ISI 为国际灵敏度指数，ISI 越小，组织凝血活酶的灵敏度越高。

临床意义

1. PT 延长　见于先天性凝血因子 Ⅰ、Ⅱ、Ⅴ、Ⅶ、Ⅹ 缺乏；获得性凝血因子缺乏，如严重肝病、弥漫性血管内凝血、维生素 K 缺乏、纤溶亢进、血循环中有抗凝物质或异常抗凝血物质存在等。

2. PT 缩短　见于血液高凝状态，如 DIC 早期、心肌梗死、脑血栓形成、深静脉血栓形成、多发性骨髓瘤等，但敏感性和特异性差。

3. PTR 及 INR　是监测口服抗凝剂的首选指标，国人的 INR 以 2.0~2.5 为宜。

**（六）血浆纤维蛋白原测定（fibrinogen，Fg）**

在受检血浆中加入一定量凝血酶，后者使血浆中的纤维蛋白原转变为纤维蛋白，通过比浊原理计算纤维蛋白原的含量。

参考值　凝血酶比浊法：2~4g/L。

临床意义

1. 增高　见于糖尿病、急性心肌梗死、急性传染病、风湿病、肾病综合征、灼伤、休克、大手术后、恶性肿瘤及血栓前状态等。

2. 减低　见于 DIC、原发性纤溶症、重症肝炎、肝硬化等。

**（七）血浆凝血酶时间（thrombin time，TT）**

在受检血浆中加入"标准化"凝血酶溶液，测定血浆凝固所需的时间。

参考值　手工法：16~18 秒。受检 TT 值超过正常对照值 3 秒以上为延长。

临床意义　TT 延长见于血中纤维蛋白（原）降解产物增高；低（无）纤维蛋白原血症和异常纤维蛋白原血症；血中有肝素或类肝素物质存在。TT 缩短无意义。

**（八）血浆纤维蛋白（原）降解产物定性试验〔fibrin（ogen）degradation products，FDPs〕**

在受检血浆中加入血浆纤维蛋白（原）降解产物抗体包被的胶乳颗粒悬液，若血液中 FDPs 浓度≥5μg/mL，胶乳颗粒发生凝集。

参考值　胶乳凝集法：阴性。

临床意义　FDPs 增高常见于原发性和继发性纤溶，此外高凝状态、DIC、恶性肿瘤、肺血栓栓塞、深静脉血栓形成、器官移植的排斥反应等亦可增高。

## 二、 排泄物和体液检查

**【尿液检查】**

**（一）标本采集**

尿液标本要求避免污染，用清洁干燥容器留取后应在半小时之内送检，成年女性留尿时，应避开月经期，防止阴道分泌物混入。①尿液检测一般以清晨首次尿为好，一般检查的留尿量不少于 15mL。②清洁中段尿：先用 0.1% 的新洁尔灭消毒外阴部及尿道口，然后用无菌试管留取，多用于尿的细菌培养检查。③24 小时尿：用于 24 小时尿蛋白、尿糖、电解质等排泄总量的定量检测，需加入防腐剂，并且记录尿量。④餐后尿：通常在午餐后 2 小时收集尿标本，用于病理性糖尿、蛋白尿的检测。

**（二）一般性状检查**

1. 尿量　正常成人 24 小时的尿量为 1000~2000mL，平均 1500mL。

临床意义

（1）尿量增多　24 小时尿量超过 2500mL 称为多尿。病理性多尿见于糖尿病、尿崩症、慢性肾炎早期、急性肾衰多尿期等。

（2）尿量减少　成人尿量 24 小时低于 400mL 或低于 17mL/h，称为少尿；而低于 100mL/24h，则称为无尿。①肾前性少尿：见于休克、严重脱水、心力衰竭等。②肾性少尿：见于各种肾脏实质性改变而导致的少尿，如急性肾炎、肾衰竭等。③肾后性少尿：见于泌尿系统结石、尿路狭窄、肿瘤压迫、前列腺肥大症等。

2. 尿液外观　正常新鲜尿液清澈透明、呈淡黄色。尿液颜色受食物、尿色素、药物等影响。病理性尿液外观可见下列情况：

（1）血尿　可呈淡红色云雾状、洗肉水样或混有血凝块。每升尿液中含血量超过1mL，即可出现淡红色，称肉眼血尿；尿液离心沉淀后镜检，每高倍镜视野红细胞平均>3个，称为镜下血尿。多见于泌尿系统炎症、结石、肿瘤、结核、外伤等，也可见于血液系统疾病，如血友病、血小板减少性紫癜等。

（2）血红蛋白尿及肌红蛋白尿　尿液呈浓茶色、红葡萄酒色或酱油色。血红蛋白尿见于严重的血管内溶血，如蚕豆病、溶血性贫血、血型不合的输血反应、阵发性睡眠性血红蛋白尿等。肌红蛋白尿常见于挤压综合征、缺血性肌坏死等。

（3）胆红素尿　尿液呈豆油样改变，振荡后出现黄色泡沫且不易消失，常见于阻塞性黄疸和肝细胞性黄疸。

（4）脓尿和菌尿　新鲜尿液呈白色混浊（脓尿）或云雾状（菌尿）。多见于泌尿系统感染，如肾盂肾炎、膀胱炎等。

（5）乳糜尿　尿中混有淋巴液而呈稀牛奶状称为乳糜尿，多见于丝虫病及肾周围淋巴管梗阻。

知 识 链 接

挤压综合征（crush syndrome）：外伤后血液和组织中的蛋白破坏分解后生成的有毒中间代谢产物被吸收入血引起的急性肾小管坏死和由其引起的急性肾功能衰竭，是广泛性软组织挫伤的病人晚发性死亡的主要原因。

3. 气味　正常尿液的气味来自尿中挥发性的酸性物质，久置后因尿素分解可出现氨臭味。若新鲜尿液即有氨味，见于慢性膀胱炎及尿潴留等；有机磷中毒者，尿带蒜臭味；糖尿病酮症酸中毒时尿呈烂苹果味；苯丙酮尿症者尿有鼠臭味。

4. 酸碱反应（pH）　正常尿液 pH 值约为 6.5，波动在 4.5~8.0。

（1）降低　见于酸中毒、高热、痛风、糖尿病及口服氯化铵、维生素 C 等。

（2）增高　见于碱中毒、尿潴留、膀胱炎、应用利尿剂、肾小管酸中毒等。

5. 尿液比密（specific gravity，SG）　正常成人尿比密值为 1.015~1.025，以晨尿最高。

（1）增高　见于肾前性少尿、糖尿病、急性肾小球肾炎、肾病综合征等。

（2）降低　见于大量饮水、慢性肾小球肾炎、慢性肾衰竭、尿崩症等。

（三）化学检查

1. 尿蛋白

参考值　定性试验：阴性。

　　　　　定量试验 0~80mg/24h。

临床意义　蛋白尿是指尿蛋白定性试验阳性或定量试验超过 150mg/24h。

（1）生理性蛋白尿　指泌尿系统无器质性病变，尿内暂时出现蛋白质，如机体在剧烈运动、发热、寒冷、精神紧张、交感神经兴奋等情况下。

（2）病理性蛋白尿　因各种肾脏及肾外疾病所致的蛋白尿。①肾小球性蛋白尿：为最常见的一种蛋白尿，常见于肾小球肾炎、肾病综合征、糖尿病、高血压、系统性红斑狼疮、妊娠高血压综合征等疾病。②肾小管性蛋白尿：常见于肾盂肾炎、间质性肾炎、肾小管性酸中毒、重金属（如汞、镉、铋）中毒、药物损害（如庆大霉素、多黏菌素 B）及肾移植术后。③混合性蛋白尿：病变同时累及肾小球和肾小管所致的蛋白尿，常见于肾小球肾炎或肾盂肾炎后期、糖尿病、系统性红斑狼疮等。④溢出性蛋白尿：血浆中异常增多的低分子蛋白质，超过肾小管重吸收能力所致的蛋白尿，见于溶血性贫血（血红蛋白尿）和挤压综合征（肌红蛋白尿）等。⑤组织性蛋白尿：由于肾组织被破坏或肾小管分泌蛋白增多所致的蛋白尿，多为低分子量蛋白尿。⑥假性蛋白尿：由于尿中混有大量血、脓、黏液等成分而导致蛋白定性试验阳性。

2. 尿糖　正常人尿中可有微量的葡萄糖，当血糖浓度超过肾糖阈（一般为 8.88mmol/L 或 160mg/dL）或肾糖阈降低，尿中将出现大量的葡萄糖。

参考值　定性试验：阴性。

　　　　　定量试验 0.56~5.0mmol/24h。

临床意义

（1）血糖增高性糖尿　①糖尿病最为常见，尿糖除作为糖尿病的诊断依据外，还可作为病情严重程度及疗效监测的指标。②一些内分泌疾病，如库欣综合征、甲状腺功能亢进、嗜铬细胞瘤、肢端肥大症等均可出现糖尿。③其他，如肝硬化、胰腺炎、胰腺癌等。

（2）血糖正常性糖尿　由于肾小管病变导致重吸收葡萄糖的能力降低所致，又称肾性糖尿，常见于慢性肾炎、肾病综合征、间质性肾炎和家族性糖尿等。

（3）暂时性糖尿　①生理性糖尿：如大量进食碳水化合物或静脉注射大量的葡萄糖后可一时性血糖升高，尿糖阳性。②应激性糖尿：见于颅脑外伤、脑出血、急性心肌梗死时。

（4）其他糖尿　因进食过多或体内代谢失调可出现乳糖、半乳糖、果糖、甘露糖及戊糖等的糖尿。

3. 酮体　酮体是体内脂肪代谢的中间产物，是 β-羟丁酸、乙酰乙酸和丙酮的总称。体内糖分解代谢不足时，脂肪分解活跃可产生大量酮体，从尿中排出形成酮尿。

参考值 阴性。

临床意义

（1）糖尿病性酮尿 常伴有酮症酸中毒，酮尿是糖尿病性昏迷的前期指标，此时多伴有高糖血症和糖尿。

（2）非糖尿病性糖尿 高热、严重呕吐、腹泻、长期饥饿、禁食、过分节食、妊娠剧吐、酒精性肝炎、肝硬化等，因糖代谢障碍而出现酮尿。

**（四）尿沉渣检查**

尿沉渣检查是用显微镜对尿液离心沉淀物中有形成分的鉴定，主要检测细胞、管型、细菌和结晶等。

1. 细胞

（1）红细胞

参考值 玻片法平均 0~3 个/HP。

临床意义 尿沉渣镜检红细胞>3 个/HP 但外观无改变，称为镜下血尿。常见于急性肾小球肾炎、慢性肾炎、肾结石、泌尿系统肿瘤、肾盂肾炎、多囊肾、急性膀胱炎、肾结核等。

（2）白细胞和脓细胞

参考值 玻片法平均 0~5 个/HP。

临床意义 多为泌尿系统感染，如肾盂肾炎、肾结核、膀胱炎或尿道炎等。

（3）上皮细胞 正常尿液中可见少量扁平上皮细胞，妇女尿中可成片出现；移行上皮细胞增多见于尿路炎症、肿瘤；肾小管上皮细胞增多见于肾小管损伤。

2. 管型 是蛋白质、细胞或碎片在肾小管、集合管中凝固而成的圆柱形蛋白聚体。

（1）透明管型 正常人 0~偶见/LP，也可见于老年人清晨浓缩尿中；运动、重体力劳动、麻醉、用利尿剂、发热时可出现一过性增多；肾病综合征、慢性肾炎、恶性高血压和心力衰竭时可增多。

（2）颗粒管型 可分为粗颗粒管型和细颗粒管型，见于急慢性肾炎、肾盂肾炎、肾小管损伤等。

（3）细胞管型 ①上皮细胞管型：见于各种原因所致的肾小管损伤。②红细胞管型：常与肾小球性血尿同时存在，常见于急慢性肾炎。③白细胞管型：常见于肾盂肾炎、间质性肾炎等。④混合管型：同时含有各种细胞和颗粒物质的管型，可见于各种肾小球疾病。

（4）蜡样管型 该类管型多提示有严重的肾小管变性坏死，预后不良。

（5）其他管型 脂肪管型常见于肾病综合征、慢性肾小球肾炎急性发作及其他肾小管损伤性疾病；宽幅管型又称肾功能不全管型，常见于慢性肾衰竭少尿期，提示预后不良；细菌管型见于感染性疾病；结晶管型为含盐类药物等化学物质结晶的管型。

3. 结晶体 尿中经常出现结晶体并伴有较多红细胞应怀疑有肾结石的可能。

**（五）尿液的其他检查**

1. **尿胆红素与尿胆原**

参考值　尿胆红素：定性：阴性。

定量≤2mg/L。

尿胆原：定性：阴性或弱阳性。

定量≤10mg/L。

临床意义

（1）尿胆红素　增高见于急性黄疸性肝炎、阻塞性黄疸、门脉周围炎、纤维化及药物所致的胆汁淤积、先天性高胆红素血症等。

（2）尿胆原　增高见于肝细胞性黄疸和溶血性黄疸；减少见于阻塞性黄疸。

2. **尿微量白蛋白**　在无尿路感染和心衰的情况下，尿中有少量白蛋白的存在，浓度在 $20\sim200\mu g/$ 分，称为微量白蛋白尿。

参考值　正常尿白蛋白排出率 $5\sim30mg/24h$，$>30mg/24h$ 称微量白蛋白尿。

临床意义

（1）糖尿病时，微量白蛋白排出率持续大于 $20\sim200\mu g/$ 分，为早期糖尿病肾病的诊断指标。

（2）见于大多数肾小球疾病、狼疮性肾炎、肾小管间质性疾病等。

（3）高血压、肥胖、高脂血症、吸烟、剧烈运动等也可出现微量白蛋白尿。

3. **尿液自动化仪器检测**　目前常用的尿液自动化分析仪有干化学尿分析仪和尿沉渣分析仪两种。其中干化学尿自动分析仪影响因素多，易出现假阴性或假阳性的结果，因此本法一般仅用作初诊病人或健康体检的筛选试验。尿沉渣自动分析仪用以定量检测非离心尿中的有形成分，其主要检测项目有：红细胞、白细胞、细菌、上皮细胞、管型及酵母菌、精子、结晶等，并做定量报告（表1-9）。

表1-9　尿沉渣自动分析仪检测常用项目及参考值

| 项目 | 代码 | 参考值 |
| --- | --- | --- |
| 酸碱度 | pH | 5~7 |
| 蛋白 | PRO | 阴性（<0.1g/L） |
| 葡萄糖 | GLU | 阴性（<2mmol/L） |
| 酮体 | KET | 阴性 |
| 潜血 | BLD | 阴性（红细胞<10 个/L） |
| 胆红素 | BIL | 阴性（1mg/L） |
| 尿胆原 | UBG | 阴性或弱阳性 |
| 亚硝酸盐 | NIT | 阴性 |
| 白细胞 | LEU | 阴性（白细胞<15 个/L） |
| 比重 | SG | 1.015~1.025 |
| 维生素 C | VC | 阴性（<10mg/L） |

【粪便检查】

**(一) 标本采集**

在收集粪便标本时要注意：①用干燥洁净盛器留取新鲜标本，如进行细菌学检查应将标本盛于加盖无菌容器内立即送检。②标本有脓血时，应当挑取脓血及黏液部分涂片检查，外观无异常的粪便要多点取样检查。③对某些寄生虫及虫卵的初筛检测，应采取三送三检。④检测阿米巴滋养体等寄生原虫，应在收集标本后 30 分钟内送检，冬季要注意保温。⑤粪便潜血检测，病人应素食 3 天，并禁服铁剂及维生素 C。⑥无粪便又必须检测时，可经肛门指诊采集粪便。

**(二) 一般性状检查**

1. 量　正常成人每日排便 1 次，为 100～300g，因饮食习惯、食物种类、进食量及消化器官功能状态而异。

2. 颜色与性状　正常成人的粪便排出时为黄褐色圆柱形软便，婴儿粪便为黄色或金黄色糊状便。常见的病理情况有：

(1) 柏油样便　常见于消化道出血；服用活性炭、铋剂等之后也可排出黑便；若食用较多动物血、肝或口服铁剂等也可使粪便呈黑色，潜血试验亦可阳性。

(2) 鲜血便　见于直肠息肉、直肠癌、肛裂及痔疮等。痔疮时常在排便之后有鲜血滴落，可以和其他疾患相鉴别。

(3) 脓性及脓血便　见于痢疾、溃疡性结肠炎、局限性肠炎、结肠或直肠癌等，阿米巴痢疾以血为主，呈暗红色稀果酱样，细菌性痢疾则以黏液及脓为主。

(4) 白陶土样便　见于各种原因引起的胆管阻塞病人。

(5) 米泔样便　粪便呈白色淘米水样，见于重症霍乱、副霍乱病人。

(6) 黏液便　小肠炎症时黏液增多，均匀地混于粪便中，大肠及直肠病变时黏液则附着于粪便的表面，见于各类肠炎、细菌性痢疾，阿米巴痢疾等。

(7) 稀糊状或水样便　见于各种感染性和非感染性腹泻。小儿肠炎时粪便呈绿色稀糊状；大量黄绿色稀汁样便并含有膜状物时见于假膜性肠炎；副溶血性弧菌食物中毒，排出洗肉水样便；出血坏死性肠炎排出红豆汤样便。

(8) 细条样便　排出细条样或扁片状粪便，提示直肠狭窄，多见于直肠癌。

3. 气味　正常粪便有臭味因含蛋白质分解产物所致。慢性肠炎、胰腺疾病、结肠或直肠癌溃烂时有恶臭；阿米巴肠炎粪便呈血腥臭味。

4. 寄生虫体　蛔虫、蛲虫及绦虫等较大虫体或其片段肉眼即可分辨。

5. 结石　最重要且最常见的是胆石，常见于应用排石药物或碎石术后。

（三）显微镜检查

1. 细胞

（1）白细胞　正常粪便中不见或偶见。小肠炎症时白细胞数量一般<15个/HP；细菌性痢疾时，可见大量白细胞、脓细胞；过敏性肠炎、肠道寄生虫病时可见较多嗜酸性粒细胞。

（2）红细胞　正常粪便中无红细胞，当下消化道出血、痢疾、溃疡性结肠炎、结肠和直肠癌时，粪便中可见到红细胞。

（3）巨噬细胞　见于细菌性痢疾和溃疡性结肠炎。

（4）肠黏膜上皮细胞　正常粪便中见不到，结肠炎、假膜性肠炎时可见增多。

（5）肿瘤细胞　乙状结肠癌、直肠癌病人的血性粪便，可能发现成堆的癌细胞。

2. 食物残渣　正常粪便中的食物残渣系已消化的无定形细小颗粒，仅可偶见淀粉颗粒和脂肪小滴等。慢性胰腺炎、胰腺功能不全时可见淀粉颗粒增多；在急慢性胰腺炎及胰头癌、腹泻、消化不良综合征等，脂肪小滴增多；胃蛋白酶缺乏时可见较多的结缔组织。

3. 寄生虫和寄生虫卵　肠道寄生虫病时，从粪便中能发现相应的病原体。

（四）粪便潜血试验（facal occult blood test，FOBT）

粪便潜血是指粪便外观无异常改变，肉眼和显微镜均不能证实的消化道的少量出血。

正常人潜血试验为阴性。潜血试验对消化道出血鉴别诊断有一定意义。间歇阳性主要见于消化性溃疡；持续阳性见于消化道恶性肿瘤，如胃癌、结肠癌，因此该试验可作为提示消化道肿瘤的初筛试验。此外，还见于急性胃黏膜病变、肠结核、克罗恩病、溃疡性结肠炎、钩虫病等。

## 三、临床常用生化检查

【肾功能检查】

肾是人体主要的排泄器官，主要功能包括排出机体的废物、代谢终产物；调节水和电解质、酸碱平衡。同时肾也是一个内分泌器官，可合成和释放肾素、促红细胞生成素、1,25-羟维生素 $D_3$，此外还有生成激肽、前列腺素等作用。肾功能检查包括肾小球功能检查和肾小管功能检查。肾小球功能检查包括内生肌酐清除率、血清肌酐和血尿素氮的测定；肾小管功能检查包括近端肾小管、远端肾小管功能检查两部分。

（一）内生肌酐清除率测定

血液中肌酐的生成可分为内、外源性两种，内源性肌酐是体内肌肉中肌酸分解而来，外源性肌酐来源于摄入的鱼、肉类食物。在严格控制饮食条件和肌肉活动相对稳定的情况下，其生成量较恒定。肌酐大部分从肾小球滤过，且不被肾小管重吸收。肾单位时间内把若干毫升血液中的内在肌酐全部清除出去，称为内生肌酐清除率（endogenous creatinine clearance rate，Ccr）。

**参考值** 成人 80~120mL/min。

**临床意义**

1. 判断肾小球损害的敏感指标 当内生肌酐清除率降低至 50mL/min，血肌酐、尿素氮仍可在正常范围，故内生肌酐清除率是较早反映肾小球滤过功能受损的敏感指标。

2. 评估肾功能损害程度 临床常用内生肌酐清除率对慢性肾衰进行分期。

**（二）血清肌酐测定（creatinine，Cr）**

血中肌酐的浓度取决于肾小球滤过能力，故测定血肌酐浓度可作为肾小球滤过受损的指标。其较血尿素氮敏感性好，但并非早期诊断指标。

**参考值** 全血 Cr 为 88.4~176.8μmol/L。

血清或血浆 Cr 为男性 53~106μmol/L，女性44~97μmol/L。

**临床意义**

1. 器质性肾功能损害 慢性肾炎、肾盂肾炎、间质性肾炎、肾肿瘤、多囊肾等所致的慢性肾衰竭。

2. 鉴别肾前性和肾实质性少尿 器质性肾衰竭血清肌酐常超过 200μmol/L，肾前性少尿血肌酐浓度上升多不超过 200μmol/L。

**（三）血尿素氮测定（blood urea nitrogen，BUN）**

血尿素氮主要经肾小球滤过随尿排出，当肾实质受损害时，肾小球滤过率降低，致使血浓度增加，临床上多测定尿素氮来粗略观察肾小球滤过功能。

**参考值** 成人 3.2~7.1mmol/L；婴儿、儿童 1.8~6.5mmol/L。

**临床意义** 血中尿素氮增高见于：

1. 器质性肾功能损害 如慢性肾炎、严重肾盂肾炎、肾肿瘤、多囊肾等所致的慢性肾衰竭。

2. 肾前性少尿 如严重脱水、大量腹水、心衰、肝肾综合征等导致的血容量不足所致的少尿。

3. 蛋白质分解或摄入过多 如急性传染病、上消化道大出血、大面积烧伤，尿酸小部分可在肝脏分解，严重创伤、大手术后和甲状腺功能亢进、高蛋白饮食等，但血肌酐一般不升高。

**（四）血尿酸测定（uric acid，UA）**

尿酸是嘌呤的代谢产物，来自于体内或食物中嘌呤的分解代谢。尿酸大部分从肾脏排泄，进入原尿的尿酸 90%左右在肾小管被重吸收，因此，血尿酸浓度受肾小球滤过功能和肾小管重吸收功能的双重影响。

参考值　男性 150~416μmol/L；女性 89~357μmol/L。

临床意义　检测前应禁食含嘌呤丰富食物 3 天。

1. 体内尿酸生成异常增多　原发性痛风以及多种血液病、恶性肿瘤等因细胞大量破坏所致的继发性痛风。

2. 肾小球滤过功能损伤　在反映早期肾小球滤过功能的损伤方面，血尿酸的检测比血肌酐和尿素氮更加敏感。

（五）近端肾小管功能检查

1. 尿 $\beta_2$-微球蛋白测定　$\beta_2$-微球蛋白（$\beta_2$-microglobulin，$\beta_2$-MG）是体内除成熟红细胞和胎盘滋养层细胞外的所有细胞细胞膜上组织相容性抗原（HLA）的轻链蛋白组分，由于 $\beta_2$-MG 分子量小并且不和血浆蛋白结合，故可自由经肾小球滤入原尿，进入原尿的 $\beta_2$-MG 有 99.9% 会在近端肾小管被重吸收，并在肾小管上皮细胞中分解破坏，仅微量自尿中排出。

参考值　成人尿低于 0.3mg/L，或以尿肌酐校正为 0.2mg/g 肌酐以下。

临床意义　尿 $\beta_2$-MG 增多较敏感地反映近端肾小管重吸收功能受损，如肾小管-间质性疾病、药物或毒物所致早期肾小管损伤，以及肾移植后急性排斥反应早期。

2. $\alpha_1$-微球蛋白测定　$\alpha_1$-微球蛋白（$\alpha_1$-microglobulin，$\alpha_1$-MG）为肝细胞和淋巴细胞产生的一种糖蛋白，血浆中游离的 $\alpha_1$-MG 可自由透过肾小球，但原尿中 $\alpha_1$-MG 约 99% 被近曲小管重吸收，故仅微量从尿中排泄。

参考值　成人尿<15mg/24h，或<10mg/g 肌酐。

　　　　血清游离 $\alpha_1$-MG 为 10~30mg/L。

临床意义

（1）近端肾小管功能损害　尿 $\alpha_1$-MG 升高，是各种原因所致的早期近端肾小管功能损伤的特异、敏感指标。

（2）评估肾小球滤过功能　比血 Cr 和 $\beta_2$-MG 测定更灵敏，在 Ccr<100mL/min 时，血清 $\alpha_1$-MG 就已出现升高。

（3）重症肝炎、肝坏死等　血清 $\alpha_1$-MG 降低。

（六）远端肾小管功能检测

1. 昼夜尿比密试验　又称莫氏试验（Mosenthal's test），方法是受检者正常饮食，但每餐含水量在 500~600mL，不再另外饮任何液体。晨 8 时完全排空膀胱后至晚 8 时止，每 2 小时收集尿液 1 次，分别测定每次尿量及比密；晚 8 时至次晨 8 时的夜尿收集在一个容器内为夜尿，同样测定尿量、比密。

参考值　正常成人尿量 1000~2000mL/24h，昼尿量和夜尿量比值一般为（3~4）∶1，夜尿量应小于 750mL；夜尿或昼尿中至少 1 次尿比密>1.018，昼尿中最高与最低尿比密差值>0.009。

临床意义

（1）夜尿>750mL 或昼夜尿量比值降低，为浓缩功能受损的早期改变，见于间质性肾炎、慢性肾小球肾炎、高血压肾病和痛风性肾病早期。

（2）尿量少而比密增高，固定在 1.018 左右（差值<0.009），多见于急性肾小球肾炎。

（3）尿量明显增多（>4L/24h）而尿比密均低于 1.006，为尿崩症的典型表现。

2. 3h 尿比密试验　3h 尿比密试验是在保持日常饮食和活动状况下，早晨 8 时排空膀胱后每 3h 收集 1 次尿，至次晨 8 时止共 8 次，计量每次尿量和比密。

参考值　成人 24h 尿量 1000~2000mL，昼尿量（晨 8 时至晚 8 时 4 次尿量和）多于夜尿量，为（3~4）:1。至少 1 次尿比密>1.020（多为夜尿），1 次低于 1.003。

临床意义　3h 尿比密试验及昼夜尿比密试验均用于诊断各种疾病对远端肾小管稀释-浓缩功能的影响，以昼夜尿比密试验多用。

【肝功能检查】

肝脏是人体最大的外分泌腺，具有许多重要的功能，其主要的功能有：①调节糖、蛋白质和脂肪的代谢。②调节胆红素的代谢。③解毒。④灭活激素（雌激素、抗利尿激素等）。⑤合成某些重要的因子（凝血因子、红细胞生成素原、血管紧张素原等）。肝功能检查通常通过检测与之相关的血清蛋白、胆红素、酶类等指标变化来反映肝脏的部分功能。

（一）血清总蛋白和白蛋白、球蛋白比值测定

90%以上的血清总蛋白（serum total protein，STP）和全部的血清白蛋白（albumin，A）是由肝脏合成，因此这两种蛋白的含量是反映肝脏合成功能的重要指标。白蛋白是正常人体血清中的主要蛋白质组分，在维持血液胶体渗透压、体内代谢物质转运及营养等方面起着重要作用。总蛋白含量减去白蛋白含量，即为球蛋白（globulin，G）含量，球蛋白是多种蛋白质的混合物，包括各种免疫球蛋白和补体、糖蛋白等，球蛋白与机体免疫功能和血浆黏度密切相关。根据白蛋白与球蛋白的量，可计算出白蛋白与球蛋白的比值（A/G）。

参考值　正常成人：血清总蛋白 60~80g/L，白蛋白 40~55g/L，球蛋白 20~30g/L，A/G 为（1.5~2.5）:1。

临床意义

1. 血清总蛋白及白蛋白

（1）增高　主要见于严重脱水、休克、饮水量不足等导致的血液浓缩等。

（2）降低　①肝细胞功能损害：常见肝脏疾病有亚急性重症肝炎、慢性中度以上持续

性肝炎、肝硬化、肝癌等。当血清总蛋白<60g/L 或白蛋白<25g/L 称为低蛋白血症,临床上可出现严重水肿及胸、腹水。②营养不良:如蛋白质摄入不足或消化吸收不良。③蛋白丢失过多:如肾病综合征、严重烧伤、急性大失血等。④消耗增加:见于慢性消耗性疾病,如重症结核、甲状腺功能亢进及恶性肿瘤等。⑤稀释性减少:如水钠潴留或静脉补充过多晶体溶液。

2. 血清球蛋白

(1) 增高 ①慢性肝脏疾病:如慢性活动性肝炎、肝硬化、原发性胆汁性肝硬化等。②M 球蛋白血症:如多发性骨髓瘤、淋巴瘤、原发性巨球蛋白血症等。③自身免疫性疾病:如系统性红斑狼疮、风湿热等。④慢性炎症与慢性感染:如结核病、疟疾等。

(2) 降低 ①生理性减少:小于 3 岁的婴幼儿。②免疫功能抑制:如长期肾上腺皮质激素或免疫抑制剂的使用。

3. A/G 倒置 白蛋白降低和(或)球蛋白增高均可引起 A/G 倒置,见于严重肝功能损害及 M 球蛋白血症,如慢性持续性肝炎、肝硬化、原发性肝癌等。

(二) 血清蛋白电泳

在碱性环境中(pH 8.6),血清白蛋白带负电,在电场中向阳极泳动。白蛋白分子质量小,带的负电荷相对较多,在电场中迅速向阳极泳动。γ 球蛋白因分子质量大,泳动速度最慢。电泳后从阳极开始依次为白蛋白、$\alpha_1$ 球蛋白、$\alpha_2$ 球蛋白、β 球蛋白和 γ 球蛋白五个区带。

参考值 醋酸纤维素膜法:白蛋白 0.62~0.71 (62%~71%)。

$\alpha_1$ 球蛋白 0.03~0.04 (3%~4%)。

$\alpha_2$ 球蛋白 0.06~0.10 (6%~10%)。

β 球蛋白 0.07~0.11 (7%~11%)。

γ 球蛋白 0.09~0.18 (9%~18%)。

临床意义

1. 肝脏疾病 急性及轻症肝炎时多正常。慢性肝炎、肝硬化、肝细胞肝癌合并肝硬化时,$\alpha_1$、$\alpha_2$、β 球蛋白减少,γ 球蛋白增加,慢性活动性肝炎和失代偿的肝硬化 γ 球蛋白增加尤为显著。

2. M 蛋白血症 多发性骨髓瘤、原发性巨球蛋白血症等,白蛋白浓度降低,单克隆 γ 球蛋白明显升高,亦有 β 球蛋白升高,偶有 α 球蛋白升高。

3. 肾病综合征、糖尿病肾病 由于血脂增高,可致 $\alpha_2$ 及 β 球蛋白增高,白蛋白及 γ 球蛋白降低。

4. 其他 风湿热等结缔组织病伴有多克隆 γ 球蛋白增高,先天性低丙种球蛋白血症 γ 球蛋白降低等。

### （三）胆红素代谢功能检查

1. 血清总胆红素（STB）的测定

参考值 成人 3.4～17.1μmol/L。

临床意义

（1）判断有无黄疸及黄疸程度 当 STB>17.1μmol/L，但<34.2μmol/L 时为隐性黄疸；34.2～171μmol/L 为轻度黄疸；171～342μmol/L 为中度黄疸；>342μmol/L 为重度黄疸。

（2）推断黄疸病因 根据 STB 的具体数值可初步推断引起黄疸的病因。

（3）判断黄疸类型 根据总胆红素、结合及非结合胆红素升高程度可推断黄疸的类型。STB 增高伴非结合胆红素明显增高提示为溶血性黄疸，总胆红素增高伴结合胆红素明显升高为胆汁淤积性黄疸，三者均增高为肝细胞性黄疸。

**知 识 链 接**

血液中的胆红素是衰老的红细胞在单核-巨噬细胞系统中破坏、分解释放出的血红蛋白的代谢分解产物，包括胆红素、铁、珠蛋白，这种胆红素为不溶于水的、非结合状态的胆红素，称为非结合胆红素（unconjugated bilirubin，UCB）；非结合胆红素随血流进入肝脏，在葡萄糖醛酸转移酶存在时生成结合胆红素（conjugated bilirubin，CB）；血清总胆红素（serum total bilirubin，STB）即是以上两种胆红素的总称。非结合胆红素不溶于水，不能从肾小球滤过，而结合胆红素溶于水，能通过肾小球滤过进入尿中。

2. 血清结合胆红素与非结合胆红素测定

参考值 结合胆红素 0～6.8μmol/L。

　　　　 非结合胆红素 1.7～10.2μmol/L。

临床意义 结合胆红素与总胆红素的比值有助于黄疸类型的鉴别，如 CB/STB<20% 提示为溶血性黄疸，20%～50% 常为肝细胞性黄疸，比值>50% 为胆汁淤积性黄疸。结合胆红素测定可能有助于某些肝胆疾病的早期诊断。

### （四）血清酶检查

1. 血清氨基转移酶测定 主要包括丙氨酸氨基转移酶（alanine aminotransferase，ALT）和天门冬氨酸氨基转移酶（aspartate aminotransferase，AST）。ALT 主要分布在肝脏，其次是骨骼肌、肾脏、心肌等组织中；AST 主要分布在心肌，其次在肝脏、骨骼肌和肾脏组织中。当肝细胞受损时，其细胞膜通透性增加，胞浆内的 ALT 与 AST 释放入血浆，致使血清 ALT 与 AST 的活性升高。在中等程度肝细胞损伤时，ALT 漏出率远大于 AST，但在严重肝细胞损伤时，血清中 AST/ALT 比值升高。

参考值　终点法（赖氏法）：ALT 5~25 卡门单位；AST 8~28 卡门单位。

速率法（37℃）：ALT 10~40U/L；AST 10~40U/L。

ALT/AST≤1。

（1）肝脏疾病的诊断，见于病毒性肝炎、酒精性肝病、药物性肝炎、脂肪肝、肝硬化、肝癌等。通常 ALT>300U/L、AST>200U/L，ALT/AST>1，是诊断急性病毒性肝炎重要的检测手段。在急性肝炎恢复期，如转氨酶活性不能降至正常或再上升，提示急性病毒性肝炎转为慢性。酒精性肝病等非病毒性肝病，转氨酶轻度升高或正常，且 ALT/AST<1。

（2）急性心肌梗死发生后的数小时 AST 开始增高，持续 4~5 天后恢复正常，其值与心肌坏死的范围和程度有关。

（3）其他疾病，见于骨骼肌疾病、肺梗死、肾梗死等，转氨酶仅轻度升高。

2. 碱性磷酸酶测定　碱性磷酸酶（alkaline phosphatase，ALP）主要分布在肝脏、骨骼、肾、小肠及胎盘中，由于血清中 ALP 大部分来源于肝脏与骨骼，因此常作为肝脏疾病的检查指标之一。此外，胆道疾病也可引起血清中 ALP 升高。

参考值　磷酸对硝基苯酚速率法（37℃）：女性：1~12 岁<500U/L。

15 岁以上 40~150U/L。

男性：1~12 岁<500U/L。

12~15 岁<700U/L。

25 岁以上 40~150U/L。

临床意义

（1）肝胆系统疾病　各种肝内、外胆管阻塞性疾病，如胰头癌、胆道结石引起的胆管阻塞，原发性胆汁性肝硬化，肝内胆汁淤积等。

（2）黄疸的鉴别诊断　ALP 和 ALT、血清胆红素的同时测定有助于黄疸的鉴别诊断。①胆汁淤积性黄疸，ALP 和血清胆红素明显升高，ALT 仅轻度增高。②肝细胞性黄疸，血清胆红素中等程度增加，ALT 活性很高，ALP 正常或稍高。③肝内局限性胆道阻塞时 ALP 明显增高，ALT 无明显增高，血清胆红素多正常。

（3）骨骼疾病　如纤维性骨炎、佝偻病、骨软化症、成骨细胞瘤及骨折愈合期，血清 ALP 升高。

（4）儿童、妊娠中晚期　可见血清 ALP 生理性增高。

【血糖及其代谢产物的检测】

**（一）空腹血糖**

空腹血糖（fasting blood glucose，FBG）检测是诊断糖代谢紊乱最常用和最重要的指标。

参考值　葡萄糖氧化酶法 3.9~6.1mmol/L。

邻甲苯胺法 3.9~6.4mmol/L。

临床意义　血糖检测是目前诊断糖尿病的主要依据，也是判断糖尿病病情和病情控制情况的主要指标。

1. FBG 增高　见于各型糖尿病、甲状腺功能亢进症、皮质醇增多症、嗜铬细胞瘤和胰高血糖素瘤等内分泌疾病；应激性因素，如颅内压增高、颅脑损伤、心肌梗死、大面积烧伤、急性脑血管病等；此外，还可见于一些药物影响（噻嗪类利尿剂、口服避孕药、泼尼松等）。其中以糖尿病最为多见。

2. FBG 减低　FBG 低于 3.9mmol/L 时为血糖减低，当低于 2.8mmol/L 时称为低糖血症。见于胰岛细胞瘤或腺瘤、胰岛素用量过大、肾上腺皮质激素功能减退症、急性肝坏死、特发性低血糖、急性酒精中毒等。

**（二）口服葡萄糖耐量试验**

口服葡萄糖耐量试验（oral glucose tolerance test，OGTT）是检测葡萄糖代谢功能的试验，主要用于诊断症状不明显或血糖升高不明显的可疑糖尿病。现多采用 WHO 推荐的 75g 葡萄糖标准口服葡萄糖耐量试验（OGTT），分别检测空腹血糖和口服葡萄糖后 30 分钟、1 小时、2 小时、3 小时的血糖和尿糖。

参考值　FPG 3.9~6.1mmol/L。

口服葡萄糖后 30 分钟~1 小时，血糖达高峰（一般为 7.8~9.0mmol/L），峰值<11.1mmol/L。

2 小时血糖（2hPG）<7.8mmol/L。

3 小时血糖恢复至空腹水平。

各检测时间点的尿糖均为阴性。

临床意义　OGTT 是一种葡萄糖负荷试验，用以了解机体对葡萄糖代谢的调节能力，临床上对于诊断糖尿病、判断糖耐量异常（impaired glucose tolerance，IGT）以及鉴别尿糖和低糖血症有一定意义。

**（三）血清胰岛素测定**

胰岛素是胰岛 B 细胞分泌的，是促进合成代谢、调节血糖浓度的主要激素。糖尿病时，由于胰岛 B 细胞功能障碍和胰岛素生物学效应不足，而出现血糖增高和胰岛素降低的分离现象。

参考值　空腹胰岛素 $10 \sim 20 mU/L$。

临床意义

1. 糖尿病　1型糖尿病空腹胰岛素明显降低；2型糖尿病空腹胰岛素可正常、稍高或减低。

2. 胰岛 B 细胞瘤　胰岛 B 细胞瘤常出现高胰岛素血症，胰岛素呈高水平曲线，但血糖降低。

3. 其他　肥胖、肝功能损伤、肾功能不全、肢端肥大症等血清胰岛素水平增高；腺垂体功能低下、肾上腺皮质功能不全或饥饿时血清胰岛素减低。

**（四）血清 C-肽测定**（connective peptide）

C-肽是胰岛素原在蛋白水解酶的作用下分裂而成的与胰岛素等分子的肽类物，检测空腹 C-肽水平可用于评价胰岛 B 细胞分泌功能和储备功能。

参考值　空腹 C-肽 $0.3 \sim 1.3 nmol/L$。

临床意义　C-肽测定常用于糖尿病的分型诊断，也用于指导临床治疗中胰岛素用量的调整。

1. 增高　胰岛 B 细胞瘤、肝硬化时空腹血清 C-肽增高。

2. 减低　糖尿病、外源性高胰岛素血症时空腹血清 C-肽减低。

**（五）糖化血红蛋白测定**

糖化血红蛋白（glycosylated hemoglobin，GHb）是在红细胞生存期间 HbA 与己糖（主要是葡萄糖）非酶促反应的产物。根据 HbA 所结合的成分不同，可分为 $HbA_1a$、$HbA_1b$、$HbA_1c$，其中 $HbA_1c$ 含量最高，是目前临床最常检测的部分。由于糖化过程非常缓慢，一旦生成不再解离，且不受血糖暂时性升高的影响。因此，GHb 对高血糖，特别是血糖和尿糖波动较大时有特殊诊断价值。GHb 的代谢周期与红细胞的寿命基本一致，故 GHb 水平反映了近 $2 \sim 3$ 个月的平均血糖水平。

参考值　$HbA_1c \ 4\% \sim 6\%$；$HbA_1 \ 5\% \sim 8\%$。

临床意义　主要用于评价糖尿病控制程度：GHb 增高提示近 $2 \sim 3$ 个月的糖尿病控制不良，故可作为糖尿病长期控制的良好观察指标；筛检糖尿病：$HbA_1 < 8\%$，可排除糖尿病；此外，还用于预测血管并发症：$HbA_1 > 10\%$，提示并发症严重预后差；鉴别高血糖：应激性高血糖时 GHb 正常。

**【血清脂质和脂蛋白检测】**

**（一）总胆固醇测定**

总胆固醇（total cholesterol，TC）是脂质的组成成分之一，有助于早期识别动脉硬化。

参考值　合适水平<5.20mmol/L。

　　　　边缘水平 5.23~5.69mmol/L。

　　　　升高>5.72mmol/L。

临床意义

1. 增高　见于动脉粥样硬化症、冠心病、高脂蛋白血症、阻塞性黄疸、甲状腺功能减退症、肾病综合征、糖尿病、长期吸烟、精神紧张等。

2. 减低　见于甲状腺功能亢进症、严重的肝脏疾病、贫血、营养不良等。

### （二）三酰甘油测定

三酰甘油（triglyceride，TG）测定也是动脉粥样硬化的危险因素之一。

参考值　0.56~1.70mmol/L。

临床意义

1. 增高　见于冠心病、高脂血症、动脉粥样硬化症、肥胖症、糖尿病、痛风、甲状旁腺功能减退症、肾病综合征、高脂饮食等。

2. 减低　见于严重的肝脏疾病、吸收不良、甲状腺功能亢进症、肾上腺皮质功能减退症等。

### （三）高密度脂蛋白测定

高密度脂蛋白（high density lipoprotein，HDL）水平增高有利于外周组织清除胆固醇，从而防止动脉粥样硬化的发生，故被认为是抗动脉粥样硬化因子。

参考值　1.03~2.07mmol/L。

　　　　合适水平>1.04mmol/L。

　　　　减低≤0.91mmol/L。

临床意义

1. HDL 增高　对防止动脉粥样硬化、预防冠心病的发生有重要作用。

2. HDL 减低　常见于动脉粥样硬化、急性感染、糖尿病、慢性衰竭、肾病综合征，以及应用雄激素、β 受体阻滞剂等药物。

### （四）低密度脂蛋白测定

低密度脂蛋白（low density lipoprotein，LDL）是富含胆固醇的脂蛋白，是动脉粥样硬化的危险性因素之一，被称为致动脉粥样硬化的因子。

参考值　合适水平≤3.12mmol/L。

　　　　边缘水平 3.15~3.16mmol/L。

　　　　升高>3.64mmol/L。

临床意义

1. LDL 增高　有助于判断发生冠心病的危险性，此外，见于遗传性高脂蛋白血症、甲状腺功能减退症、肾病综合征、阻塞性黄疸以及某些药物的使用。

2. LDL 减低　常见于无 β 脂蛋白血症、甲状腺功能亢进症、吸收不良、肝硬化以及低脂饮食和运动等。

【血清电解质检测】

**（一）血钾检测**

参考值　3.5~5.5mmol/L。

临床意义

1. 血钾增高　常见于：①摄入过多，如高钾饮食、静脉输注大量钾盐、输入大量库存血液等。②排出减少，如急性肾衰少尿期、肾上腺皮质功能减退症、长期使用潴钾利尿剂。③细胞内钾外移增多，如严重溶血或组织损伤、缺氧和酸中毒、家族性高血钾性麻痹。

2. 血钾减低　常见于：①钾摄入不足，如长期低钾饮食、禁食厌食等。②丢失过多，如频繁呕吐、长期腹泻、胃肠引流、长期应用排钾利尿剂、肾衰竭多尿期等。③细胞外钾内移增多，如应用大量胰岛素、低钾性周期性麻痹、碱中毒等。

**（二）血钠检测**

参考值　135~145mmol/L。

临床意义

1. 血钠增高　常见于：①摄入过多，如进食钠盐过多、静脉输注大量高渗盐水等。②水分摄入不足或丢失过多，如大量出汗、水源断绝、进食困难等。③内分泌病变，如抗利尿激素分泌增加、肾上腺皮质功能亢进症、醛固酮增多症等。

2. 血钠减低　常见于：①摄入不足，如长期低钠饮食、营养不良、输液不当等。②丢失过多，如频繁呕吐、腹泻、胃肠造瘘后、大量出汗、大面积烧伤、大量放腹水等。③利尿激素分泌过多等。

**（三）血钙检测**

参考值　2.25~2.58mmol/L。

临床意义

1. 血钙降低　常见于：①成骨作用增强，如甲状旁腺功能减退症、恶性肿瘤骨转移等。②吸收不良或摄入不足，如佝偻病、长期低钙饮食或小肠吸收不良综合征等。③急性和慢性肾衰竭、肾性佝偻病、肾病综合征、肾小管性酸中毒等。

2. 血钙增高　常见于甲状旁腺功能亢进症、多发性骨髓瘤、骨肉瘤、肺癌、肾癌、大量维生素 D 治疗后。

### （四）血氯检测

参考值　95~105mmol/L

临床意义

1. 血氯增高　常见于：①摄入过多、排出减少，如补充大量含氯离子的溶液等、肾衰竭的少尿期等。②血液浓缩，如频繁呕吐、反复腹泻、大量出汗等。③吸收增加，长期应用糖皮质激素及库欣综合征等，对 NaCl 吸收增加。

2. 血氯减低　常见于：①摄入不足，如饥饿、营养不良、低盐治疗。②血液浓缩，如慢性肾衰竭、糖尿病以及噻嗪类利尿剂的长期使用。

【血清酶学检查】

### （一）心肌酶学检查

心肌细胞损伤时，某些酶或结构蛋白质可释放入血，引起一系列生化指标的变化，其中包括心肌酶和心肌蛋白等，测定其活力，可反映心肌损伤的情况。

1. 肌酸激酶测定　肌酸激酶（creatine kinase，CK）又称为肌酸磷酸激酶（creatine phosphatase kinase，CPK），以骨骼肌、心肌含量最多，其次是脑组织和平滑肌。它有 3 个不同的亚型：CK-MM、CK-MB、CK-BB，其中 CK-MB 在心肌中的含量最高。

参考值　酶偶联法（37℃）：男性 38~174U/L，女性 26~140U/L。

酶偶联法（30℃）：男性 15~105U/L，女性 10~80 U/L。

临床意义　CK 增高为早期诊断急性心肌梗死的灵敏指标之一，但诊断时应注意 CK 有一定的时效性。其中同工酶 CK-MB 的增高对急性心肌梗死的早期诊断具有高度特异性。此外，还可见于心肌炎和肌肉疾病，如多发性肌炎、横纹肌溶解症、进行性肌营养不良、重症肌无力时 CK 明显增高；急性心肌梗死溶栓治疗后，也可以出现 CK 活性增高。

2. 乳酸脱氢酶测定　乳酸脱氢酶（lactate dehydrogenase，LD）广泛存在于机体的各种组织中，以心肌、骨骼肌和肾脏含量最丰富，其次为肝、脾、胰腺、肺脏等。LD 有 5 种同工酶：即 $LD_1$、$LD_2$、$LD_3$、$LD_4$ 和 $LD_5$，其中 $LD_1$、$LD_2$ 在心肌中的含量最多。

参考值　连续检测法：104~245U/L。

速率法：95~200U/L。

临床意义　急性心肌梗死时，LD 增高较 CK、CK-MB 增高出现晚，LD 的同工酶 $LD_1/LD_2>1$。病程中如果 LD 持续增高或再次增高，提示梗死面积扩大或再次出现梗死。此外，LD 明显增高还见于肝脏疾病、恶性肿瘤及贫血、肺梗死、骨骼肌损伤、进行性肌营养不良、休克等疾病。

3. 肌钙蛋白 T 和 I 的测定　肌钙蛋白（cardiac troponin，cTn）是肌肉收缩的调节蛋白，其中的心肌肌钙蛋白 T（cTnT）和 I 以游离和复合物的形式存在于心肌细胞胞质中。

当心肌细胞损伤时，cTnT 和 cTnI 便释放到血清中。因此，cTnT 和 cTnI 浓度变化对诊断心肌损伤的严重程度有重要价值。

参考值　cTnT：0.02~0.13μg/L。

　　　　　>0.2μg/L 为临界值。

　　　　　>0.5μg/L 可以诊断急性心肌梗死。

　　　　cTnI：<0.2μg/L。

　　　　　>1.5μg/L 为临界值。

临床意义　cTnT 和 cTnI 是诊断急性心肌梗死的确定性标志物，其特异性优于 CK-MB 和 LD。与 cTnT 比较，cTnI 的特异性更高。

4. 肌红蛋白测定　肌红蛋白（myoglobin，Mb）是一种存在于心肌和骨骼肌中的含氧结合蛋白。心肌、骨骼肌细胞受损时，血液中的 Mb 水平升高，有助于诊断急性心肌梗死和骨骼肌损害。

参考值　定性：阴性。

　　　　定量：RIA 法 6~85μg/L，>75μg/L 为临界值。

临床意义　Mb 是早期诊断急性心肌梗死的重要指标，优于 CK-MB 和 LD，如果 Mb 持续增高或反复波动，提示心肌梗死持续存在、再次发生梗死或梗死范围扩大。此外，骨骼肌损伤、休克、急性或慢性肾衰竭时 Mb 也可以增高。

**（二）其他血清酶学检测**

1. 胆碱酯酶检测　胆碱酯酶（cholinesterase，ChE）分为乙酰胆碱酯酶（AChE）和假性胆碱酯酶（PChE），AChE 主要存在于红细胞、肺脏、脑组织、交感神经节中，其主要作用是水解乙酰胆碱。检测血清 ChE 主要用于诊断肝脏疾病和有机磷中毒等。

参考值　PChE 30000~80000U/L。

　　　　AChE 80000~120000U/L。

临床意义

（1）ChE 活性增高　主要见于肾脏疾病、肥胖、脂肪肝、甲状腺功能亢进症等。

（2）ChE 活性减低　主要见于有机磷中毒，常以 PChE 活性作为有机磷中毒的诊断和监测指标。此外，还可见于肝脏疾病及恶性肿瘤、营养不良等。

2. 淀粉酶检测　淀粉酶（amylase，AMS）主要来自胰腺和腮腺。来自胰腺的为淀粉酶同工酶 P（P-AMS），来自腮腺的为淀粉酶同工酶 S（S-AMS）。

参考值　AMS 总活性：碘-淀粉比色法 800~1800U/L，染色淀粉法 760~1450U/L。

　　　　同工酶 S-AMS 45%~70%，P-AMS 39%~55%。

临床意义

（1）AMS 增高　最常见的原因是急性胰腺炎，胰腺癌早期 AMS 亦可增高。此外，一些非胰腺疾病，如腮腺炎、消化性溃疡穿孔、乙醇中毒时 AMS 也可增高。

（2）AMS 减低 见于慢性胰腺炎、胰腺癌等。多由于炎症或肿瘤导致胰腺组织破坏，分泌功能降低所致。

## 四、临床免疫学检查

### （一）血清补体 $C_3$ 检测

补体（complement，C）是一组具有酶原活性的糖蛋白，它由传统途径的 9 种成分 $C_1 \sim C_9$，旁路途径的 3 种成分及其衍生物组成。补体参与机体的抗感染及免疫调节，也可介导病理性反应。其中补体 $C_3$ 在补体系统各成分中含量最多，是经典途径和旁路途径的关键物质。它也是一种急性时相反应蛋白。

参考值 成人血清 $C_3$ 0.8~1.5g/L。

临床意义

1. 增高 常见于急性炎症、传染病早期、肿瘤、排异反应、急性组织损伤。

2. 减低 见于系统性红斑狼疮和类风湿关节炎活动期、大多数肾小球肾炎（如链球菌感染后肾小球肾炎）、慢性活动性肝炎、慢性肝病、肝硬化、先天性补体缺乏等。大多是由于消耗、丢失过多或合成能力降低造成。

### （二）肿瘤标志物的检测

肿瘤标志物是肿瘤细胞本身合成、释放，或是机体对肿瘤细胞反应而产生的一类物质。对肿瘤的诊断、疗效和复发的监测、预后的判断具有一定的价值。

1. 甲胎蛋白测定（alpha fetoprotein，AFP） AFP 是胎儿早期由肝脏和卵黄囊合成的一种糖蛋白，出生后，AFP 的合成很快受到抑制。当肝细胞或生殖腺胚胎组织发生恶性病变时，AFP 浓度升高，因此对诊断肝细胞癌及滋养细胞恶性肿瘤有重要价值。

参考值 RIA、CLIA、ELISA 法：血清 $<25\mu g/L$。

临床意义 原发性肝细胞癌、生殖腺胚胎肿瘤（睾丸癌、卵巢癌、畸胎瘤等）、胃癌或胰腺癌时病人血清 AFP 增高。此外，病毒性肝炎、肝硬化、妊娠 3~4 个月时 AFP 有不同程度的升高，但多 $<300\mu g/L$。

2. 癌胚抗原测定（carcinoembryonic antigen，CEA） CEA 是一种富含多糖的蛋白复合物，胎儿早期的胃肠道及某些组织都有合成 CEA 的能力，妊娠 6 个月以后含量逐渐减少，出生后含量极低。可在多种肿瘤中表达，是一种广谱性肿瘤标志物，主要用于辅助恶性肿瘤的诊断、判断预后、监测疗效和肿瘤复发等。

参考值 RIA、CLIA、ELISA 法：血清 $<5\mu g/L$。

临床意义 CEA 升高主要见于胰腺癌、结肠癌、直肠癌、乳腺癌、胃癌、肺癌等，CEA 的动态变化，有助于病情的监测。此外，结肠炎、胰腺炎、肝脏疾病、肺气肿及支气管哮喘等也常见 CEA 轻度升高。

3. 癌抗原 125 测定（cancer antigen 125，CA125） CA125 是一种糖蛋白性肿瘤相关抗原，存在于卵巢癌的上皮细胞中，在输卵管、子宫和宫颈内膜癌也可发现 CA125。

参考值 RIA、CLIA、ELISA 法：血清<3.5 万 U/L。

临床意义 CA125 浓度的增高，对卵巢癌的早期诊断和复发诊断有较大临床价值。还可用于盆腔肿瘤的鉴别，此外，宫颈癌、乳腺癌、胰腺癌、胆道癌、肝癌、胃癌等也可出现阳性。

**（三）类风湿因子的检测**

类风湿因子（rheumatoid factor，RF）是一种抗变性 IgG 的抗体，主要存在于类风湿关节炎病人的血清和关节液内。主要为 IgM 型，也有 IgG、IgA、IgD 和 IgE 型。

临床意义 类风湿疾病时，RF 的阳性率可高达 70%~90%。IgG 型类风湿因子与滑膜炎、血管炎和关节外症状有关；IgA 型见于类风湿关节炎、系统性硬化病和 SLE 等，是类风湿关节炎临床活动性的一个指标。

**（四）抗链球菌溶血素"O"试验（anti-streptolysin"O"，抗"O"或 ASO）**

溶血素"O"是 A 群溶血性链球菌产生的具有溶血活性的代谢产物，它刺激机体产生的相应抗体称抗链球菌溶血素"O"。

参考值 乳胶凝集法（LAT）阴性。

临床意义 阳性提示近期内有 A 群溶血性链球菌感染，多见于急性上呼吸道感染、活动性风湿热、风湿性关节炎、风湿性心肌炎、急性肾小球肾炎、皮肤和软组织的感染等。

**（五）肥达反应**

伤寒和副伤寒沙门菌的菌体"O"抗原和鞭毛"H"抗原可刺激人体产生相应抗体。肥达反应（WR）就是利用伤寒和副伤寒沙门菌菌液为抗原，检测病人血清中有无相应抗体的一种凝集试验。

参考值 直接凝集法：伤寒"H"抗体<1：160；伤寒"O"抗体<1：80。
副伤寒"H"抗体、"O"抗体<1：80。

临床意义 单份血清抗体效价"O">1：80 及"H">1：160 提示感染伤寒、副伤寒；"O"、"H"均升高，提示伤寒可能性大，多数病人在病程第 2 周出现阳性；"H"升高、"O"正常，可能是预防接种或是非特异性回忆反应；"O"升高、"H"正常，则可能是感染早期或与伤寒沙门菌抗原有交叉反应的其他沙门菌感染。

**（六）C 反应蛋白检测**

C 反应蛋白（C reactive protein，CRP）是一种由肝脏合成的急性期反应蛋白。因为能与肺炎链球菌的 C 多糖起沉淀反应，所以称为 CRP。CRP 广泛存在于血清和其他体液中，检测 CRP 含量对炎症、组织坏死、恶性肿瘤等的诊断有重要参考价值。

参考值　速率散射比浊法：<2.87mg/L。

临床意义　CRP 增高多见于化脓性感染、组织坏死（心肌梗死、严重创伤、大手术、烧伤等）、恶性肿瘤、结缔组织病、器官移植急性排斥等。临床上还用于鉴别细菌性或非细菌性感染、风湿热的活动期和稳定期等。

### （七）乙型肝炎病毒标志物检测

临床用于诊断乙型肝炎的病毒标志物有乙型肝炎病毒表面抗原（hepatitis B virus surface antigen，HBsAg）、乙型肝炎病毒表面抗体（hepatitis B virus surface antibody，抗-HBs）、乙型肝炎病毒 e 抗原（hepatitis B virus e antigen，HBeAg）、乙型肝炎病毒 e 抗体（hepatitis B virus e antibody，抗-HBe）、乙型肝炎病毒核心抗原（hepatitis B virus core antigen，HBcAg）、乙型肝炎病毒核心抗体（hepatitis B virus core antibody，抗-HBc）、乙型肝炎病毒表面抗原蛋白前 S2 和前 S2 抗体、乙型肝炎病毒 DNA。

参考值　酶联免疫法（ELISA）和放射免疫法（RIA）：各项指标为阴性。

临床意义

1. 乙型肝炎病毒表面抗原　HBsAg 本身不具有传染性，HBsAg 阳性者表示有过 HBV 感染。HBsAg 阳性见于急性乙肝炎潜伏期、乙肝急性期、慢性或迁延性乙肝活动期；肝炎后肝硬化或原发性肝癌；无症状 HBsAg 长期携带者。

2. 乙型肝炎病毒表面抗体　机体感染 HBV 后，HBsAg 刺激机体，产生特异性的抗-HBs。血清抗-HBs 阳性表示该病人感染过 HBV，目前 HBV 已被消除；接种过乙肝疫苗或抗-HBs 免疫球蛋白，抗-HBs 可阳性。

3. 乙型肝炎病毒 e 抗原　为 HBV 急性感染的早期标志。HBeAg 阳性，表示乙肝处于活动期，提示 HBV 在体内复制，传染性较强；HBeAg 持续阳性，表示肝细胞损害严重，易转为慢性肝炎。

4. 乙型肝炎病毒 e 抗体　抗-HBe 阳性，表示大部分病毒被消除或抑制，复制减少，传染性较小。部分慢性乙肝、肝癌的病人可检出抗-HBe 阳性。

5. 乙型肝炎病毒核心抗原　主要存在于受感染的肝细胞核中，一般在血清中不易检测到其游离状态，临床上不作为常规检查。

6. 乙型肝炎病毒核心抗体　是抗 HBcAg 的对应抗体，包括 IgM、IgG、IgA 三型，对机体无保护作用，其阳性状态可持续数年或终身。抗-HBc IgM 是机体感染 HBV 后在血液中出现最早的特异性抗体，是诊断急性乙型肝炎和判断病毒复制活跃的指标，提示病人有强传染性；抗-HBc IgG 是 HBV 既往感染的指标，在体内持续时间较长，具有流行病学意义。

知 识 链 接

临床俗称"大三阳"指 HBsAg、HBeAg 和抗-HBc 三项阳性;"小三阳"指
HBsAg、抗-HBe 和抗-HBc 三项阳性。

### 五、 血气分析和酸碱平衡检查

**(一) 动脉血氧分压**

动脉血氧分压（$PaO_2$）是指血液中物理溶解的氧分子所产生的压力，健康成人随年
龄增大而降低。

参考值 95～100mmHg（12.7～13.3kPa）。

临床意义

1. 判断有无缺氧和缺氧的程度 造成低氧血症的原因有肺泡通气不足、通气血流
（V/Q）比例失调、分流及弥散功能障碍等。低氧血症分为轻、中、重三型：轻度 80～
60mmHg（10.7～8.0kPa）；中度 60～40mmHg（8.0～5.3kPa）；重度<40mmHg（5.3kPa）。

2. 判断有无呼吸衰竭及分型 呼吸衰竭根据动脉血气分为Ⅰ型和Ⅱ型。Ⅰ型是指缺
氧而无 $CO_2$ 潴留（$PaO_2$ < 60mmHg，$PaCO_2$ 降低或正常）；Ⅱ型是指缺氧伴有 $CO_2$ 潴留
（$PaO_2$ < 60mmHg，$PaCO_2$ > 50mmHg）。

**(二) 动脉血氧饱和度**

动脉血氧饱和度（$SaO_2$）是指动脉血氧与血红蛋白（Hb）结合的程度，是单位 Hb
含氧的百分数。

参考值 95%～98%。

临床意义 可作为判断机体是否缺氧的一个指标，但是反映缺氧并不敏感。

**(三) 动脉血二氧化碳分压**

动脉血二氧化碳分压（$PaCO_2$）是指物理溶解在动脉血中的 $CO_2$ 分子所产生的张力。

参考值 35～45mmHg（4.7～6.0kPa），平均值 40mmHg（5.3kPa）。

临床意义

1. 判断呼吸衰竭类型与程度的指标 Ⅰ型呼吸衰竭时，$PaCO_2$ 可正常或降低；Ⅱ型呼
吸衰竭时，$PaCO_2$ > 50mmHg（6.7kPa）；肺性脑病时，$PaCO_2$ 一般应>70mmHg（9.3kPa）。

2. 判断呼吸性酸碱平衡失调的指标 $PaCO_2$ > 45mmHg（6.0kPa）提示呼吸性酸中毒；
$PaCO_2$ < 35mmHg（4.7kPa）提示呼吸性碱中毒。$PaCO_2$ 升高可由通气量不足引起，呼吸性
碱中毒表示通气量增加，见于各种原因所致的通气量增加。

3. 判断代谢性酸碱失调的代偿反应 代谢性酸中毒时经肺代偿后 $PaCO_2$ 降低；代谢性碱中毒时经肺代偿后 $PaCO_2$ 升高。

（四）pH 值

pH 值是表示体液氢离子浓度的指标。pH 值取决于血液中碳酸氢盐缓冲对，其两者比值为 20∶1 时，血 pH 为 7.40。动脉血 pH 值的病理改变最大范围是 6.80~7.80。

参考值 pH 7.35~7.45，平均 7.40。

[$H^+$] 35~45mmol/L，平均 40mmol/L。

临床意义 可作为判断酸碱失调中机体代偿程度的重要指标。pH<7.35 为失代偿性酸中毒，存在酸血症；pH>7.45 为失代偿性碱中毒，有碱血症。

（五）标准碳酸氢盐

标准碳酸氢盐（standard bicarbonate，SB）是指在 38℃，血红蛋白完全饱和，经 $PaCO_2$ 为 40mmHg 的气体平衡后的标准状态下所测得的血浆 $HCO_3^-$ 浓度。

参考值 22~27mmol/L，平均 24mmol/L。

临床意义 是准确反映代谢性酸碱平衡的指标。SB 一般不受呼吸的影响。增高见于代谢性碱中毒；降低见于代谢性酸中毒。

（六）实际碳酸氢盐

实际碳酸氢盐（actual bicarbonate，AB）是指在实际 $PaCO_2$ 和血氧饱和度条件下所测的血浆 $HCO_3^-$ 浓度。

参考值 22~27mmol/L。

临床意义

1. AB 增高 见于代谢性碱中毒，也可见于呼吸性酸中毒经肾脏代偿时的结果。

2. AB 降低 见于代谢性酸中毒，也可见于呼吸性碱中毒经肾脏代偿时的结果。

（七）缓冲碱

缓冲碱（buffer bases，BB）是指血液中一切具有缓冲作用的碱性物质的总和，包括 $HCO_3^-$、$Hb^-$ 和血浆蛋白等。$HCO_3^-$ 是缓冲碱的主要成分，是反映代谢性因素的指标。

参考值 45~55mmol/L，平均 50mmol/L。

临床意义 反映机体对酸碱平衡失调时总的缓冲能力，不受呼吸因素、$CO_2$ 改变的影响。缓冲碱增加提示代谢性碱中毒，减少提示代谢性酸中毒。

（八）剩余碱

剩余碱（bases excess，BE）是指在 38℃，血红蛋白完全饱和，经 $PaCO_2$ 为 40mmHg 的气体平衡后的标准状态下，将血液标本滴定至 pH7.40 所需要的酸或碱的量，表示全血或血浆中碱储备增加或减少的情况。需加酸者表示血中有多余的碱，BE 为正值；相反，需加碱者表明血中碱缺失，BE 为负值。

参考值　0±2.3mmol/L。

临床意义　BE 只反映代谢性因素的指标，与 SB 的意义大致相同。

扫一扫，看课件

# 项目四　常用器械检查

【学习目标】

1. 掌握心电图检查的操作方法、正常心电图、心电图的测量方法及临床应用；掌握常用疾病 X 线影像诊断学的特征。

2. 熟悉常见的异常心电图，通过学习能够具有初步判断分析心电图的能力；熟悉选择合理的影像诊断方法以及常见疾病超声、CT、核磁共振、纤维内镜检查的特征。

3. 了解各种器械检查的工作原理。了解各种影像检查的适用范围、操作注意事项。

## 一、心电图检查

【心电图的基础知识】

（一）心电图产生的原理

心肌细胞在静息状态时，膜外排列阳离子带正电荷，膜内排列同等比例的阴离子带负电荷，膜内外保持平衡，无电位变化。当心肌细胞一端的细胞膜受到刺激达到一定的阈值时，其通透性发生改变，使细胞内外正、负离子的分布发生逆转。受刺激的细胞膜发生除极，使细胞膜外带负电荷，膜内带正电荷，产生动作电位，受刺激端细胞膜与尚处于静止状态下的细胞膜形成一对电偶，电源（正电荷）在前，电穴（负电荷）在后，电流自电源流入电穴，并沿着一定的方向迅速扩展，直到整个心肌细胞除极完毕。此时将探查电极面对电源便描记出一向上的波形，面对电穴便描记出一向下的波形。然后心肌细胞膜又逐渐复原到极化状态，这种恢复过程称为复极，由此而产生电偶，电穴在前，电源在后。探查电极面对电穴描记出一向下的波形，面对电源便描记出一向上的波形（图 1-42）。

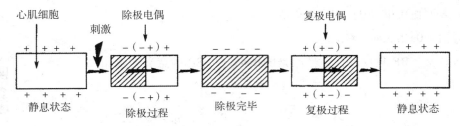

图 1-42　心肌细胞的除极和复极过程以及产生的电偶变化

## （二）心电向量的概念

物理学上将既有数量大小，又有方向性的量称为向量。心肌细胞在除极、复极过程中产生的电偶，既有数量大小，又有方向性，故认为电偶就是向量。单个心肌细胞激动时产生一个电偶电量，多个心肌细胞产生的心电向量总和，则称为综合心电向量。综合向量的大小和方向随着心动周期不断发生变化。某一瞬间的综合向量称为瞬间综合向量。按时间顺序将各瞬间综合向量箭头顶点连接起来，形成一环状曲线，是由无数个瞬间向量组成，称为心电向量环。心脏产生的心电向量占有立体的三维空间，故称有空间（立体的）心电向量环。在心动周期中，心房和心室的除极、复极活动分别产生 P、QRS、T 向量环。心电图就是空间向量环经过两次投影后形成的，在心电图上则表现为相应的 P 波、QRS 波群、T 波。

## （三）心电图的导联

将电极放置在人体不同部位，并通过导联线与心电图机相连，这种记录心电图的连接方法称为心电图导联。电极位置和连接方法不同，可组成不同的导联。目前广泛采纳的是国际通用导联体系，称为常规 12 导联体系。

1. 肢体导联　包括标准导联和加压单极肢体导联。

（1）标准导联　又称双极导联，反映两肢体间的电位差。标准导联 Ⅰ、Ⅱ、Ⅲ，其正极分别置于左臂、左腿、左腿，负极分别置于右臂、右臂、左臂（图 1-43）。

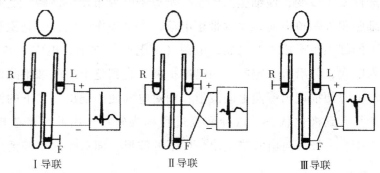

Ⅰ导联：左臂（正极）　右臂（负极）　Ⅱ导联：左腿（正极）　右臂（负极）

Ⅲ导联：左腿（正极）　左臂（负极）

图 1-43　标准双极导联的连接方式

（2）加压单极肢体导联　把心电图机的负极接在零电位点上，探查电极接在人体任一点上，就可以测得该点的电位变化，这种导联方式称为单极导联。在此基础上为便于检测采用加压的方法使测得的电位升高，称之为加压单极肢体导联。包括 aVR、aVL、aVF 导联，分别放置于右臂（R）、左臂（L）、左腿（F），无效电极连接于右臂、左臂和左腿连成的中心电路上（图 1-44）。

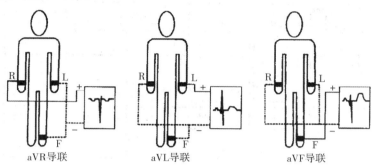

aVR导联　　　　　　aVL导联　　　　　　aVF导联

（实线表示aVR、aVL、aVF导联检测电极与正极连接，
虚线表示其余两肢体电极同时与负极连接构成中心电端）

图 1-44　加压肢体导联的连接方式

2. 胸导联　也属单极导联，包括 $V_1 \sim V_6$ 导联。把探查电极放置在胸前的一定部位，将无效电极连接于右臂、左臂和左腿连成的中心电端上。胸导联检测电极具体安放的位置为：$V_1$ 导联位于胸骨右缘第 4 肋间；$V_2$ 导联位于胸骨左缘第 4 肋间；$V_3$ 导联位于 $V_2$ 与 $V_4$ 两点连线的中点；$V_4$ 导联位于左锁骨中线与第 5 肋间相交处；$V_5$ 导联位于左腋前线与 $V_4$ 同一水平处；$V_6$ 导联位于左腋中线与 $V_4$ 同一水平处（图 1-45）。

临床上诊断后壁心肌梗死还常选用 $V_7 \sim V_9$ 导联，$V_7$ 位于左腋后线 $V_4$ 水平处；$V_8$ 位于左肩胛线 $V_4$ 水平处；$V_9$ 位于左脊旁线 $V_4$ 水平处。

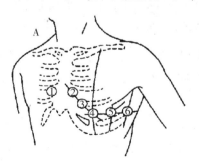
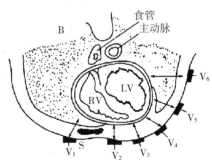

A.胸导联检测电极的位置　　　　B.胸导联检测电极位置与心室壁部位的关系

图 1-45　胸导联探测电极的位置

**（四）心电图图形描绘和检测**

**1. 心电图记录纸的组成**　心电图记录纸由纵线和横线划分成各为 1mm 的小方格。横

向坐标可以检测各波的宽度，即时间，每小格距离为 1.0mm，采用 25mm/s 的纸速时，每两条纵线间表示 0.04s。记录纸的纵向距离代表电压，当标准电压为 1mV 时，两条横线间（1mm）表示 0.1mV。（图 1-46）

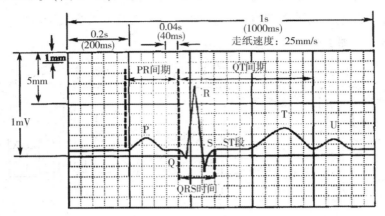

图 1-46  心电图各波段的测量方法

2. 心率的测量　测量心率时，只需测量一个 RR（或 PP）间期的秒数，然后被 60 除即可求出。例如 RR 间距为 0.8s，则心率为 60/0.8＝75 次/分。心律明显不齐时，取数个 RR（或 PP）的平均值来进行测算。

3. 各波段振幅的测量　记录纸上的纵向坐标可以检测各波的振幅。测量正向波形的高度时，应从参考水平线上缘垂直地测量到波的顶端；测量负向波形的深度时，应从参考水平线下缘垂直地测量到波的底端。

4. 平均心电轴

（1）概念　每一次心动周期的心电活动，可以一系列顺序出现的瞬时综合心电向量来表达。左、右心室除极向量环的最大向量在额面上的投影角度，称为平均心电轴。一般指的是平均 QRS 电轴，它是心室除极过程中全部瞬间向量的综合（平均 QRS 向量），用来说明心室在除极过程这一总时间内的平均电势方向和强度。一般采用心电轴与 I 导联正（左）侧段之间的角度来表示平均心电轴的偏移方向，并规定 I 导联左（正）侧段为 0°，右（负）侧端为 ±180°，循 0° 的顺时针方向的角度为正，逆时针方向为负，正常心电图的额面平均轴对向左下。

（2）测定方法　最简单的测量方法为目测法，即目测 I 和 III 导联 QRS 波群的主波方向，若 I 和 III 导联的 QRS 波群主波均为正向波，可推断电轴不偏；若 I 导联出现较深的负向波，III 导联主波为正向波，则属电轴右偏；若 III 导联出现较深的负向波，I 导联主波为正向波，则属电轴左偏（图 1-47）。另外，还可以通过查表法或振幅法获得心电轴。

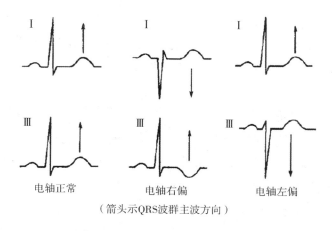

电轴正常　　　　电轴右偏　　　　电轴左偏
（箭头示QRS波群主波方向）

图 1-47　平均 QRS 心电轴简单目测法

（3）临床意义　正常心电轴的范围为 -30°~+90°；电轴位于 -30°~-90° 为电轴左偏；位于 +90°~+180° 为电轴右偏；位于 -90°~-180°，称为电轴极度右偏。左心室肥大、左前分支阻滞等可使心电轴左偏；右心室肥大、左后分支阻滞等可使心电轴右偏。

【正常心电图】

正常心电活动始于窦房结，兴奋心房的同时经结间束传导至房室结，然后循希氏束、普肯野纤维顺序传导，最后兴奋心室。这种按顺序的电激动的传播，引起一系列电位改变，形成了心电图上的相应波段。

1.P 波　两心房的除极过程。P 波的形态在大部分导联上一般呈钝圆形，有时可能有轻度切迹。P 波方向在 Ⅰ、Ⅱ、aVF、$V_4$~$V_6$ 导联向上，aVR 导联向下，其余导联呈双向、倒置或低平均可。正常人 P 波时间一般小于 0.12s。P 波振幅在肢体导联一般小于 0.5mV，胸导联一般小于 0.2mV。

2.PR 间期　表示自心房开始除极到心室开始除极的时间。PR 间期与心率快慢有关，心率在正常范围时，PR 间期为 0.12~0.20s。幼儿及心动过速的情况下，PR 间期相应缩短；老年人及心动过缓的情况下，PR 间期可略延长，但一般不超过 0.22s。

3.QRS 波群　表示左右心室除极的全过程。

（1）时间　正常成年人 QRS 波群时间为 0.06~0.10s，不超过 0.11 s。

（2）形态和振幅　在胸导联，正常人 $V_1$、$V_2$ 导联多呈 rS 型，R/S<1，$R_{V_1}$ 一般不超过 1.0mV。$V_5$、$V_6$ 导联 QRS 波群可呈 qR、qRs、Rs 或 R 型，$R_{V_5}$<2.5mV。正常人胸导联的 R 波自 $V_1$ 至 $V_6$ 逐渐增高，S 波逐渐变小，$V_1$ 的 R/S<1，$V_5$ 的 R/S>1。在肢体导联，Ⅰ、Ⅱ 导联的 QRS 波群主波一般向上，Ⅲ 导联的 QRS 波群主波方向多变。aVR 导联的 QRS 群主波向下，可呈 QS、rS、rSr′ 或 Qr 型。aVL 与 aVF 导联的 QRS 波群可呈 qR、Rs 或 R

型，也可呈 rS 型。正常人 aVR 导联的 R 波一般小于 0.5mV，Ⅰ 导联的 R 波小于 1.5mV，aVL 导联的 R 波小于 1.2mV，aVF 导联的 R 波小于 2.0mV。6 个肢体导联的 QRS 波群振幅一般不应都小于 0.5mV，6 个胸导联的 QRS 波群振幅一般不应都小于 0.8mV，否则称为低电压。

（3）Q 波　除 aVR 导联外，正常人的 Q 波时间小于 0.04s，Q 波振幅应小于同导联中 R 波的 1/4，正常人 $V_1$、$V_2$ 导联不应出现 Q 波，但偶尔可出现 QS 波。

4. J 点　QRS 波群的终末与 ST 段起始之交接点称为 J 点，亦称连接点，多在等电位线上，可随 ST 段的偏移而发生移位。

5. ST 段　自 QRS 波群的终点至 T 波起点间的线段，代表心室除极刚结束尚处于缓慢复极的一段时间。正常的 ST 段多为一等电位线，可有轻微的偏移，但在任一导联，ST 段下移一般不超过 0.05mV；ST 段抬高在 $V_1 \sim V_2$ 导联一般不超过 0.3mV，$V_3$ 导联不超过 0.5mV，在 $V_4 \sim V_6$ 及肢体导联不超过 0.1mV。

6. T 波　代表心室快速复极时的电位变化。

（1）形态　在正常情况下，T 波的方向大多与 QRS 主波的方向一致，在 Ⅰ、Ⅱ、$V_4 \sim V_6$ 导联向上，aVR 导联向下，Ⅲ、aVL、aVF、$V_1 \sim V_3$ 导联可以向上、双向或向下。若 $V_1$ 的 T 波方向向上，则 $V_2 \sim V_6$ 导联就不应再向下。

（2）振幅　除 Ⅲ、aVL、aVF、$V_1 \sim V_3$ 导联外，其他导联 T 波振幅一般不应低于同导联 R 波的 1/10。有时 T 波在胸导联可高达 1.2 ~ 1.5mV 亦属正常。

7. QT 间期　指 QRS 波群的起点至 T 波终点的间距，代表心室肌除极和复极全过程所需的时间。正常心率时，QT 间期的正常范围为 0.32 ~ 0.44s。其长短与心率的快慢密切相关，心率越快，QT 间期越短，反之则越长。由于 QT 间期受心率的影响很大，所以常用校正的 QT 间期（QTc）来计算：$QTc = QT / \sqrt{RR}$。就是 RR 间期为 1s（心率 60 次/分）时的 QT 间期。

8. U 波　在 T 波之后 0.02 ~ 0.04s 出现的振幅很低小的波称为 U 波，代表心室后继电位，U 波方向大体与 T 波相一致。U 波在胸导联较易见到，以 $V_3 \sim V_4$ 导联较为明显。U 波明显增高常见于低血钾。

【心房和心室肥大】

1. 右心房肥大　心电图主要表现：P 波尖而高耸，时间在正常范围内，振幅 ≥ 0.25mV，以 Ⅱ、Ⅲ、aVF 导联表现最为突出，常见于慢性肺源性心脏病及一些先天性心脏病，又称"肺型 P 波"（图 1-48）。

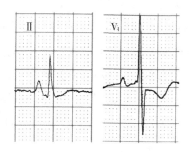

图 1-48    右心房肥大

2. 左心房肥大    心电图主要表现：P 波顶端呈双峰型，双峰间距≥0.04s，P 波增宽≥0.12s，以I、Ⅱ、aVF 导联改变最为明显，振幅正常，常见于风湿性心脏病二尖瓣狭窄、高血压等疾病，又称"二尖瓣型 P 波"（图 1-49）。

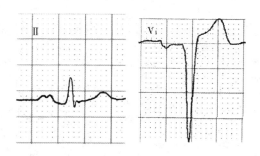

图 1-49    左心房肥大

3. 左、右心房肥大    心电图表现为：异常高尖并增宽呈双峰的 P 波，多见于风湿性心脏病和先天性心脏病（图 1-50）。

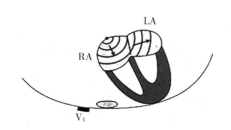
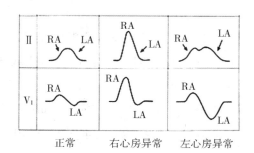

图 1-50    左、右心房肥大

4. 左心室肥大　心电图主要表现（图1-51）：

（1）常用的左心室高电压标准，胸导联 $R_{V_5}$ 或 $R_{V_6}$ >2.5mV；$R_{V_5}$ +$S_{V_1}$ >4.0mV（男性）或>3.5mV（女性）。肢体导联 $R_I$ >1.5mV；$R_{aVL}$ >1.2mV；$R_{aVF}$ >2.0mV；$R_I$ +$S_{III}$ >2.5mV。

（2）可出现额面 QRS 心电轴左偏，一般不超过-30°。

（3）QRS 波群时间延长到 0.10~0.11s，但一般仍<0.12s。

（4）ST-T 改变，在 R 波为主的导联，其 ST 段可呈下斜型压低达 0.05mV 以上，T 波低平、双向或倒置。

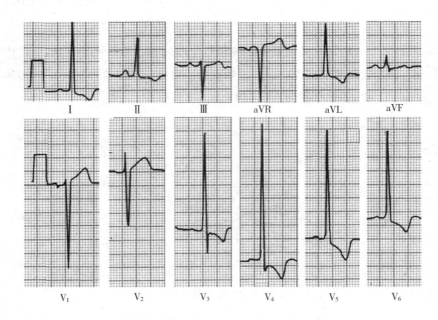

图 1-51　左心室肥大

左心室肥大常见于高血压、冠状动脉粥样硬化性心脏病、风湿性心脏病及一些先天性心脏病。

5. 右心室肥大　心电图主要表现（图1-52）：

（1）$V_1$ 导联 R/S≥1；$V_5$ 导联 R/S≤1 或 S 波比正常加深；aVR 导联以 R 波为主，R/q 或 R/S≥1。

（2）$R_{V_1}$ +$S_{V_5}$ >1.05mV（重症>1.2mV）；$R_{aVR}$ >0.5mV。

（3）心电轴右偏≥+90°（重症可>+110°）。

（4）ST-T 改变：右胸导联（$V_1$、$V_2$）ST 段压低及 T 波双向、倒置。

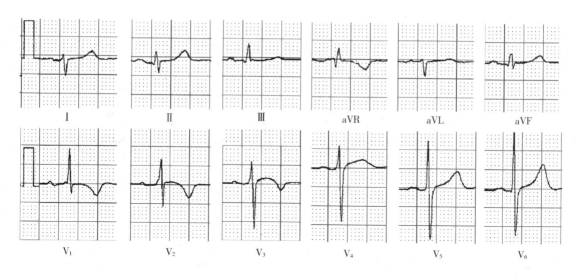

图 1-52　右心室肥大

右心室肥大常见于肺源性心脏病、风湿性心脏病二尖瓣狭窄及先天性心脏病房间隔缺损等。

6. 左、右心室肥大　心电图主要表现（图 1-53）：

（1）大致正常心电图，因两心室的综合向量均增大而互相抵消。

（2）单侧心室肥大，只表现出一侧心室肥大，而另一侧心室肥大往往被遮掩。

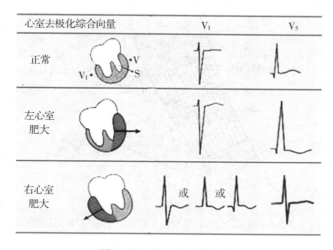

图 1-53　左、右心室肥大

【心肌缺血】

正常情况下，心室的复极过程是从心外膜开始向心内极进行的，当心肌某一部分发生缺血时，将影响到心室复极的正常进行，并使心电图发生相应的 ST-T 异常改变，可大致出现以下几种心电图变化：

1. 心内膜下心肌缺血　此时缺血的心肌复极较正常时更为延迟，心电图出现与 QRS 主波方向一致的高大直立的 T 波。例如下壁心内膜下心肌缺血时 Ⅱ、Ⅲ、aVF 导联可出现高大直立的 T 波；前壁心内膜下心肌缺血时，胸导联 $V_1$ 可出现高大的 T 波。

2. 心外膜下心肌缺血　此时心肌复极顺序发生逆转，心内膜复极在先，而心外膜心肌尚未复极，于是心电图表现为与 QRS 主波方向相反的 T 波。例如下壁心外膜下缺血，Ⅱ、Ⅲ、aVF 可出现深而倒置的 T 波。

3. 损伤型心电图改变　心肌缺血除了可出现 T 波改变外，还可出现损伤型 ST 段偏移。在心电图上表现为 ST 呈水平和下垂性下移≥0.1mV，下移的 ST 段与 R 波的夹角≥90°，目前认为，ST 段的水平或下斜型下移对诊断心肌缺血的意义更大，但是变异型心绞痛可出现 ST 段抬高而常伴有高耸的 T 波。

【心肌梗死】

心肌梗死属于冠心病的严重类型，多数是在冠状动脉粥样硬化基础上发生完全性或不完全性闭塞所致，其心电图的特征性改变及其演变规律是诊断心肌梗死及判断其病情的重要依据（图 1-54）。

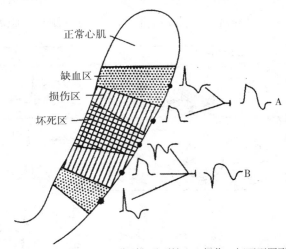

"·"示直接置于心外膜的电极可分别记录到缺血、损伤、坏死型图形
A.位于坏死区周围的体表电极记录到缺血和损伤型图形
B.位于坏死区中心的体表电极同时记录到缺血、损伤、坏死型的图形

图 1-54　急性心肌梗死后心电图上产生的特征性改变

1. 基本图形

（1）"缺血型"改变　冠状动脉血流中断后，最早出现的是缺血性 T 波改变。若缺血

出现在心内膜下肌层，相应导联出现对称的高而直立的 T 波；若缺血发生在心外膜下肌层，则出现 T 波倒置。缺血使心肌复极时间延长，引起 QT 间期延长。

（2）"损伤型"改变　随着缺血时间的延长，则会出现"损伤型"图形改变，主要表现为出现 ST 段的移位。心内膜或对侧心肌损伤时 ST 段水平压低；心外膜心肌损伤时 ST 段明显抬高可形成单向曲线。

（3）"坏死型"改变　更进一步的缺血导致细胞变性、坏死，坏死的心肌细胞丧失了电活动，该部位心肌不再产生心电向量。因此"坏死型"图形主要表现为面向坏死区的导联出现异常 Q 波，Q 波时间≥0.04s，振幅≥1/4R 或者呈 Qs 波。

单纯的 ST 段抬高还可见于急性心包炎、变异型心绞痛等；异常 Q 波不一定都提示为心肌梗死，例如发生感染或脑血管意外时，可出现短暂 Qs 或 Q 波，但缺乏动态演变过程；此外，右室肥大、心肌病、心肌炎等也可出现异常 Q 波。只有当异常的 Q 波、抬高的 ST 段以及倒置的 T 波同时出现，并具有一定的演变规律，才是急性心肌梗死的特征性改变。

2. 心肌梗死的图形演变及分期　急性心肌梗死发生后，随着心肌缺血、损伤、坏死的发展和恢复，心电图也呈现一定的动态演变规律。根据心电图图形的演变过程和演变时间可分为超急性期、急性期、近期、陈旧期（图 1-55）。

（1）超急性期　发病后数分钟至数小时，心电图上产生高大的 T 波，以后迅速出现 ST 段呈斜型抬高，与高耸直立 T 波相连，但尚未出现异常 Q 波。此期是心肌梗死溶栓治疗的最佳时机。

（2）急性期　梗死后数小时或数日，持续至数周，心电图呈现一个动态演变过程。ST 段呈弓背向上抬高，常可形成单向曲线，继而逐渐下降；出现异常 Q 波；T 波由直立开始倒置，并逐渐加深。在急性期坏死型的 Q 波、损伤型的 ST 段抬高和缺血型的 T 波倒置可同时共存。

（3）近期（亚急性期）　梗死后数周至数月，以坏死及缺血图形为主要特征。抬高的 ST 段恢复至基线，缺血型倒置的 T 波逐渐变浅，坏死型 Q 波持续存在。

（4）陈旧期（愈合期）　梗死后 3~6 个月之后或更久，ST 段和 T 波趋于恒定不变，残留下坏死型的 Q 波，异常 Q 波理论上将终生存在，但随着瘢痕组织的缩小和周围心肌的代偿性肥大，其范围在数年后有可能明显缩小。

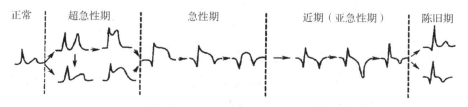

图 1-55　急性心肌梗死典型的心电图演变过程及分期

3. **心肌梗死的定位诊断** 主要根据心电图坏死型图形（异常 Q 波或 QS 波）出现在哪些导联进行判断（表 1-10、图 1-56）。

表 1-10　心肌梗死的心电图定位诊断

| 导联 | 心室部位 |
| --- | --- |
| Ⅱ、Ⅲ、aVF | 下壁 |
| Ⅰ、aVL、$V_5$、$V_6$ | 侧壁 |
| $V_1 \sim V_3$ | 前间壁 |
| $V_3 \sim V_5$ | 前壁 |
| $V_1 \sim V_5$ | 广泛前壁 |
| $V_7 \sim V_9$ | 正后壁 |

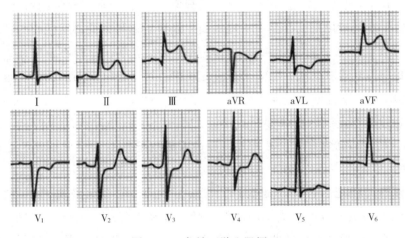

图 1-56　急性下壁心肌梗死

【心律失常】

正常人的心脏起搏点位于窦房结，并按正常传导系统顺序激动心房和心室。如果心脏激动的起源异常或（和）传导异常，称为心律失常。心律失常的产生可由于：①激动起源异常。②激动的传导异常，最多见的一类为传导阻滞。③激动起源异常和激动传导异常同时存在，相互作用，此可引起复杂的心律失常表现。

（一）**窦性心律失常**

起源于窦房结的心律，称为窦性心律，属于正常节律。

1. **正常窦性心律**　心电图特点：P 波规律出现，在 Ⅰ、Ⅱ、aVF、$V_3 \sim V_6$ 导联直立，在 aVR 导联倒置。正常窦性心律的频率一般定义为 60～100 次/分。

2. **窦性心动过速**　心电图符合上述特点，但成人窦性心律的频率>100 次/分。窦性心动过速时，PR 间期及 QT 间期相应缩短，可伴有继发性 ST-T 波的变化。常见于运动、精神紧张、发热、甲状腺功能亢进、贫血、失血、心肌炎和拟肾上腺素类药物作用等情况。

3. **窦性心动过缓**　心电图符合上述特点，但成人窦性心律的频率<60 次/分。常见于健康的年轻人、运动员及睡眠状态。老年人及运动员心率可以相对较缓。窦房结病变、颅内压增高、甲状腺功能低下、服用 β 受体阻滞剂等药物亦可引起。

4. **窦性心律不齐**　窦性心律的节律不规则，在同一导联上两个 PP 间期相差>0.12s，常与窦性心动过缓同时存在。较多见于青少年的一类心律不齐与呼吸周期有关，称呼吸性窦性心律不齐，一般无临床意义（图 1-57）。

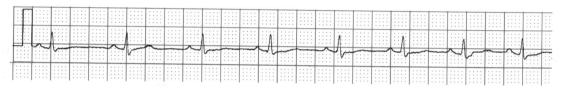

图 1-57　窦性心律不齐

5. **窦性停搏**　又称窦性静止。因迷走神经张力增大或窦房结病变，在一段时间内窦房结停止发放激动，心电图上见规则的 PP 间距中突然出现 P 波脱落，形成长 PP 间距，且长 PP 间距与正常 PP 间距不成倍数关系。急性心肌梗死、脑血管病变、某些药物亦可引起（图 1-58）。

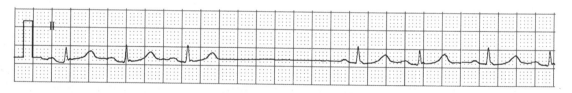

图 1-58　窦性停搏

6. **病态窦房结综合征（sick sinus syndrome，SSS）**　简称病窦综合征。由于起搏传导系统退行性病变以及冠心病、病毒性心肌炎、心肌病等疾患，累及窦房结及其周围组织而产生一系列缓慢性心律失常，并引起头昏、黑蒙、晕厥等临床表现，称为病态窦房结综合征。其主要的心电图表现有：①持续的窦性心动过缓，心率<50 次/分，不易用阿托品等药物纠正。②窦性停搏或窦房阻滞。③在显著窦性心动过缓基础上，常出现室上性快速心律失常（房速、房扑、房颤等），又称为慢-快综合征。

**（二）期前收缩**

期前收缩又称过早搏动，简称早搏，指起源于窦房结以外的异位起搏点提前发出的激动，是临床上最常见的心律失常。根据异位搏动发生的部位，可分为房性、交界性和室性期前收缩，以室性期前收缩最为常见，房性次之，交界性比较少见。

1. **房性期前收缩** 心电图表现：①突然出现提早的异位 P′波，形态与窦性 P 波不同。②P′R 间期≥0.12s。③大多为不完全性代偿间歇，即期前收缩前后两个窦性 P 波的间距小于正常 PP 间距的两倍（图 1-59）。

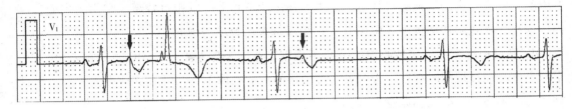

图 1-59 房性期前收缩

2. **交界性期前收缩** 心电图表现：①突然出现提早的 QRS 波群，其前无窦性 P 波，QRS 波形与窦性下传者基本相同。②出现逆行 P′波（P 波在 Ⅱ、Ⅲ、aVF 导联倒置，aVR 导联直立），可发生于 QRS 波群之前（P′R 间期<0.12s）或 QRS 波群之后（RP′间期<0.20s）。③大多为完全性代偿间歇，即期前收缩前后两个窦性 P 波的间距等于正常 PP 间距的两倍（图 1-60）。

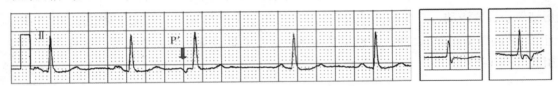

图 1-60 交界性期前收缩

3. **室性期前收缩** 心电图表现：①提早出现一个宽大畸形的 QRS 波，前无相关的 P 波。②QRS 波群的时限通常>0.12s，T 波方向多与 QRS 波群的主波方向相反。③多为完全性代偿间歇（图 1-61）。

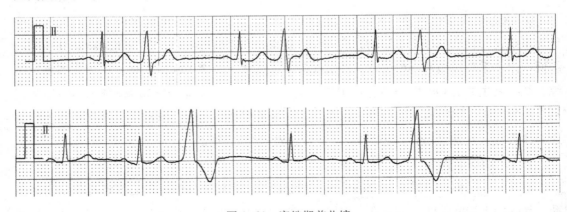

图 1-61 室性期前收缩

## （三）异位性心动过速

异位性心动过速是指异位节律点兴奋性增高或折返激动引起的快速异位心律（期前收缩连续出现 3 次或 3 次以上），最常见的是阵发性心动过速。根据异位节律点发生的部位，分为房性、交界性及室性心动过速三类，但因房性与房室交界性心动过速发作时心率较快，P'不易辨别，故统称为室上性心动过速。

1. **阵发性室上性心动过速** 发作时有突然发生、突然终止的特点。心电图表现：QRS 形态一般正常（伴有束支阻滞或室内差异性传导时，QRS 波可呈增宽），频率一般在 150～250 次/分，节律快而规则（图 1-62）。

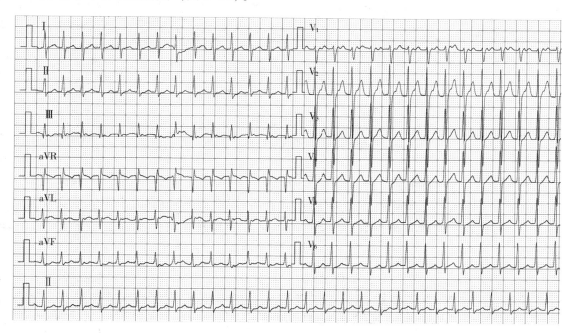

图 1-62 阵发性室上性心动过速

2. **阵发性室性心动过速** 心电图表现为：宽大畸形的 QRS 波群，时限通常>0.12s，常伴有继发性的 ST-T 改变，频率多在 100～250 次/分，节律可稍不齐。有时可见保持固有节律的 P 波，融于 QRS 波的不同部位（图 1-63）。

3. **非阵发性心动过速** 又称加速的房性、交界性或室性自主心律。心电图主要表现为：频率比阵发性心动过速慢，交界性心律频率多为 70～130 次/分，室性心律频率多为 60～100 次/分。多发生于器质性心脏病。

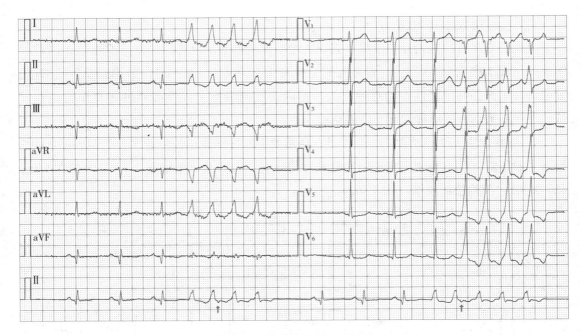

图 1-63　阵发性室性心动过速

4. 扭转型室性心动过速　是一种严重的室性心律失常。发作时可见一系列增宽变形的 QRS 波群围绕基线不断扭转其主波的方向，每 3~10 个心搏就会发生扭转，改变其主波的方向。每次发作持续数秒到数十秒而自行终止，但极易复发或转为心室颤动（图1-64）。

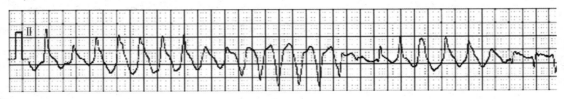

图 1-64　扭转型室性心动过速

**（四）扑动与颤动**

扑动与颤动是一种频率较阵发性心动过速更快的异位快速心律失常，可起源于心房和心室，形成的心律失常分别称为心房扑动与颤动、心室扑动与颤动。

1. **心房扑动**　大多为短阵发性，少数可呈持续性，常可转为房颤或窦性心律。心电图表现为：正常 P 波消失，代之连续的大锯齿状扑动波（F 波），多数在 II、III、aVF 导联中可见。F 波间无等电位线，波幅大小一致，间隔规则，频率为 240~350 次/分，常以固定房室比例（2 : 1 或 4 : 1）下传，故心室律规则。房扑时 QRS 波群时间一般不增宽（图 1-65）。

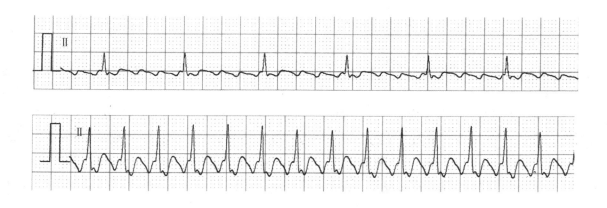

图 1-65　心房扑动

2. **心房颤动**　是临床上很常见的心律失常。大多发生在器质性心脏病基础上，可阵发性或持续性发作。心电图表现为：正常 P 波消失，代以大小不等、形状各异的颤动波（f 波），以 $V_1$ 导联最明显。房颤波的频率为 350~600 次/分；RR 绝对不齐，QRS 波群一般不增宽。房颤时，如果出现 RR 绝对规则，且心室率缓慢，常提示发生完全性房室传导阻滞（图 1-66）。

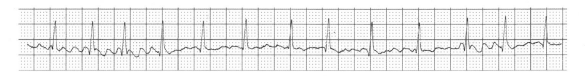

图 1-66　心房颤动

3. **心室扑动与心室颤动**　室扑的心电图表现为：无正常 QRS-T 波，代之以连续快速而相对规则的大振幅波动，频率达 200~250 次/分，室扑常不能持久，或很快恢复，或转为室颤而导致死亡。心室颤动往往是心脏停跳前的短暂征象，心电图上 QRS-T 波完全消失，代之以大小不等、极不规则的室颤波，频率为 250~500 次/分。心室扑动和心室颤动均是极严重的致死性心律失常（图 1-67）。

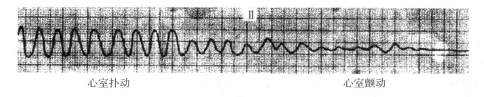

心室扑动　　　　　　　　　　心室颤动

图 1-67　心室扑动与心室颤动

**（五）心脏传导阻滞**

心脏传导阻滞的发生可能与传导系统的器质性损害、迷走神经张力增高引起的功能性抑制及药物的影响有关。心脏传导阻滞按发生的部位分为窦房阻滞、房内阻滞、房室传导阻滞和室内阻滞。按阻滞程度可分为一度（传导延缓）、二度（部分激动传导发生中断）和三度（传导完全中断）。按传导阻滞发生情况，可分为永久性、暂时性、交替性及渐进性。

1. 窦房阻滞　一度窦房阻滞采用普通心电图不能观察到；三度窦房阻滞难与窦性停搏相鉴别；只有二度窦房阻滞才能诊断。分为两型：莫氏Ⅰ型，心电图表现为PP间距逐渐缩短，直至出现一个长的PP间期，该长的PP间期短于基本的PP间期的两倍；莫氏Ⅱ型时，无PP间距逐渐缩短的现象，且漏搏导致的长间歇恰等于正常窦性PP间距的整倍数。

2. 房室传导阻滞　是临床上常见的一种心脏传导阻滞，多数由器质性心脏病所致，少数可见于迷走神经张力增高的正常人。通常分析P波与QRS波群的关系可以了解房室传导情况。

（1）一度房室传导阻滞　心电图主要表现为PR间期延长。在成人若PR间期>0.20s（老年人PR间期>0.22s），或对两次心电图结果进行比较，心率相当而PR间期延长超过0.04s，也可诊断。

（2）二度房室传导阻滞　心电图主要表现为部分P波后QRS波群脱漏，分为两型：①Ⅰ型（莫氏Ⅰ型）：表现为P波规律出现，PR间期逐渐延长，直到P波后脱漏1个QRS波群，脱落后的PR间期又趋缩短，之后又复逐渐延长，直至QRS波群再次脱漏，如此周而复始地出现，称为文氏现象。②Ⅱ型（莫氏Ⅱ型）：表现为PR间期恒定（正常或延长），部分P波后无QRS波群（图1-68）。

二度Ⅰ型房室传导阻滞较Ⅱ型常见。通常以P波数与P波下传数的比例来表示房室阻滞的程度，例如4∶3传导表示4个P波中有3个P波下传心室，而只有1个P波不能下传。

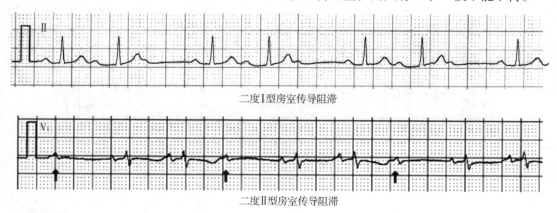

二度Ⅰ型房室传导阻滞

二度Ⅱ型房室传导阻滞

图1-68　二度Ⅰ型、Ⅱ型房室传导阻滞

（3）三度房室传导阻滞　又称完全性房室传导阻滞。来自房室交界区以上的激动完全不能通过阻滞部位时，在阻滞部位以下的潜在起搏点就会发放激动，出现逸搏心律（交界性或室性）。心电图表现为：P 波与 QRS 波群毫无关系（PR 间期不固定），各自保持固有节律，心房率快于心室率（图 1-69）。

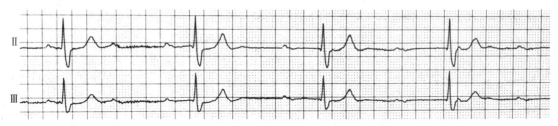

图 1-69　三度（完全性）房室传导阻滞

3. 束支与分支阻滞　窦房结发出的冲动经房室结下传，沿房室束进入心室后，分为右束支和左束支，分别支配右室和左室。左束支又分为左前分支和左后分支，它们可以分别发生不同程度的传导障碍。

（1）右束支阻滞　可发生在各种器质性心脏病，也可见于健康人，比较多见。完全性右束支阻滞的心电图表现：①QRS 波群时间≥0.12s。②最具特征性的改变是 $V_1$ 或 $V_2$ 导联 QRS 呈 rsR′型或 M 形；Ⅰ、$V_5$、$V_6$导联 S 波增宽而有切迹，其时限≥0.04s；aVR 导联呈 QR 型，R 波宽且有切迹。③$V_1$导联 R 峰时间>0.05s。④$V_1$、$V_2$导联 ST 段轻度压低，T 波倒置（图 1-70）。

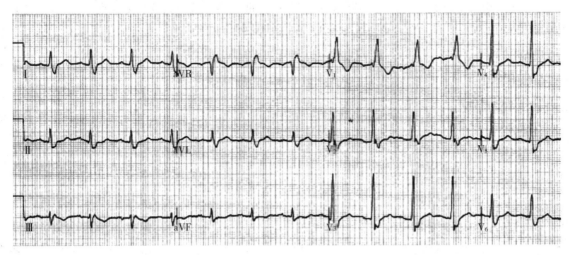

图 1-70　完全性右束支阻滞

不完全性右束支阻滞时，QRS 波群形态和完全性右束支阻滞相似，仅 QRS 波群时间<0.12s。

（2）左束支阻滞　左束支粗而短，如有传导阻滞发生，大多为器质性病变所致。完全性左束支阻滞的心电图表现：①QRS 波群时间≥0.12s。②V₁、V₂导联呈 rS 波或呈宽而深的 QS 波；Ⅰ、aVL、V₅、V₆导联 R 波增宽、顶峰粗钝或有切迹。③Ⅰ、V₅、V₆导联 q 波可消失。④V₅、V₆导联 R 峰时间>0.06s。⑤ST-T 方向与 QRS 主波方向相反（图 1-71）。

如 QRS 波群时间<0.12s，则为不完全性左束支阻滞。

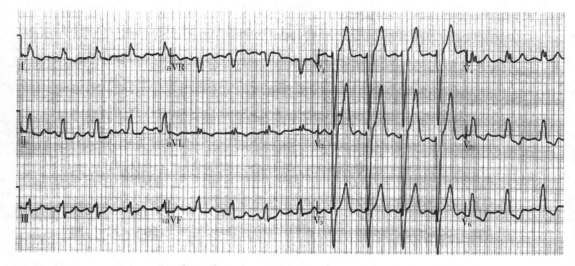

图 1-71　完全性左束支阻滞

（3）左前分支阻滞　左前分支细长，易发生传导阻滞。心电图表现：①心电轴左偏在-30°～-90°，超过-45°更有诊断意义。②Ⅱ、Ⅲ、aVF 导联 QRS 波呈 rS 型，$S_Ⅲ>S_Ⅱ$；Ⅰ、aVL 导联呈 qR 型，$R_{aVL}>R_Ⅰ$。③QRS 波群时间轻度延长，但<0.12s（图 1-72）。

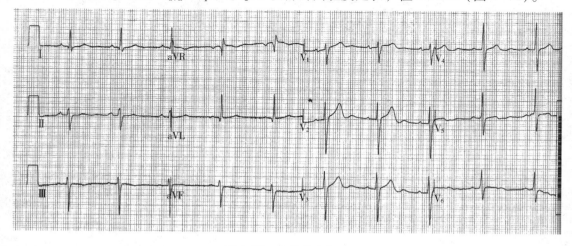

图 1-72　左前分支阻滞

（4）左后分支阻滞　左后分支粗，阻滞较少见。其心电图表现：①心电轴右偏在+

$90° \sim +180°$，超过$+120°$更有诊断意义。②Ⅰ、aVL 导联 QRS 波群呈 rS 型，Ⅲ、aVF 导联呈 qR 型，$R_Ⅲ > R_Ⅱ$。③QRS 波群时间正常或稍增宽。

## 二、超声检查基础知识

超声（US）波是指频率超过 20kHz 即超过人耳听阈高限的声波，属于机械波。它是根据人耳听觉能力（16～20000Hz）人为制定的。超声诊断仪检查人体时所用频率远高于此范围（通常为 2～14MHz）。

超声医学是声学、医学、光学及电子学相结合的学科。凡研究高于可听声频率的声学技术在医学领域中的应用即超声医学。包括超声诊断学、超声治疗学和生物医学超声工程，所以超声医学具有医、理、工三结合的特点，涉及的内容广泛，在预防、诊断、治疗疾病中有很高的价值。

### （一）超声诊断基本成像原理

1. 二维超声成像基本原理　超声检查时由探头发射电路产生高频震荡电信号去激发探头内的晶片，产生超声波。用发射超声的探头对人体进行线形、扇形或其他形式的扫描，当声束遇到不同声阻抗的两种组织的交界面时会发生声波的不同折射和反射等改变。反射回来的超声由探头接收后，经过声电转换、信号接收、信号放大和信息处理，显示于屏幕上，形成一幅人体的断层图像，即声像图或超声图。连续多幅声像图在屏幕上显示，便可观察到动态的器官活动。回声反射的强弱由界面两侧介质的声阻抗差决定。

知 识 链 接

声阻抗相差甚大的两种组织相邻构成的界面，反射率甚大，几乎可把超声的能量全部反射回来，不再向深部透射。例如空气－软组织界面和骨骼－软组织界面，可阻挡超声向深层穿透。反之，声阻抗相差较小的两种介质相邻构成的界面，反射率较小，超声在界面上一小部分被反射，大部分透射到人体的深层，并在每一层界面上随该界面的反射率大小，有不同能量的超声反射回来，供仪器接收、显示。均匀的介质中不存在界面，没有超声反射，仪器接收不到该处的回声，例如胆汁和尿液中就没有回声，声像图上出现无回声的区域。超声回声类型有强、等、低、无回声几种，回声分布有均匀和不均匀之分。

超声成像还与组织的声衰减特性有关。声波在介质中传播时，质点振动的振幅将随传播距离的增大而按指数规律减小，这种现象称为声波的衰减。造成声衰减的主要因素为声吸收、声反射、声散射和声束的扩散等。

2. 多普勒效应及彩色多普勒血流成像

（1）多普勒效应　声源与接收器在连续介质中存在着相对运动时，接收器接收的声波频率与声源频率不同，即声波频率发生改变的现象（频移），称为多普勒效应。

（2）彩色多普勒血流成像（CDFI）　即通常所说的彩超。系在多普勒二维显像的基础上，以实时彩色编码显示血流的方法，即在显示屏上以不同彩色显示不同的血流（或其他快速移动目标如尿流）方向和流速。以彩色的颜色代表血流方向，以彩色的明亮度代表血流速度；通常以朝向探头而来的移动方向为红色；离开探头而去的移动方向为蓝色；湍流与涡流为多色镶嵌。速度越快，色彩越明亮；速度越慢，色彩越暗淡。

（二）超声诊断仪

1. A 型超声诊断仪　A 超是幅度调制型，是国内早期最普及最基本的一类超声诊断仪，目前已基本淘汰。

2. M 型超声诊断仪　M 超是采用辉度调制，以亮度反映回声强弱，M 型显示体内各层组织对于体表（探头）的距离随时间变化的曲线，是反映一维的空间结构，因 M 型超声多用来探测心脏，故常称为 M 型超声心动图，目前一般作为二维彩色多普勒超声心动图仪的一种显示模式设置于仪器上。

3. B 型超声诊断仪　B 型显示是利用 A 型和 M 型显示技术发展起来的，它将 A 型的幅度调制显示改为辉度调制显示，亮度随着回声信号大小而变化，反映人体组织二维切面断层图像。

B 型显示的实时切面图像，真实性强，直观性好，容易掌握。它只有 20 多年历史，但发展十分迅速，仪器不断更新换代，近年每年都有改进的新型 B 型仪出现，B 型仪已成为超声诊断最基本最重要的设备。

4. D 型超声诊断仪　超声多普勒诊断仪简称 D 型超声诊断仪，这类仪器是利用多普勒效应原理，对运动的脏器和血流进行探测。在心血管疾病诊断中必不可少，目前用于心血管诊断的超声仪均配有多普勒，分脉冲式多普勒和连续式多普勒。近年来许多新课题离不开多普勒原理，如外周血管、人体内部器官的血管以及新生肿瘤内部的血供探查等，所以现在彩超基本上均配备多普勒显示模式。

5. 彩色多普勒血流显像仪　彩色多普勒血流显像简称彩超，包括二维切面显像和彩色显像两部分。高质量的彩色显示要求有满意的黑白结构显像和清晰的彩色血流显像。目前国际市场上彩超的种类及型号繁多，档次开发日新月异，更具高信息量、高分辨率、高自动化、范围广、简便实用等特点。

（三）超声图像特点

不同类型的超声仪有不同的图像特点，因 B 型超声是最重要的诊断方法，故对其图像特点进行以下介绍：

1. 回声强弱的描述　根据图像中不同灰阶将回声信号分为强回声、等回声、低回声和无回声。而回声强弱或高低的标准一般以该脏器正常回声为标准或以病变部位回声与周围正常脏器回声强度的比较来确定。如液体为无回声，结石或钙化为强回声等。正常人体软组织的内部回声由强到弱排列如下：肾窦＞胎盘＞胰腺＞肝脏＞脾脏＞肾皮质＞皮下脂肪＞肾髓质＞脑＞静脉血＞胆液和尿液。

2. 回声分布的描述　按图像中光点的分布情况分为均匀或不均匀，密集或稀疏。在病灶部的回声分布可用"均质"或"非均匀"表述。

3. 回声形态的描述　光团：回声光点聚集呈明亮的结团状，有一定的边界。光斑：回声光点聚集呈明亮的小片状，边界清楚。光点：回声呈细小点状。光环：显示圆形或类圆形的回声环。光带：显示形状似条带样回声。

4. 某些特殊征象的描述　即将某些病变声像图形象化地命名为某征，用以强调这些征象，常用的有"靶环"征、"牛眼"征、"驼峰"征、"双筒枪"征等。

5. 彩色多普勒血流显像　还可对脏器内或肿块内、外及外周血管的分布、走向、多少、粗细、形态以及血流速度等多项参数加以显示。

（四）超声诊断的临床应用

超声对心、腹部和盆部器官包括妊娠的检查应用较多。如对肝癌、肝血管瘤、肝脓肿、肝硬化、胆囊结石与肿瘤、胰腺及脾的疾病、腹水的诊断；肾、膀胱、前列腺、肾上腺、子宫、卵巢的检查；眼、甲状腺及乳腺的检查；妊娠的诊断，胎位、胎盘的定位，多胎、死胎、胎儿畸形及葡萄胎的判定等都有相当的价值。

肝脏的超声检查时，事先需禁食12小时，病人多采用仰卧位，用右前斜位以检查右叶后段。正常肝断面的轮廓规则而光滑，在沿肋下作斜行探查时在图像中间部位可见门静脉，呈圆形或椭圆形无回声结构，门静脉及其分支的管壁回声较强。原发性肝癌病人，其声像图上肝癌表现为聚集成团的强回声区，光团强弱分布不均，边缘不规则。光点常粗糙明亮，与正常肝组织有明显差别。肿瘤区下方的正常肝组织回声强度减低（图1-73）。

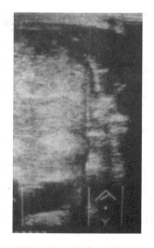

图1-73　肝癌B超

X线、CT、MRI均不能作为正常妊娠影像的检查方法，而超声简便易行，对胎儿无损害，是产前检查、评价胎儿发育情况最常用、最好的影像方法。早期妊娠时超声能对宫内妊娠、胎芽、胎儿形态和发育进行正确判断，并能对异位妊娠、葡萄胎、假孕等提供鉴别诊断。中晚期妊娠，实时超声显像是目前了解中晚期妊娠胎儿生长发育、羊水性状、胎盘成熟等必不可少的重要检查方法，在优生优育中发挥着重要作用。

应当指出，超声诊断也有它的限制。由于超声的物理性质，使超声对骨骼、肺和胃肠的检查受限制。声像图表现所反映的器官和组织声阻抗差的改变缺少特异性，因此，对于病变性质的判断，需综合分析，并与其他影像学表现和临床资料相结合才可靠。病变过小，直径在 0.5cm 左右，或声阻抗差不大，不引起反射，则难于由声像图上显示出来。此外，超声设备的性能，检查人员的技术与经验也均影响诊断的结果。

### 三、 X 线和 CT 及磁共振检查基础知识

影像诊断是以影像方式显示人体内部结构的形态和功能信息及实施以影像导向的介入性治疗的科学。主要包括普通 X 线成像、X 线计算机体层摄影（x－ray computed tomography，CT）、超声成像（ultrasonography，USG）、磁共振成像（magnetic resonance imaging，MRI）及介入放射学（interventional radiology，IVR）等。

目前成像技术种类繁多，如何合理选择影像检查不仅是方法问题，而且关系到诊断及其疗效，要根据病人具体情况与临床要求选择和（或）调整适当的检查方式，遵循由简到繁、由无创到微创、由经济到昂贵的原则，充分掌握各种影像检查的适应证，要充分了解各种影像技术的特长，以便能正确选择一种或综合应用几种成像方法和检查手段，互为补充来进行诊断。

学习影像诊断学的目的在于了解各种成像技术的基本原理、图像特点、检查方法及适用范围，能根据不同疾病恰当选择检查方法及正确理解检查结果。

【X 线检查】

1895 年德国物理学家威廉·伦琴发现 X 线，之后即应用于医学进行疾病诊断，形成了放射诊断学这一新学科，并奠定了影像医学的基础。

随着现代计算机和信息集成技术的飞速发展，使 X 线设备由模拟向数字媒体转换，拓宽了 X 线成像技术在诊断和治疗中的作用，极大地丰富了形态诊断信息和图像的层次，实现了 X 线影像的网络传输、存储、显示、拷贝、无胶片化等。

（一）X 线图像特点

X 线图像是 X 线束穿透兴趣区所有不同密度及厚度的组织结构后，导致不同的 X 线量的衰减，由此形成由黑到白不同灰度的组织结构的复合图像，这种不同的灰度叠加影像是以密度来反映人体组织结构的解剖和病理改变。通常用密度的高低来表示图像灰度的差异。如骨皮质及钙化密度高，X 线量衰减多，在图像上呈白色，反之，气体密度低，X 线衰减量少，则为黑色。对于缺乏天然对比的组织结构或器官，可人为地引入对比剂，使之产生密度对比，称之为人工对比。自然对比和人工对比是 X 线图像形成的基础。

（二）X 线基本成像原理

X 射线是一种电磁波，类似于太阳可见光，但比可见光的波长短，用于 X 线成像的波长为 0.031~0.8nm。具有四个重要特性：

1. **穿透性**　能穿透可见光不能穿透的人体，在穿过人体的过程中，其 X 线有一定程度的吸收，即能量衰减。X 线穿透人体时的吸收量与人体组织的密度和厚度相关。构成组织的原子序数越高，密度就越高，X 线吸收的就越多，穿透的就越少，使感光物质感光的 X 线就越少。这种 X 线吸收量的差异就构成了 X 线成像的基础。

2. **荧光作用**　X 线能激发荧光物质，产生荧光效应。X 线穿透人体后剩余的射线量越多，图像越亮，意味着组织密度越低，反之则越暗，意味着组织密度越高，是透视检查的基础。

3. **感光效应**　X 线可以使胶片感光，而成黑色。X 线穿透人体后剩余的射线量越多，图像越黑，意味着组织密度越低，反之则越白，意味着组织密度越高，正好与荧光作用的黑白相反，是摄影检查的基础。目前，我国大多数省市级医院已经使用的数字化图像，如 CR（computed radiography）和 DR（digital radiography）也同样利用的是这一效应。

4. **电离效应**　X 线射入人体，可以引起人体生物学方面的改变，尤其是代谢活跃的细胞与组织。可以利用此效应治疗肿瘤，因此是放射治疗的基础，也是 X 线检查时需要防护的原因。医务人员一般可以采用隔离房间防护，或穿戴不透 X 线的铅衣服防护等。病人则要注意，孕妇避免照射，小儿尽量少照射，一般病人照射时注意性腺和甲状腺的适当遮盖防护。

人体组织按密度不同可归纳为三类：属于高密度的有骨组织和钙化病变等；中等密度的有软组织、血液、实质器官等；属于低密度的有脂肪组织和含气的肺组织、鼻旁窦等。

正因为正常人体组织由不同密度构成，当发生病变时，有些病变也会引起组织密度变化。这种密度的差异，就会导致 X 线吸收能力的差异。因此，在人体组织和器官的密度差异基础上，利用 X 线的穿透性、荧光作用和摄影作用的特性，就可成像。

因此，组织结构和器官的密度和厚度的差异，是产生影像对比的基础，是 X 线成像的基础。密度差异大的组织，自然对比良好，如骨组织和肺组织，是 X 线检查之所在。而密度差异小的组织，如腹部和脑部，为自然对比不好的组织，是 X 线检查局限性之所在，需要用造影的方法和其他成像技术提高其对比，使其成影。

（三）X 线检查方式

1. **透视检查**　利用 X 线的荧光效应，直接观察人体内部结构，最常用于胸部透视。可以直接观察心脏的搏动，借助于造影检查可观察胃肠的蠕动和血液的流动是其优点，而图像欠清晰是其主要缺点。

2. **X 线摄影**　利用 X 线的感光效应使胶片成影的技术。图像的清晰度明显好于透视，但只能产生静态图像。一般需要互相垂直的两个方向的照片，才易了解病变的立体方位。最常使用的位置是正位和侧位（图1-74）。

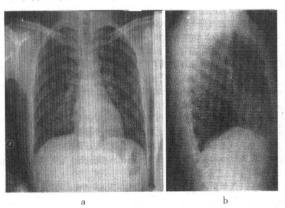

图 1-74　正常胸部正侧位 X 线平片

a. 正常胸部正位，可见心脏、双肺、纵隔与胸壁等组织

b. 同一病人的胸部侧位

3. 造影检查　将高密度的物质（称对比剂）人为引入体内管腔结构，使其显影的技术，即人工对比技术。最常应用造影显示的器官是口服钡剂胃肠造影显示胃肠道全程，静脉用碘剂尿路造影显示肾盂、输尿管、膀胱和尿道，血管内插管血管造影显示全身血管等（图1-75）。

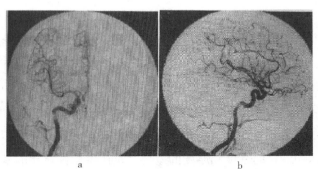

图 1-75　数字减影脑血管造影正侧位图

a. 正位脑血管造影，可见颈内动脉及其脑内分支血管

b. 同一病人的侧位脑血管造影像，更清晰地显示大脑前动脉与大脑中动脉

知 识 链 接

数字减影血管造影（digital subtraction angiography，DSA）技术，就是在血管造影技术的基础上，通过计算机的图像减影技术，重点显示血管结构的技术。

DSA 的最大优点就是在较低剂量和浓度对比剂的状况下，进行动脉法甚至静脉法血管造影，就可以明显减少病人对比剂的用量，从而减少病人对对比剂的不良反应，同时又达到清晰显示血管腔内形态及血液在组织器官中的分布与流动的情况。专用血管造影机是开展此技术的必备设备。

### （四）X 线诊断的临床应用

X 线诊断用于临床已有百年历史，尽管其他一些先进的影像检查技术，例如 CT 和 MRI 等对一部分疾病的诊断显示出了很大的优越性，但它们并不能取代 X 线检查。一些部位的检查，例如胃肠道、骨关节及心血管，仍主要使用 X 线检查。X 线还具有成像清晰、经济、简便等特点，因此，在国内外 X 线诊断仍然是影像诊断中使用最广泛和最基本的方法。

X 线检查方法的选择，应在了解各种 X 线检查方法的适应证、禁忌证及优缺点的基础上，结合临床诊断，提出一个 X 线的检查方案。原则上首先考虑透视或平片，必要时造影。

例如，临床上诊断为骨折时，应首先行平片检查。骨折时其 X 线的基本表现为：骨折的断面在 X 线片上呈不规则透明线，称为骨折线，于骨皮质显示清楚整齐，于骨松质表现为骨小梁中断、扭曲、错位（图 1-76）。胃肠道疾病多采用消化道造影，造影剂采用硫酸钡，其原子量高，不易被 X 线穿透，在消化道内与周围组织形成鲜明对比。如怀疑为食管静脉曲张时，采用钡剂造影，典型表现为食管中下段的黏膜皱襞明显增宽、迂曲，呈蚯蚓状或串珠状充盈缺损，管壁边缘呈锯齿状（图 1-77）。病变加重时，上述表现更为明显。

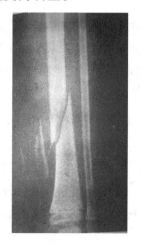

图 1-76　长骨骨折

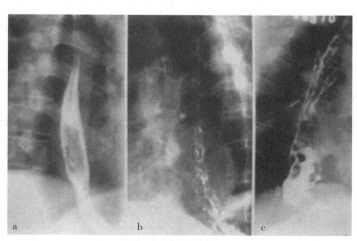

图 1-77　食管静脉曲张

X 线检查在骨肿瘤的诊断中也占有重要地位，不仅能显示肿瘤的准确部位、大小、临近骨骼和软组织的改变，对多数病例还能判断其良恶性、原发性或转移性。这对确定治疗方案和估计预后很重要。X 线检查对骨肿瘤良恶性的判断确诊率虽高，但由于不同肿瘤的 X 线表现具有多样性，恒定的典型特征不多，因而确定肿瘤的组织类型仍较难。正确的诊断有赖于临床、X 线和实验室检查的综合分析，最后还需要结合病理检查才能确定。骨骼肿瘤的 X 线检查需要有正、侧位片，且包括临近的正常骨骼及软组织。在观察 X 线平片时，应注意发病部位、病变数目、骨质改变、骨膜增生和周围软组织变化等，因为这些差别对诊断有所帮助（表 1-11）。

表 1-11　骨良恶性肿瘤的鉴别诊断

|  | 良　性 | 恶　性 |
| --- | --- | --- |
| 生长情况 | 生长缓慢，不侵及临近组织，但可引起压迫移位，无转移 | 生长迅速，易侵及临近组织、器官，有转移 |
| 局部骨变化 | 呈膨胀性骨质破坏，与正常骨界限清晰，边缘锐利，骨皮质变薄，膨胀，保持其连续性 | 呈浸润性骨破坏，病变区与正常骨界限模糊，边缘不整，累及骨皮质，造成不规则破坏与缺损，可有肿瘤骨 |
| 骨膜增生 | 一般无骨膜增生，病理骨折后可有少量骨膜增生，骨膜新生骨不被破坏 | 多出现不同形式的骨膜增生，并可被肿瘤侵犯破坏 |
| 周围软组织变化 | 多无肿胀或肿块影，如有肿块，其边缘清楚 | 长入软组织形成肿块，与周围组织分界不清 |

【CT 检查】

（一）CT 诊断基本成像原理

计算机体层摄影（CT）X 线成像原理为通过扇形 X 线束对人体检查部位一定厚度的层面进行旋转扫描，从而得人体切层图像，再利用计算机技术，提高图像的密度分辨率的一系列检查技术。使用 CT 机与 X 线机的成像方式完全不同，CT 检查时，X 线束的衰减取决于被检物与 X 线相互作用，未衰减掉的 X 线信息是由探测器接收后将信息数字化，使之转换为由图像位像素组成的影像。它与 X 线成像最大的区别在于不是胶片感光，而是呈扇形排列电子元器件——探测器，输出的图像又经过计算机处理，使其密度分辨率明显放大，从而大大提高了显示人体器官、组织和病变的能力。

（二）CT 图像特点

CT 图像与 X 线图像都是由不同灰度来表示组织结构或器官的 X 线吸收程度，黑色表示 X 线低吸收区，即低密度，白色表示 X 线高吸收区，即高密度。不同的是 CT 图像是由不同灰度的像素，按矩阵排列所构成的断层图像，常用的是横断面，通过 CT 后处理功能可以多平面重建三维图像，而 X 线图像则是由银离子颗粒所组成的二维投影图像。CT 密度分辨率较普通 X 线片高 10~20 倍，能够清楚显示由软组织构成的器官，还可以通过测定 CT 值，得出某一种组织或病变的密度值，鉴别脂肪、出血、钙化、囊肿和实性病变等。CT 增强扫描图像有助于提高病变组织与邻近正常结构的密度差别，更明确地显示病变的特征。

### （三）CT 检查方式

CT 具有较高的密度分辨率和诸多的后处理功能，已广泛应用于临床。螺旋 CT 与普通 CT 比较具有以下优势：提高了对小病灶的检出率；改善了图像的分辨率；提高了时间的分辨率。将 CT 由单一形态学成像拓展至同时兼有功能性成像，可进行任意间隔重建出多平面高质量的三维图像和血管图像及腔内（CT 内镜）图像。

1. 常规扫描

（1）平扫　指不用对比剂增强或造影的扫描检查，是 CT 最基本的检查方法。

（2）增强扫描　指经静脉团注水溶性有机碘对比剂后再进行扫描。主要是增加病变组织与邻近正常组织的密度差别，提高病变检出率，根据病变有无强化或强化特征，有助于对病变进行定性诊断。

1）常规增强扫描：团注对比剂到达兴趣区的组织结构或器官后立即扫描。一般团注 60% 水溶性有机碘 50~100mL，注射速度 2~4mL/s。

2）分期扫描：可分为动脉期、静脉期和实质期等。扫描时间根据扫描的脏器而定，如肾脏动脉期为经静脉团注对比剂后 20~30s，静脉期为 30~60s（显示静脉及下腔静脉），实质期或髓质期为 60~90s，分泌期为 3~5min（对比剂充盈肾盏、肾盂及输尿管）。

2. 特殊扫描

（1）薄层放大扫描　选用层厚、层距 2~5mm，小 FOV，主要用于肺孤立结节，肾上腺及垂体、胰头等部位的扫描，显示局部结构或病变，能明显提高空间分辨率，减少或避免部分容积效应对图像的不良影响。

（2）高分辨率 CT 扫描（high resolution CT，HRCT）　HRCT 是薄层扫描（2mm 以下）、高毫安（>170mA）、高千伏（>120kV）、小视野、大矩阵（512×512）、骨算法重建图像（高空间分辨率算法）的扫描方式，主要用于肺结节及弥漫性间质性病变，内耳、中耳听小骨等细微结构的显示。

（3）动态增强扫描　经静脉注入对比剂后，在设定时间内对兴趣区进行连续扫描。在扫描结束后处理重建图像，动态观察其时间密度曲线变化。动态扫描分两种：进床式动态扫描和同层动态扫描。前者是用以发现病变，后者用于病变的定性与鉴别诊断。

（4）延迟增强扫描　经静脉团注对比剂后数分钟至数小时再次扫描称为延迟扫描。常用于发现肝脏的小病灶。

3. CT 透视　CT 透视又称 CT 图像实时显示，是一种非螺旋扫描方式。扫描床固定，利用螺旋 CT 对确定层面高速连续扫描、快速图像重建，每秒 6~12 幅实时显示连续图像类似透视效果。目前主要应用于：①动态观察非血管性介入过程，达到确切定位的目的。如 CT 引导下经皮穿刺活检或引流，可以实时观察穿刺针进针路径，及时调整进针角度，准确命中目标。②CT 值检测触发扫描，设置血管内兴趣区，当对比剂进入血管内开始 CT 透视，实时检测 CT 值，达到设定阈值后触发扫描，省略了小剂量试验的复杂过程，减少了对比剂用量，使分期扫描更加准确，提高了 CT 血管造影的质量和成功率。

4. CT 血管造影（CT angiography，CTA） CTA 是螺旋 CT 应用后兴起的一项血管造影方法。基本原理是经静脉团注对比剂，在受检靶血管内对比剂充盈达高峰时行快速扫描，连续采集容积数据，经计算机后处理重建出靶血管的三维立体图像，可以从任意方向进行观察，避免了结构重叠，既可单独显示血管结构，也可加上骨结构标志，对冠状动脉、脑血管、四肢血管、脊髓动脉的检查变得更为简便易行。

5. CT 灌注成像 CT 灌注成像是获取活体组织、微循环血流动力学信息的一种检查方法，属于功能成像的范畴。基本原理是指经静脉团注对比剂后，对兴趣区组织结构如颅脑，在选定层面进行快速动态扫描，获得一系列动态图像，通过不同时间密度的变化，绘制出选定层每一个像素的时间-密度曲线，从而得到反映组织血流灌注情况的参数，并组成新的数字矩阵，经数/模转换，以相应的灰度或伪彩色表现。

6. 螺旋 CT 图像重建 三维 CT（3DCT）是将扫描获取的原始容积信息经计算机软件处理合成三维图像，重建图像具有立体感，可任意方向旋转。利用减影功能可选择性消除一些与兴趣区重叠的组织结构，使病变更清晰，多用于头颅、颌面部、脊髓、骨盆和 CT 血管造影。常用的方法主要有三种，即表面遮盖法、最大密度投影和容积重建技术。多平面重建是指在任意平面对容积数据进行二维重建，如冠状、矢状、斜面、曲面等，能够更细致观察病变的内部结构及相邻组织关系。

7. CT 仿真内窥镜技术（CT virtualendoscopy，CTVE） CTVE 是螺旋 CT 容积扫描和计算机仿真技术结合的产物，应用计算机 VE 软件功能，将 CT 扫描的容积数据进行后处理，重建出空腔脏器内表面的立体结构，并赋予人工伪彩色，以获取人体腔道内三维或动态三维解剖学图像的一种新方法。目前已用于人体几乎所有空腔脏器检查，如气管、支气管、胃、肠管、血管及鼻窦等。

（四）CT 诊断的临床应用

CT 诊断由于它的特殊诊断价值，已广泛应用于临床。但 CT 设备比较昂贵，检查费用偏高，某些部位的检查、诊断价值，尤其是定性诊断，还有一定限度，所以不宜将 CT 检查视为常规诊断手段，应在了解其优势的基础上，合理选择应用。

CT 诊断应用于各系统疾病有以下特点及优势：

1. CT 检查对中枢神经系统疾病的诊断价值较高，应用普遍。对颅内肿瘤、脓肿与肉芽肿、寄生虫病、外伤性血肿与脑损伤、脑梗死与脑出血，以及椎管内肿瘤与椎间盘脱出病诊断效果较好，诊断较为可靠。因此，脑的 X 线造影除脑血管造影仍用以诊断颅内动脉瘤、血管发育异常和脑血管闭塞以及了解脑瘤的供血动脉以外，其他，如气脑、脑室造影等均已少用。螺旋 CT 扫描可以获得比较精细和清晰的血管重建图像，即 CTA，而且可以做到三维实时显示，有希望取代常规的脑血管造影。

如在脑出血时，头颅 CT 根据不同时期可有不同表现。脑出血形成血肿，新鲜血肿为边缘清楚、密度均匀的高密度区。2~3 天后血肿周围出现水肿带，约 1 周后，血肿从周边开始吸收，高密度灶向心缩小，边缘不清，周围低密度带增宽。约于 4 周后变成低密度灶，2 个月后则成为近于脑脊液密度的边缘整齐的低密度囊腔（图 1-78）。

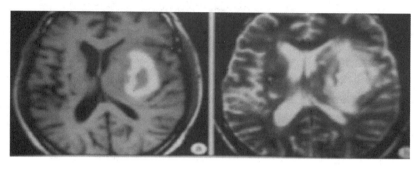

图 1-78　脑出血 CT

2. CT 对头颈部疾病的诊断很有价值。例如，对眶内占位病变、鼻窦早期癌、中耳小胆脂瘤、听骨破坏与脱位、内耳骨迷路的轻微破坏、耳先天发育异常以及鼻咽癌的早期发现等。但明显病变，X 线平片已可确诊者无须 CT 检查。

对胸部疾病的诊断，CT 检查随着高分辨率 CT 的应用，日益显示出它的优越性。通常会采用造影增强扫描以明确纵隔和肺门有无肿块或淋巴结肿大，支气管有无狭窄或阻塞，对原发和转移性纵隔肿瘤、淋巴结结核、中心型肺癌等的诊断，均很有帮助。肺内间质、实质性病变也可以得到较好的显示。CT 对平片检查较难显示的部分，例如同心、大血管重叠病变的显示，更具有优越性。对胸膜、膈、胸壁病变，也可以清楚显示。

3. 心脏及大血管的 CT 检查，尤其是后者，具有重要意义。心脏方面主要是心包病变的诊断。心脏及心壁的显示，由于扫描时间一般长于心动周期，影响图像的清晰度，诊断价值有限。但冠状动脉和心瓣膜的钙化、大血管壁的钙化及动脉瘤改变等，CT 检查可以很好显示。

4. CT 对胸部病变的检查及对小的肺肿瘤和肺癌所致的肺门、纵隔淋巴结转移价值很大，对纵隔肿瘤的诊断也有重要作用。CT 较普通 X 线检查能提供更多的诊断信息，因为其具有较高的密度分辨率，并能根据病变区的 CT 值判断病变区的性质，而且可以提供无前后重叠的横断面解剖图像，对显示病变的形态、部位、来源、临近关系以及发展情况较好。如临床中常见的中央型肺癌，不同时期在 CT 上有不同表现。早期肺癌 CT 可显示支气管有轻度狭窄、管壁增厚或腔内结节。CT 对支气管阻塞继发改变的显示强于 X 线平片。中晚期肺癌时，中央型肺癌的直接征象是支气管的异常及肺门的肿块。支气管的异常主要有狭窄、阻塞、管腔内结节及管壁增厚。肺门肿块可位于某一肺叶支气管的周围或附近，边缘比较清楚，外缘光滑或有浅分叶（图 1-79）。支气管继发的阻塞改变为中央型肺癌的间接征象，如阻塞性肺炎、阻塞性肺不张等。

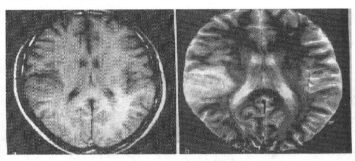

图 1-79　肺癌 CT

5. 腹部及盆部疾病的 CT 检查应用日益广泛，主要用于肝、胆、胰、脾、腹膜腔及腹膜后间隙，以及泌尿和生殖系统的疾病诊断。尤其是占位性病变、炎症性和外伤性病变等。胃肠病变向腔外侵犯以及邻近和远处转移等，CT 检查也有很大价值。当然，胃肠管腔内病变情况主要依赖于钡剂造影和内镜检查及病理活检。

6. 骨关节疾病，多数情况可通过简便、经济的常规 X 线检查确诊，因此使用 CT 检查相对较少。

【磁共振检查】

（一）磁共振基本成像原理

磁共振成像（MRI）是利用人体中的氢原子核在磁场内发生共振所产生的信号经计算机图像重建的一种成像技术。即将病人置入磁场中，发射无线电脉冲，使脉冲信号与人体内氢原子核（只有 1 个质子）产生共振，再瞬时关闭无线电波，并接收由病人体内发出的磁共振信号（无线电波），由于正常组织和病变组织的信号有差异而产生图像。所以，MRI 不是 X 线成像，没有辐射损伤，是其优点。

（二）磁共振图像特点

1. 多参数成像，MRI 有 T1 加权（T1WI）、T2 加权（T2WI）和质子密度加权像（Pd-WI）等不同参数成像，从而得到比任何其他检查技术都多的诊断信息，使诊断疾病的种类、范围和敏感性都大大增强（图 1-80）。

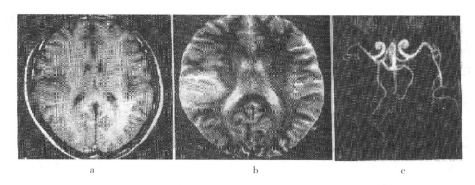

图 1-80 脑梗死

a. T1WI 平扫显示右侧颞顶叶呈低信号区

b. T2WI 平扫显示右侧颞顶叶呈高信号区

c. MRA 显示右侧大脑中动脉部分闭塞

2. 多方位成像可以进行横断面、冠状面、矢状面等任意层面断层，从而更直观地显示病变的上下左右前后 6 个方位的解剖关系，以及与周围组织的关系。

3. 血管流空效应不用对比剂，利用血管的流空效应就能直接显示血管结构。

4. 对比增强技术，利用对比剂（常用的是顺磁性物质，如钆的复合物）的引入，使血管和病变对比增强，更有利于检出病变并帮助病变的定性与定量诊断，主要用于 T1WI 上。

（三）MRI 诊断的临床应用

MRI 诊断广泛应用于临床，时间虽较短，但已显示出它的优越性。

其在神经系统应用较为成熟。三维成像和流空效应使病变定位诊断更为准确，并可观察病变与血管的关系。对脑干、幕下区、枕大孔区、脊髓与椎间盘的显示明显优于 CT。对脑脱髓鞘病变、多发性硬化、脑梗死、脑与脊髓肿瘤、血肿、脊髓先天异常与脊髓空洞症的诊断有较高价值。脑部 MRI 常采用横断面，根据需要再选择冠状面或矢状面扫描作为补充。如在脑梗死时，MRI 比 CT 扫描要早，一般起病后 6 个小时即可出现异常。

纵隔在 MRI 上脂肪与血管形成良好对比，易于观察纵隔肿瘤及其与血管间的解剖关系。对肺门淋巴结与中心型肺癌的诊断帮助也比较大。

心脏大血管在 MRI 上因可显示其内腔，所以心脏大血管的形态学与动力学研究可在无创伤的检查中完成。

对腹部与盆部器官，如肝、肾、膀胱、前列腺和子宫、颈部和乳腺，MRI 检查也有相当价值。在恶性肿瘤的早期显示、对血管的侵犯以及肿瘤的分期方面优于 CT。

骨髓在 MRI 上表现为高信号区，侵及骨髓的病变，如肿瘤、感染及代谢疾病，MRI 上可清楚显示。在显示关节内病变及软组织方面也有其优势。

MRI 还有望于对血流量、生物化学和代谢功能方面进行研究，对恶性肿瘤的早期诊断也带来希望。在完成 MRI 成像的磁场强度范围内，对人体健康不致带来不良影响，所以是一种非损伤性检查。但是，MRI 设备昂贵，检查费用高，检查所需时间长，对某些器官和疾病的检查还有限度，故需要严格掌握适应证。

## 四、 纤维内镜检查

内镜又称内窥镜，是从人体的自然孔道或切口部位插入，用以窥视人体内部结构和病理变化，来进行诊断和治疗的一类医疗器械，是各种内脏器官医疗用镜的总称。临床常用的内镜有胃镜、腹腔镜、十二指肠镜、小肠镜、结肠镜、胆道镜、支气管镜、膀胱镜等。

【纤维内镜基础知识】

（一）内镜发展过程简介

内镜问世已有 100 多年历史。最初的内镜是用烛光作光源，用硬管式结构窥视直肠和子宫。由于材料和光源的限制，内镜的发展一直较为缓慢。20 世纪 50 年代后，由于纤维光学的发展，内镜的发展也突飞猛进、日新月异。20 世纪 70 年代初，纤维内镜技术不断传入我国。由于其能直接观察病人内脏器官的形态和病变，为诊断提供最客观的证据，因而在临床上获得了广泛的推广和应用。以胃镜为例，1805 年德国 Bozzini 首先提出内镜设想；1869 年德国医生 Kussmaul 制成第一台硬式胃镜；1932 年 Wolf、Schindle 研制出半曲式胃镜；1957 年美国的 Hirschowitz 制成第一台纤维胃、十二指肠镜；1983 年美国 Welch Allyn 公司制造出电子内镜。我国 1948 年从美国引进第一台半曲式胃镜；1973 年开始使用纤维内镜；目前国内许多大中型医院已广泛使用电子内镜。

（二）内镜诊断原理

1. 纤维内镜诊断原理　将数以万计的特制光学纤维按一定顺序和数量排列，分别接上目镜和物镜，配以柔软、纤细可屈的镜身和可控制的先端，在冷光源照射下，对插入部位进行直接观察。

2. 电子内镜诊断原理　电子内镜先端有精细的微型电子偶合元件组成图像传感器，它不仅可清晰摄取腔内图像，而且可通过电缆将图像送至图像处理中心，最后，显示在电视屏上供人观看，不需窥视。配置的计算机及图文处理系统更有利于资料的储存，图像的采集、分析与交流。与纤维内镜相比，电子内镜图像更清晰、更逼真，分辨率更高。

（三）内镜检查的注意事项

1. 术前应向病人解释检查目的，消除顾虑，以取得病人合作。

2. 术前了解病人有无药物过敏史，有无血清乙型肝炎表面抗原阳性、艾滋病血清学检查阳性等，了解出凝血状况。

3. 术前作好急救器械、急救药物等的准备。

4. 术中注意观察病人意识状态、生命体征变化。

5. 术后标本及时送检，病人卧床休息，4 小时后方可饮食，密切观察有无异常情况，若有异常情况（剧烈腹痛、呕血、黑便、胸闷等）即来院就诊。

（四）内镜检查的临床应用

目前，内镜检查已成为人体内脏器官检查的常规方法。内镜都是依据人体内腔结构设计而成，镜身柔软，可变换屈伸角度，操作正确不会对器官形成损伤。随着内镜制作工艺的改进和操作技术的不断完善，病人接受此项检查将更加舒适。内镜检查除直接观察外，还能对可疑部位进行病理活检，从而确诊病变性质，因而能发现早期甚至癌前病变。这是超声、X 线、CT 检查等其他检查方法无法比拟的优点。近年来，内镜检查范围不断扩大和延伸，现代内镜技术已从单纯检查向检查治疗结合方向迅速发展。如消化道息肉和早期肿瘤可以在内镜下切除；糜烂、外伤、溃疡、瘘管可以在内镜下直接修补；内腔出血可以在内镜下紧急止血；消化道、呼吸道异物，如鱼刺、肉骨等可以在内镜下及时取出；呼吸道阻塞及肺不张的病人，也可用支气管镜进行吸痰及灌洗；胆结石以往多剖腹取出，现在许多胆结石可用腹腔镜，在腹壁开几个小洞即可将结石取出，而胆管结石则可通过十二指肠镜，经十二指肠乳头将结石套出，完全不用剖腹。内镜治疗的优点在于痛苦少、经济、方便、快捷、高效，从而对此类病人的诊断和治疗提供了极为有效的手段。

【胃镜检查】

（一）适应证

1. 吞咽困难，胸骨后疼痛、烧灼，上腹部疼痛、不适、饱胀，食欲下降等上消化道症状，原因不明者。

2. 原因不明的上消化道出血。

3. 钡餐检查有胃溃疡、胃息肉、胃窦炎或胃肿瘤，但不能确定其性质。

4. 胃部疾病的随诊，特别是对癌前期疾病及癌前病变的追踪观察。

5. 胃手术后又出现症状者。

6. 胃内异物的取出或电凝切除息肉；内镜下行止血、硬化剂注射、狭窄扩张等治疗。

（二）禁忌证

1. 严重心肺疾病，无法耐受检查或全身极度衰弱的病人。

2. 休克、昏迷等危重状态。

3. 神志不清、精神失常或其他不能合作的病人。

4. 疑有食管、胃、十二指肠穿孔的病人。

5. 严重咽喉部疾患、腐蚀性食管炎和胃炎、巨大食管憩室、主动脉瘤及严重颈胸段脊柱畸形者。

6. 急性传染性肝炎或胃肠道传染病一般暂缓检查；慢性乙、丙型肝炎或病原携带者，AIDS 病人应具备特殊的消毒措施。

（三）术前准备

1. 术前了解病人详细病史，X 线检查及其他检查结果。

2. 术前禁食、禁烟 8 小时。已行钡餐检查者，最好 3 天后再行本检查。

3. 幽门梗阻者应洗胃，有出血的需用冷盐水洗胃或用 100mL 盐水加去甲肾上腺素 8mg 洗胃后再进行检查。

4. 术前 20 分钟肌注阿托品 0.5mg，但青光眼病人禁用，必要时肌注安定 10mg，目前倾向术前不用药。

5. 吞服含 1%丁卡因胃镜胶（10mL）或 2%利多卡因喷雾咽部 2~3 次，前者兼具麻醉及润滑作用，目前应用较多。

6. 术前首先取出胃镜，检查软管是否光滑无折，然后将冷光源接上电源，接好地线，插上内镜的导光缆，再安装送水瓶、吸引器及脚踏开关，然后开启电源后，指示灯应立即发亮，试调镜头上下左右弯曲的角度，送水送气吸引是否通畅，观察视野是否完整清晰，检查活检等附件性能是否正常。

（四）操作方法

1. 病人取左侧卧位，颈部垫枕头稍后仰。松开腰带及衣领，口的下边放置弯盘，有义齿者取下义齿，嘱病人咬住牙垫。

2. 术者左手持操纵部调整角钮方向，右手持胃镜可曲部，将镜端自牙垫中插入至咽后壁，并嘱被检者行吞咽动作，顺势轻柔插入喉部到达食管上端。注意动作轻柔，勿入气管。

3. 在直视下由食管通过贲门进入胃腔，再经幽门入十二指肠。在退镜时详细观察各部情况，观察顺序依次为：十二指肠、幽门、胃窦、胃角、胃体、胃底、贲门、食管。

4. 当腔内充气不足而黏膜贴近镜面时，可少量间断注气，当物镜被污染时，可少量充水清洗镜面，必要时也可抽气或吸出液体。

5. 观察完毕，可进行病变部位的摄影、活体组织及细胞学的取材。

【结肠镜检查】

（一）适应证

1. 不明原因的便血、大便习惯改变，或有腹痛、腹部包块、消瘦、贫血等征象，怀疑有结、直肠及末端回肠病变者。

2. 钡剂灌肠或乙状结肠镜检查结肠有狭窄、溃疡、息肉、癌肿、憩室等病变，要进一步确诊者。

3. 转移性腺癌，CEA、CA199 升高，需寻找原发病灶者。

4. 炎症性肠病的诊断与随诊。

5. 结肠癌术前确诊，术后随访，息肉摘除术后随访。

6. 行镜下止血、息肉切除、整复肠套叠、肠扭转，扩张肠狭窄及放置支架解除肠梗阻等治疗。

**（二）禁忌证**

1. 肛门、直肠严重狭窄。

2. 急性重度结肠炎，如急性细菌性痢疾、急性重度溃疡性结肠炎及憩室炎等。

3. 急性弥漫性腹膜炎、腹腔脏器穿孔、多次腹腔手术、腹内广泛粘连及大量腹水者。

4. 妊娠期妇女。

5. 严重心肺功能衰竭、精神失常及昏迷病人。

**（三）术前准备**

1. **一般准备** 了解病情，阅读钡灌肠 X 线片，向病人说明检查的注意事项。

2. **肠道准备** 肠道清洁是检查成功的先决条件，检查前 2~3 天进少渣半流质饮食，检查前晚餐后禁食，然后选择下列方法之一清洁肠道：①手术前晚上睡前服蓖麻油 30mL，检查前 2~3 小时用温水或生理盐水灌肠 2~3 次，至排液清亮为止。②检查前一天番泻叶 20~30g 泡水喝。③检查前 3 小时服用 20% 甘露醇 250mL，半小时后饮糖盐水 500~1000mL（每 500mL 水加白糖 50g、食盐 5g）。后两种方法简便，不须再灌肠，但甘露醇在肠道被细菌分解产生氢气，不适用于高频电凝切除治疗的肠道准备。

3. **术前用药** 术前 15~30 分钟肌注阿托品 0.5mg，精神紧张或耐受性差者可注射安定 10mg 或加用哌替啶 50mg。

**（四）操作方法**

1. 病人换上开洞清洁裤，取左侧屈膝卧位，术者进行肛门指检后，将涂以润滑油的肠镜插入肛门内 10~15cm，让其再取仰卧位。

2. 在直视肠腔下循腔进镜，适当交替注气与吸气，调节角度钮与旋转镜身，操作要领是少注气、细找腔，去弯取直、变换角度，运用进进退退、钩拉旋转等腹部辅助手法，使镜身顺利循腔推进，尽快到达回盲部。

3. 到达回盲部后，退镜观察，退镜要缓慢，观察要仔细。发现病变，详细记录病变部位和特征，先摄影，然后取活组织标本。退镜前应吸净所注气体，以减轻腹胀。

【腹腔镜检查】

**（一）适应证**

1. 肝、胆、脾、腹膜病变不能确定病变性质时。

2. 盆腔病变不能确定病变性质时。

3. 胃、肠、胰腺肿瘤需确定病变范围及有无转移。

（二）禁忌证

1. 严重心功能不全、肺功能不全或全身极度衰竭者。

2. 有明显出血倾向者。

3. 腹膜腔内有急性炎症者。

4. 腹部有严重粘连者。

（三）术前准备

1. 术前了解病人心肺功能和出凝血情况。

2. 术前 12 小时内禁食，术前排尿、排便。

3. 术前腹部皮肤准备，手术部位剃毛。

4. 术前 30 分钟肌注阿托品 0.5mg、安定 10mg、哌替啶 50~100mg。

（四）操作方法

1. 病人取仰卧位，常规消毒皮肤，用 1% 利多卡因或 1% 普鲁卡因局部麻醉，切口部位视实际需要，通常在腹部正中线或左侧脐上下 1~2cm 处，切口范围约为 1cm。

2. 插入弹簧气腹针，注入氧化二氮或二氧化碳气体 2000~3000mL（如有腹水，先抽出腹水再注入气体），插入套管针，拔出针芯，迅速插入腹腔镜，沿顺时针方向缓慢旋转镜身，按顺序观察肝、胆、胰、脾、腹膜及盆腔内脏器，发现病变，可在直视下取活组织标本，若有出血，可用电凝止血。

3. 术毕，先拔出腹腔镜，从套管放出腹内气体，再拔出套管，最后缝合切口肌层及皮肤，覆盖无菌纱布，腹带包扎。

【支气管镜检查】

（一）适应证

1. 不明原因的咯血、长期顽固性咳嗽、声带麻痹和气道阻塞需明确诊断者。

2. 胸部 X 线检查发现阻塞性肺炎及肺不张，或痰液检查癌细胞阳性而 X 线胸片无异常发现者。

3. 诊断不明的支气管、肺脏疾病，需取支气管或肺活组织进行病理检查者。

4. 肺叶切除术前需确定手术切除范围和判断手术效果者。

5. 取出气管或支气管内异物或分泌物、气管或支气管的局部止血、支气管内注药。

（二）禁忌证

1. 对麻醉药过敏者以及不能配合检查的受检者。

2. 有严重心肺功能不全、严重心律失常、频发心绞痛者。

3. 全身状况极度衰弱不能耐受检查者。

4. 凝血功能严重障碍以致无法控制的出血素质者。

5. 主动脉瘤有破裂危险者。

6. 新近有上呼吸道感染或高热、哮喘发作、大咯血者，应待症状控制后再考虑行纤维支气管镜检查。

**（三）术前准备**

1. 术前了解病人病情、X 线检查、心电图检查及其他检查结果，说明检查注意事项。

2. 术前禁食 4~6 小时。

3. 术前半小时肌注阿托品 0.5mg 或同时肌注安定 5~10mg，必要时加肌注哌替啶 50~100mg。

4. 术前作好急救器械、急救药物等的准备。

**（四）操作方法**

1. 用 1% 地卡因喷雾鼻腔、咽部、声门，间歇 2~3 分钟，连续 3 次，1% 利多卡因 5mL 行环甲膜穿刺注入，检查过程中，根据具体情况向喉头、气管、左右支气管及取活组织标本部位滴入 0.5% 地卡因。

2. 病人一般取仰卧位，头摆正，略后仰。术者在窥视下由鼻孔将支气管镜插入，看清声门，待声门开大时送入气管，徐徐前进，先查健侧再查患侧，术中及时吸出呼吸道分泌物，在看清病变的部位、范围及形态特征后，进行照相及采取活体组织标本，或用细胞刷刷取分泌物及脱落细胞（制成薄片），立即送检。

3. 出现大出血时，立即局部滴入 1：2000 肾上腺素 2mL，止血后方可取镜。

4. 术后嘱病人休息，不讲话或少讲话，以保护声带，并严密观察，出现异常情况及时采取有效处理措施。

## 复习思考

### 一、选择题

1. 胸痛并向左肩左前臂放射，最可能的诊断是

    A. 急性心包炎        B. 纵隔疾病        C. 急性胸膜炎

    D. 心绞痛        E. 食管炎

2. 肾源性水肿者，其水肿常先出现于

    A. 下肢        B. 全身        C. 眼睑

    D. 胸腔        E. 腹腔

3. 女性，24 岁，疑为风心病、二尖瓣狭窄。查体：二尖瓣面容，心尖部可触及舒张期震颤，心尖部舒张期隆隆样杂音。该病人还可能出现以下哪项体征

   A. 心包叩击音

   B. 心脏杂音于右侧卧位时听诊更清晰

   C. 叩诊心界呈梨形

   D. 第一心音减弱

   E. 有时可听到 Austin-Flint 杂音

4. 女，35 岁，持续性右上腹痛 2 天，疼痛放射至右肩部，体检有右上腹肌紧张、压痛、反跳痛，应首先考虑

   A. 急性肝炎　　　　B. 急性胆囊炎　　　　C. 急性胰腺炎

   D. 急性胃炎　　　　E. 右肾结石

5. 引起气管向患侧移位的病变是

   A. 大叶性肺炎　　　　B. 气胸　　　　C. 胸腔积液

   D. 肺不张　　　　E. 肺气肿

6. 中性粒细胞增多常见于

   A. 病毒性肝炎　　　　B. 急性化脓性阑尾炎　　　　C. 脾功能亢进

   D. 类风湿关节炎　　　　E. 再生障碍性贫血

7. 正常人尿中可出现下列哪种管型

   A. 细胞管型　　　　B. 透明管型　　　　C. 颗粒管型

   D. 蜡样管型　　　　E. 脂肪管型

8. 大便潜血试验持续阳性常见于

   A. 胃癌　　　　B. 溃疡病　　　　C. 食肉或动物血

   D. 肠结核　　　　E. 溃疡性结肠息肉

9. 下列哪项是反映肝损害的最敏感的检查指标

   A. AFP　　　　B. ALT　　　　C. AST

   D. $\gamma$-GT　　　　E. ALP

10. 慢性肾炎检测结果：Ccr 40mL/min、Cr 200μmol/L、BUN 10mmol/L，肾功能状态为

   A. 肾功能轻度受损　　　　B. 肾功能衰竭代偿期　　　　C. 尿毒症期

   D. 尿毒症前期　　　　E. 以上都不是

11. 以下哪项增高与预防冠心病的发生有密切关系

   A. HDL-C　　　　B. LDL-C　　　　C. CHO

   D. TG　　　　E. LP（α）

12. 下列哪项不是窦性 P 波的特点
    A. P 波时限 0.10s
    B. P 波电压肢导 0.25mV
    C. Ⅱ、Ⅲ、aVF 导联倒置、aVR 导联直立
    D. PR 间期 0.12s
    E. Ⅱ、Ⅲ、aVF 导联直立、aVR 导联倒置

13. 常规心电图上平均 RR 间隔 20 小格，其心率为
    A. 30 次/分　　　　　　B. 60 次/分　　　　　　C. 75 次/分
    D. 80 次/分　　　　　　E. 110 次/分

14. 病人，女，60 岁。阵发性心慌、胸闷 1 个月余，心电图检查结果是"房颤"，下列哪项不符合心房纤颤的心电图特点
    A. P 波消失，代之为 f 波
    B. f 波频率为 350~600 次/分
    C. 心室率绝对规则
    D. QRS 波群形态同窦性心律
    E. $V_1$ 导联 f 波最明显

15. 男性，32 岁，急性发病，寒战，高热，咳嗽，胸痛。查体：右下肺语颤增强，叩诊实音，呼吸音消失，X 线可见右下肺大片密度增高阴影，其可能的诊断是
    A. 肺结核　　　　　　B. 肺脓肿　　　　　　C. 肺炎球菌肺炎
    D. 肺不张　　　　　　E. 右侧胸腔积液

16. 脑梗死典型 MRI 表现
    A. T1WI 呈低信号，T2WI 呈高信号
    B. T1WI 呈低信号，T2WI 呈低信号
    C. T1WI 呈高信号，T2WI 呈高信号
    D. T1WI 呈高信号，T2WI 呈低信号
    E. T1WI、T2WI 信号正常

17. 胃镜检查的适应证，下列哪项不正确
    A. 慢性胃炎　　　　　　B. 胃癌　　　　　　C. 消化性溃疡
    D. 上消化道出血缓解期　　E. 急性心功能衰竭

二、简答题

1. 请描述心绞痛的临床特点。

2. 临床根据血红蛋白的值如何对贫血进行分度？

3. 简述典型心肌梗死病人的心电图特征及其动态演变过程。

4. X 线、CT、胃镜及超声检查的主要临床应用分别有哪些?

### 三、病例分析

1. 病史摘要:男性,25 岁,发热、咳嗽、胸痛 4 天。

病人 4 天前洗澡受凉后出现寒战,发热,体温高达 40℃,咳嗽、咳痰,痰少呈铁锈色,并伴胸痛。门诊给口服先锋霉素Ⅳ及止咳、退热剂 3 天不见好转,体温仍波动于 39℃~40℃。病后纳差,睡眠不好,大便干燥,小便量少,色黄。体重无变化。既往体健,无药物过敏史。个人及家族史无特殊。

体格检查:T 39℃,P 100 次/分,R 26 次/分,BP 110/70mmHg。发育营养好,急性病容,神清,皮肤黏膜无黄染及皮疹,浅表淋巴结未触及。咽无充血,扁桃体不大,气管居中。右侧胸廓呼吸动度减弱,右上肺语颤增强,叩诊呈浊音,听诊可闻及细湿啰音。心腹、脊柱、四肢未见异常,病理反射未引出。

实验室检查:WBC $11.2×10^9/L$,N% 92%。尿常规及粪便常规正常。胸片提示:右上肺云雾状阴影。

问题:请根据以上病史摘要写出诊断及诊断依据、鉴别诊断、进一步检查与治疗原则。

2. 女性,34 岁。1 个月前出现面色苍白伴头晕、心悸、乏力。体检:精神差,口唇、眼结膜苍白,余无异常。查血常规示:RBC $2.16×10^{12}/L$;Hb 52g/L;MCV 64.2fL;MCH 17.6pg;MCHC 25%;WBC $5.6×10^9/L$;PLT $206×10^9/L$。

问题:你考虑什么诊断?试做简要分析。

3. 男性,56 岁,清晨活动后突然发生胸骨后压榨痛向左肩放射 2 小时,含硝酸甘油无效,急诊入院。查体:心肺无异常发现,心电图Ⅱ、Ⅲ、aVF 导联 ST 段抬高 0.3mV,入院后 1 小时复查心电图Ⅱ、Ⅲ、aVF 导联 ST 段仍抬高且与 T 波形成弓背向上的单向曲线,查血清心肌酶升高。

问题:该病人的诊断及心电图特点是什么?

扫一扫,知答案

扫一扫，看课件

**模 块 二**

# 呼吸系统疾病

## 项目一　慢性支气管炎

【学习目标】

1. 掌握支气管炎的诊断。
2. 熟悉支气管炎的治疗原则。
3. 了解慢性支气管炎的临床表现。

【概要】

慢性支气管炎（chronic bronchitis）：是气管、支气管黏膜及其周围组织慢性非特异性炎症。病因目前尚不完全清楚，认为是多种因素，如有害气体和颗粒及细菌、病毒、支原体等感染长期相互作用的结果，与年龄、气候等也密切相关。

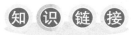

### 慢性支气管炎与大气污染

烟雾、粉尘、大气污染（如二氧化硫、二氧化氮、氯气、臭氧等）的慢性刺激，常为慢性支气管炎的诱发因素之一。接触工业刺激性粉尘和有害气体的工人，慢性支气管炎患病率远较不接触者为高，故大气污染也是本病重要诱因。

【临床表现】

（一）症状

本病起病缓慢，病程较长，反复急性发作可导致病情加重。

1. 咳嗽　晨间咳嗽多见，夜间睡眠时可有阵咳及排痰。

2. 咳痰　白色黏液性和浆液泡沫性痰多见，偶可带血。清晨起床后或体位变动时可刺激排痰。

3. 喘息或气急　喘息性支气管炎喘息明显，部分病人可能伴有支气管哮喘。伴有肺气肿时病人表现为劳累或活动后气急。

急性发作是指病人咳嗽、咳痰、喘息等症状突然加重。呼吸道感染是导致急性发作的主要原因。

（二）体征

早期无明显异常体征。急性发作期可在病人背部或双肺底部听到干、湿啰音，咳嗽后可减少或消失。合并哮喘时可闻及广泛的哮鸣音并伴呼气延长。

【实验室及其他检查】

1. X线检查　早期可无异常。反复发作后X线有肺纹理的增粗、紊乱，呈网状、条索状或斑点状阴影，双下肺野较明显。

2. 呼吸功能检查　早期可无异常。如伴有小气道阻塞，最大呼气流速-容量曲线在75%和50%肺容量时，流量可明显降低。

3. 血液检查　细菌感染时血液检查可出现白细胞总数和（或）中性粒细胞的增高。

4. 痰液检查　痰液可培养出致病菌。痰涂片可鉴别革兰阳性菌和革兰阴性菌。

【诊断及鉴别诊断】

（一）诊断

根据咳嗽、咳痰，伴喘息，每年发病时间持续3个月，连续2年或2年以上，排除其他慢性气道疾病，可诊断为慢性支气管炎。

（二）分型

可分为单纯型和喘息型。仅有咳嗽、咳痰者为单纯型，喘息型者除有咳嗽、咳痰外，尚有喘息，伴有哮鸣音。

（三）鉴别诊断

1. 咳嗽变异型哮喘　以刺激性咳嗽为特征性表现，冷空气、灰尘、油烟等容易诱发，常有家庭或个人过敏疾病史。抗生素治疗对咳嗽变异型哮喘无效，支气管激发试验阳性可鉴别。

2. 肺结核　常有低热、乏力、盗汗、消瘦等症状。痰液中找到抗酸杆菌及胸部X线检查可鉴别。

3. 支气管扩张　典型表现为反复大量咳脓痰，或反复咯血。X线胸片检查常见肺野纹理粗乱呈卷发状。高分辨螺旋 CT 检查有助于诊断。

【治疗】

（一）急性加重期的治疗

1. 控制感染　抗感染药治疗可选喹诺酮类、大环内酯类等口服，病情严重时可静脉注射给药。如能培养出致病菌，可针对药敏试验结果选用抗感染药物。

2. 镇咳祛痰　可用复方甘草合剂、复方氯化铵合剂、盐酸氨溴索等。干咳为主的可用镇咳药。

3. 平喘　有气喘症状的病人可加用解痉平喘药，如氨茶碱。长效 $\beta_2$ 激动剂加糖皮质激素吸入也可解痉平喘。

（二）缓解期治疗

1. 戒烟　向病人强调戒烟的重要性。

2. 免疫调节剂　反复呼吸道感染的病人可试用胸腺肽、卡介菌多糖核酸等。

3. 注意预防　避免有害气体的吸入，加强耐寒锻炼，增强体质，提高抗病能力。

# 项目二　慢性阻塞性肺疾病

【学习目标】

1. 掌握慢性阻塞性肺疾病的临床表现、诊断要点。

2. 熟悉慢性阻塞性肺疾病的预防措施。

3. 了解慢性阻塞性肺疾病的发病机制。

【概要】

慢性阻塞性肺疾病（chronic obstructive pulmonary disease，COPD）简称慢阻肺，是以持续气流受限为特征的可以预防和治疗的疾病，其气流受限多呈进行性发展，与气道和肺组织对香烟、烟雾等有害气体或有害颗粒的异常、慢性炎症反应有关。肺功能检查对确定气流受限有重要意义，在吸入支气管扩张剂后，第一秒用力呼气容积（$FEV_1$）/用力肺活量（FVC）（$FEV_1$/FVC）<0.70 表明存在持续气流受限。

COPD 的确切病因尚不清楚，所有与慢支和阻塞性肺气肿发生有关的因素都可能参与 COPD 的发病。各种外界致病因素在易患个体导致气道、肺实质和肺血管的慢性炎症，是 COPD 发病的关键机制。小气道慢性炎症和肺组织弹性回缩力减低是 COPD 气道阻塞和气流受限的主要产生机制。

【临床表现】

（一）症状

起病缓慢，病程较长。主要症状包括：

1. 慢性咳嗽　常为最早出现的症状，随病程发展可终身不愈，常晨间咳嗽明显，夜间有阵咳或排痰。当气道严重阻塞，通常仅有呼吸困难而不表现出咳嗽。

2. 咳痰　一般为白色黏液或浆液性泡沫痰，偶可带血丝，清晨排痰较多。急性发作期痰量增多，可有脓性痰。

3. 气短或呼吸困难　早期在较剧烈活动时出现，以后逐渐加重，以致在日常活动甚至休息时也感到气短，是慢阻肺的标志性症状。

4. 喘息和胸闷　部分病人特别是重度病人或病情急性加重时出现。

5. 其他　疲乏、消瘦、焦虑等常在慢性阻塞性肺疾病病情严重时出现，但并非慢性阻塞性肺疾病的典型表现。

（二）体征

胸廓前后径增大，肋间隙增宽，剑突下胸骨下角增宽，称为桶状胸，部分病人呼吸变浅，频率增快，严重者可有缩唇呼吸等。触诊双侧语颤减弱。肺部过清音，心浊音界缩小，肺下界和肝浊音界下降。双肺呼吸音减弱，呼气延长，部分病人可闻及湿性啰音和（或）干性啰音。

【实验室及其他检查】

1. 肺功能检查　肺功能检查是判断气流受限的主要客观指标。一秒用力呼气容积占用力肺活量百分比（$FEV_1/FVC$）是评价气流受限的一项敏感指标。一秒用力呼气容积占预计值百分比（$FEV_1$%预计值），是评估 COPD 严重程度的良好指标，其变异性较小，易于操作。吸入支气管扩张剂后 $FEV_1/FVC<70\%$ 者，可确定为不能完全可逆的气流受限。肺总量（TLC）、功能残气量（FRC）和残气量（RV）增高，肺活量（VC）降低，深吸气量（IC）降低，IC/TLC 下降，一氧化碳弥散量（DLCO）及 DLCO 与肺泡通气量（VA）比值（DLCO/VA）下降。

2. 胸部 X 线检查　COPD 早期胸片可无变化，以后可出现肺纹理增粗、紊乱等非特异性改变，也可出现肺气肿改变。X 线胸片改变对 COPD 诊断意义不大，主要作为确定肺部并发症及与其他肺疾病鉴别之用。

3. 胸部 CT 检查　CT 检查不应作为 COPD 的常规检查。高分辨率 CT 对有疑问病例的鉴别诊断有一定意义。

4. **血气检查** 确定发生低氧血症、高碳酸血症及酸碱平衡紊乱，并有助提示当前病情的严重程度。

5. **其他** 慢性阻塞性肺疾病的急性加重常因微生物感染诱发，当合并细菌感染时，血白细胞计数增高，中性粒细胞核左移；痰细菌培养可能检出病原菌；常见病原菌为肺炎链球菌、流感嗜血杆菌、卡他莫拉菌等，病程较长，而且出现肺结构损伤者，易合并铜绿假单胞菌感染，长期吸入糖皮质激素者易合并真菌感染。

【诊断及鉴别诊断】

**(一) 诊断要点**

慢性咳嗽、咳痰、进行性加重的呼吸困难及有 COPD 危险因素的接触史（即使无呼吸困难症状）。确诊需要肺功能检查，使用支气管扩张剂后 $FEV_1/FVC<70\%$ 可以确认存在不可逆的气流受阻，再根据 $FEV_1$ 下降程度进行气流受限的严重程度分级（表2-1）。

表2-1　COPD临床严重程度分级

| GOLD 分级 | 分级标准 |
|---|---|
| Ⅰ级（轻度） | $FEV_1\%\geq80\%$预计值，有或无慢性咳嗽、咳痰症状 |
| Ⅱ级（中度） | $50\%\leq FEV_1\%<80\%$预计值，有或无慢性咳嗽、咳痰症状 |
| Ⅲ级（重度） | $30\%\leq FEV_1\%<50\%$预计值，有或无慢性咳嗽、咳痰、呼吸困难症状 |
| Ⅳ级（极重度） | $FEV_1\%<30\%$预计值或$FEV_1\%<50\%$预计值，伴有呼吸衰竭 |

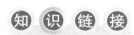

咳嗽是呼吸系统的防御功能之一，COPD 病人痰液较黏稠，加之咳嗽机制受损、最大呼气流速下降、纤毛活动受损，因此更应教会病人正确的咳嗽方法，以促进痰液排出，减少感染的机会。第一步，先进行深吸气，以达到必要吸气容量。第二步，吸气后要有短暂闭气，以使气体在肺内得到最大分布，同时气管到肺泡的驱动压尽可能保持持久。第三步，当气体分布达到最大范围后闭气，以进一步增强气道中的压力。第四步，通过增加腹内压来增加肺内压，使呼气时产生高速气流。第五步，当肺泡内压力明显增加时，突然将声门打开，即可形成由肺内冲出的高速气流，促使痰液移动，随咳嗽排出体外。

**(二) 鉴别诊断**

1. **哮喘** 慢阻肺多为中年发病，症状缓慢进展，多有长期吸烟史。哮喘多为早年（如儿童期）发病，每日症状变化快，夜间和清晨症状明显，也可有过敏史、鼻炎和

（或）湿疹，可有哮喘家族史。大多数哮喘病人的气流受限具有显著的可逆性，合理使用吸入糖皮质激素等药物常能有效控制病情，是其与慢阻肺相鉴别的一个关键特征。但是，部分哮喘病人随着病程延长，可出现较明显的气道重塑，导致气流受限的可逆性明显减小，此时临床很难与慢阻肺相鉴别。慢阻肺和哮喘亦可同时存在于同一位病人。

2. 其他引起慢性咳嗽、咳痰症状的疾病　如支气管扩张、肺结核、肺癌、特发性肺纤维化等。

3. 其他引起劳力性气促的疾病　如冠心病、高血压性心脏病、心脏瓣膜疾病等。具体见模块三。

4. 其他原因所致的呼吸气腔扩大　肺气肿是一病理诊断名词。呼吸气腔均匀规则扩大而不伴有肺泡壁的破坏时，虽不符合肺气肿的严格定义，但临床上也常习惯称为肺气肿，如代偿性肺气肿、老年性肺气肿。临床表现可以出现劳力性呼吸困难和肺气肿体征，要综合分析临床资料以进行鉴别。

【治疗】

（一）稳定期治疗

1. 非药物治疗　戒烟、运动或肺康复训练，接种流感疫苗与肺炎疫苗。

2. 康复治疗　如理疗、高压负离子氧疗等对 COPD 病人肺功能的康复有利。

3. 心理调适　良好的心情将有利于病人积极面对疾病、增加治疗的顺从性，并有利于建立良好的人际关系，这将更有利于疾病的恢复。

4. 饮食调节　多吃水果和蔬菜，可以吃肉、鱼、鸡蛋、牛奶、豆类、荞麦。吃饭时少说话，呼吸费力吃得慢些。胖的要减肥，瘦的要加强营养，少食多餐。

5. 长期家庭氧疗　如有呼吸衰竭建议长期低流量吸氧，每天超过 15 小时。

6. 药物治疗　吸入治疗为首选，教育病人正确使用各种吸入器，向病人解释治疗的目的和效果，有助于病人坚持治疗。

（1）支气管扩张剂　临床常用有三类：$\beta_2$ 受体激动剂、胆碱能受体阻断剂和甲基黄嘌呤，联合应用有协同作用。

（2）吸入糖皮质激素　有反复病情恶化史和严重气道阻塞，$FEV_1 < 50\%$ 预计值的病人可吸入糖皮质激素。

（3）祛痰和镇咳祛痰剂　仅用于痰黏难咳者，不推荐规则使用。镇咳药可能不利于痰液引流，应慎用。

（4）抗氧化剂应用　如 N-乙酰半胱氨酸、羧甲司坦等可稀化痰液，使痰液容易咳出，并降低疾病反复加重的频率。

（二）急性加重期治疗

1. **吸氧目标**　维持血氧饱和度达 88%～92%。

2. **抗生素**　当病人呼吸困难加重，咳嗽伴痰量增加、有脓性痰时，应根据病人所在地常见病原菌及其药物敏感情况积极选用抗生素治疗。

3. **支气管扩张剂**　吸入短效的支气管扩张剂，如异丙托溴铵、沙丁胺醇。

4. **全身糖皮质激素**　2014 年慢性阻塞性肺病全球倡议（GOLD）指南更新版推荐甲强龙，连续用药 5 天。

5. **其他治疗措施**　合理补充液体和电解质以保持身体、水电解质平衡；注意补充营养；积极排痰治疗；积极处理伴随疾病（如冠心病、糖尿病等）及并发症（如自发性气胸、休克、弥漫性内凝血、上消化道出血、肾功能不全等）。

（三）外科治疗

COPD 主要依赖内科方法进行治疗，外科方法只适用少数有特殊指征的病人，手术方式包括：肺大疱切除术和肺减容术。

【预防】

1. **戒烟和减少职业吸入**　吸烟是导致 COPD 的主要危险因素，因此阻止 COPD 发生和进展的关键措施是戒烟。减少职业性粉尘和化学物质吸入，对于从事接触职业粉尘的人群，如煤矿、金属矿、棉纺织业、化工行业及某些机械加工行业的工作人员应进行好劳动保护。

2. **防治呼吸道感染**　积极预防和治疗上呼吸道感染。秋冬季节注射流感疫苗；避免到人群密集的地方；保持居室空气新鲜；发生上呼吸道感染应积极治疗。

3. **加强锻炼**　如散步、慢跑、游泳、爬楼梯、爬山、打太极拳、跳舞、双手举重物并在上举时呼气等。

4. **呼吸功能锻炼**　COPD 病人治疗中一个重要的目标是保持良好的肺功能，只有保持良好的肺功能才能使病人有较好的活动能力和良好的生活质量。因此，呼吸功能锻炼非常重要。病人可通过做呼吸瑜伽、呼吸操、深慢腹式阻力呼吸功能锻炼（可借助于肺得康）、唱歌、吹口哨、吹笛子等进行肺功能锻炼。

5. **耐寒能力锻炼**　耐寒能力的降低可以导致 COPD 病人出现反复的上呼吸道感染，因此耐寒能力对于 COPD 病人显得同样很重要。病人可采取从夏天开始用冷水洗脸，每天坚持户外活动等方式锻炼耐寒能力。

# 项目三  慢性肺源性心脏病

【学习目标】

1. 掌握慢性肺源性心脏病的临床表现、诊断要点。
2. 熟悉慢性肺源性心脏病的辅助检查。
3. 了解慢性肺源性心脏病的治疗原则。

【概要】

慢性肺源性心脏病（chronic pulmonary heart disease）：简称肺心病，是由慢性支气管肺疾病、胸廓疾病或肺血管疾病引起肺循环阻力增加、肺动脉高压，进而引起右心室肥厚、扩大，甚至发生右心衰竭的心脏病。由先天性心脏病和左心疾病引起的右心室肥厚、扩大或右心衰竭不属于肺心病。

本病是我国的常见病、多发病。病人年龄多在 40 岁以上，患病率随着年龄增长而增高。急性发作以冬、春季多见，急性呼吸道感染为常见急性发作的诱因。

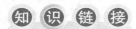

### 肺血管构型重建

慢性缺氧性肺动脉高压可出现肺部血管的结构改变，主要见于肺动脉内膜增厚，内膜弹力纤维增多，内膜下出现纵行肌束，弹力纤维和胶原纤维基质增多，使血管变硬，阻力增加；中膜平滑肌细胞增生、肥大，导致中膜肥厚；小于 60μm 的无肌层肺小动脉出现明显的肌层。

【临床表现】

本病为长期慢性经过，逐步出现肺、心功能衰竭以及其他器官损害的征象。按其功能的代偿期与失代偿期进行分述。

**（一）肺、心功能代偿期（包括缓解期）**

本期主要临床表现为慢性阻塞性肺气肿，可见咳嗽、咳痰、喘息，活动后感心悸、气短、乏力和劳动耐力下降。

有明显肺气肿体征，可见颈静脉充盈，桶状胸，呼吸运动减弱，语音震颤减弱，呼吸音减低，呼气延长，肺底听到哮鸣音及湿啰音，心浊音界缩小，心音遥远，肝浊音界下降，肝大伴压痛，肝-颈静脉回流征阳性，水肿和腹腔积液等，常见下肢水肿，午后明显，次晨消失。肺动脉瓣区可有第二心音亢进，提示肺动脉高压。三尖瓣区出现收缩期杂音或剑突下示心脏搏动，提示有右心室肥大。膈下降，使肝上界及下缘明显下移，应与右心衰竭的肝淤血征相鉴别。

**（二）肺、心功能失代偿期（包括急性加重期）**

本期临床主要表现以呼吸衰竭为主，或有心力衰竭。

1. **呼吸衰竭** 常见诱因为急性呼吸道感染，多为通气障碍型呼吸衰竭（Ⅱ型呼吸衰竭），低氧血症与高碳酸血症同时存在。

低氧血症表现为：胸闷、心慌、气短、头痛、乏力及腹胀等。当动脉血氧饱和度低于90%时，出现明显发绀。缺氧严重者出现躁动不安、昏迷或抽搐，此时忌用镇静或催眠药，以免加重二氧化碳潴留，发生肺性脑病。

高碳酸血症表现为：皮肤温湿多汗、浅表静脉扩张、球结膜充血水肿、瞳孔缩小，甚至眼球突出、两手扑翼样震颤、头昏、头痛、嗜睡及昏迷。这是因二氧化碳潴留引起血管扩张、毛细血管通透性增加的结果。当严重呼吸衰竭伴有精神神经障碍，排除其他原因引起者，称为肺性脑病。

2. **心力衰竭** 肺心病在功能代偿期只有肺动脉高压及右室肥厚等征象，而无心力衰竭表现。失代偿期出现右心衰竭、心慌、气短、颈静脉怒张、肝大、下肢水肿，甚至全身水肿及腹腔积液，少数病人还可伴有左心衰竭，也可出现心律失常。

**【实验室及其他检查】**

**（一）动脉血气分析**

肺心病肺功能代偿期可出现低氧血症或合并高碳酸血症。当 $PaO_2 < 8.0kPa$（60mmHg）、$PaCO_2 > 6.7kPa$（50mmHg），多见于慢性阻塞性肺病所致者。

**（二）血液检查**

缺氧的肺心病病人，红细胞及血红蛋白可升高，血细胞比容高达50%以上。合并感染时，白细胞总数增高，中性粒细胞增加，出现核左移现象。血清学检查可有肾功能或肝功能改变，也可出现高钾、低钠、低氯、低钙、低镁等改变。

**（三）X线检查**

除肺、胸基础疾病及急性肺部感染的特征外，尚可有肺动脉高压征：

1. 右下肺动脉干扩张，其横径≥15mm，其横径与气管横径之比值≥1.07。

2. 肺动脉段突出或其高度≥3mm。

3. 中心肺动脉扩张和外周分支纤细，两者形成鲜明对比。

4. 圆锥部显著突出（右前斜位 45°）或锥高 ≥7mm。

5. 右心室肥大征。

以上 5 项标准，具有 1 项即可诊断肺心病。

**（四）心电图检查**

为右心房、室肥大的改变，如电轴右偏，额面平均电轴 ≥ +90°，重度顺钟向转位（$V_5$ 导联 R/S≤1），$R_{V_1}+S_{V_5}≥1.05mV$，aVR 呈 QR 型及肺型 P 波。也可见右束支传导阻滞及低电压图形，可作为诊断肺心病的参考条件。在 $V_1$、$V_2$ 甚至延至 $V_3$，出现酷似陈旧性心肌梗死图形的 QS 波。

**（五）超声心动图检查**

测定右心室流出道内径 ≥30mm，右心室内径 ≥20mm，右心室前壁的厚度 ≥5mm，左、右心室内径的比值<2.0，右肺动脉内径或肺动脉干及右心房肥大等指标，以诊断肺心病。

**（六）其他**

肺功能检查对早期或缓解期肺心病有意义。痰细菌学检查对急性加重期肺心病可以指导抗感染药物的选用。

【诊断及鉴别诊断】

**（一）诊断要点**

根据病人有严重的 COPD 或其他胸肺疾病，并有 $P_2>A_2$、剑突下心音增强、颈静脉怒张、肝大及压痛、肝-颈静脉回流征阳性、下肢水肿及体静脉压升高等肺动脉高压、右心室增大或右心功能不全的表现，结合心电图、X 线胸片、超声心动图、心电向量图有肺动脉高压和右心室肥厚、扩大的征象，可以作为诊断。

**（二）鉴别诊断**

1. 冠状动脉粥样硬化性心脏病　冠心病病人多有心绞痛或心肌梗死病史，心脏增大主要为左心室大，心尖区可闻及收缩期杂音。X 线检查显示心左缘向左下扩大。心电图显示缺血型 ST 或出现异常 Q 波。值得注意的是，由于肺心病和冠心病多发生于老年人，两者伴发存在于同一病人临床并不少见，使诊断和鉴别诊断十分困难。应详细询问病史，认真进行体格检查。结合有关的心、肺功能检查，加以鉴别。

2. 原发性心肌病　原发性心肌病多见于中青年，无明显慢性呼吸道疾病史，无明显肺气肿体征，无突出的肺动脉高压征，心电图无明显顺时钟向转位及电轴右偏，而以心肌广泛损害多见。心脏大多呈普遍性增大。超声心动图检查可见各心室腔明显增大，室间隔和左室后壁运动幅度减低，可进行鉴别。

【治疗】

除治疗肺部基础疾病，改善肺心功能外，还须维护各系统器官的功能，采取措施予以救治。控制感染，通畅呼吸道，改善呼吸功能，纠正缺氧和二氧化碳潴留，纠正呼吸和心力衰竭。

**（一）积极控制肺部感染**

肺部感染是肺心病急性加重常见的原因。在应用抗生素之前进行痰培养及药物敏感实验，找到感染病原菌作为选用抗生素的依据。以 10~14 天为 1 个疗程，但主要根据病人情况而定。

**（二）通畅呼吸道**

为改善通气功能，应清除口咽部分泌物，防止胃内容物反流至气管，经常变换体位，鼓励用力咳嗽以利排痰。同时也可应用扩张支气管改善通气的药物。

1. 支气管舒张药　①选择性 $\beta_2$ 受体兴奋药。②茶碱类药物。

2. 消除气道非特异性炎症　常用泼尼松，吸入药物有倍氯米松（必可酮）。皮质激素类药物的剂量因人而异，不宜过大，以免引起不良后果。

**（三）纠正缺氧和二氧化碳潴留**

1. 氧疗　Ⅰ型呼衰的氧疗：应给予高流量吸氧（>35%），使 $PaO_2$ 提高到 8.0kPa（60mmHg）或 $SaO_2$ 达 90% 以上。吸高浓度氧时间不宜过长，以免发生氧中毒。

Ⅱ型呼衰的氧疗：应予以低流量持续吸氧。氧疗可采用双腔鼻管、鼻导管或面罩进行吸氧，以 1~2L/min 的氧流量吸入。

2. 呼吸兴奋药　呼吸兴奋药包括尼可刹米（可拉明）、洛贝林、多沙普仑等。

3. 机械通气　严重呼衰病人，应及早进行机械通气。

**（四）纠正酸碱失衡和电解质紊乱**

肺心病急性加重期容易出现酸碱失衡和电解质紊乱，常见呼吸性酸中毒、呼吸性酸中毒合并代谢性酸中毒或代谢性碱中毒。

**（五）降低肺动脉压**

氧疗是治疗肺动脉高压的措施之一。肺动脉高压靶向药物治疗应根据肺动脉高压类型而定。

**（六）控制心力衰竭**

肺心病病人通常在积极控制感染、改善呼吸功能后心力衰竭便能得到改善。但对治疗后无效或较重病人，可适当选用利尿药、正性肌力药。

1. 利尿药　消除水肿，减少血容量和减轻右心负荷。应用原则是少量顿服。

2. 正性肌力药　用药前纠正缺氧，防治低钾血症，以免发生洋地黄药物毒性反应。

### (七) 脑水肿

1. 脱水药　选用20%甘露醇快速静脉滴注，1~2次/天。用药期间密切注意血、电解质改变。

2. 皮质激素　必须与有效抗生素及保护胃黏膜药物等配合使用，以免发生呼吸道感染恶化和诱发上消化道出血。大多采用地塞米松、氨茶碱及尼可刹米加于5%葡萄糖液中静脉滴注，视病情轻重，每天给予1~3剂，待肺性脑病症状缓解、脑水肿减轻后，可减量而至停用。

### (八) 加强护理

严密观察病情变化，宜加强心肺功能的监护。翻身、拍背排除呼吸道分泌物是改善通气功能的一项有效措施。

【预防】

由于慢性肺心病是各种原发肺、胸疾病发展至晚期的并发症，病变已很难逆转，故进行好预防工作对于降低肺心病死亡率非常重要。主要是积极防治引起本病的COPD等慢性支气管肺疾病。

# 项目四　支气管哮喘

【学习目标】

1. 掌握支气管哮喘的诊断要点。
2. 熟悉支气管哮喘的临床表现。
3. 了解支气管哮喘的治疗原则。

【概要】

支气管哮喘（bronchial asthma）：简称哮喘，是一种常见病、多发病。主要症状是发作性的喘息、气急、胸闷、咳嗽。支气管哮喘是由多种细胞（嗜酸性粒细胞、肥大细胞、T淋巴细胞、中性粒细胞、气道上皮细胞等）和细胞组分参与的气道慢性炎症性疾病，这种慢性炎症与气道高反应性相关，通常出现广泛而多变的可逆性气流受限，导致反复发作的喘息、气促、胸闷和（或）咳嗽等症状，多在夜间和（或）清晨发作、加剧，多数病人可自行缓解或经治疗缓解。

哮喘的发病机制目前还不完全清楚，包括变态反应、气道慢性炎症、气道高反应性、气道神经调节失常、遗传机制、呼吸道病毒感染、神经信号转导机制和气道重构及其相互作用等。

【临床表现】

（一）临床分期

根据临床表现哮喘可分为急性发作期、慢性持续期和临床缓解期。

1. 急性发作期 咳嗽、气喘和呼吸困难症状明显，其持续时间和严重程度不一，多数需要应用平喘药物治疗。

2. 慢性持续期 是指每周均不同频度和（或）不同程度地出现症状（喘息、气急、胸闷、咳嗽等）。

3. 临床缓解期 是指经过治疗或未经治疗症状、体征消失，肺功能恢复到急性发作前水平，并维持3个月以上。

（二）症状和体征

哮喘病人的常见症状是发作性的喘息、气急、胸闷或咳嗽等症状，少数病人还可能以胸痛为主要表现，这些症状经常在病人接触烟雾、香水、油漆、灰尘、宠物、花粉等刺激性气体或变应原之后发作，夜间和（或）清晨症状也容易发生或加剧。很多病人在哮喘发作时自己可闻及喘鸣音。症状通常是发作性的，多数病人可自行缓解或经治疗缓解。

【实验室及其他检查】

1. 血液常规检查 部分病人发作时可有嗜酸性粒细胞增高，但多数不明显，如并发感染可有白细胞数增高，分类嗜中性粒细胞比例增高。

2. 痰液检查涂片 可见较多嗜酸性粒细胞，如合并呼吸道细菌感染，痰涂片革兰染色、细胞培养及药物敏感试验有助于病原菌的诊断及指导治疗。

3. 肺功能检查 缓解期肺通气功能多数在正常范围。在哮喘发作时，由于呼气流速受限，表现为第一秒用力呼气量（$FEV_1$）、一秒率（$FEV_1/FVC$）、最大呼气中期流速（MMER）、呼出50%与75%肺活量时的最大呼气流量（MEF50%与MEF75%）以及呼气峰值流量（PEFR）均减少。可有用力肺活量减少、残气量增加、功能残气量和肺总量增加，残气占肺总量百分比增高。经过治疗后可逐渐恢复。

4. 血气分析 哮喘严重发作时可有缺氧，$PaO_2$和$SaO_2$降低，由于过度通气可使$PaCO_2$下降，pH值上升，表现为呼吸性碱中毒。如重症哮喘，病情进一步发展，气道阻塞严重，可有缺氧及$CO_2$潴留，$PaCO_2$上升，表现呼吸性酸中毒。如缺氧明显，可合并代谢性酸中毒。

5. **胸部 X 线检查** 早期在哮喘发作时可见两肺透亮度增加，呈过度充气状态，在缓解期多无明显异常。如并发呼吸道感染，可见肺纹理增加及炎症性浸润阴影。同时要注意肺不张、气胸或纵隔气肿等并发症的存在。

6. **特异性过敏源的检测** 哮喘病人大多伴有过敏体质，对众多的变应原和刺激物敏感。测定变应性指标结合病史有助于对病人的病因诊断和脱离致敏因素的接触。但应防止发生过敏反应。

【诊断及鉴别诊断】

**（一）诊断要点**

1. 反复发作喘息、气急、胸闷或咳嗽，多与接触变应原、冷空气、物理及化学性刺激，以及病毒性上呼吸道感染、运动等有关。

2. 发作时在双肺可闻及散在或弥漫性，以呼气相为主的哮鸣音，呼气相延长。

3. 上述症状和体征可经治疗缓解或自行缓解。

4. 除外其他疾病所引起的喘息、气急、胸闷和咳嗽。

5. 临床表现不典型者（如无明显喘息或体征），应至少具备以下 1 项肺功能试验阳性：①支气管激发试验或运动激发试验阳性。②支气管舒张试验阳性 $FEV_1$ 增加 $\geqslant 12\%$，且 $FEV_1$ 增加绝对值 $\geqslant 200mL$。③呼气流量峰值（PEF）日内（或 2 周）变异率 $\geqslant 20\%$。

符合 1~4 条或 4、5 条者，可以诊断为哮喘。

**（二）不典型哮喘的诊断**

"咳嗽变异性哮喘 CVA"，以顽固性咳嗽为唯一的临床表现，无喘息症状，故临床上易被误诊为"支气管炎"等疾病。

1. **病史** 咳嗽和胸闷症状常呈季节性，部分病人患有其他变态反应疾病（如过敏性鼻炎等）或有家族过敏史。

2. **肺功能试验** 气道反应性测定、支气管激发试验或支气管舒张试验有助于不典型哮喘等诊断。

3. **试验性治疗** 原先经积极的抗感染和镇咳治疗无效，给予平喘和抗过敏治疗后咳嗽和胸闷症状明显缓解，也有助于 CVA 的诊断。

**（三）鉴别诊断**

1. **慢性阻塞性肺疾病** 该疾病多见于具有长期吸烟史及（或）环境职业污染接触史者，中老年男性居多。其特征为气流受限不完全可逆（不同于哮喘，哮喘是可逆性气流受限），呈进行性发展。确诊需要肺功能检查：吸入支气管舒张剂后，$FEV_1/FVC < 70\%$。

2. **心源性哮喘** 常见于有器质性心脏病基础的老年病人发生急性左心功能衰竭时。咳出粉红色泡沫状痰液。胸部 X 线检查和心脏超声检查可发现心脏增大、左心室射血分数降低等。

3. **大气道肿瘤或异物** 病人可能出现呼吸困难、喘鸣音等，但是对支气管扩张剂的反应差，胸部 CT、肺功能检查、气管镜检查等可提供相关诊断依据。

【治疗】

哮喘防治基本临床策略：

1. 长期抗炎治疗是基础的治疗，首选吸入激素。

2. 应急缓解症状的首选药物是吸入 $\beta_2$ 激动剂。

3. 规律吸入激素后病情控制不理想者，宜加用吸入长效 $\beta_2$ 激动剂，或缓释茶碱，或白三烯调节剂（联合用药）；亦可考虑增加吸入激素量。

4. 重症哮喘病人，经过上述治疗仍长期反复发作时，可考虑进行强化治疗，即按照严重哮喘发作处理（给予大剂量激素等治疗），待症状完全控制、肺功能恢复到最佳水平和 PEF 波动率正常 2~4 天后，逐减少激素用量。部分病人经过强化治疗阶段后病情控制理想。

【预防】

支气管哮喘的预防分 3 级：

1. **一级预防** 通过去除周围环境中的各种致喘因子而达到预防哮喘的目的。

2. **二级预防** 在哮喘病人无临床症状时给予早期诊断和治疗，防止其病情的发展。

3. **三级预防** 积极控制哮喘症状，防止其病情恶化，减少并发症，改善哮喘病人的预后。

# 项目五 肺 炎

【学习目标】

1. 掌握肺炎的诊断。

2. 熟悉肺炎的临床表现。

3. 了解肺炎的治疗原则。

【概要】

肺炎（pneumonia）是指终末气道、肺泡和肺间质的炎症，可由病原微生物、理化因素、免疫损伤、过敏及药物所致。细菌性肺炎是最常见的肺炎，也是最常见的感染性疾病之一。其中由肺炎球菌引起的肺炎最为多见。

【临床表现】

多数起病急骤，常有受凉淋雨、劳累、病毒感染等诱因，约 1/3 病人患病前有上呼吸道感染。病程 7~10 天。

1. 症状　细菌性肺炎的症状可轻可重，决定于病原体和宿主的状态。常见症状为咳嗽、咳痰，或原有呼吸道症状加重，并出现脓性痰或血痰，伴或不伴胸痛。病变范围大者可有呼吸困难、呼吸窘迫。大多数病人有发热。

2. 体征　早期肺部体征无明显异常，重症者可有呼吸频率增快、鼻翼扇动、发绀。肺实变时有典型的体征，如叩诊浊音、语颤增强和支气管呼吸音等，也可闻及湿性啰音。并发胸腔积液者，患侧胸部叩诊浊音，语颤减弱，呼吸音减弱。

知 识 链 接

院内感染性肺炎

院内感染性肺炎（HAP）：又称为医院肺炎，指病人入院时不存在也不处于感染潜伏期，而是于入院 48 小时后在医院内发生的肺炎。最常见的病原菌是革兰染色阴性菌。住院病患有很多造成肺炎的危险因子，包括呼吸器使用、长期营养不良、潜在心肺疾病、胃酸缺乏及免疫疾病等。

【实验室及其他检查】

1. 血常规检查　最常用的检查手段，白细胞总数超过 $10×10^9$/L，中性粒细胞百分比超过 70%，这是细菌性肺炎常见的血象改变。

2. 动脉血分气析　可出现动脉血氧分压下降、二氧化碳分压下降，但合并慢性阻塞性肺疾病时，因肺泡换气不良可出现二氧化碳分压升高。

3. X 线胸片检查　是诊断肺炎的重要手段。

4. 痰培养或血培养　有可能真正找出致病菌。可以有针对性地采用对病原体敏感的药物进行治疗。

5. 胸部 CT 检查　如果病人在同一部位反复发生肺炎或 X 线胸片上有其他可疑的病变，而一般检查难以明确诊断时，就需要进行胸部 CT 检查或其他更进一步的检查。

【诊断及鉴别诊断】

（一）诊断要点

对于肺炎的诊断，胸部 X 线提示肺部出现浸润现象是诊断肺炎的黄金标准，支持性的诊断方法则是将病患的痰液或血液进行微生物培养。

临床可根据各种肺炎的临床和放射学特征估计可能的病原体（表2-2）。

表2-2　常见肺炎的症状、体征和 X 线特征

| 病原体 | 病史、症状和体征 | X 线征象 |
| --- | --- | --- |
| 肺炎链球菌 | 起病急、寒战、高热、咳铁锈色痰、胸痛、肺实变体征 | 肺叶或肺段实变，无空洞，可伴胸腔积液 |
| 金黄色葡萄球菌 | 起病急、寒战、高热、脓血痰、气急、毒血症症状、休克 | 肺叶或小叶浸润，早期空洞，脓胸，可见液气囊腔 |
| 肺炎克雷伯杆菌 | 起病急、寒战、高热、全身衰竭、咳砖红色胶冻状痰 | 肺叶或肺段实变，蜂窝状脓肿，叶间隙下坠 |
| 铜绿假单胞菌 | 毒血症症状明显，脓痰，可呈蓝绿色 | 弥漫性支气管炎，早期肺脓肿 |
| 大肠埃希菌 | 原有慢性病，发热、脓痰、呼吸困难 | 支气管炎，脓胸 |
| 流感嗜血杆菌 | 高热、呼吸困难、衰竭 | 支气管肺炎、肺叶实变、无空洞 |
| 厌氧菌 | 吸入病史，高热、腥臭痰、毒血症症状明显 | 支气管肺炎、脓胸、脓气胸、多发性肺脓肿 |
| 军团菌 | 高热、肌痛、相对缓脉 | 下叶斑片浸润，进展迅速，无空洞 |
| 支原体 | 起病缓，可小流行，乏力、肌痛、头痛 | 下叶间质性支气管肺炎，3~4 周可自行消散 |
| 念珠菌 | 慢性病史，畏寒、高热、黏痰 | 双下肺纹理增多，支气管肺炎或大片浸润，可有空洞 |
| 曲霉 | 免疫抑制宿主，发热、干咳或棕黄色痰、胸痛、咯血、喘息 | 以胸膜为基底的楔形影、结节或团块影，内有空洞；有晕轮征和新月体征 |

（二）鉴别诊断

1. 肺结核　多有全身中毒症状，如午后低热、盗汗、疲乏无力、体重减轻、失眠、心悸等。X 线胸片见病变多在肺尖或锁骨上下，密度不匀，消散缓慢，且可形成空洞或肺内播散。痰中可找到结核杆菌。一般抗感染药物治疗无效。

2. 肺癌　多无急性感染中毒症状，有时痰中带血丝。血白细胞计数不高，若痰中发现癌细胞可以确诊。对有吸烟史及年龄较大的病人，更需加以注意，必要时进一步做 CT、MRI、纤维支气管镜和痰脱落细胞等检查，以免贻误诊断。

3. 肺血栓栓塞症　多有静脉血栓的危险因素，如血栓性静脉炎、心肺疾病、创伤、手术和肿瘤等病史，可发生咯血、晕厥，呼吸困难较明显。X 线胸片示区域性肺血管纹理减少，有时可见尖端指向肺门的楔形阴影。动脉血气分析常见低氧血症及低碳酸血症。D-二聚体、CT 肺动脉造影、放射性核素肺通气/灌注扫描和 MRI 等检查可帮助鉴别。

4. 非感染性肺部浸润　排除非感染性肺部疾病，如间质性肺炎、肺水肿、肺不张和肺血管炎等。

【治疗】

1. 一般治疗　注意加强护理和休息。保持呼吸道通畅，经常翻身更换体位。烦躁不安可加重缺氧，故可给适量的镇静药物。供给热量丰富并含有丰富维生素、易于消化吸收的食物及充足水分。

2. 抗感染治疗　包括经验性治疗和抗病原体治疗。前者主要根据本地区、本单位的肺炎病原体流行病学资料，选择可能覆盖病原体的抗生素；后者则根据病原学的培养结果或肺组织标本的培养或病理结果以及药物敏感试验结果，选择体外试验敏感的抗生素。此外，还应该根据病人的年龄、有无基础疾病、是否有误吸、住普通病房还是重症监护病房、住院时间长短和肺炎的严重程度等，选择抗生素和给药途径。

青壮年和无基础疾病的社区获得性感染（CAP）病人，常用青霉素类、第一代头孢菌素等。对耐药肺炎链球菌可使用呼吸喹诺酮类药物（莫西沙星、吉米沙星和左氧氟沙星）。老年人、有基础疾病或住院的 CAP 病人，常用呼吸氟喹诺酮类药物，第二、三代头孢菌素，β 内酰胺类/β 内酰胺酶抑制剂或厄他培南，可联合大环内酯类药物。医院内感染常用第二、三代头孢菌类，β 内酰胺类/β 内酰胺酶抑制剂，喹诺酮类或碳青霉烯类药物。

抗生素治疗应尽早进行，一旦怀疑为肺炎应马上给予首剂抗生素，越早治疗预后越好。病情稳定后可从静脉途径转为口服治疗。抗生素疗程 7~10 天或更长时间。

【预防】

有多种方式可以预防肺炎。适当地治疗潜伏期疾病（如艾滋病）能够降低患肺炎的危险。戒烟也很重要，不仅仅是因为戒烟能减少肺部损伤，而且因为吸烟会影响身体对肺炎的自然抵抗能力。

对于儿童和成人，注射疫苗是一种非常重要的预防方式。

# 项目六　肺结核

【学习目标】

1. 掌握肺结核的临床表现、诊断要点。
2. 熟悉肺结核的辅助检查、治疗原则。
3. 了解肺结核的预防、传染源及途径。

【概要】

肺结核是由结核分枝杆菌引发的肺部感染性疾病，是严重威胁人类健康的疾病。结核分枝杆菌（简称结核菌，下同）的传染源主要是排菌的肺结核病人，通过呼吸道传播。健康人感染结核菌并不一定发病，只有在机体免疫力下降时才发病。世界卫生组织统计表明，全世界每年发生结核病人数为 800 万~1000 万，每年约有 300 万人死于结核病，是造成死亡人数最多的单一传染病。我国是世界上结核疫情最严重的国家之一。

结核病在人群中的传染源主要是结核病病人，即痰直接涂片阳性者，主要通过咳嗽、喷嚏、大笑、大声谈话等方式把含有结核分枝杆菌的微滴排到空气中而传播。飞沫传播是肺结核最重要的传播途径，经消化道和皮肤等其他途径传播现已罕见。传染性的大小除取决于病人排出结核分枝杆菌量的多少外，还与空间含结核分枝杆菌微滴的密度及通风情况、接触的密切程度和时间长短，以及个体免疫力的状况有关。通风换气，减少空间微滴的密度是减少肺结核传播的有效措施。当然，减少空间微滴数量最根本的方法是治愈结核病病人。影响机体对结核分枝杆菌自然抵抗力的因素除遗传因素外，还包括生活贫困、居住拥挤、营养不良等社会因素。婴幼儿细胞免疫系统不完善，老年人、HIV 感染者、免疫抑制剂使用者、慢性疾病病人等免疫力低下，都是结核病的易感人群。

【临床表现】

（一）肺结核的临床类型

1. 原发型肺结核（Ⅰ型）　肺内渗出病变、淋巴管炎和肺门淋巴结肿大呈哑铃状改变的原发综合征，儿童多见，或仅表现为肺门和纵隔淋巴结肿大。

2. 血行播散型肺结核（Ⅱ型）　包括急性粟粒型肺结核和慢性或亚急性血行播散型肺结核两型。

（1）急性粟粒型肺结核　两肺散在的粟粒大小的阴影，大小一致、密度相等、分布均匀的粟粒状阴影，随病期进展可互相融合。

（2）慢性或亚急性血行播散型肺结核　两肺出现大小不一，新旧病变不同，分布不均匀，边缘模糊或锐利的结节和索条状阴影。

3. 继发型肺结核（Ⅲ型）　本型中包括以增殖为主、浸润为主、干酪病变为主或空洞为主的多种改变。

（1）浸润型肺结核　X 线常为云絮状或小片状浸润阴影，边缘模糊（渗出性）或结节、索条状（增殖性）病变，大片实变或球形病变（干酪性，可见空洞）或钙化。

（2）慢性纤维空洞型肺结核 多在两肺上部，亦为单侧，大量纤维增生，其中空洞形成，呈破棉絮状，肺组织收缩，肺门上提，肺门影呈"垂柳样"改变，胸膜肥厚，胸廓塌陷，局部代偿性肺气肿。

4. 结核性胸膜炎（Ⅳ型） 病侧胸腔积液，小量为肋膈角变浅，中等量以上积液为致密阴影，上缘呈弧形。

5. 其他 肺外结核。

（二）症状

1. 呼吸系统症状 咳嗽、咳痰2周以上或痰中带血是肺结核的常见可疑症状。咳嗽较轻，干咳或少量黏液痰。有空洞形成时，痰量增多，若合并其他细菌感染，痰可呈脓性。若合并支气管结核，表现为刺激性咳嗽。约1/3的病人有咯血，多数病人为少量咯血，少数为大咯血。结核病灶累及胸膜时可表现胸痛，为胸膜性胸痛，随呼吸运动和咳嗽加重。呼吸困难多见于干酪样肺炎和大量胸腔积液病人。

2. 全身症状 发热为最常见症状，多为长期午后潮热，即下午或傍晚开始体温升高，翌晨降至正常。部分病人有倦怠乏力、盗汗、食欲减退和体重减轻等。育龄女性病人可以有月经不调。

（三）体征

肺部体征依病情轻重、病变范围不同而有差异，早期、小范围的结核不易查到阳性体征，病变范围较广者叩诊呈浊音，语颤增强，肺泡呼吸音低和湿啰音。晚期结核形成纤维化，局部收缩使胸膜塌陷和纵隔移位。在结核性胸膜炎者早期有胸膜摩擦音，形成大量胸腔积液时，胸壁饱满，叩诊音浊实，语颤和呼吸音减低或消失。

【实验室及其他检查】

1. 白细胞计数 正常或轻度增高。

2. 血沉 增快。

3. 痰结核菌 采用涂片、集菌方法，抗酸染色检出阳性有诊断意义。

4. 结核菌素试验 旧结核菌素（OT）或纯化蛋白衍生物（PPD）皮试，强阳性者有助诊断。特异性抗体测定酶联吸附试验，血中抗PPD-IgG阳性对诊断有参考价值。

5. 胸腔积液检查 腺苷脱氨酶（ADA）含量增高有助于诊断，与癌性胸腔积液鉴别时有意义。

6. 影像学检查 胸部X线检查为诊断肺结核的必备手段，可判断肺结核的部位、范围、病变性质、病变进展、治疗反应，是判定疗效的重要方法。

【诊断及鉴别诊断】

（一）病史和临床表现

轻症肺结核病例可以无症状而仅在 X 线检查时发现，有的即使有症状也大多缺乏特异性，但病史和临床表现仍是诊断的基础，凡遇下列情况应高度警惕结核病的可能性：

1. 反复发作或迁延不愈的咳嗽、咳痰，或呼吸道感染经抗生素治疗 3~4 周仍无改善。

2. 痰中带血或咯血。

3. 长期低热或所谓"发热待查"。

4. 体检肩胛区有湿啰音或局限性哮鸣音。

5. 有结核病诱因或好发因素，尤其是糖尿病、免疫抑制性疾病和接受激素或免疫抑制剂治疗者。

6. 有关节疼痛和皮肤结节性红斑、滤泡性结膜角膜炎等过敏反应性表现。

7. 有渗出性胸膜炎、肛瘘、长期淋巴结肿大，既往史以及婴幼儿和儿童有家庭开放性肺结核密切接触史者。

（二）诊断依据

1. 菌阳肺结核　痰涂片和（或）培养阳性，并具有相应临床和 X 线表现，确诊肺结核。

2. 菌阴肺结核　符合以下 4 项中至少 3 项临床诊断成立：①典型肺结核临床症状和肺部 X 线表现。②临床可排除其他非结核性肺部疾患。③PPD（5U）阳性或血清抗结核抗体阳性。④诊断性抗结核治疗有效。必要时应行纤维支气管镜采集微生物标本和活检标本通过微生物学和（或）组织病理学确诊。

（三）鉴别诊断

1. 肺炎　主要与继发型肺结核鉴别。各种肺炎因病原体不同而临床特点各异，但大都起病急，伴有发热，咳嗽、咳痰明显，血液检查中白细胞和中性粒细胞增高。胸片表现密度较淡且较均匀的片状或斑片状阴影，抗菌治疗后体温迅速下降，1～2 周阴影有明显吸收。

2. 慢性阻塞性肺疾病　多表现为慢性咳嗽、咳痰，少有咯血。冬季多发，急性加重期可以有发热。肺功能检查为阻塞性通气功能障碍。胸部影像学检查有助于鉴别诊断。

3. 支气管扩张　慢性反复咳嗽、咳痰，多有大量脓痰，常反复咯血。轻者 X 线胸片无异常或仅见肺纹理增粗，典型者可见卷发样改变，CT 特别是高分辨 CT 能发现支气管腔扩大，可确诊。

4. 肺癌　多有长期吸烟史，表现为刺激性咳嗽，痰中带血，胸痛和消瘦等症状。胸部 X 线或 CT 表现肺癌肿块常呈分叶状，有毛刺、切迹。癌组织坏死液化后，可以形成偏心厚壁空洞。多次痰脱落细胞和结核分枝杆菌检查及病灶活体组织检查是鉴别的重要方法。

【治疗】

**（一）抗结核化学治疗**

化疗药物治疗的主要作用在于缩短传染期，降低死亡率、感染率及患病率。对于每个具体病人，则为达到临床及生物学治愈的主要措施，合理化学治疗是指对活动性结核病坚持早期、联用、适量、规律和全程使用敏感药物的原则。

1. 异烟肼（INH，H）　是单一抗结核药物中杀菌力，特别是早期杀菌力最强者。INH 对巨噬细胞内外的结核分枝杆菌均具有杀菌作用。

2. 利福平（RFP，R）　最低抑菌浓度为 $0.06\sim0.25\mu g/mL$，对巨噬细胞内外的结核分枝杆菌均有快速杀菌作用，特别是对 C 菌群有独特的杀菌作用。INH 与 RFP 联用可显著缩短疗程。

3. 吡嗪酰胺（PZA）　具有独特的杀菌作用，主要是杀灭巨噬细胞内酸性环境中的 B 菌群。在 6 个月标准短程化疗中，PZA 与 INH 和 RFP 联合用药是第三个不可缺的重要药物。

4. 乙胺丁醇（EMB）　通过抑制结核菌 RNA 合成发挥抗菌作用，与其他抗结核药物无交叉耐药性，且产生耐药性较为缓慢。

5. 链霉素（SM）　对巨噬细胞外碱性环境中的结核分枝杆菌有杀菌作用。不良反应主要为耳毒性、前庭功能损害和肾毒性等，严格掌握使用剂量，儿童、老人、孕妇、听力障碍和肾功能不良者要慎用或不用。

6. 抗结核药品固定剂量复合制剂（FDC）　由多种抗结核药品按照一定的剂量比例合理组成，由于 FDC 能够有效防止病人漏服某一药品，而且每次服药片数明显减少，对提高病人治疗依从性，充分发挥联合用药的优势具有重要意义，成为预防耐药结核病发生的重要手段。目前 FDC 的主要使用对象为初治活动性肺结核病人。复治肺结核病人、结核性胸膜炎及其他肺外结核也可以用 FDC 组成治疗方案。

知 识 链 接

**多耐药结核病**（poly-resistance）

结核杆菌对不包括同时耐异烟肼、利福平在内的一种以上的一线抗结核药物耐药。耐多药结核病（Multidrug resistance，MDR-TB），结核杆菌至少对异烟肼、利福平耐药。目前存在结核菌的耐药可由自发突变产生（原发性耐药）或由用药不当经突变选择产生（继发性耐药），对全球结核病控制构成严峻的挑战。

（二）手术治疗

当前肺结核外科手术治疗主要的适应证是：经合理化学治疗后无效、多重耐药的厚壁空洞、大块干酪灶、结核性脓胸、支气管胸膜瘘和大咯血保守治疗无效者。

【预防】

1. 全程督导化学治疗　全程督导化疗是指肺结核病人在治疗过程中，每次用药都必须在医务人员或经培训的家庭督导员的直接监督下进行，因故未用药时必须采取补救措施以保证按医嘱规律用药。督导化疗可以提高治疗依从性和治愈率，并减少多耐药病例的发生。

2. 病例报告和转诊　按《中华人民共和国传染病防治法》，肺结核属于乙类传染病。各级医疗预防机构要专人负责，做到及时、准确、完整地报告肺结核疫情。同时要进行好转诊工作。

3. 病例登记和管理　由于肺结核具有病程较长、易复发和具有传染性等特点，必须要长期随访，掌握病人从发病、治疗到治愈的全过程。通过对确诊肺结核病例的登记达到掌握疫情和便于管理的目的。

4. 卡介苗接种　普遍认为卡介苗接种对预防成年人肺结核的效果很差，但对预防常发生于儿童的结核性脑膜炎和粟粒型结核有较好作用。新生儿进行卡介苗接种后，仍须注意采取与肺结核病人隔离的措施。

5. 预防性化学治疗　主要应用于受结核分枝杆菌感染易发病的高危人群，包括 HIV 感染者、涂阳肺结核病人的密切接触者、未经治疗的肺部硬结纤维病灶（无活动性）、矽肺、糖尿病、长期使用糖皮质激素或免疫抑制剂者、吸毒者、营养不良者、儿童及青少年结核菌素试验硬结直径≥15mm 者等。常用异烟肼 300mg/d，顿服 6~9 个月，儿童用量为 4~8mg/kg；或利福平和异烟肼，每日顿服 3 个月；或利福喷汀和异烟肼每周 3 次使用 3 个月。最近研究发现，异烟肼和利福喷汀每周 1 次，用药共 12 次（3 个月），效果与上述方案效果一致，但尚待更多的验证。

# 项目七　原发性支气管肺癌

【学习目标】

1. 掌握原发性支气管肺癌的诊断。

2. 熟悉原发性支气管肺癌的临床表现。

3. 了解原发性支气管肺癌的治疗原则。

【概要】

原发性支气管肺癌多在 40 岁以上发病，发病年龄高峰在 60~79 岁。在我国肿瘤死亡率中，肺癌在男性占常见恶性肿瘤的第一位，在女性中占第五位。WHO 预计肺癌和艾滋病将是 21 世纪危害人类健康常见的两种疾病。病因迄今尚未明确，但是有证据显示与吸烟、空气污染、职业致癌因子、电离辐射、饮食与营养、遗传等因素有关。

【临床表现】

肺癌的临床表现与其部位、大小、类型、发展的阶段、有无并发症或转移有密切关系。

（一）由原发肿瘤引起的症状

1. 咳嗽　为常见的早期症状，肿瘤在气管内可有刺激性干咳或少量黏液痰。肺泡癌可有大量黏液痰。肿瘤引起远端支气管狭窄，咳嗽加重，多为持续性，且呈高音调金属音，是一种特征性的阻塞性咳嗽。当有继发感染时，痰量增加，且呈黏液脓性。

2. 咯血　由于癌组织血管丰富常引起咯血。以中央型肺癌多见，多为痰中带血或间断血痰，常不易引起病人重视而延误早期诊断。如侵蚀大血管，可引起大咯血。

3. 喘鸣　由于肿瘤引起支气管部分阻塞，约有 2% 的病人可引起局限性喘鸣。

4. 胸闷、气急　肿瘤引起支气管狭窄，特别是中央型肺癌；或肿瘤转移到肺门淋巴结，肿大的淋巴结压迫主支气管或隆突；或转移至胸膜，发生大量胸腔积液；或转移至心包，发生心包积液；或有膈肌麻痹、上腔静脉阻塞以及肺部广泛受累。这些均可影响肺功能，发生胸闷、气急。如果原有慢性阻塞性肺疾病，或合并有自发性气胸，胸闷、气急更为严重。

5. 体重下降　消瘦为肿瘤的常见症状之一。肿瘤发展到晚期，由于肿瘤毒素和消耗的原因，可出现消瘦或恶病质。

6. 发热　一般肿瘤可因坏死引起发热，多数发热是由于肿瘤引起的继发性肺炎所致，抗生素药物治疗疗效不佳。

（二）肿瘤局部扩展引起的症状

1. 胸痛　约有 30% 的肿瘤直接侵犯胸膜、肋骨和胸壁，可引起不同程度的胸痛。若肿瘤位于胸膜附近时，则产生不规则的钝痛或隐痛，疼痛于呼吸、咳嗽时加重。肋骨、脊柱受侵犯时，则有压痛，但与呼吸、咳嗽无关。肿瘤压迫肋间神经，胸痛可累及其分布区。

2. 呼吸困难　肿瘤压迫大气道，可出现吸气性呼吸困难。

3. 咽下困难　癌肿侵犯或压迫食管可引起咽下困难，尚可引起支气管-食管瘘，导致肺部感染。

4. 声音嘶哑　癌肿直接压迫或转移至纵隔淋巴结，压迫喉返神经（多见于左侧），可发生声音嘶哑。

5. 上腔静脉压迫综合征　癌肿侵犯纵隔，压迫上腔静脉时，上腔静脉回流受阻，产生头面部、颈部和上肢水肿以及胸前部瘀血和静脉曲张，可引起头痛和头昏或眩晕。

6. Horner 综合征　位于肺尖部的肺癌称上沟癌（Pancoast 癌）可压迫颈部交感神经，引起患侧眼睑下垂、瞳孔缩小、眼球内陷，同侧额部和胸壁无汗或少汗。也常有肿瘤压迫臂丛造成以腋下为主、向上肢内侧放射的火灼样疼痛，在夜间尤甚。

（三）由癌远处转移引起的症状

见于 3%～10%的肺癌病人，以小细胞肺癌居多，也可见于未分化大细胞肺癌、腺癌和鳞癌等。

1. 肺癌转移至脑、中枢神经系统时，可发生头痛、呕吐、眩晕、复视、共济失调、脑神经麻痹、一侧肢体无力甚至半身不遂等神经系统症状。严重时可出现颅内高压的症状。

2. 转移至骨骼特别是肋骨、脊椎骨、骨盆时，则有局部疼痛和压痛。

3. 转移至肝时，可有厌食、肝区疼痛、肝大、黄疸和腹水等。

4. 肺癌转移至淋巴结，锁骨上淋巴结是肺癌常见的转移部位，可以毫无症状，病人自己发现而来就诊。典型的多位于前斜角肌区，固定而坚硬，逐渐增大、增多，可以融合。淋巴结大小不一定反映病程的早晚。多无痛感。皮下转移时可触及皮下结节。

（四）癌作用于其他系统引起的肺外表现

包括内分泌、神经肌肉、结缔组织、血液系统和血管的异常改变，又称副癌综合征。有下列几种表现：

1. 肥大性肺性骨关节病　常见于肺癌，也见于胸膜局限性间皮瘤和肺转移癌（胸腺、子宫、前列腺的转移）。多侵犯上下肢长骨远端，发生杵状指（趾）和肥大性骨关节病。前者具有发生快、指端疼痛、甲床周围环绕红晕的特点。两者常同时存在，多见于鳞癌。切除肺癌后，症状可减轻或消失，肿瘤复发又可出现。

2. 分泌促性腺激素　引起男性乳房发育，常伴有肥大性肺性骨关节病。

3. 分泌促肾上腺皮质激素样物　可引起 Cushing 综合征，表现为肌力减弱、浮肿、高血压、尿糖增高等。

4. 分泌抗利尿激素　引起稀释性低钠血症，表现为食欲不佳、恶心、呕吐、乏力、嗜睡、定向障碍等水中毒症状，称抗利尿激素分泌失调综合征（SIADHS）。

5. 神经肌肉综合征　包括小脑皮质变性、脊髓小脑变性、周围神经病变、重症肌无力和肌病等。发生原因不明确。这些症状与肿瘤的部位和有无转移无关。它可以发生于肿瘤出现前数年，也可作为一症状与肿瘤同时发生；在手术切除后尚可发生，或原有症状无改变；它可发生于各型肺癌，但多见于小细胞未分化癌。

6. 高钙血症　肺癌可因转移而致骨骼破坏，或由异生性甲状旁腺样激素引起。高血钙可与呕吐、恶心、嗜睡、烦渴、多尿和精神紊乱等症状同时发生，多见于鳞癌。肺癌手术切除，血钙可恢复正常，肿瘤复发又可引起血钙高。

此外，在燕麦细胞癌和腺癌中还可见到因 5-羟色胺分泌过多造成的类癌综合征，表现为哮鸣样支气管痉挛、阵发性心动过速、水样腹泻、皮肤潮红等。还可有黑色棘皮症及皮肌炎、掌跖皮肤过度角化症、硬皮症，以及栓塞性静脉炎、非细菌性栓塞性心内膜炎、血小板减少性紫癜、毛细血管病性渗血性贫血等肺外表现。

【实验室及其他检查】

1. 胸部 X 线检查　本项检查是发现肿瘤的最重要的一种方法。

2. CT　对发现位于心脏后、脊柱旁沟和在肺尖、近膈面下及肋骨头部位的病灶极有帮助。还可辨认有无肺门和纵隔淋巴结肿大。

3. MRI　临床上确诊为肺癌，需进一步了解肿瘤部位、范围，特别是了解肺癌与心脏大血管、支气管胸壁的关系，评估手术切除可能性者；疑为肺癌而胸片及 CT 均为阴性者；了解肺癌放疗后肿瘤复发与肺纤维化的情况。

4. 放射性核素扫描检查　利用肿瘤细胞摄取放射性核素的数量与正常组织之间的差异，进行肿瘤的定位、定性诊断，方法简便、无创。

5. 痰脱落细胞检查　非小细胞癌的阳性率较小细胞肺癌的阳性率高，一般在 70%～80%。

6. 纤维支气管镜检查　对明确肿瘤的存在和获取组织供组织学诊断均具有重要意义。对位于近端气道内的肿瘤经纤支镜刷检结合钳夹活检阳性率为 90%～93%。

7. ECT 检查　ECT 骨显像可以较早地发现骨转移灶。

8. 肿瘤标志物的检测　迄今尚无任何一种血清肿瘤标志物对诊断肺癌具有理想的特异性。临床上多采用多项指标同时检测可提高其诊断的敏感性和特异性。

9. 肺癌的基因诊断　肺癌的发生认为是由于原癌基因的激活和抑癌基因的缺失所致，因此癌基因产物如 c-myc 基因扩增，ras 基因突变，抑癌基因 Rb、p53 异常等有助于早期肺癌的诊断。

10. 开胸肺活检　经痰细胞学检查、支气管镜检查和针刺活检均未能确立细胞学诊断，则考虑开胸肺活检，但必须根据病人年龄、肺功能、手术并发症等仔细权衡利弊后决定。

【诊断及鉴别诊断】

（一）诊断要点

肺癌的治疗效果与预后取决于肺癌能否早期诊断。对于下列情况之一的人群（特别是40 岁以上男性长期或重度吸烟者）应提高警惕，及时进行排癌检查。

1. 刺激性咳嗽 2~3 周而抗感染、镇咳治疗无效。

2. 原有慢性呼吸道疾病，近来咳嗽性质改变者。

3. 近 2~3 个月持续痰中带血而无其他原因可以解释的。

4. 同一部位、反复发作的肺炎。

5. 原因不明的肺脓肿，无毒性症状，无大量脓痰，无异物吸入史，且抗感染治疗疗效不佳者。

6. 原因不明的四肢关节疼痛及杵状指（趾）。

7. X 线显示局限性肺气肿或段、叶性肺不张。

8. 肺部孤立性圆形病灶和单侧性肺门阴影增大者。

9. 原有肺结核病灶已稳定，而其他部位又出现新增大的病灶者。

10. 无中毒症状，而血性、进行性增多的胸腔积液病人等。

根据上述肺癌的临床表现和各种检查方法的合理应用，70%～95% 的肺癌病人是可以明确诊断的。

（二）鉴别诊断

1. **肺结核** 尤其是肺结核瘤（球）应与周围型肺癌相鉴别。肺结核瘤（球）较多见于青年病人，病程较长，少见痰带血，痰中发现结核菌。影像学上多呈圆形，见于上叶尖或后段，体积较小，不超过 5cm 直径，边界光滑，密度不匀，可见钙化。结核瘤（球）的周围常有散在的结核病灶，称为卫星灶。周围型肺癌多见于 40 岁以上病人，痰带血较多见，痰中癌细胞阳性者达 40%～50%。X 线胸片肿瘤常呈分叶状，边缘不整齐，有小毛刺影及胸膜皱缩，生长较快。在一些慢性肺结核病例，可在肺结核基础上发生肺癌，必须进一步行痰液细胞学和支气管镜检查，必要时施行剖胸探查术。

2. **肺部良性肿瘤** 如结构瘤、软骨瘤、纤维瘤等都较少见，但都应与周围型肺癌相鉴别，良性肿瘤病程较长，临床上大多无症状，X 线摄片上常呈圆形块影，边缘整齐，没有毛刺，也不呈分叶状。支气管腺瘤是一种低度恶性的肿瘤，常发生在年轻妇女，因此临床上常有肺部感染和咯血等症状，经纤维支气管镜检查常能进行诊断。

3. **肺部感染** 有时难与肺癌阻塞支气管引起的阻塞性肺炎相鉴别。但如肺炎多次发作在同一部位，则应提高警惕，应高度怀疑由肿瘤堵塞所致，应取病人痰液进行细胞学检查和进行纤维光导支气管镜检查。在有些病例，肺部炎症部分吸收，剩余炎症被纤维组织包裹形成结节或炎性假瘤时，很难与周围型肺癌鉴别，对可疑病例应施行剖胸探查术。

【治疗】

肺癌的治疗手段有多种，应当根据病人的机体状况、肿瘤的病理类型和临床分期，采用相应的个体化综合治疗措施，以延长生存时间、维护或改善病人的生活质量。非小细胞肺癌（NSCLC）首选手术治疗，辅以化疗和放疗；小细胞肺癌（SCLC）应选用化疗加放疗，必要时辅以手术。

（一）**手术治疗**

外科治疗是肺癌首选和最佳治疗方法。

1. **手术适应证** 肺癌外科治疗主要适合于非小细胞肺癌早中期（Ⅰ～Ⅱ期）、Ⅲa 期。小细胞肺癌 90% 以上就诊时已有胸内或远处转移，因此多建议先化疗后手术。

2. **手术切除的原则** 彻底切除原发灶和胸腔内有可能转移的淋巴结，且尽可能保留正常的肺组织，全肺切除术宜慎重。

（二）**化学药物治疗（化疗）**

化疗对小细胞肺癌的疗效无论早期或晚期均较肯定，甚至有约 1% 的早期小细胞肺癌通过化疗治愈。化疗也是治疗非小细胞肺癌的主要手段，化疗治疗非小细胞肺癌的肿瘤缓解率为 40%～50%。化疗一般不能治愈非小细胞肺癌，只能延长病人生存和改善生活质量。

（三）**放射治疗（放疗）**

放疗对小细胞肺癌疗效最佳，鳞状细胞癌次之，腺癌最差。肺癌放疗照射野应包括原发灶、淋巴结转移的纵隔区。同时要辅以药物治疗。鳞状细胞癌对射线有中等度的敏感性，病变以局部侵犯为主，转移相对较慢，故多用根治治疗。腺癌对射线敏感性差，且容易血道转移，故较少采用单纯放射治疗。放疗是一种局部治疗，常常需要联合化疗。放疗与化疗的联合可以视病人的情况不同，采取同步放化疗或交替放化疗的方法。

（四）**其他局部治疗方法**

如经支气管动脉或肋间动脉灌注加栓塞治疗、经纤支镜用电刀切割瘤体、激光烧灼及血卟啉衍生物（HPD）静脉注射后，用 Nd-YAG 激光局部照射产生光动力反应，使肿瘤组织变性坏死。此外，经纤支镜引导腔内置入放疗进行近距离照射也取得较好的效果。

（五）**生物缓解调节剂（BRM）**

为小细胞肺癌提供了一种新的治疗手段，如小剂量干扰素（$2 \times 10^6 U$）每周 3 次间歇疗法。转移因子、左旋咪唑、集落刺激因子（CSF）在肺癌的治疗中都能增加机体对化疗、放疗的耐受性，提高疗效。

（六）**生物靶向治疗**

依据已知肿瘤发生中涉及的异常分子和基因，设计和研制针对特定分子和基因靶点的药物，选择性杀伤肿瘤细胞，这种治疗方法称为肿瘤药物靶向治疗。在非小细胞肺癌治疗中有 EGFR 受体拮抗剂，如吉非替尼、厄罗替尼、西妥昔单抗。

**（七）中医药治疗**

中医药治疗可以提高病人对放疗、化疗的反应，提高机体抗病能力，在巩固疗效，促进、恢复机体功能中起到辅助作用。

【预防】

肺癌是可以预防的，也是可以控制的。已有的研究表明，西方发到国家通过控烟和保护环境后，近年来肺癌的发病率和死亡率已明显下降。

肺癌的预防可分为三级预防：一级预防是病因干预；二级预防是肺癌的筛查和早期诊断，达到肺癌的早诊早治；三级预防为康复预防，减轻残疾的程度。

一级预防：

1. 禁止和控制吸烟　国外的研究已经证明，戒烟能明显降低肺癌的发生率，且戒烟越早肺癌发病率降低越明显。因此，戒烟是预防肺癌最有效的途径。

2. 保护环境　已有的研究证明，大气污染、沉降指数、烟雾指数、苯并芘等暴露剂量与肺癌的发病率成正相关关系，保护环境、减少大气污染是降低肺癌发病率的重要措施。

3. 职业因素的预防　许多职业致癌物增加肺癌发病率已经得到公认，减少职业致癌物的暴露就能降低肺癌发病率。

4. 科学饮食　增加饮食中的蔬菜、水果等可以预防肺癌。

（知）（识）（链）（接）

### 肺癌术后的呼吸训练

1. 加强肺上部通气，双手叉腰，充分放松肩胛带，进行深呼吸。

2. 加强肺下部通气和膈肌运动，可进行深呼吸，吸气时尽量高举两上肢，勿使双上肢低于头部，呼气时双上肢还原。

3. 加强一侧肺下部通气和膈肌运动，身体曲向对侧，进行深呼吸，吸气时尽量高举同侧上肢，呼吸时还原。

# 项目八　呼吸衰竭

【概要】

呼吸衰竭是各种原因引起的肺通气和（或）换气功能严重障碍，以致不能进行有效的气体交换，导致缺氧伴（或不伴）二氧化碳潴留，从而引起一系列生理功能和代谢紊乱的临床综合征。在海平面气压下，于静息条件下呼吸室内空气，并排除心内解剖分流和原发于心排血量降低等情况后，动脉血氧分压（$PaO_2$）低于 8.0kPa（60mmHg），或伴有二氧化碳分压（$PaCO_2$）高于 6.7kPa（50mmHg），即为呼吸衰竭（简称呼衰）。

【临床表现】

（一）分类

1. 按动脉血气分析分类

（1）Ⅰ型呼吸衰竭　缺氧无 $CO_2$ 潴留，或伴 $CO_2$ 降低（Ⅰ型）见于换气功能障碍（通气/血流比例失调、弥散功能损害和肺动-静脉样分流）的病例。

（2）Ⅱ型呼吸衰竭　系肺泡通气不足所致的缺 $O_2$ 和 $CO_2$ 潴留，单纯通气不足，缺 $O_2$ 和 $CO_2$ 潴留的程度是平行的，若伴换气功能损害，则缺 $O_2$ 更为严重。只有增加肺泡通气量，必要时加氧疗来纠正。

2. 按病程分类　可分为急性和慢性。

（1）急性呼衰　是指突发致病因素，引起通气或换气功能严重损害，突然发生呼衰的临床表现，如脑血管意外、药物中毒抑制呼吸中枢、呼吸肌麻痹、肺梗死、ARDS 等，如不及时抢救，会危及病人生命。

（2）慢性呼衰　多见于慢性呼吸系统疾病，如慢性阻塞性肺病、重度肺结核等，其呼吸功能损害逐渐加重，虽有缺 $O_2$ 或伴 $CO_2$ 潴留，但通过机体代偿适应，仍能从事日常活动。

3. 按病因分类

（1）泵衰竭　即由于呼吸驱动力不足（呼吸运动中枢）或呼吸运动受限（周围神经

麻痹、呼吸肌疲劳、胸廓畸形）引起呼吸衰竭，称泵衰竭。

（2）肺衰竭　由于气道阻塞，肺组织病变和肺血管病变所致的呼吸衰竭称为肺衰竭。

**（二）症状**

除原发病症状外主要为缺氧和二氧化碳潴留的表现，如紫绀、意识障碍、球结膜充血及水肿、扑翼样震颤，部分病人视神经乳头水肿、瞳孔缩小、腱反射减弱或消失、锥体束征阳性等，并发肺性脑病时，还可有消化道出血。

**（三）体征**

可有口唇和甲床发绀、意识障碍、球结膜充血及水肿、扑翼样震颤、视神经乳头水肿等。

【实验室及其他检查】

1. 血气分析　静息状态吸空气时动脉血氧分压（$PaO_2$）<8.0kPa（60mmHg），动脉血二氧化碳分压（$PaCO_2$）>6.7kPa（50mmHg）为Ⅱ型呼吸衰竭，单纯 $PaO_2$ 降低则为Ⅰ型呼吸衰竭。

2. 电解质检查　呼吸性酸中毒合并代谢性酸中毒时，常伴有高钾血症；呼吸性酸中毒合并代谢性碱中毒时，常有低钾和低氯血症。

3. 痰液检查　痰涂片与细菌培养的检查结果，有利于指导用药。

4. 其他检查　如肺功能检查、胸部影像学检查等根据原发病的不同而有相应的发现。

【诊断要点】

本病主要诊断依据，急性的如溺水、电击、外伤、药物中毒、严重感染、休克；慢性的多继发于慢性呼吸系统疾病，如慢性阻塞性肺疾病等。结核典型的临床表现和实验室检查可以确诊。

【治疗】

急性呼衰的治疗：应在现场及时采取抢救措施，原则是保持呼吸道通畅、吸氧并维持适宜的肺泡通气量，以达到防止和缓解严重缺氧、二氧化碳潴留和酸中毒，为病因治疗赢得时间和条件。

慢性呼衰的治疗：治疗病因、去除诱因、保持呼吸道通畅、纠正缺氧、解除二氧化碳潴留、治疗与防止缺氧和二氧化碳潴留所引起的各种症状。

**（一）通畅气道、增加通气量**

1. 支气管舒张剂和祛痰药物　如沙丁胺醇（舒喘灵）、硫酸特布他林（博利康尼）解痉，乙酰半胱氨酸、盐酸氨溴索（沐舒坦）等药物祛痰。必要时可用肾上腺皮质激素静脉滴注。

2. 呼吸道的湿化和雾化治疗　达到洁净气道、湿化气道，局部治疗和全身治疗的目标。

3. 纠正低氧血症　可用鼻导管或面罩吸氧，严重缺氧和伴有二氧化碳潴留，有严重意识障碍，出现肺性脑病时应使用机械通气以改善低氧血症。

### （二）抗感染治疗

选择有效的抗感染药物，必要时联合用药。

### （三）酸碱失衡及电解质紊乱的治疗

根据病人的血气分析和电解质检查，积极治疗。

### （四）呼吸中枢兴奋剂应用

缺氧伴有二氧化碳潴留病人若出现神经精神症状时，可以使用呼吸中枢兴奋剂。

### （五）合理使用利尿剂和强心剂

当慢性呼衰伴心衰时，可适当使用利尿剂和强心剂。利尿剂使用原则是小剂量、联合使用排钾和保钾利尿剂，疗程宜短，间歇用药。强心剂应选择小剂量、作用快、排泄快的药物。

### （六）糖皮质激素的应用

可减轻气道炎症、通畅气道和提高病人的应激能力、减轻脑水肿，但不宜长期使用。

### （七）消化道出血的防治

慢性呼衰病人由于缺氧、二氧化碳潴留以及使用糖皮质激素和氨茶碱等因素，常可并发消化道出血。防治原则是病因治疗和对症治疗。

### （八）营养支持

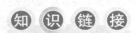

**肺性脑病**

　　肺性脑病又称肺心脑综合征，是慢性支气管炎并发肺气肿、肺源性心脏病及肺功能衰竭引起的脑组织损害及脑循环障碍。早期可表现为头痛、头昏、记忆力减退、精神不振、工作能力降低等症状。继之可出现不同程度的意识障碍，轻者呈嗜睡、昏睡状态，重则昏迷。主要系缺氧和高碳酸血症引起的二氧化碳潴留所致。此外，还可有颅内压升高、视神经乳头水肿和扑翼样震颤、肌阵挛、全身强直-阵挛样发作等各种运动障碍。精神症状可表现为兴奋、不安、言语增多、幻觉、妄想等。

**复习思考**

**一、选择题**

1. 下列各项检查对诊断慢性阻塞性肺疾病最有意义的是

A. 体格检查有桶状胸、紫绀

B. 心电图呈低电压

C. 胸部 X 线示肺透亮度增加，肋间隙增宽

D. 血气分析 $PaO_2<60mmHg$，$PaCO_2>50mmHg$

E. 肺功能 $FEV_1/FVC<60\%$，MVV 实测值/预计值$<60\%$

2. 慢性阻塞性肺疾病的主要特征是

A. 大气道阻塞      B. 小气道阻塞      C. 双肺哮鸣音

D. 桶状胸      E. 胸片示肺纹理增粗

3. 支气管哮喘发作禁用

A. 地塞米松      B. 氨茶碱      C. 沙丁胺醇

D. 肾上腺素      E. 吗啡

4. 诊断 I 型呼吸衰竭的血气诊断标准应是

A. 动脉血氧含量 （$CaO_2$） 低于 20mL%

B. 动脉血氧分压 （$PaO_2$） 低于 8kPa （60mmHg）

C. pH$<7.35$

D. 动脉血二氧化碳分压 （$PaCO_2$） 高于 6.67kPa （50mmHg）

E. 动脉血氧饱和度 （$SaO_2$） 低于 90%

5. 有关慢性支气管炎诊断标准，咳嗽、咳痰反复发作时间应为

A. 每年发作至少 3 个月，持续 10 年以上

B. 每年发作至少 1 个月，持续 2 年以上

C. 每年发作至少 2 个月，持续 3 年以上

D. 每年发作至少 3 个月，持续 2 年以上

E. 每年发作至少 6 个月，持续 4 年以上

6. 诊断肺癌最可靠的手段是

A. 病史、体征      B. 胸部 X 线检查      C. 胸部体层摄片

D. 放射性核素肺扫描      E. 细胞学、组织学病理检查

7. 关于 COPD 氧疗以下哪项不正确

A. 给予氧疗，使氧分压>60mmHg

B. COPD 氧疗应低流量

C. 缓解期 COPD 病人 $PaO_2$<55mmHg 可长期氧疗

D. COPD 病人氧疗应当高流量吸入

E. 长期氧疗可改善 COPD 伴慢性呼吸衰竭病人的生存时间

8. 病人，男，54 岁。自 10 年前始气候转冷时出现咳嗽，咳痰或伴喘息，每年发病 3 个月，无发热、盗汗等症状，无粉尘接触史。X 线检查：两肺纹理粗乱及可见网状、斑片状、条索状阴影。最可能的诊断是：

A. 慢性支气管炎      B. 支气管哮喘      C. 支气管扩张症

D. 肺间质纤维化      E. 肺癌

9. 病人，女，18 岁。发热、乏力、干咳 4 天，体检两肺闻及干湿啰音，胸片表现为两肺纹理增粗、增多，外周血象提示白细胞计数正常，淋巴细胞比例增高，最可能的诊断为

A. 细菌性肺炎      B. 急性病毒性支气管炎      C. 细菌性咽扁桃体炎

D. 肺脓肿      E. 流行性感冒

10. 预防哮喘发作，应首选哪种药物

A. 酮替芬      B. 色甘酸钠      C. 氯雷他定

D. 吸入糖皮质激素      E. 控释茶碱

## 二、简答题

1. 呼吸衰竭的定义和分型是什么？

2. 支气管哮喘的诊断标准是什么？

3. 慢性支气管炎的诊断标准是什么？

4. 慢性肺心病的主要诊断依据是什么？

5. 试述慢性呼吸衰竭的治疗原则。

## 三、病例分析

病人，男，72 岁。咳、痰、喘 15 年，咳嗽加剧，痰呈黄色，不易咳出 2 天，夜间烦躁不眠，白昼嗜睡。体检：T 38℃，P 116 次/分，R 32 次/分，BP 150/85mmHg，神志恍惚，发绀，皮肤温暖多汗。球结膜充血水肿，颈静脉怒张，桶状胸，肺底湿啰音。实验室检查：WBC $14.5×10^9$/L，动脉血 $PaO_2$ 43mmHg，$PaCO_2$ 70mmHg。

问题：1. 该病人的疾病诊断可能是什么？

       2. 主要的鉴别诊断有哪些？

       3. 处理原则是什么？

扫一扫，知答案

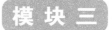

扫一扫，看课件

# 模 块 三
# 循环系统疾病

　　循环系统包含心脏及血管两部分，它的主要功能是向全身组织、各个器官运输血液，把氧、营养物质、激素等供给各组织，并将组织代谢产生的废物运走，从而保证人体正常的新陈代谢进行。

　　循环系统疾病包括心脏疾病和血管疾病，常见的主要有急慢性心力衰竭、心律失常、冠心病、高血压、心瓣膜病、心肌和心包疾病、感染性心内膜炎等。

　　近年来，随着人民生活水平不断提高，循环系统疾病成为危害人民健康的重要因素，发病率呈逐年上升趋势。统计资料显示，20世纪90年代以来，心血管疾病的病死率已占死亡率首位。因此，学习循环系统疾病相关知识，提高疾病诊疗水平，对保障人民的身体健康，具有重要意义。

## 项目一　心力衰竭

【学习目标】

　　1. 掌握心力衰竭概念，急性、慢性心力衰竭病因。

　　2. 掌握急慢性心力衰竭临床表现、诊断及治疗原则。

　　3. 熟悉各项常用的辅助检查，理解各检查结果的临床意义。

　　心力衰竭（heart failure）又称充血性心力衰竭，指的是由于心肌的收缩或舒张功能障碍，或心脏的负荷增加引起的组织器官灌注不足，同时伴有肺循环和（或）体循环静脉系统淤血的一组临床综合征。

　　根据疾病发展过程，心力衰竭可分为急性心力衰竭、慢性心力衰竭；根据心脏收缩或舒张功能障碍，分为收缩性心力衰竭、舒张性心力衰竭；根据病人症状和体征可分为左心衰竭、右心衰竭、全心衰竭。

## 一、 急性心力衰竭

【概要】

急性心力衰竭（acute heart failure，AHF）是急性心脏病变引起的心脏排血量急剧、显著降低而导致的组织器官灌注不足及急性淤血综合征。

临床上分为急性左心衰、急性右心衰、急性全心衰竭。其中，以急性左心衰最常见，此处主要讨论急性左心衰。

急性心力衰竭发病的主要原因有：①心肌的急性损伤坏死：如急性广泛心肌梗死、急性重症心肌炎等。②急性压力负荷过重：如严重二尖瓣狭窄、左房黏液瘤、主动脉瓣狭窄等。③严重心律失常：多见于发作时间较久的快速性异位心律失常，如房颤、室速、室颤、室上速等，也见于重度的心动过缓。④急性容量负荷增加：如过多过快输液、腱索或乳头肌断裂、瓣膜穿孔、室间隔穿孔、严重瓣膜脱垂等。

【临床表现】

临床起病较急骤，常以急性肺水肿为主要表现。病人可表现为突感极度的呼吸困难，呼吸频率通常可达30~40次/分，呈端坐呼吸，面色灰白，发绀，伴大汗、烦躁不安、咳嗽，同时咳粉红色泡沫样痰，严重者可出现意识障碍。部分病人发病初有血压的一过性升高，若病情不缓解，血压可持续下降甚至出现休克。听诊可发现病人两肺满布湿性啰音、哮鸣音，心率较快，心尖部第一心音减弱，并可出现舒张期奔马律，肺动脉瓣第二心音亢进。

【诊断及鉴别诊断】

根据该病的病因和典型的症状体征，诊断一般不难。注意与支气管哮喘的鉴别。

【治疗】

1. 镇静　常用吗啡皮下注射或静脉注射。吗啡具有镇静作用，可减少烦躁、紧张等带来的额外心脏负担。同时其还有扩张小血管，减少静脉回流，降低心脏负荷的作用。

2. 吸氧　立刻给予高流量给氧，严重者可采用无创呼吸机持续加压、双水平气道正压给氧等。加压可减少病人肺泡内液体渗出，促进气体交换，进而改善通气状况。

3. **体位** 病人可取坐位，两腿下垂于床边，减少静脉回流血量，减轻心脏负荷。

4. **药物治疗** 可给予血管扩张剂、利尿剂、氨茶碱、洋地黄类药物、皮质激素等。

5. **原有疾病的治疗** 积极治疗心律失常等。

本病属于内科急症，须早期诊断，迅速抢救。

## 二、 慢性心力衰竭

【概要】

慢性心力衰竭（chronic heart failure，CHF）的常见病因有：

1. **心脏负荷过重** 心脏负荷过重分为前负荷过重和后负荷过重两种。

（1）后负荷过重（也称为压力负荷过重） 多见于高血压、肺动脉高压、主动脉瓣狭窄等。

（2）前负荷过重（也称容量负荷过重） 多见于主动脉瓣关闭不全、二尖瓣关闭不全、动脉导管未闭、室间隔缺损等。

2. **原发性心肌损害** 多见于缺血性心肌病变，如冠心病心肌缺血、心肌梗死等。其次，各种原因的心肌炎、心肌病等均可引起。部分心肌代谢障碍性疾病，比如糖尿病心肌病、心肌淀粉样变性等也可引发心衰。

诱发心衰的常见因素有感染、心律失常、过度劳累、血容量过多、情绪激动、妊娠分娩及严重电解质紊乱等。其中最常见的诱因是感染，尤其是呼吸道感染。

知 识 链 接

### 心力衰竭的发生机制

当心肌收缩力受损或（和）患病心脏负荷增加，心排血量减少时，机体可通过多种代偿机制，使心排血量在短期内增加，甚至正常。代偿机制包括：增加心脏容量及负荷、增高交感-肾上腺素系统活性、激活肾素-血管紧张素-醛固酮系统、代偿性心室肥厚等，通过这些代偿可使心脏功能在一段时间保持相对正常，但也引起心脏重塑，即心肌结构、功能的变化。在心衰的发生过程中，有多种内源性神经内分泌、细胞因子的激活，包括去甲肾上腺素、血管紧张素Ⅱ、醛固酮、内皮素、精氨酸加压素和肿瘤坏死因子等，这些可促进心肌重塑，加重心肌损害、心功能恶化的发生。因此，目前普遍认为，治疗心衰除了要改善病人的血流动力学外，更重要的是阻断神经内分泌系统激活，从而阻断心室重塑，改善预后。

【临床表现】

1. 左心衰竭　主要表现为肺循环淤血、心排血量减少。

（1）症状　左心衰常见的症状有：①呼吸困难是左心衰竭最早、最常见症状。表现为劳力性呼吸困难、夜间阵发性呼吸困难（也称心源性哮喘）、端坐呼吸。②咳嗽、咳痰和咯血是左心衰竭的常见症状。咳嗽、咳痰是肺泡和支气管黏膜瘀血所导致，咳嗽、咳痰多与呼吸困难同时存在。由于长期慢性肺淤血，肺循环、支气管血液循环之间可形成侧支循环，一旦破裂可引发咯血。③其他，心排血量减少，组织灌注不足可导致无力、疲乏、失眠、心悸、尿少等。

（2）体征　除原有的心脏病体征外，病人心尖区可闻及舒张期奔马律，肺动脉瓣听诊区可闻及第二心音亢进，两肺底部有散在湿啰音，重症病人两肺满布湿啰音并伴有哮鸣音，通常出现交替脉。

2. 右心衰竭　主要表现为体循环淤血。

（1）症状　消化道症状在右心衰竭时发生较早。常见的消化道症状有恶心、呕吐、食欲不振、上腹部胀痛等。长时间的肝淤血，可造成肝细胞的变性、坏死，最终可出现心源性肝硬化。

（2）体征　典型的体征有：①颈静脉怒张是右心衰竭最早出现的体征。检查者用手压迫充血肿大的肝脏时，病人的颈静脉怒张愈发明显，称肝-颈静脉回流征阳性。②水肿是右心衰的重要体征。多先发生于下肢，长期卧床病人可有腰、背、骶部等低垂部位水肿，水肿呈凹陷性，重症病人可波及全身，部分病人可出现胸腔积液、腹腔积液。③肝脏肿大多由于肝脏淤血导致，伴肝脏压痛，持续的慢性右心衰可出现心源性肝硬化。④除原有的心脏病表现外，当右心室扩大造成三尖瓣关闭不全时，听诊可在三尖瓣区闻及收缩期吹风样杂音。

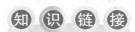

**颈静脉怒张**

　　正常人立位或坐位时，颈外静脉不显露，平卧位时稍见充盈，仅限于锁骨上缘至下颌角距离的 2/3 处，若超过上述水平或半卧位 45°时，颈静脉充盈、胀大、饱满则称颈静脉怒张，表明静脉压增高。

3. 全心衰竭　同时出现左、右心衰的表现，也可以左心衰竭或右心衰竭的表现为主。

【实验室及其他检查】

1. **实验室检查**　包括血常规、尿常规、血脂、血糖、肝肾功能、电解质等，甲状腺检查排除甲状腺功能减退或亢进导致的心力衰竭。

2. **X 线检查**　X 线检查是用于确诊左心衰导致肺淤血的重要依据。X 线可显示心影扩大，下叶肺野内血管纹理细，上叶肺野血管纹理增粗，有肺静脉内血液重分布表现，肺门阴影可增大，肺间质的水肿引起小叶间隔变粗。

3. **心电图检查**　可协助判断是否存在心肌缺血、心律失常、既往的心肌梗死、房室肥大等。

4. **超声心动图检查**　是诊断心衰中最有价值的检查。可以准确评价各心腔的大小及瓣膜结构功能，评估心脏功能并判断病因。

【诊断及鉴别诊断】

1. **诊断**　既往有心脏病病史，根据心力衰竭的症状体征常不难诊断。

常用的辅助检查如 X 线检查对诊断也有帮助，超声心动图可发现心脏结构或功能的异常。同时应注意对心衰级别的诊断，目前通用的是美国纽约心脏病学会（NYHA）的心功能分级法。

Ⅰ级：有心脏血管疾病，但病人的一切活动均不受限制且无症状。

Ⅱ级：可胜任一般的轻体力活动，但较重的体力活动会引起心悸、气短等症状。

Ⅲ级：休息时无任何症状，但一般的轻活动即会引发心功能不全表现。

Ⅳ级：病人不能从事任何体力活动，即使卧床休息时亦有心功能不全的症状，如呼吸困难、心悸、不能平卧等。

2. **鉴别诊断**　注意与支气管哮喘、缩窄性心包炎、心包积液、肾源性水肿、门脉性肝硬化等相鉴别。

【治疗】

心衰治疗应采取综合措施，以防止、延缓心力衰竭发生发展为目标；力求缓解心衰相关症状，提高病人生活质量，改善长期预后，降低死亡率、住院率。

1. **病因治疗**　积极去除病因，改善生活方式，戒烟酒，适当从事体育锻炼，控制高血压、高血脂及糖尿病等。努力消除诱因，减少心衰发作，减缓心衰的发展和病情恶化。

2. **一般治疗**　根据病人的病情适当安排病人生活，适量控制活动，注意休息，减轻心脏负担。严重病人应绝对卧床休息，避免精神紧张。食盐摄入应控制在每日 2~5g，以减少体内水潴留，减轻心脏前负荷。大量利尿病人，不必严格限制食盐摄入。

3. 药物治疗 常用的药物有以下几种：

（1）利尿剂 利尿剂是心衰治疗中常用的药物，对减轻水肿、缓解心衰症状作用显著，但不可作为单一治疗。利尿剂剂量不足会出现体液潴留，剂量过大会出现容量不足。常用的利尿剂有袢利尿剂（如速尿）、噻嗪类利尿剂（如氢氯噻嗪）、螺内酯类（如安体舒通）等。

（2）血管紧张素转换酶抑制剂（angiotensin converting enzyme inhibitor，ACEI） 有扩血管、抗增生的作用，可改善血流动力学，减轻病人症状；改善心室重构，保持心肌功能；远期可改善预后，降低病人心衰死亡率。临床常用的制剂有卡托普利、依那普利、贝那普利、培哚普利、雷米普利等。较常见的不良反应有刺激性干咳、血压降低、高血钾、肾功能恶化、血管神经性水肿等。

（3）血管紧张素受体拮抗剂（angiotensin receptor antagonists，ARB） 常用于使用ACEI出现干咳等不良反应而不能耐受的病人。常用的制剂包括氯沙坦、厄贝沙坦、缬沙坦、替米沙坦等。主要不良反应包括低血压、高钾血症、肾功能恶化等。

（4）醛固酮受体拮抗剂 小剂量螺内酯等可阻断醛固酮效应，有效抑制心血管的重塑，改善心衰病人远期预后。因其有保钾作用，故使用时应注意监测血钾。

（5）β受体阻滞剂 具有拮抗交感神经系统活性，保护心肌细胞，改善心脏重构的作用。长期应用此类药物可减轻病人症状、改善预后、降低死亡率及住院率。临床常用制剂包括美托洛尔、卡维地洛、比索洛尔等。常见的不良反应有血压降低、液体潴留、心衰加重、心动过缓等。

（6）洋地黄类药物 传统的正性肌力药物，可兴奋迷走神经，增强心肌收缩力，抑制心脏传导。常用的制剂有地高辛、西地兰、毒毛花苷K。应用此类药物时应注意洋地黄中毒表现，及时给予处理。

4. 非药物治疗 部分心衰的病人存在着左右心室或房室收缩的不协调，进一步可导致心肌收缩力降低。通过心脏再同步化治疗（CRT）可改善心衰症状。终末期心衰也可采用心脏移植疗法。

知 识 链 接

## 心脏再同步化治疗

重度心衰病人大多存在心室收缩不同步，心脏再同步化治疗（cardiac resynchronization therapy，CRT）是在传统的双腔起搏（传统的双腔起搏是在右心房及右心室分别安装一个起搏器，让心房、心室按照步骤顺序起搏）的基础上增加左室起搏，左室起搏电极可经右房冠状静脉窦开口入冠状静脉左室后壁侧壁支起搏左室的同时起搏右室，通过多部位起搏来恢复心室的同步收缩。心衰伴心室失同步病人，该治疗方法可以改善病人心脏功能，提高运动耐量及生活质量，同时也有逆转左室重构的作用。

# 项目二　心律失常

正常人心脏起搏点位于窦房结，心电冲动通过正常传导系统按顺序激动心房和心室。如果心脏冲动的起源、频率、节律及冲动的传导途径和速度等发生异常，称为心律失常。

**（一）病因**

常见于心血管系统的各种器质性心脏病及其他系统的某些严重疾病，也发生于健康人或自主神经功能失调者。尚有部分心律失常原因不明。

**（二）发病机制**

心律失常的发病机制包括冲动的形成异常和（或）冲动的传导异常。

1. **冲动的形成异常**　窦房结、结间束、房室结、希氏束等处的心肌细胞具有自律性。自主神经兴奋性异常或其内在病变时，均可发生异常冲动。此外，在病理状态下，窦房结的自律性降低或增强，可导致异常节律的形成。原来无自律性的心肌细胞（如心房、心室肌细胞）亦可在心肌缺血缺氧、使用某些药物、电解质紊乱、儿茶酚胺增多等病理状态下，出现异常自律性。

2. **冲动的传导异常**　目前多认为折返现象是产生快速心律失常最主要的机制。冲动传导至某处心肌，如适逢生理性不应期，可形成生理性阻滞或干扰现象。某种病因或多种致病因素作用于心脏传动系统引起的传导阻滞或传导障碍并非由生理性不应期所致者，称为病理性传导阻滞。

**（三）临床分类**

按发生原理，可分为冲动形成异常和冲动传导异常两大类。

1. **冲动形成异常**

（1）窦性心律失常　①窦性心动过速。②窦性心动过缓。③窦性心律不齐。④窦性停搏。

（2）异位心律 ①被动性异位心律：逸搏（房性、房室交界性、室性）、逸搏心律（房性、房室交界性、室性）。②主动性异位心律：期前收缩（房性、房室交界性、室性）、阵发性心动过速（室上性、室性）、心房扑动、心房颤动、心室扑动、心室颤动。

2. 冲动传导异常

（1）生理性

（2）病理性 ①窦房传导阻滞。②房内传导阻滞。③房室传导阻滞。④束支或分支阻滞（左、右束支及左束支分支传导阻滞）或室内传导阻滞。

（3）房室间附加途径的传导 预激综合征。

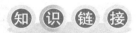

### 心脏射频消融

心脏射频消融是一种介入治疗快速性心律失常的方法，将电极导管经静脉或动脉血管送入心腔特定部位，释放射频电流导致局部心内膜及心内膜下心肌凝固性坏死，阻断快速心律失常异常传导束和起源点。经导管向心腔内导入的射频电流损伤范围在 1~3mm，不会造成机体危害。射频消融术目前已经成为根治阵发性心动过速最有效的方法。基本设备包括 X 光机、射频消融仪及心内电生理检查仪器。

## 一、 窦性心律失常

正常窦性心律频率为 60~100 次/分，冲动起源于窦房结。心电图特征：P 波在肢体导联 Ⅰ 、Ⅱ 、aVF 及胸导联 $V_3$ ~ $V_6$ 导联直立，aVR 导联倒置，PR 间期 0.12~0.20s。

## 窦性心动过速

成人窦房结冲动形成速率超过 100 次/分，称为窦性心动过速（nodal tachycardia）。

【概要】

窦性心动过速常逐渐开始和终止。健康人运动和情绪紧张可出现心动过速。茶、咖啡、酒精、药物如异丙肾上腺素等也常引发窦性心动过速，也见于发热、缺氧、低血压、心肌炎、心功能不全、贫血、甲状腺功能亢进。

【临床表现】

可无明显症状。

【心电图表现】

心电图检查可发现窦性 P 波，P 波频率超过 100 次/分。

【治疗】

主要针对病因和诱因治疗，如纠正贫血、控制甲亢、治疗心力衰竭等，必要时可予以镇静剂、β 受体阻滞剂如美托洛尔等，也可采用非二氢吡啶类钙通道阻滞剂减慢心率。

## 窦性心动过缓

成人窦性心律低于 60 次/分，称为窦性心动过缓（sinus bradycardia）。

【概要】

常见于健康成人，特别是运动员、老年人和睡眠时，其他原因，如有颅内压增高、血钾过高、低温、甲状腺功能减退，以及应用药物，如洋地黄制剂、β 受体阻滞剂、胍乙啶、利血平、甲基多巴等。在器质性心脏病中，窦性心动过缓可见于心肌炎、心肌病、冠心病、急性心肌梗死（尤其是下壁心肌梗死的早期）和病窦综合征。

【临床表现】

生理性多无症状，病理性和药物性窦性心动过缓，当心排血量严重不足时可出现头晕、乏力、胸闷甚至晕厥。

【心电图表现】

窦性 P 波，P 波频率低于 60 次/分。窦性心动过缓常伴窦性心律不齐，即在同一次心电图描记中，不同 PP 间期的差异大于 0.12s。

【治疗】

无症状者，一般无须治疗。如因心率慢出现心排血量不足，可用阿托品、麻黄素或含服异丙肾上腺素以提高心率。但长期应用往往效果不确定，易发生严重副作用，可考虑心脏起搏治疗。

## 二、 期前收缩

【概要】

期前收缩（premature beat）是指窦房结以下的某异位起搏点提前发出冲动，引起心脏提前搏动者，又称过早搏动，简称早搏。根据期前收缩异位起搏点的不同，分为房性、房室交界性及室性 3 种，其中以室性最常见，房性次之，房室交界性最少见。期前收缩≥5次/分称频发期前收缩，<5 次/分称为偶发期前收缩。每隔 1~2 个正常窦性搏动出现一次期前收缩者，分别称为二联律、三联律。连续发生 2 个室性期前收缩称为成对室性期前收缩，连续 3 个或以上室性期前收缩称室性心动过速。若期前收缩从多个异位起搏点发生，称多源性期前收缩。

正常人与各种心脏病病人均可发生期前收缩。常见于：①情绪激动、精神紧张、过度疲劳、消化不良，以及过度吸烟、饮酒、喝浓茶及咖啡等。②冠心病、风湿性心瓣膜病、心肌炎、心肌病等器质性心脏病。③应用洋地黄、肾上腺素、麻黄碱、咖啡因等药物。④电解质紊乱，如低血钾、低血钙、低血镁等。⑤对心脏的直接刺激，如心脏手术或心导管检查等机械刺激。

【临床表现】

1. 症状　多无症状。部分病人有心悸或心跳暂停感，有的表现喉部牵动感或短阵咳嗽。频发早搏出现心排血量减少，可见全身乏力、头晕、晕厥，冠心病病人可诱发心绞痛。

2. 体征　听诊心律不规则，有提前发生的心跳，其后可有较长的代偿间歇，早搏的第一心音增强，第二心音减弱或消失。可出现脉搏短绌。

【诊断】

1. 房性期前收缩的心电图表现

（1）提前出现的 P' 波形态与窦性 P 波不同。

（2）P'R 间期≥0.12s。

（3）QRS 波群有 3 种可能性：①与窦性心律的 QRS 波群相似，较多见。②因室内差异性传导而增宽变形。③提前的 P' 波后无 QRS 波群，为未下传的房性期前收缩。

（4）多数代偿间歇不完全（图 3-1）。

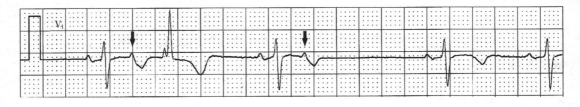

图 3-1　房性期前收缩

2. 房室交界性期前收缩的心电图表现

（1）提前出现的 QRS 波群形态与窦性心律的相同。

（2）逆行 P′波有 3 种可能性：①逆行 P′波（Ⅱ、Ⅲ 倒置，aVR 直立）在 QRS 波群之前，P′R 间期<0.12s。②逆行 P′波在 QRS 波群之后，RP′间期<0.20s。③逆行 P′波于 QRS 波群中，心电图上见不到逆行 P′波。

（3）多数代偿间歇完全（图 3-2）。

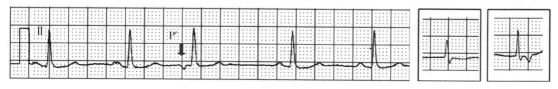

图 3-2 房室交界性期前收缩

3. 室性期前收缩的心电图表现

（1）提前出现的 QRS 波群形态宽大畸形，时限>0.12s，其前无相关的 P 波。

（2）ST 段与 T 波的方向常与 QRS 波群主波的方向相反。

（3）常为完全性代偿间歇。

（4）室性期前收缩与其前面的窦性搏动之间期（配对间期）恒定（图 3-3）。

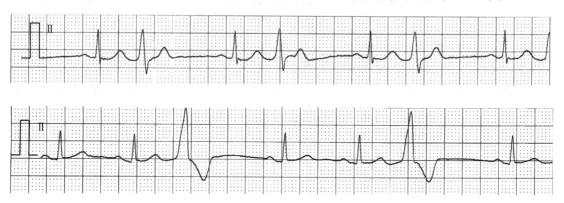

图 3-3 室性期前收缩

【治疗】

　　症状不明显或偶发者，一般不需特殊治疗。有明确病因者，应进行病因治疗。对频发期前收缩、症状明显或伴有器质性心脏病者，在进行病因治疗的同时，可选用抗心律失常药物。特别是室性期前收缩，出现频发、多源性、成对出现时，易导致室性心动过速及心室颤动，必须积极治疗。

1. 房性和房室交界性期前收缩　吸烟、饮酒与咖啡因可诱发期前收缩，应劝导病人戒除或减量。治疗药物包括镇静药、β受体阻滞剂等，亦可选用洋地黄或钙通道阻滞剂。可先用镇静剂，如地西泮2.5mg，每日3次口服。如无效，可选用β受体拮抗剂、普罗帕酮、莫雷西嗪等。

2. 室性期前收缩

（1）无器质性心脏病　如无明显症状，不必使用药物治疗。如症状明显，以消除症状为目的，除避免诱发因素外，宜选用β受体拮抗剂、美西律、普罗帕酮、莫雷西嗪等。

（2）急性心肌缺血　在急性心肌梗死发病的前24小时内，病人原发性室颤的发生率很高。但与以前的观点不同，目前不主张预防性应用抗心律失常药物，如果发生窦性心动过速或室性期前收缩，可尽早使用β受体阻滞剂以减少心室颤动的危险。

（3）慢性心脏病变　心肌梗死后或心肌病等病人常伴室性期前收缩。临床上可选用β受体阻滞剂或小剂量胺碘酮。

## 三、 异位性心动过速

【概要】

异位快速的心搏连续3次或更多次地出现为阵发性心动过速。根据异位起搏点的不同，可分为房性、房室交界性和室性，因房性、房室交界性在心电图上难以区别，故统称为阵发性室上性心动过速（paroxysmal supraventricular tachycardia，PSVT）。

阵发性室上性心动过速的病因有：①功能性：常无器质性心脏病，在情绪激动、过度疲劳、吸烟饮酒过度、喝浓茶和浓咖啡时可发作。②器质性：可见于各种心脏疾病。③其他：如洋地黄中毒、预激综合征、低血钾等。

阵发性室性心动过速的病因有：①器质性心脏疾病，尤其以急性心肌梗死常见，其次为心肌炎、心肌病、风心病、心力衰竭等。②其他，如肾上腺素药物过量，洋地黄、奎尼丁、普鲁卡因胺等药物毒性反应，严重缺钾，心脏直接受刺激等。

【临床表现】

1. 阵发性室上性心动过速　常突然发作，突然终止，持续时间长短不一，可为数秒、数分钟、数小时或数日。常有心悸、胸闷、烦躁不安、恐惧、头晕等症状。如发作时间较长，且心室率在200次/分以上，因心排血量减少，常发生血压下降、心绞痛，甚至昏厥和心力衰竭等。

体检：心律快而规则，心率常在150～250次/分，心尖区第一心音强度恒定，脉搏快而细弱。

2. **阵发性室性心动过速** 由于发作时房室收缩不协调，导致心排血量降低，常出现头晕或晕厥、乏力、气促、低血压、心绞痛等表现。如原有严重心脏疾病，心室率较快，心动过速持续时间长，常可引起心力衰竭和休克。

体检：心律略不规则，心率常在 100~250 次/分，心尖区第一心音强弱不等。

【诊断】

1. **阵发性室上性心动过速**

（1）心率 150~250 次/分，RR 间期绝对规则。

（2）P 波有 3 种可能：①直立 P 波，PR 间期>0.12s，为房性心动过速。②逆行 P′波，常埋藏于 QRS 波群内或位于其终末部分，P′波与 QRS 波群保持固定关系。逆行 P′波还可出现在 QRS 波群之前，P′R 间期<0.12s，或在 QRS 波群之后，RP′间期<0.20s，均为房室交界性心动过速。③由于心室率较快，P 波往往与前面的 T 波重叠，无法辨认，故统称为室上性心动过速。

（3）QRS 波群形态与正常窦性心律相似。

（4）起始突然，其通常由一个房性期前收缩触发，下传的 PR 间期显著延长，随之突然发作（图 3-4）。

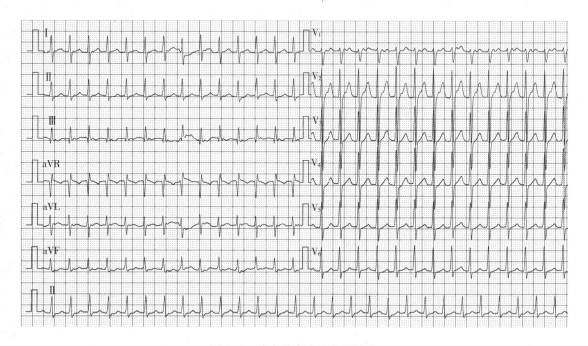

图 3-4 阵发性室上性心动过速

2. 阵发性室性心动过速

（1）3 个或以上的室性期前收缩连续出现，心率多在 100～250 次/分，RR 间期可略不规则。

（2）QRS 波群宽大畸形，时限>0.12s。ST-T 波方向与 QRS 波群主波方向相反。

（3）心房独立活动，窦性 P 波常埋于 QRS 波群内，频率较慢，与 QRS 波群间无固定关系，形成房室分离。

（4）偶可见心室夺获及室性融合波，系确立室速诊断的重要依据（图 3-5）。

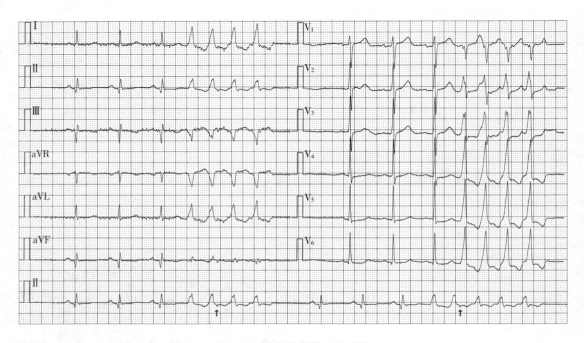

图 3-5　阵发性室性心动过速

【治疗】

1. 阵发性室上性心动过速

（1）机械刺激迷走神经　①让病人深吸气后屏住气，用力做呼气动作。②刺激咽部，引起恶心反射。③压迫颈动脉窦，病人取仰卧位，头稍偏向一侧，先摸到颈动脉窦搏动（相当于甲状软骨上缘水平颈动脉搏动最明显处），用食指、中指向颈椎方向压迫颈动脉窦，先压右侧 5～10s，如无效再试左侧。压迫时需同时听心脏或进行心电图检查，一旦心动过速终止，即停止压迫。注意不要双侧同时压迫，有脑血管病者和老年人禁用。

（2）药物治疗　①腺苷和钙离子拮抗剂：首选腺苷 6～12mg，快速静注，起效迅速。可见胸部压迫感、面部潮红、房室传导阻滞等副作用，因其半衰期短于 6s，副作用会很快消失。如腺苷无效可改用维拉帕米5mg，静脉注射，若无效，间隔10分钟再静注5mg，或用地尔硫䓬0.25~0.35mg/kg，静脉注射。上述药物疗效可达90%以上。如合并心衰、低血压或不明性质的宽QRS波心动过速，不宜选用钙拮抗剂，宜选用腺苷治疗。②洋地黄和β受体阻滞剂：毛花苷C 0.4~0.8mg静注，必要时每2~4小时静注1次，24小时总量控制在1.6mg以内。洋地黄目前较少使用，但对伴心衰的病人可作首选。β受体阻滞剂以选用短效制剂如艾司洛尔50~100μg/（kg/分）较合适，但应避免用于伴心力衰竭、支气管哮喘的病人。③普罗帕酮：1~2mg/kg，静脉注射，在静注过程中若室上速终止，则可停止用药。④胺碘酮：150mg静注，时间不少于10分钟。合并低血压者，可应用升压药物，如去甲肾上腺素、间羟胺等，但老年人、高血压者、急性心肌梗死者等禁忌。⑤食管心房调搏术：常能终止发作。⑥直流电复律：当病人有严重心绞痛、低血压、心力衰竭表现时，应立即行直流电复律。急性发作经以上治疗无效也应实施电复律。但已应用洋地黄者不应进行电复律。

（3）预防复发 是否进行长期预防，要根据发作的频度和严重程度。可依据临床经验选用地高辛0.125~0.25mg/d；缓释维拉帕米240mg/d；索他洛尔每次40~80mg，12小时1次。上述药物可单独或联合使用，也可用普罗帕酮100~200mg，每日3次，口服。导管消融技术安全有效，且能根治心动过速，有条件者应优先考虑使用。

2. 阵发性室性心动过速 治疗原则：有器质性心脏病或诱因明确的应对因治疗；无器质性心脏病且为短暂发作，如无症状或血流动力学影响者，处理原则同室性期前收缩；持续性室速发作，无论有无器质性心脏病，均应给予治疗。

（1）终止发作 无显著血流动力学障碍者，首先静注利多卡因或普鲁卡因胺，同时静脉滴注维持。静注普罗帕酮亦有效，但不宜用于心肌梗死或心衰病人。在其他药物无效时，可静注胺碘酮或改用直流电复律。如有低血压、休克、心绞痛、心力衰竭等血流动力学障碍时，应迅速施行电复律。但洋地黄中毒引起的室速，不宜使用电复律。

（2）预防复发 积极寻找和治疗诱发室速的各种可逆性病变，如纠正缺血、低血压、低血钾等。治疗充血性心力衰竭、缓慢性心律失常等均有利于预防室性心动过速的发生。对发作频繁、持续时间长、血流动力学不稳定者，可用埋藏式心脏复律除颤器，或采用射频消融或外科手术治疗。

## 四、 心房颤动

【概要】

心房颤动（atrial fibrillation，AF）简称房颤，是常见的心律失常，由心房内的异位起搏点快而不规则地发放冲动，频率达350~600次/分，而心室只能接受一部分由心房下传的冲动，节律不规则。房颤按发作情况分为急性和慢性房颤。初次发作且时间在24小时以内者，称急性房颤。慢性房颤按发生的持续情况，分为阵发性、持续性和永久性三类，阵发性常能自行终止，持续性则不能自动转复为窦性心率，永久性者经复率与维持窦性心率治疗仍无效。

心房颤动的病因有：①多数由器质性心脏病引起，常见于风湿性心脏病、冠心病、甲状腺功能亢进症、高血压性心脏病、心肌病、缩窄性心包炎等。②心导管检查及心胸手术。③洋地黄中毒。④缺氧、低钾、感染、情绪激动、吸烟、饮酒、运动等无器质性心脏病者，多为阵发性。

【临床表现】

若心室率不快，多无明显症状。心室率较快者，可有心悸、胸闷、气促、乏力、头晕等症状，当心室率大于 150 次/分，可发生心绞痛与充血性心力衰竭。房颤还可以形成房内血栓，血栓脱落可引起体循环动脉栓塞，尤以脑栓塞多见。据统计，非瓣膜性心脏病合并房颤，发生脑卒中的机会较无房颤者高 5~7 倍。一些瓣膜性心脏病合并房颤时，脑卒中的发生率更高。

【诊断】

1. 窦性 P 波消失，代之以大小不等、形态各异的颤动波（f 波），350~600 次/分，在 $V_1$、Ⅱ、Ⅲ、aVF 导联较明显。

2. 心室率极不规则，RR 间隔绝对不等。在未接受药物治疗、房室传导正常者，心室率多在 100~160 次/分。

3. QRS 波群及 T 波的形态为室上性，因与快速的 f 波重叠，故可有变形；若伴有室内差异传导，则 QRS 波群可发生宽大畸形，且常发生在长间歇后提前心搏时，呈右束支传导阻滞型（图 3-6）。

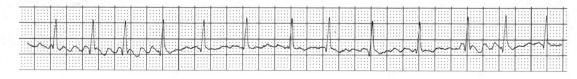

图 3-6　心房颤动

【治疗】

原则：应积极寻找和处理原发病及诱因。

1. 急性房颤的治疗　通常在短时间内可自行终止发作。症状显著者，可静脉注射 β

受体拮抗剂或钙离子拮抗剂，也可选用洋地黄类，但不作为首选。治疗的目标是使快速的心室率减慢，安静时保持在 60~80 次/分，较轻的运动时不超过 100 次/分。心衰和低血压者忌用 β 受体拮抗剂与维拉帕米，预激综合征合并房颤禁用洋地黄、β 受体拮抗剂、钙离子拮抗剂。若 48 小时内仍未恢复窦性心律，可选用药物或电击复律。若发作时出现急性心力衰竭或血压下降明显者，宜紧急实施电复律。

Ⅰ A、Ⅰ C 或Ⅲ类抗心律失常药物均可转复房颤，但奎尼丁可诱发致命性室性心律失常，目前已很少用。Ⅰ C 类亦可致室性心律失常，对严重器质性心脏病人不宜使用。胺碘酮致心律失常发生率最低。药物复律无效，则改为电复律。

2. 慢性房颤的治疗

（1）慢性阵发性房颤常能自行终止，急性发作时的处理如上所述，如频繁发作、症状明显，可服用普罗帕酮、莫雷西嗪或胺碘酮，以减少发作次数和持续时间。

（2）持续性房颤在下述情况应考虑复律治疗。①病因已消除。②出现明显症状，包括房颤使心功能恶化。③房颤持续时间小于 1 年。④左心房扩大不明显（左房内径<45mm）。药物复律，可选用普罗帕酮、莫雷西嗪、索他洛尔和胺碘酮。以上药物亦可用作预防复发。选用电复律者，应在电复律前几天给抗心律失常药物，以防复律后复发。低剂量胺碘酮（200mg/d）的疗效与病人耐受性均较好，可酌情选用。研究表明，持续性房颤选择减慢心室率并注意血栓栓塞的预防，其预后与经复律后维持窦性心律者并无显著差别，且较为简便易行，尤其适用于老年病人。

（3）永久性房颤的治疗目的，应为控制过快的心室率，可选用 β 受体阻滞剂、钙离子拮抗剂或地高辛。但应注意其禁忌证。

3. 预防栓塞并发症 以往有栓塞病史、瓣膜病、高血压病、糖尿病、左心房扩大、冠心病等，以及老年病人，发生栓塞的危险性更大，应长期接受抗凝治疗。应口服华法林，使凝血酶原时间国际标准化比值（INR）维持在 2.0~3.0。不适宜应用华法林及无上述危险因素者，可改用阿司匹林（100~300mg/d）。长期抗凝治疗者，应严密监测药物可能引起的出血危险。房颤持续超过 2 天者，若实施复律，应在复律前接受 3 周华法林治疗，待心律转复后需继续抗凝治疗 3~4 周。

## 五、 心室颤动

【概要】

心室颤动（ventricular fibrillation，VF）是严重的异位心律，指心室丧失有效的整体收缩能力，被各部心肌快而不协调的颤动所代替。其血流动力学的影响相当于心室停搏。

心室扑动常为心室颤动的前奏，也常是临终前的一种致命性心律失常。

心室颤动的病因有：①冠心病，尤其是急性心肌梗死或急性冠状动脉缺血。②心肌病伴完全房室传导阻滞者。③严重电解质紊乱，如严重低钾或高钾。④药物毒性作用，如奎尼丁、洋地黄、氯喹、锑剂等药物中毒。⑤触电、雷击或溺水。⑥各种室性心动过速进一步恶化。⑦预激综合征合并房颤，误用洋地黄类药物。

【临床表现】

1. 意识丧失、抽搐，即阿-斯综合征。

2. 面色苍白或青紫，脉搏消失，心音听不到，血压为零。

3. 如不及时抢救，随之呼吸、心跳停止。

【诊断】

心室颤动的诊断主要依据病人的临床表现及心电图检查。

心电图：QRS 波群与 T 波完全消失，代之以形态大小不等、频率不规则的颤动波，频率 250~500 次/分（图 3-7）。

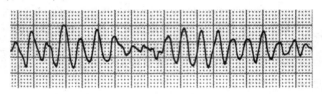

图 3-7　心室颤动

【治疗】

心室颤动一旦发生即有效循环停止，应立即进行心肺脑复苏术。其抢救基本步骤如下：

1. 立即实施基础生命支持。

2. 尽早进行进一步生命支持，如在 8 分钟内开始，其复苏成功率可达 40% 左右。

3. 继续延长生命支持，又称三期复苏（或后期复苏）治疗（详见模块三项目七心肺脑复苏）。

## 六、 房室传导阻滞

【概要】

房室传导阻滞（atrioventricular block）是指冲动从心房到心室的传导过程发生障碍。

正常人或运动员可发生一度和二度Ⅰ型房室传导阻滞，特别在夜间，与迷走神经张力增高有关。其他常见原因有各种器质性心脏病、电解质紊乱、药物中毒等。Lev病（心脏纤维支架的钙化与硬化）、Lenegre病（传导系统本身的原发性硬化变性疾病）可能是成人孤立性慢性心脏传导阻滞的最常见病因。

【临床表现】

1. 一度房室传导阻滞　多无自觉症状。

2. 二度房室传导阻滞　心搏脱漏仅偶尔发生，病人症状可不明显或偶有心悸，如心搏脱漏频繁，致心室率缓慢时，有乏力、头晕、胸闷，甚至发生昏厥。体检发现心音脱漏。

3. 三度房室传导阻滞　可出现头晕、乏力、胸闷、气促、心绞痛、心力衰竭等，严重者可发生昏厥、抽搐等阿-斯综合征表现，甚至发生猝死。体检时心律规则，心率每分钟25~40次，第一心音强弱不等，有时特别响亮，称为"大炮音"。

【诊断】

房室传导阻滞的诊断主要依据心电图检查。

1. 一度房室传导阻滞　仅表现为PR间期延长，超过0.20s（图3-8）。

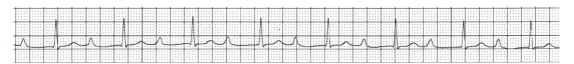

图3-8　一度房室传导阻滞

2. 二度房室传导阻滞　分为Ⅰ型（又称文氏阻滞）和Ⅱ型。

（1）二度Ⅰ型房室传导阻滞　①PR间期逐次延长，直至P波下传受阻。②RR间期呈进行性缩短，直至一个P波不能下传心室。③包含受阻P波在内的RR间期小于正常窦性PP间期的两倍。常见的房室传导比率为3:2或5:4（图3-9）。

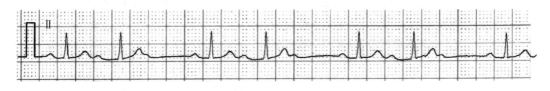

图3-9　二度Ⅰ型房室传导阻滞

（2）二度Ⅱ型房室传导阻滞　PR间期正常或延长，但PR间期固定不变，在隔1次或数次P波后，发生心房激动传导阻滞，无QRS波群跟随（图3-10）。

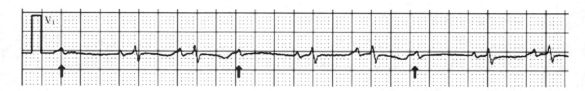

图 3-10　二度Ⅱ型房室传导阻滞

3. 三度（完全性）房室传导阻滞　全部心房激动均不能传导至心室。

（1）P 波与 QRS 波群没有固定关系。

（2）心房率快于心室率，心房激动来自窦房结或心房异位节律点。

（3）心室起搏点常在阻滞部位稍下方。如位于希氏束及其附近，心室率 40~60 次/分，QRS 波群正常，心律亦较稳定。如起搏点位于室内传导系统的远端，心室率可低于 40 次/分，QRS 波群增宽，心室率常不稳定（图 3-11）。

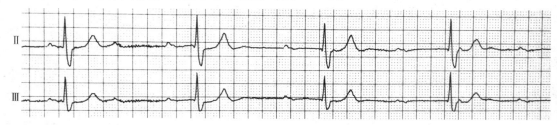

图 3-11　三度（完全性）房室传导阻滞

【治疗】

1. 病因治疗

2. 药物治疗

（1）阿托品 0.3~0.6mg，每日 3~4 次口服，亦可用 0.5~2.0mg 静脉注射，适用于阻滞部位在房室结者。

（2）异丙肾上腺素 10mg 含舌下，每 4~6 小时 1 次。必要时也可用 1mg 加入葡萄糖注射液 250~500mL 中静脉滴注，每分钟滴入 1~4μg，适用于任何部位的房室传导阻滞，但可引起严重的室性心律失常，故急性心肌梗死时应慎用。

上述药物使用数天后，常效果欠佳且易产生不良反应，因此，仅适用于无条件进行人工心脏起搏的应急情况。

3. 人工心脏起搏器　心室率缓慢、症状明显或伴有血流动力学障碍的二、三度房室传导阻滞，尤其是急性心肌炎、急性心肌梗死或心脏手术损伤时，均应及时植入人工心脏起搏器进行人工起搏治疗。

# 项目三　原发性高血压

【概要】

原发性高血压（primary hypertension）又称高血压病，是指原因不明的，以病人体循环动脉血压升高为主要临床表现的全身疾病。

高血压是指病人在未使用任何降压药物的情况下，收缩压≥140mmHg 和（或）舒张压≥90mmHg。根据血压水平，高血压分为 1 级、2 级和 3 级。我国采用的血压分类和标准（表3-1）：

表3-1　血压水平分类及标准

| 类别 | 收缩压（mmHg） | | 舒张压（mmHg） |
|---|---|---|---|
| 理想血压 | <120 | 和（或） | <80 |
| 正常高值 | 120~139 | 和（或） | 80~89 |
| 高血压 | ≥140 | 和（或） | ≥90 |
| 　高血压1级 | 140~159 | 和（或） | 90~99 |
| 　高血压2级 | 160~179 | 和（或） | 100~109 |
| 　高血压3级 | ≥180 | 和（或） | ≥110 |
| 单纯收缩期高血压 | ≥140 | 和 | <90 |

当收缩压和舒张压分属不同的级别时，以较高级别为标准。以上标准适用于任何年龄成年男性和女性。

原发性高血压是内科的常见病、多发病之一，多与其他心血管危险因素共存，是多种心血管疾病重要病因及危险因素，可造成心、脑、肾、视网膜等重要脏器损伤。

随着我国工业化进程的推进和人口老龄化程度的增加，我国高血压患病率总体呈不断上升趋势，目前为止，我国 18 岁及以上居民高血压的患病率约达 18.8%，全国合计约有 1.6 亿高血压病人。原发性高血压发病率存在着地区、城乡、民族差别，总体来说北方高于南方，沿海高于内地，城市高于农村。高原少数民族地区高血压患病率较高。男性与女

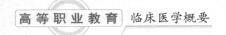

性发病率差异不大。

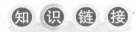

### 全国高血压日

高血压是最常见的心血管疾病之一，具有"高发病率、高致死率、高致残率"的特点，但由于其起病隐匿，多数病人无任何症状，且对其预后普遍认识不足等众多因素造成了我国高血压出现"低知晓率、低治疗率和低控制率"的现状。

为提高广大群众对高血压危害严重性的认识，引起各级政府、各个部门、社会各界对高血压的重视，动员全社会参与高血压预防和控制工作，普及高血压的防治知识，增强全民自我保健意识，从1998年起把每年的10月8日定为全国高血压日。

原发性高血压病因不明明确，考虑与遗传、环境等因素有关。与高血压发生有关的因素主要有：

1. 遗传　约60%的高血压病人存在家族史，父母均患高血压的，其子女发病率甚至高达46%。

2. 环境　环境因素主要包括以下几个方面：①精神因素：长期过度紧张的脑力劳动易发生高血压，故高血压发病率城市高于农村。②饮食：摄入食盐多者，高血压的发病率较高；钾摄入量与血压呈负相关；饮食中摄入的饱和脂肪酸较多可升高血压；病人饮酒量与血压水平呈线性相关；叶酸的缺乏可造成血浆中同型半胱氨酸水平增高，与高血压呈正相关，并可增加高血压脑卒中发生危险。③吸烟：可引起血压升高。

3. 其他因素　包括病人的年龄、体重、服用的药物、睡眠呼吸暂停综合征等，都与高血压密切相关。40岁以上者高血压发病率高。肥胖者高血压发病率高。长期口服避孕药容易引起血压增高，麻黄素、肾上腺皮质激素等药物也可使血压升高。

高血压的发病机制不明，目前普遍认为是多种因素共同作用结果。包括交感神经系统活性增加、肾素-血管紧张素-醛固酮系统（RAAS）的激活、细胞膜离子转运异常、肾性水钠潴留、胰岛素抵抗等。

【临床表现】

按其起病缓急及病程进展，原发性高血压可分为缓进型高血压和急进型高血压两种，其中以缓进型多见。

1. 缓进型高血压 缓进型高血压多数起病缓慢，无特殊的临床表现。一些病人可偶尔在体检时发现血压增高，也可在精神紧张、情绪激动、劳累之后有头痛、头晕、眼花、耳鸣、乏力、失眠、注意力不集中等症状。

血压早期可波动较大，后逐渐保持在较高水平，且血压受季节、昼夜、情绪影响。一般来说，冬季血压较夏季高；夜间血压较低，清早起床活动后增高；情绪激动时可使血压迅速升高。体格检查可闻及病人主动脉瓣区第二心音亢进、收缩期杂音、收缩早期喀喇音。

长期高血压可造成心、脑、肾、血管、视网膜等靶器官损伤，造成并发症如下：

（1）心 长期的高血压可使病人左心室肥厚、扩大，出现高血压性心脏病。体检可发现心尖部搏动增强，呈抬举性心尖搏动，向左下移位。高血压可促进冠状动脉粥样硬化形成，使病人出现心绞痛、心肌梗死，甚至发生猝死。

（2）脑 长期的高血压可促成脑动脉粥样硬化的形成，引起脑动脉血栓发生。高血压可使脑动脉血管发生微小动脉瘤，病人血压骤升时动脉瘤可破裂出血。血压极度升高时可出现高血压脑病。

（3）肾 长期的高血压可使肾小动脉硬化，造成蛋白尿、血尿，可出现原发性颗粒性固缩肾，造成肾功能的损害，甚至发生肾功能衰竭。

（4）大血管 长期高血压可促进主动脉夹层的形成，临床表现为突发的剧烈撕裂样胸痛，可出现高血压病人的猝死。

（5）视网膜 疾病早期视网膜小动脉痉挛，以后随着病程的进展可出现动脉硬化，后期可发生视网膜渗出、出血伴有视乳头水肿。

2. 恶性或急进型高血压 多发生于中青年，起病急骤，血压升高显著，舒张压可持续≥130mmHg，同时有严重头痛、视力模糊、眼底出血、渗出，病人肾脏损害重，可出现持续性蛋白尿、血尿、管型尿。急进型高血压预后差，病人常可死于肾功能衰竭、心力衰竭、脑卒中。

3. 老年人高血压 老年人高血压指年龄大于60岁并达到高血压诊断标准者。

病人主要表现有：单纯的收缩压增高（收缩压≥140mmHg，舒张压<90mmHg），其发生可能与老年人动脉弹性降低，顺应性下降有关。老年人高血压靶器官并发症较常见，且用药后易发生体位性低血压。

4. 高血压急症和亚急症 高血压急症指高血压病人在某些诱因作用下，血压突然明显增高（多超过180/120mmHg），同时伴有进行性的心、脑、肾等靶器官功能不全表现，如高血压脑病、急性心力衰竭、急性冠状动脉综合征等。

高血压亚急症指血压有明显升高，但不伴严重临床症状及进行性的靶器官损害。

两者的主要区别标准是有无新近出现的急性进行性靶器官损害。

【实验室及其他检查】

1. 常规检查  尿常规、肾功能、血糖、血脂、电解质、心电图、X线胸片、超声心动图、眼底检查等，有利于发现高血压相关的危险因素和靶器官受损害情况。

2. 特殊检查  心率变异、24小时动态血压监测、动脉弹性功能测定、颈动脉内膜中层厚度、血浆肾素活性测定等。

【诊断及鉴别诊断】

1. 高血压诊断和危险程度评估  高血压的诊断应在未服用降压药物情况下，3次非同日测量，其收缩压≥140mmHg和（或）舒张压≥90mmHg，则可诊断为高血压。病人有高血压史，正在服用降压药者，血压虽正常，也可诊断为高血压。

根据血压水平、合并的心血管病危险因素、靶器官损害及病人同时患有的其他疾病等，将高血压病人按危险程度分为低危、中危、高危、极高危四组，分别表示未来10年内可能发生心脑血管病事件的概率（表3-2）。

表3-2　高血压病人心血管危险程度分层

| 危险因素和病史 | 1级（140~159/90~99mmHg） | 2级（160~179/100~109mmHg） | 3级（≥180/110mmHg） |
| --- | --- | --- | --- |
| 无危险因素 | 低危 | 中危 | 高危 |
| 1~2危险因素 | 中危 | 中危 | 极高危 |
| ≥3个危险因素或靶器官损害 | 高危 | 高危 | 极高危 |
| 临床并发症或合并糖尿病 | 极高危 | 极高危 | 极高危 |

心血管危险因素

（1）高血压1~3级。

（2）年龄：男性>55岁，女性>65岁。

（3）吸烟。

（4）糖耐量受损和（或）空腹血糖受损。

（5）总胆固醇≥5.7mmol/L或高密度脂蛋白<1.0mmol/L或低密度脂蛋白>3.3mmol/L。

（6）早发的心血管家族史（一级亲属中男<55岁，女<65岁）。

（7）腹型肥胖（男腰围≥90cm，女腰围≥85cm）。

（8）血同型半胱氨酸增高≥10μmol/L。

靶器官损害

（1）左心室肥厚。

（2）超声或X线证实存在动脉粥样硬化斑块。

（3）有视网膜动脉的狭窄。

（4）有微量白蛋白尿（30～300mg/24h）或白蛋白/肌酐≥30mg/g。

伴随临床疾病

（1）心脏疾病，心力衰竭、冠心病。

（2）脑血管病，缺血性脑卒中、脑出血、短暂脑缺血发作。

（3）肾脏疾病，肾功能不全、糖尿病肾病。

（4）周围血管病，主动脉夹层。

（5）视网膜病变，出血、渗出、视乳头水肿。

（6）糖尿病。

2. 鉴别诊断　原发性高血压应与嗜铬细胞瘤、原发性醛固酮增多症、皮质醇增多症等相鉴别。

【治疗】

1. 治疗目标　最大程度降低心脑血管病发生率及死亡的危险。血压应控制在 140/90mmHg 以下；糖尿病、肾病、心力衰竭、病情稳定的冠心病合并高血压病人，血压控制在 130/80mmHg 以下；老年收缩期高血压，收缩压应控制在 150mmHg 以下，如能耐受可控制在 140mmHg 以下。

2. 非药物治疗　减轻体重、戒烟、合理膳食、限制饮酒和适当的运动。尽可能将体重指数控制在 24kg/m² 。每天钠盐摄入量不超过 6g，适量摄入蔬菜、水果。根据年龄及体质，建议病人适当运动，如散步、打太极拳、慢跑等。尽量减轻精神压力，保持心态的平衡，积极参加社会、集体活动。

3. 药物治疗　目前常用降压药分为 5 大类，分别是利尿剂、β 受体阻滞剂、钙拮抗剂（CCB）、血管紧张素转换酶抑制剂（ACEI）、血管紧张素 II 受体拮抗剂（ARB）。

（1）利尿剂　通过利尿作用使血容量减少，体内钠离子含量降低，使血压下降。降血压作用较温和，可以强化其他降压药物作用。

常用药物有：呋塞米、氢氯噻嗪、吲达帕胺、螺内酯等。

（2）β 受体阻滞剂　可降低病人心肌收缩力，减慢病人心率，抑制肾素释放而起到降血压作用。

常用药物有：美托洛尔、阿替洛尔。

（3）钙拮抗剂　可减少 $Ca^{2+}$ 的跨膜内流，抑制心肌、血管平滑肌的收缩，使心肌及血管平滑肌收缩力降低，从而发挥降血压作用。

常用药物有：氨氯地平、硝苯地平控释片、非洛地平缓释片、尼群地平、维拉帕米缓释片等。

（4）血管紧张素转换酶抑制剂　可抑制血管紧张素转换酶，减少血管紧张素Ⅱ生成，达到降压目的，同时有助于左心室肥厚逆转。

常用药物有：卡托普利、依那普利、赖诺普利、苯那普利、福辛普利等。

（5）血管紧张素Ⅱ受体拮抗剂　通过阻断血管紧张素Ⅱ受体，阻断其收缩血管、水钠潴留的作用。

常用药物有：缬沙坦、氯沙坦。

降压药使用时应该遵循以下的应用原则：①个体化原则，根据病人的不同特点采用不同的药物和剂量。②从小剂量开始，若效果不满意，可逐渐增加剂量，直至最佳效果。③最好选择使用长效制剂，以达到 24 小时内血压稳定的目标。④联合使用药物可产生协同作用。小剂量单药治疗效果不满意时，可联合 2 种或 2 种以上的降压药物联合治疗。一般 2 级以上的高血压需联合用药。

4. 高血压急症和亚急症的处理　高血压急症时应立刻进行监护，持续监测病人血压，尽快选用适当降压药静脉滴注。通常，最初 1 小时内，平均动脉压降低幅度应不超过治疗前水平的 25%，随后 2~6 小时内应将血压逐渐降至 160/100mmHg 左右，若病人耐受良好，可在接下来的24~48 小时逐步降低至正常血压水平。若降压后有重要器官缺血的表现，血压降低幅度应减小。一般选用的药物有：硝酸甘油、硝普钠、尼卡地平、拉贝洛尔等。高血压亚急症多选用起效较快口服药物，可联合给药。临床常用的药物包括钙拮抗剂、袢利尿剂、ACEI 类。

【预防】

广泛进行高血压相关知识的宣传，教育病人注意劳逸结合，适当进行体育锻炼，低盐清淡饮食。重视高血压普查，以便早发现，早治疗，防止靶器官损害。

# 项目四　冠状动脉粥样硬化性心脏病

【学习目标】

1. 掌握心绞痛及心肌梗死的临床表现、诊断要点、鉴别诊断、治疗要点。
2. 熟悉心肌梗死的实验室检查项目意义。
3. 了解冠心病危险因素及临床分型。

冠状动脉粥样硬化性心脏病（coronary atherosclerotic heart disease，CHD）指冠状动脉粥样硬化造成血管的狭窄或阻塞，或（和）冠状动脉出现功能性改变（痉挛）而导致心肌出现缺血、缺氧、坏死引起的心脏病，统称冠状动脉粥样硬化性心脏病，简称冠心病。

冠心病多发生于 40 岁以后男性和绝经期后女性，男性较女性多见。经济发达的国家发病率相对较高，本病近年来在我国呈发病率逐步增长趋势，已成为威胁人民健康的重要疾病之一。

本病病因尚未完全明确，有研究表明可能与多种因素相关，称之为危险因素。主要的危险因素包括：病人年龄、性别、高血压、血脂异常、吸烟、糖尿病、糖耐量异常。次要危险因素包括：肥胖、体力活动少、高脂高热量饮食、遗传等。

冠心病根据病理解剖及病理生理的不同，可分为不同临床类型：①隐匿型或无症状型冠心病。②心绞痛。③心肌梗死。④缺血性心肌病。⑤猝死。

近年来趋向于依据发病特点及治疗原则不同分两大类：①慢性冠心病：包括稳定型心绞痛、缺血性心肌病、隐匿性冠心病等。②急性冠脉综合征：包括不稳定型心绞痛、非ST段抬高型心肌梗死、ST段抬高型心肌梗死、猝死。

此处重点讨论心绞痛和急性心肌梗死两种类型。

## 一、 心绞痛

心绞痛（angina pectoris）是指心肌急性的、暂时的缺血缺氧而引起的一系列临床症候群，以阵发性胸骨后、心前区疼痛为特点，向左肩、左上肢、下颌放射。心绞痛是冠心病的常见类型，常可由情绪激动、劳累、饮食不当、寒冷等诱发。

【概要】

多由于冠状动脉粥样硬化造成，部分因冠状动脉痉挛造成，肥厚型心肌病、未控制好的高血压、严重贫血、甲状腺功能亢进症也可引起。

心绞痛发作主要是由心肌血液供需矛盾造成的，当冠状动脉的血流量不能满足心肌代谢需要时，心肌急剧、短暂的缺血缺氧可引发心绞痛。

【临床表现】

1. 症状　心绞痛的重要症状是疼痛，典型心绞痛发作时有以下特点：

（1）诱因　常可由情绪激动、体力劳动、饱餐、吸烟、寒冷、心动过速、休克等诱发。疼痛一般多发生在体力劳动或情绪激动当时而非之后。

（2）部位　典型疼痛部位在胸骨体上中段后方，亦可波及心前区，疼痛范围约手掌大小，界限不清，疼痛可放射至左肩、左肩内侧、小指、无名指，有时也可放射至病人颈部、下颌、咽部、左肩胛区、上腹部。

（3）性质　多为压迫、发闷、紧缩性疼痛，可有烧灼感，疼痛不尖锐，有时病人可有濒死感。重症者面色苍白，表情焦虑，甚至可大汗淋淋，疼痛迫使病人停止动作至症状缓解。

（4）持续时间 疼痛常持续 3~5 分钟可自行缓解，偶尔可持续 15 分钟，很少超过 30 分钟。可数天、数星期发作 1 次，也可以一天内发作多次。

（5）缓解方式 疼痛发生之后，舌下含硝酸甘油数分钟或休息后即可缓解。

2. 体征 平时无明显异常。发作时病人心率增快、血压增高、皮肤冷或出汗。心尖部可闻及第一心音减弱，第四或第三心音奔马律。心尖部可闻及收缩中、晚期杂音。

【实验室及其他检查】

1. 心电图检查 该检查是发现心肌缺血、诊断心绞痛最常用方法。常用的方法有：静息时心电图、心绞痛发作时心电图、心电图负荷试验、动态心电图（Holter）等。

2. 超声心动图检查 多数病人无发作时超声心动图检查无异常。有陈旧性心梗或严重心肌缺血病人可出现坏死区、缺血区心室壁的运动异常。

3. 放射性核素的检查 如$^{201}$铊-心肌显像，可用于休息时无异常表现的冠心病病人，正常的心肌可摄取冠状血流中$^{201}$铊进而显像，而缺血心肌则不显像，表现为缺血区灌注缺损。

4. 冠状动脉造影 该方法是目前诊断冠心病较准确的方法。根据冠状动脉狭窄情况分为四级：①Ⅰ级：25%~49%。②Ⅱ级：50%~74%。③Ⅲ级：75%~99%。④Ⅳ级 100%（完全闭塞）。目前多认为，管腔直径减少 70%~75% 以上会严重影响供血，部分减少 50%~70% 也有意义。

【诊断及鉴别诊断】

根据典型的疼痛发作，年龄超过 40 岁，有冠心病易患因素，发作时含用硝酸甘油可缓解，可除外其他原因导致的心绞痛，应考虑诊断。

症状不典型的病人，静息心电图无改变者，应依病情复查其发作时心电图，必要时可进行心电图负荷试验，诱发心绞痛者可确诊，进行冠状动脉造影可明确诊断。

加拿大心血管病学会（CCS）根据心绞痛严重程度分为四级：

Ⅰ级 一般体力活动不引起心绞痛，但紧张、用力时引发。

Ⅱ级 日常体力活动轻度受限，如上楼等。

Ⅲ级 日常体力活动明显受限，平地行走可引起心绞痛。

Ⅳ级 轻微活动或休息时可出现心绞痛。

本病应注意与急性心肌梗死、心脏神经官能症、其他心血管疾病引起的心绞痛、肋间神经痛、肋软骨炎等相鉴别。

【治疗】

发作时应让病人立即停止活动，充分休息，给予硝酸酯类药物，如硝酸甘油、硝酸异山梨酯、单硝酸异山梨酯，舌下含化，多5分钟内有效。

缓解期注意调整生活方式，戒烟戒酒，调节饮食，避免情绪激动、过度劳累、饱餐、寒冷等各种诱发因素，保持心情愉快，适当体力活动。

缓解期常用的药物有：

1. 硝酸酯制剂　可扩张静脉，减少回心血量，减轻心脏前负荷，降低心肌耗氧量；促进冠状动脉扩张，改善缺血区的心肌血供。临床常用的药物有：二硝酸异山梨酯、单硝酸异山梨酯。

2. β受体阻滞剂　可减弱心肌的收缩力，减慢心率，进而降低心肌耗氧量，多适用于劳力型心绞痛，不宜用于变异型心绞痛。

常用制剂有美托洛尔、比索洛尔等。使用该类药物时应依据个体化原则，从小剂量开始，逐渐增大剂量，以能缓解病人心绞痛，同时心率不低于50次/分为宜。

3. 钙拮抗剂　主要可抑制心肌收缩力，减少心肌耗氧量；扩张冠状动脉，从而改善心内膜下心肌的供血；扩张周围血管，降低血压，减轻心脏负荷；降低血液黏稠度，抗血小板聚集，改善心肌微循环状况。常用制剂有硝苯地平缓释片、氨氯地平等。

4. 其他药物　主要包括：①阿司匹林：长期服用该药物可降低血管病性死亡和心肌梗死发生的危险，病人只要无药物禁忌均应服用。常见的不良反应包括对阿司匹林过敏、胃肠道出血。②氯吡格雷：主要用于支架植入后。③他汀类药物：可有效降低血脂浓度，还有稳定斑块、延缓斑块进展、抗炎作用。所有的冠心病病人均应服用。临床常用制剂有普伐他汀、辛伐他汀、阿托伐他汀、氟伐他汀等。④ACEI或ARB：可降低冠心病病人心血管死亡、心肌梗死等事件的发生率。对于合并高血压、糖尿病、心力衰竭或左室收缩功能不全的病人建议使用ACEI。不耐受ACEI者，可使用ARB。

除此之外，经皮冠状动脉介入治疗、冠状动脉旁路术等，目前已经在临床广泛应用。

该病治疗的重点在于改善冠状动脉供血，减轻心肌耗氧量，终止心绞痛发作并防止其复发，预防心肌梗死及猝死的发生。

## 二、 急性心肌梗死

【概要】

急性心肌梗死（acute myocardial infarction，AMI）是指在冠状动脉粥样硬化基础上，冠脉血供突然中断，相应心肌严重持久缺血缺氧引起的心肌急性缺血性坏死。

急性心肌梗死分为ST段抬高型心肌梗死（ST segment elevation myocardial infarction，STEMI）和非ST段抬高型心肌梗死（non ST segment elevation myocardial infarction，NSTEMI）。临床症状表现为持久胸痛，血清心肌坏死标记物浓度升高合并进行性心电图变化。

此处重点讨论 ST 段抬高型心肌梗死。

【临床表现】

超过半数病人发病前数日可有胸部不适、乏力、活动伴心悸、烦躁、气急、心绞痛等前驱症状，原有的心绞痛近日发作频繁，症状加重，持续时间更长，休息或含服硝酸甘油无法缓解，甚至可在休息中或睡眠中发作。

1. 症状 病人常见的症状是：

（1）疼痛 疼痛是病人最为突出的症状。多无明显诱因，在晨起安静时发生，典型表现为胸骨后压榨性疼痛，有窒息濒死感，持续半小时到数小时，甚至可达数天，伴有焦虑、多汗，休息或舌下含服硝酸甘油无缓解。少数病人可没有疼痛，起病就表现为休克、急性肺水肿。部分病人上腹部疼痛，伴恶心、呕吐，容易与胃穿孔、急性胰腺炎等混淆，多发生于老年病人。部分病人的疼痛可放射至咽部、下颌、颈项、背部上方等。

（2）低血压和休克 心肌梗死后若病人疼痛缓解，收缩压仍低于 80mmHg，仍有面色苍白、烦躁多汗、皮肤湿冷、尿量减少、脉细而快、神志迟钝，甚至昏厥者，为休克表现。休克多发生在起病后的数小时到 1 周内，可发生于 20% 的病人，主要是心肌出现广泛的（40% 以上）坏死，心排出量急剧下降造成。

（3）心律失常 75%~95% 的病人合并心律失常，以 24 小时内最多见。以室性期前收缩最多见。

（4）心力衰竭 可有 32%~48% 的病人发生心力衰竭。主要是急性左心衰，可发生在起病的最初几天内，也可在疼痛及休克好转的阶段出现，是由于梗死后心脏的收缩力显著减弱、不协调所致。病人可有咳嗽、呼吸困难、紫绀等表现，重者可出现肺水肿。右心室梗死病人多一开始就表现为右心衰伴血压下降。

（5）全身症状 有心动过速、发热、白细胞增高、红细胞沉降增快等。主要由于组织坏死吸收引起。多在梗死后 1~2 天内发生，病人体温一般在 38℃ 左右，较少超过 39℃，持续时间 1 周左右。

（6）胃肠道症状 胸部剧痛时常有呕吐、恶心、上腹胀痛，个别病人可出现呃逆。胃肠道症状与迷走神经受坏死心肌的刺激和心排血量降低、组织灌注量减少有关。

2. 体征 病人心脏浊音界可有轻度至中度增大，心率多数增快，少数可减慢，听诊可闻及第一心音减弱，第二心音逆分裂，舒张期奔马律等。当心尖区出现收缩期杂音时，多为乳头肌功能不全导致。少数病例可因心肌梗死累及心外膜出现心包摩擦音，多在发病后 1~2 天，可持续数日。心力衰竭者两肺可闻及湿啰音，血压常降低，起病前有高血压的病人，血压可降至正常。

3. 并发症 常见的并发症有：

（1）乳头肌功能失调或断裂　发生率较高，主要由于乳头肌缺血、坏死、无力收缩，造成二尖瓣脱垂、关闭不全，心尖区可出现收缩期喀喇音以及响亮的吹风样收缩期杂音。

（2）心脏破裂　较少见，起病后1周内多发生，心室的游离壁破裂，造成心包积血等，出现急性心包填塞而猝死；室间隔穿孔时，胸骨左缘第3~4肋间可出现响亮吹风样收缩期杂音；常伴震颤，可有严重心力衰竭和休克发生，数日内死亡。

（3）栓塞　发生率为1%~6%，多发生在起病后1~2周。多由于梗死区心内膜附壁血栓脱落导致，可有脑、肾、脾、四肢等动脉栓塞症状。

（4）室壁瘤　发生率在5%~20%，左心室多见。查体可见左侧心界扩大、心脏搏动范围广，可有收缩期杂音。心电图可显示半年以上ST段抬高，X线检查有心影异常膨出及异常搏动表现。

（5）心肌梗死后综合征　发生率在10%左右。多出现在心肌梗死后数周或数月，临床表现为发热、胸痛、咯血痰，可伴有心包炎、胸膜炎、肺炎、心包积液、胸腔积液。

【实验室及其他检查】

1. 心电图　病人心电图的改变有：

（1）心电图特征性改变　①面向坏死区导联上可有宽而深的Q波。②面向坏死区周围损伤区导联上可有ST段弓背向上抬高。③在面向损伤区周围缺血区导联上可出现T波倒置。心内膜下心肌梗死无病理性Q波出现（图3-12）。

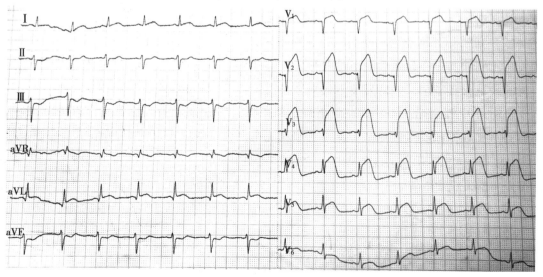

图3-12　心肌梗死心电图改变

（2）心电图动态性改变　心肌梗死出现后，伴随着心肌缺血、损伤、坏死的发生、发展及恢复过程，心电图可出现一系列的动态演变过程，其演变全部过程可分为超急性期、

急性期、亚急性期和陈旧期。

（3）定位和定位诊断　可根据出现特征性改变的导联来判断心肌梗死出现的位置及范围（表3-3）。

表3-3　心肌梗死的心电图定位诊断

| 导联 | 心室部位 |
| --- | --- |
| $V_1 \sim V_3$ | 前间壁 |
| $V_3 \sim V_5$ | 前壁 |
| $V_1 \sim V_5$、Ⅰ、aVL | 广泛前壁 |
| $V_7 \sim V_9$ | 正后壁 |
| Ⅱ、Ⅲ、aVF | 下壁 |
| Ⅰ、aVL | 高侧壁 |
| $V_{3R} \sim V_{4R}$ | 右心室 |

注：广泛前壁心肌梗死在Ⅰ、aVL导联可能出现梗死图形。

2. 超声心动图　可显示梗死部位室壁变薄情况和运动异常。同时可检测左心室功能，并协助诊断室壁瘤、心包积液、乳头肌功能失调、室间隔穿孔等并发症。

3. 放射性核素检查　对心肌梗死的定位，确定梗死范围有一定帮助作用。

4. 实验室检查　主要有血常规及血清坏死标志物检测。

（1）血常规　起病后24~48小时白细胞可升高至$10 \sim 20 \times 10^9$/L，其中中性粒细胞增多，嗜酸性粒细胞减少甚至消失，红细胞沉降率加快，可持续1~3周。

（2）血清坏死标志物　血清心肌酶损害标志物增高水平与心肌坏死范围及预后有明显相关。①肌红蛋白在起病后2小时内升高，12小时内可达高峰，24~48小时恢复正常。其出现的最早，且敏感，但特异性不强。②肌钙蛋白Ⅰ（cTnI）或肌钙蛋白T（cTnT）起病3~4小时可升高，cTnI常于11~24小时达到高峰，7~10天多降至正常，cTnT可于24~48小时升至高峰，10~14天降至正常。心肌结构蛋白含量的增高可作为诊断心肌梗死最敏感的指标。③肌酸激酶同工酶CK-MB，起病后4小时内增高，16~24小时可升达高峰，3~4天多恢复正常，肌酸激酶同工酶增高的程度可以较准确地反映心肌梗死的范围及其严重性，高峰出现时间是否提前可判断溶栓治疗是否成功，高峰出现早者较出现晚者预后良好。

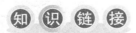

## 选择性冠状动脉造影术

选择性冠状动脉造影就是利用血管造影机，通过特制定型的心导管经皮穿刺入下肢股动脉或上肢桡动脉，沿降主动脉逆行至升主动脉根部，然后探寻左或右冠状动脉口插入，注入造影剂，使冠状动脉显影。这样就可清楚地将整个左或右冠状动脉的主干及其分支的血管腔显示出来，可以了解血管有无狭窄病灶存在，对病变部位、范围、严重程度、血管壁的情况等作出明确诊断，决定治疗方案（介入、手术或内科治疗），还可用来判断疗效。这是一种较为安全可靠的有创诊断技术，现已广泛应用于临床，被认为是诊断冠心病的"金标准"。

【诊断及鉴别诊断】

根据病人典型的临床症状、特征性心电图改变、心肌坏死标志物的改变，诊断多不困难。年老病人若突然发生原因不明的心力衰竭、休克、严重心律失常、程度较重且持续性胸闷或上腹痛等，应考虑本病可能，可先按本病处理，尽快明确诊断。

注意与急性心包炎、心绞痛、主动脉夹层、急性肺动脉栓塞、消化系统疾病所致的急腹症相鉴别。

【治疗】

治疗原则是：改善病人冠脉血供，减低其心肌耗氧量，保护维持心脏功能，挽救濒死心肌，防止梗死进一步扩大，及时发现并处理严重心律失常等各种并发症，防止猝死发生。应尽早发现并住院治疗，并加强住院前就地处理。

1. 一般治疗　吸氧，密切监测病人血压、呼吸、神志、血氧饱和度、心电图及全身情况。急性期宜卧床休息2周，注意保持环境安静，解除病人思想负担。提倡少量多餐，饮食不宜过饱，应以清淡、易消化的食物为宜，注意保持大便通畅。

2. 解除疼痛　选用吗啡、硝酸甘油、哌替啶、硝酸异山梨酯、β受体阻滞剂等解除疼痛，也可采取心肌再灌注治疗。

3. 抗血小板治疗　需应用抗血小板药物，如阿司匹林、氯吡格雷等。

4. 抗凝治疗　病人溶栓前可采用普通肝素、低分子肝素辅助治疗。

5. 再灌注治疗　心肌梗死后3~6小时，最多在12小时内应进行再灌注治疗，尽早行再灌注治疗，可挽救濒临死亡的心肌，缩小梗死范围，减轻梗死后的心肌重构，改善病人预后。临床常用的再灌注治疗有：

（1）经皮冠状动脉介入术治疗（PCI）　目前已被公认为是一种最安全、有效的心肌再灌注手段，梗死相关血管再通率高且残余狭窄小。溶栓失败未达到再灌注病人也可实行补救性PCI。

（2）溶栓治疗　溶栓药物的应用：常用药物有尿激酶、链激酶。在病人出现症状后1~2小时开始用药，治疗效果最显著，能提高病人生存率。在无条件施行介入治疗时，如无禁忌，应尽快行溶栓治疗。

溶栓治疗的禁忌证有：①既往出现过出血性脑卒中，6个月内出现过缺血性脑卒中、脑血管事件。②高度怀疑有夹层动脉瘤病人。③中枢神经系统受损、颅内肿瘤、畸形。④2~4周内有活动性出血，做过内脏手术、活体组织检查、有创伤性心肺复苏术、不能实施压迫的血管穿刺以及有外伤史者。⑤入院时严重高血压未被控制（>180/120mmHg）或有慢性严重高血压病史。⑥目前正在使用治疗剂量抗凝药或已知有出血倾向者。⑦妊娠病人。

溶栓再通的判断标准：①胸痛在2小时内迅速消失或减轻。②抬高的ST段2小时内迅速下降幅度≥50%，或降至等电位线。③CK-MB峰值时间提前。④2小时内出现再灌注性心律失常等。

（3）紧急冠状动脉旁路搭桥术（紧急CABG）　介入失败或溶栓治疗无效有手术指征者应争取6~8小时内施行紧急CABG。心肌急性缺血再灌注时，可出现再灌注损伤，表现为出现各种再灌注心律失常，应作好相应的抢救准备。

6. 并发症的处理　积极处理并发症，如心律失常、休克、心力衰竭等。

（1）消除心律失常　心律失常是引起病情加重及死亡的重要原因，应及时治疗。

（2）控制休克　补充血容量、应用升压药物、纠正酸中毒、使用血管扩张剂、避免脑缺血、保护肾功能等。

（3）治疗心力衰竭　主要针对左心衰。严格休息、镇痛、吸氧，可采用利尿剂，血管扩张剂如硝普钠、酚妥拉明等，血管紧张素转换酶抑制剂与消心痛合用可有效控制心衰症状并改善预后，因洋地黄类药物易引发室性心律失常，故应慎用。

（4）改善心室重塑　ACEI可改善恢复期心肌重构，减少病死率及充血性心力衰竭的发生。除非病人存在禁忌证，否则应全部选用该类药物。不能耐受ACEI的病人，可给予ARB治疗，不推荐两者联合应用。

7. 恢复期处理　经过积极治疗，未出现室性心律失常、反复心肌缺血等并发症的病人，多可在5~6天内出院，出院后仍应注意休息，应根据个人具体情况，逐步进行适当体力劳动，2~4个月后，可酌情恢复部分或较轻工作，注意避免过重体力劳动或情绪激动。

【预防】

预防可分为一级预防和二级预防。

一级预防是指对未发生动脉粥样硬化或冠心病的病人所进行的针对危险因素的预防，防止其发生，减少其发病率。

二级预防是指对已经有冠心病及心肌梗死的病人，为减少心肌再梗死及其他心血管事件发生所进行的预防。二级预防主要包括调节血脂、抗血小板、使用β受体阻滞剂、控制饮食、健康教育等。

# 项目五　心肌疾病

【学习目标】

1. 掌握扩张型心肌病、心肌炎的临床表现、诊疗原则。
2. 熟悉扩张型心肌病、心肌炎的辅助检查及各指标的临床意义。
3. 熟悉肥厚型心肌病的临床表现、诊疗。
4. 了解心肌疾病的病因及预后。

## 一、原发性心肌病

心肌疾病指以心肌病变为主要表现的疾病。

病因不明的称原发性（特发性）心肌病。原发性心肌病分为三型：扩张型心肌病、肥厚型心肌病、限制型心肌病，在我国以扩张型心肌病最多见，肥厚型次之，限制型较罕见。

### 扩张型心肌病

【概要】

扩张型心肌病（dilated cardiomyopathy，DCM）是一种原因未明的原发性心肌疾病。主要特征是单侧或双侧心室扩大、心室收缩功能下降，常伴有心律失常、心力衰竭、血栓栓塞和猝死的发生。扩张型心肌病病死率较高。

DCM病因不完全清楚，可能的病因有：感染性炎症、非感染性炎症、药物、中毒、代谢异常、遗传精神创伤、家族遗传等，多发生在中年以上男性。

【临床表现】

病人大多起病缓慢，早期可无明显症状，后表现为心力衰竭的症状，如逐渐加重的呼吸困难、水肿、肝大等。合并心律失常时可有心悸、头昏、黑蒙，甚至出现猝死。栓塞发生时可出现相应脏器受累的表现。顽固性低血压通常是DCM晚期表现。

主要体征有：心脏扩大，心尖部第一心音减弱，可闻及第三心音或第四心音，心率快时可呈奔马律，心尖区有时可闻及收缩期杂音。肺部可闻及湿啰音。右心衰时可有颈静脉怒张、肝大、外周水肿等。

【实验室及其他检查】

1. 胸部 X 线检查　心影明显增大，可呈普大心，心胸比>50%。可以左心室扩大为主，伴右心室扩大，也有左心房及右心房的扩大。可出现肺水肿、肺淤血、肺动脉压增高等 X 线表现。

2. 心电图　缺乏特异性。可出现各种心律失常，以室性期前收缩多见，心房纤维颤动次之。

3. 超声心电图　是评估和诊断该疾病的重要检查手段。心脏各腔均扩大，左心室扩大最明显，左心室流出道扩张。室壁运动幅度减弱，心肌收缩力下降，左室射血分数显著降低。心腔扩大可导致二尖瓣、三尖瓣相对关闭不全。

4. 心内膜心肌活检　近年来国内外开展的心内膜心肌活检可作为评价病变程度及预后的参考，有助于排除心肌炎。

5. 心肌核素显像　可见收缩末期、舒张末期左心室容积增大，左心室射血分数降低。

6. 心脏磁共振（CMR）　对于心肌病诊断、鉴别诊断、预后评估有很高的价值。

【诊断及鉴别诊断】

对于有慢性心力衰竭的临床表现，超声心动图示有心腔扩大和心肌收缩力降低，即应考虑本病。

本病应与可引起心腔扩大、收缩力减低的其他疾病鉴别，如心瓣膜病、冠心病、高血压心脏病、先天性心脏病等。通过病史、体格检查、超声心动图、心肌核素显像、CMR等进行鉴别。

【治疗】

1. 一般治疗　积极寻找病因，针对病因治疗，避免过度劳累、用力大便等，注意摄入低盐、易消化饮食。

2. 心力衰竭的治疗　同一般心力衰竭的治疗。常用药物有利尿剂、洋地黄制剂、ACEI、ARB、β受体阻滞剂等。本病早期，虽心脏扩大、收缩功能有损害，但无心力衰竭临床表现，此阶段积极进行早期药物干预治疗，有助于减缓心室重构及心肌损伤，减缓疾病发展。

3. 心律失常的治疗　应积极治疗伴有症状的心律失常，大多数抗心律失常药有负性肌力作用，注意避免加重心衰。

4. 抗凝治疗　为减少栓塞发生，除有禁忌证病人外，应积极给予抗凝治疗。采用的药物有华法林、阿司匹林、氯吡格雷等。

5. **改善心肌代谢药物** 1,6-二磷酸果糖、维生素 C、辅酶 $Q_{10}$、三磷酸腺苷、极化液等可改善心肌代谢。

6. **心脏移植** 病情严重，心衰难以控制者，可行心脏移植。

本病预后较差，确诊后 5 年生存率约 50%，10 年生存率约 25%。

# 肥厚型心肌病

【概要】

肥厚型心肌病（hypertrophic cardiomyopathy，HCM）是一种原因不明的心肌疾病，以心肌非对称肥厚为主要特征。属于常染色体显性遗传性疾病，基因突变是主要的致病原因。约 1/3 病人有明显家族史。肥厚型心肌病病人根据左心室流出道是否梗阻分为梗阻性和非梗阻性两种。本病青少年多见，是青少年猝死的主要原因。

## 知 识 链 接

### 肥厚型心肌病病理生理

肥厚型心肌病病人出现症状主要是由以下原因造成的：

1. 左室流出道梗阻：由于室间隔不均匀肥厚，左心室收缩时室间隔向左室腔内突出，使左室流出道狭窄，同时，心室收缩时快速血流通过狭窄的流出道产生负压，吸引二尖瓣前叶前移，加重梗阻。此作用在收缩中、后期较明显。有些病人在静息时不明显，运动后明显。

2. 舒张功能异常：肥厚的心肌顺应性下降，扩张功能降低，使心室舒张期充盈减少，舒张期末压力升高，心排血量减少，并压迫室壁内冠状动脉，从而导致心脑供血不足，出现心绞痛、晕厥、黑蒙等症状。

【临床表现】

1. **呼吸困难** 劳力性呼吸困难多见，严重时病人端坐呼吸、阵发性夜间呼吸困难，多是由于左心室舒张末期压力增高，造成左房压力增高，导致肺淤血所致。

2. **心绞痛** 常有心绞痛，多劳力后发作。由于肥厚的心肌内细冠状动脉受压使心肌供血不足，同时心肌肥厚需氧量更多所致。

3. **晕厥、头晕与乏力** 多在劳累时发生，可能由于劳累后交感神经的正性肌力作用增强，致左心室顺应性更差，舒张期心室血液充盈更少，左室流出道梗阻加重，心搏出量减少，引起脑供血不足所致。

4. 猝死　多见于青少年、运动员，与体力活动增加、流出道梗阻有关。

查体可见心脏增大，闻及第四心音。流出道梗阻者在胸骨左缘 3～4 肋间、心尖部可闻及粗糙的喷射性收缩期杂音。病人站立位、含服硝酸甘油、应用正性肌力药后杂音可增强，下蹲、给予负性肌力药后杂音减弱。

【实验室及其他检查】

1. 胸部 X 线检查　心影可显示正常或左心室增大。

2. 心电图　有左心室高电压、T 波倒置、异常 Q 波表现。ST 段压低和 T 波倒置多见于 Ⅰ、aVL、$V_4 \sim V_6$ 导联。病理性 Q 波多见于 Ⅰ、aVL 或 Ⅱ、Ⅲ、aVF 导联。

3. 超声心动图　超声心动图是本病的主要诊断依据。超声显示心室不对称肥厚而无心室增大是其特征。

4. 心导管检查及心血管造影　左心室舒张末期压力增高，心室造影可见心室腔缩小、变形。

5. 心肌活检　可见心肌细胞肥大、畸形、排列紊乱。

【诊断及鉴别诊断】

根据病史、体格检查、超声心电图、心导管检查、心室造影可诊断。若有家族史更有助于诊断。

注意与高血压心脏病、主动脉瓣狭窄、先天性心脏病、运动员心脏肥厚等左心室负荷增加引起的心室肥厚相鉴别。

【治疗】

目前治疗原则是改善症状，减少合并症，预防猝死。

1. 药物治疗　主要方法有：①减轻流出道梗阻：β 受体阻滞剂是治疗该病的一线用药，其可松弛心室肌，增加心室舒张期充盈，减少室性和室上性心动过速。非二氢吡啶类钙拮抗剂也有负性变时和减弱心肌收缩力的作用，对减轻流出道梗阻也有一定治疗效果。但由于二者联合可出现心动过缓、低血压，故一般不建议合用。②心力衰竭治疗：同其他心力衰竭治疗相同。

2. 非药物治疗　主要方法有：①手术治疗：对于药物治疗无效，心功能（NYHA）Ⅲ～Ⅳ级病人，有严重流出道梗阻，可考虑手术，切除室间隔。②室间隔消融术：主要适用于年龄较大而不能耐受手术者。经冠状动脉间隔支注入无水酒精造成该区域室间隔的坏死，从而可减轻流出道梗阻，改善病人症状。

该病发展较缓慢，预后不定。常可以稳定多年，但一旦出现症状则逐渐恶化。猝死和心力衰竭是主要死因。

## 二、 病毒性心肌炎

【概要】

心肌炎是心肌炎症性病变，可分感染性心肌炎和非感染性心肌炎两种。感染性心肌炎的原因有病毒、细菌、真菌、螺旋体、立克次体、原虫等的感染。非感染性心肌炎主要原因有药物、毒物、放射、血管炎、结缔组织病、结节病等。心肌炎起病急缓不定，少数呈暴发性，可导致急性心衰甚至猝死。病程可为自限性，少数进展为扩张型心肌病。此处重点讲述病毒性心肌炎（viral myocarditis，VM）。

各种病毒感染均可造成病毒性心肌炎。以柯萨奇病毒（B 组）、孤儿病毒、脊髓灰质炎病毒常见。尤以柯萨奇病毒（B 组）最常见。除此之外，人类免疫缺陷病毒（HIV）、流感病毒、人类腺病毒、风疹病毒、单纯疱疹病毒、肝炎病毒、巨细胞病毒等亦可引起发病。

【临床表现】

1. 症状　临床表现与心肌病变的严重性和广泛程度密切相关。轻者可不出现任何症状；重者可有严重心律失常、心源性休克、心力衰竭，甚至猝死。约一半病例发病前 1~3 周有上呼吸道感染或肠道感染病史，然后出现头晕、乏力、胸闷、心悸、心前区隐痛。临床上确诊的心肌炎中，约 90% 以心律失常为主诉或首发症状。

2. 体征

（1）心脏增大，病情轻者无心脏扩大，部分病人有轻至中度增大。

（2）心率及心律改变，多表现为心动过速，与体征不相称。合并房室传导阻滞时，心率可过缓。可出现以期前收缩为多见的各种心律失常。

（3）心音改变，心尖区第一心音减弱，也可闻及第三、第四心音或奔马律。

（4）若有心力衰竭发生，出现相应体征。

【实验室及其他检查】

1. 实验室检查　急性期可有白细胞计数升高，血沉增快；心肌损伤标志物检查有心肌肌酸激酶（CK-MB）及肌钙蛋白（I 或 T）增高。

2. 心电图　可见 ST 段压低、T 波低平或倒置。心律失常以室性期前收缩、房性期前收缩、房室传导阻滞最常见。

3. 胸部 X 线　轻症者心影 X 线正常，病变广泛而严重者心影 X 线轻至中度增大。

4. 病毒血清学检查 不能作为诊断依据，但对病因有提示作用。

5. 心内膜心肌活检 是本病的重要诊断依据。但由于该检查为有创检查，现主要用于病情急重、治疗反应差、原因不明的病人。

6. 超声心电图 可显示正常或心脏增大，有左心室收缩功能减低，室壁运动减弱，附壁血栓等表现。

【诊断及鉴别诊断】

该疾病诊断主要为临床诊断。根据典型的前驱感染史、病人临床表现、心电图、心肌酶学检查、超声心电图等检查结果，可考虑诊断本病。心内膜心肌活检可确诊。

注意与甲状腺功能亢进，二尖瓣脱垂综合征，影响心功能的其他疾病，如结缔组织病、血管炎、药物及毒物引起的心肌炎鉴别。

【治疗】

1. 休息 一经确诊，应适当休息。减轻心脏负荷，防止心脏扩大。进食易消化、富含维生素和蛋白质的食物。

2. 促进心肌炎症修复 临床上主要的方法有：

（1）改善心肌营养与代谢的药物 常用药物有三磷酸腺苷、肌苷、辅酶 A、环磷腺苷、维生素 C、维生素 $B_{12}$ 等。

（2）肾上腺皮质激素 激素治疗疗效并不肯定，一直有争议，不主张常规使用。但在病情危重，如严重心律失常、心力衰竭、心源性休克等，肾上腺皮质激素可抑制心肌炎症和水肿，消除变态反应、减轻毒素，起到挽救生命的作用，可在短期内足量应用。

（3）纠正心律失常 有频繁期前收缩或快速心律失常发生者，可应用抗心律失常药物。高度或三度房室传导阻滞反复发生阿-斯综合征者，可安装人工临时心脏起搏器。

（4）抗病毒治疗 目前各种抗病毒药物疗效均不满意。可试用干扰素诱导剂治疗。中草药如板蓝根等亦可能有效。

# 项目六 心瓣膜病

【学习目标】

1. 掌握各瓣膜病的临床表现、诊断及治疗原则。

2. 熟悉常见瓣膜病的病因及辅助检查。

3. 了解常见瓣膜病的预防、预后。

心瓣膜病（valvular disease of the heart，VDH）是一组重要的心血管疾病，是指心脏瓣膜结构和（或）功能的异常。心瓣膜病多表现为瓣膜狭窄和关闭不全，最终导致血流动力学障碍的发生，引起心房或心室结构的改变和功能出现异常，最终导致心力衰竭、心律失常等。病变可累及一个瓣膜或两个以上瓣膜，后者称为多瓣膜病。我国常见的心瓣膜病是风湿性心瓣膜病。黏液样变性、老年瓣膜钙化退行性变导致的瓣膜病也日益增多。风湿性心瓣膜病多发生于 20～40 岁成人，以二尖瓣最常受累，其次是主动脉瓣；老年退行性变者，以主动脉瓣最常受累，其次是二尖瓣。

## 一、 二尖瓣狭窄

【概要】

二尖瓣狭窄（mitral stenosis）常见的原因是风湿热导致的慢性瓣膜病，其次是黏液样变性、老年瓣膜退行性变及先天性畸形。某些病毒（如 Coxsackie 病毒）也可引起包括二尖瓣狭窄在内的慢性瓣膜病。

风湿性心内膜炎反复发作出现二尖瓣瓣膜、瓣叶融合粘连，瓣叶与腱索增厚，钙化缩短，瓣叶、腱索可发生粘连，使瓣膜僵硬，瓣口狭窄，可分为隔膜型与漏斗型。隔膜型瓣体病变较轻，腱索病变不明显，瓣叶柔软，可自由活动。漏斗型瓣膜有明显增厚及纤维化、钙化，腱索与乳头肌相互粘连缩短，瓣叶活动受限，使瓣膜呈漏斗状，瓣膜明显狭窄与关闭不全同时存在。

正常二尖瓣口面积 4～6cm$^2$。面积减小至 1.5～2.0cm$^2$ 为轻度狭窄；1.0～1.5cm$^2$ 为中度狭窄；<1.0cm$^2$ 为重度狭窄。

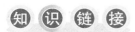

### 二尖瓣狭窄的病理生理知识

由于二尖瓣狭窄造成瓣口血流受阻，致左心房压力升高，持续升高的左心房压使肺静脉及肺毛细血管扩张、淤血，肺静脉压升高，而导致肺淤血，产生肺间质水肿。当心率增快时，心脏舒张期缩短，左房压更高，进一步增加肺毛细血管压力，当压力超过 30mmHg 时可致肺水肿，出现呼吸困难、咳嗽、发绀等临床表现。

长期肺动脉高压导致肺小动脉痉挛，最终使肺小动脉硬化，又进一步加重肺动脉高压。过高的肺动脉压力加重右心室收缩期负荷，产生右心室肥厚，可致右心衰竭及体循环淤血。右心衰竭后，肺淤血常可减轻。

【临床表现】

临床症状主要取决于瓣口狭窄程度，当二尖瓣中度狭窄时可出现相关症状。

1. 症状

（1）呼吸困难　呼吸困难是二尖瓣狭窄最常见及最早出现的症状，开始时在活动后出现，可因回心血量增加、心动过速，肺淤血程度加重，出现阵发性呼吸困难，严重时端坐呼吸，甚至发生肺水肿。

（2）咳嗽　有干咳或泡沫痰，并发感染时可有黏液痰或脓痰，多在睡眠时或活动后加重。多由于支气管黏膜水肿、肺淤血易发生呼吸道感染、左心房压迫支气管导致。

（3）咯血　病人的咯血可表现为大咯血、痰中带血等。

（4）血栓栓塞　约80%是由于合并心房颤动引起，故有房颤病人需积极预防性抗凝治疗。

（5）其他表现　增大的左心房压迫左喉返神经、食管，可出现声音嘶哑、吞咽困难。右心衰竭者有腹胀、食欲减退、恶心等消化道症状，以及肝肿大、下肢浮肿、尿少等表现。

2. 体征

（1）视诊可见二尖瓣面容，久病儿童病人视诊可见心前区隆起。

（2）触诊可触及心尖区舒张期震颤，右心室增大时剑突下可触及收缩期抬举样搏动。

（3）叩诊心界于胸骨左缘第3肋间向左侧扩大。

（4）听诊可闻及：①心尖部拍击性第一心音亢进、开瓣音，若瓣叶钙化僵硬，第一心音减弱，开瓣音消失。②心尖区舒张中、晚期隆隆样杂音，递增型、局限性，活动后或左侧卧位听诊较明显，是最有特征性的体征。③肺动脉瓣第二心音亢进和分裂。④在胸骨左缘2~4肋间可听到舒张早期高调叹气样杂音，递减型，深吸气可加强，称 Graham Steell 杂音。⑤三尖瓣区收缩期杂音，由于右室扩大、相对性三尖瓣关闭不全导致。

（5）右心衰时可有颈静脉怒张、肝大、肝-颈静脉回流征阳性、下肢水肿等体征。

3. 并发症

（1）心房颤动　多发生于晚期病人，常先出现房性早搏，继之发生阵发性房扑或房颤，以后可进展为持续性。心房颤动时由于舒张期缩短，左心房收缩消失，左心室充盈减少，左心室搏出减少，常可致心衰加重或出现肺水肿。

（2）栓塞　左心房血流淤积，易形成附壁血栓，脱落后常引起脑、肾、脾、肠系膜及四肢栓塞。

（3）急性肺水肿　重度二尖瓣狭窄者常因劳力、激动使肺毛细血管压增高，出现急性肺水肿。病人突然有紫绀、严重呼吸困难、咳粉红色泡沫样痰，双肺布满干湿啰音。

（4）右心衰竭　长期左心房、肺静脉、肺毛细血管压增高致右心室增大扩张，终致右心衰竭。

（5）肺部感染　常因肺淤血所致。感染后常诱发或加重心衰。

（6）感染性心内膜炎　心功能代偿期多见。

【实验室及其他检查】

1. X 线　典型表现有：①左心房增大，肺动脉干突出。②后前位胸片可见右心房边缘后方有一密度增高影（双心房影）。③右前斜位吞钡可见增大的左心房压迫食管下段，左前斜位可见左心房使左主支气管抬高。④慢性肺静脉高压及肺淤血时，有肺淤血、间质肺水肿（Kerley B 线）。

2. 心电图　重度狭窄有"二尖瓣型 P 波"，QRS 电轴右偏，右心室肥大征象。晚期常可合并心房颤动。

3. 超声心动图　是最敏感、可靠的诊断方法。

【诊断及鉴别诊断】

根据病人典型体征、X 线、心电图，多可作出诊断，超声心动图可明确诊断。需注意和其他疾病鉴别，如主动脉瓣关闭不全、左心房黏液瘤、先天性二尖瓣狭窄等。

【治疗】

1. 一般治疗　避免剧烈运动、过度体力劳动，注意保护心功能，积极防治风湿活动、心律失常、肺部感染、心力衰竭。

2. 介入及手术治疗

（1）经皮球囊二尖瓣成形术　适用于无明显关闭不全、无钙化病变。具体方法是：将球囊导管经肘静脉或股静脉插入右心房，穿过房间隔达二尖瓣，用生理盐水扩张球囊，分离未钙化的粘连瓣叶，扩大瓣口面积。

（2）人工瓣膜置换术　瓣环或瓣叶钙化、畸形、合并严重二尖瓣关闭不全者，可考虑该手术。

## 二、 二尖瓣关闭不全

【概要】

二尖瓣结构包括瓣叶、瓣环、腱索、乳头肌四部分，任何一部分出现结构异常或功能失调都可导致二尖瓣关闭不全（mitral inadequacy）。

慢性二尖瓣关闭不全最常见原因是风湿性炎症，男性多见。冠心病引起的乳头肌功能不全、黏液样变性引起的二尖瓣脱垂、左心室增大、老年退行性变也可引起。先天性畸形、结缔组织病等少见。

急性二尖瓣关闭不全常见的原因有急性心肌梗死导致的乳头肌坏死或断裂、感染性心内膜炎导致的瓣叶穿孔或腱索断裂、创伤导致的二尖瓣瓣环损伤或腱索及乳头肌断裂等。

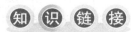

### 二尖瓣关闭不全的病理生理知识

二尖瓣关闭不全时，收缩期左心室腔内的部分血液反流至左心房，左心房压力负荷及容量负荷增加，终致左心房扩大。舒张期来自肺静脉的血与反流至左心房的血同时流入左心室，左心室舒张期容量及压力增大。当持续严重的过度负荷超过代偿功能时，终致左心衰竭。继而出现肺淤血，肺动脉高压及右心衰竭。急性心肌梗死乳头肌坏死、断裂所致的急性二尖瓣关闭不全，常有骤然发生的肺淤血、肺水肿等左心衰竭的表现。

【临床表现】

1. 症状

（1）慢性　病人症状取决于二尖瓣反流程度及病变进展速度。轻度者多可终生无症状，重度者可有全身动脉系统缺血表现，如疲乏无力、活动耐力下降等。肺淤血导致的呼吸困难出现较晚。晚期可出现右心衰竭。上述症状可由于原发病不同而有所不同。

（2）急性　病变轻者可仅有轻微劳力性呼吸困难。病变重者如乳头肌坏死等常出现急性左心衰竭、急性肺水肿，甚至心源性休克。

2. 体征

（1）慢性　心尖搏动向左侧移位，心尖部可触及抬举性搏动，心浊音界左下移位。右心衰竭时有颈静脉怒张、肝-颈静脉回流征阳性、肝大、双下肢水肿等。

听诊心尖部 3 级及以上全收缩期杂音，向左下及背部传导，伴有收缩期细震颤。

（2）急性　心尖抬举样搏动。肺动脉瓣区第二心音分裂，心尖区可闻 3 级以上收缩期粗糙吹风样杂音，腱索、乳头肌受累时可有乐音性杂音，左心房强力收缩时可闻及第四心音。左心房和左心室压力差减小，心尖区杂音持续时间缩短，于第二心音前终止。肺水肿发生时双肺可闻干、湿啰音。

3. 并发症 心力衰竭是常见并发症和死因。感染性心内膜炎，多发生于中、轻度二尖瓣关闭不全，心房颤动较多见，出现体循环栓塞者较二尖瓣狭窄少。

【实验室及其他检查】

1. X线 轻者无明显变化，严重病人左心房及左心室增大，后可有肺动脉干突出，肺血管影增多，右前斜位可见食管由于左心房增大向右向后移位。

2. 心电图 轻者心电图正常，严重者左心室肥大可有电轴左偏，P波双峰及增宽。慢性的二尖瓣关闭不全伴左房大者可有心房颤动。

3. 超声心动图 M型超声心动图及二维超声心动图不能确定二尖瓣关闭不全，M型主要用于测量左心超容量负荷改变，二维超声心动图可有助于明确病因，脉冲多普勒超声可用于收缩期在左心房探及高速射流，确诊二尖瓣反流，彩色多普勒血流显像诊断二尖瓣关闭不全敏感性高。

【诊断及鉴别诊断】

根据典型的心尖区收缩期杂音，配合辅助检查，可确诊二尖瓣关闭不全。应注意与三尖瓣关闭不全、室间隔缺损、主动脉瓣狭窄等疾病，以及生理性杂音鉴别。

【治疗】

1. 慢性 中、轻度二尖瓣关闭不全，注意预防风湿活动复发，预防感染性心内膜炎。有心房颤动及心衰发生时，应用洋地黄和血管扩张剂，在左心功能发生不可逆损害前进行，包括二尖瓣置换术和二尖瓣修补术。瓣膜损坏轻，瓣叶弹性好无钙化，瓣环有扩大，但瓣下腱索无明显增厚者，采用瓣膜修补术。严重瓣膜损坏者，可采用瓣膜置换术，手术死亡率约5%。

2. 急性 病人常有心衰表现，甚至休克。治疗目的是减少反流，降低肺静脉压，增加心排血量。给予动脉扩张剂可提高心排血量，减少二尖瓣反流，降低左心房压力。血压低病人不宜使用，可行主动脉内球囊反搏。在药物治疗基础上尽早紧急或择期手术治疗。

## 三、 主动脉瓣关闭不全

【概要】

急性主动脉瓣关闭不全的原因主要有：感染性心内膜炎、外伤、主动脉夹层血肿、人工瓣膜撕裂等。

慢性主动脉瓣关闭不全的原因主要有：风湿性心脏病，该病可导致受累瓣叶纤维化变硬、增厚、缩短，舒张期瓣叶边缘不能完全关闭，约 2/3 的病人是由该病引起。感染性心内膜炎，由于炎症和赘生物等破坏瓣环、瓣叶，引起纤维化，瘢痕挛缩，是单纯主动脉瓣关闭不全的常见原因。先天畸形，较常见的有主动脉瓣穿孔、室间隔缺损伴主动脉瓣脱垂等。老年性退行性变或主动脉瓣黏液样变性也可导致主动脉瓣关闭不全。除此之外，Marfan 综合征、梅毒性主动脉炎、特发性升主动脉扩张、高血压性主动脉扩张等可造成主动脉根部扩张，引起主动脉瓣关闭不全。

【临床表现】

1. 症状　急性轻者可无临床症状，重症者病人可突然出现不能平卧、呼吸困难、咳嗽、粉红色泡沫痰等急性左心衰症状，甚至可有烦躁不安、神志模糊及昏迷。

慢性者可长期不出现症状，甚至终生不出现症状。部分病人随着反流量渐增大，可出现头颈部搏动感，心前区不适、心悸等。临床出现左心功能不全后，病情可进行性加重，出现不同程度呼吸困难，甚至肺水肿，最终也可出现右心衰竭。部分病人有心绞痛，多夜间发生。

2. 体征　听诊可闻及第一心音减弱，主动脉瓣第二心音减弱甚至消失，心尖区可出现第三心音。主动脉瓣第二听诊区可有舒张早期高调叹气样杂音，向心尖部传导，坐位及呼气明显。严重的主动脉瓣关闭不全，可在心尖部出现 Austin-Flint 杂音。

由于脉压差增大可出现周围血管征，包括水冲脉、股动脉枪击音、点头征、毛细血管搏动征、Duroziez 双重音（听诊器压迫股动脉可闻双期血管杂音）。除此之外，可有心尖搏动增强，范围增大向左下移位，叩诊心浊音界向左下扩大，颈动脉搏动增强，面色苍白等。

3. 并发症　并发感染性心内膜炎较常见，可加速心力衰竭发生；充血性心力衰竭，慢性者常出现于晚期，急性者可出现较早；也可出现室性心律失常，心脏性猝死少见。

【实验室及其他检查】

1. X 线　左心室增大，心影靴形改变，主动脉弓突出，左心衰时可有肺淤血的表现。
2. 心电图　有左心室肥大、劳损改变。电轴左偏，室内传导阻滞，房性、室性心律失常。
3. 超声心动图　M 型可见主动脉瓣开放及关闭速度增快，且关闭不能合拢。左心室及流出道增宽，主动脉内径增大。二维超声提示主动脉根部内径增大，主动脉瓣一叶或数叶增厚，回声增强，瓣叶缩短。左心室增大。

【诊断及鉴别诊断】

根据病人典型的杂音及周围血管体征，结合 X 线表现与心电图可作出诊断。注意应与其他原因所致非风湿性心底部舒张期杂音相鉴别，如 Graham Steell 杂音（由严重的肺动脉高压，根部扩张导致肺动脉瓣关闭不全产生，肺动脉瓣听诊区最明显），Austin-Flint 杂音（是由主动脉瓣关闭不全，舒张期主动脉血液反流冲击二尖瓣，导致二尖瓣口开放减小而产生的二尖瓣区舒张期杂音）。

【治疗】

1. 内科治疗　治疗目的为预防并发症发生和积极对症处理。无症状者无须特殊治疗，可适当限制病人体力活动。在进行器械检查、口腔治疗、手术前后要注意预防感染性心内膜炎发生，预防风湿活动，并定期随访。有心力衰竭的病人应积极纠正心衰，注意预防和治疗心律失常、心绞痛，积极控制感染。

2. 外科治疗　瓣膜置换术是治疗严重主动脉瓣关闭不全的主要方法，多在不可逆的心功能损伤发生之前进行，对这类病人应尽早行瓣膜置换术，可改善预后，减少病死率。部分创伤或感染性心内膜炎导致的瓣叶穿孔可行瓣叶修补术。急性者在内科治疗基础上，应尽早手术治疗。

## 四、 主动脉瓣狭窄

【概要】

导致主动脉瓣狭窄的常见原因有：

1. 风湿性心脏病　炎症可导致瓣叶交接处融合，瓣叶纤维化、钙化、僵硬及挛缩，引起瓣膜狭窄，常同时存在关闭不全。主动脉瓣病变常伴有二尖瓣病变。

2. 老年退行性主动脉钙化　瓣叶主动脉面钙化、结节、赘生物形成，瓣叶活动受限，引起主动脉瓣狭窄，但无瓣叶粘连和融合。

3. 先天性畸形　先天性单叶瓣、二叶瓣可因结构畸形在幼年即表现瓣口狭窄，也可因结构畸形，血液湍流长期损伤瓣叶引起纤维化、钙化，导致瓣口狭窄。

【临床表现】

1. 症状　病人可多年无症状，直至瓣口面积≤1.0cm$^2$时才出现症状。典型的表现为心绞痛、晕厥和呼吸困难三联征。

（1）呼吸困难　劳力性呼吸困难常为晚期首发症状。为肺淤血所致，可进而发展为阵发性夜间呼吸困难，端坐呼吸及急性肺水肿。

（2）心绞痛　对于重度主动脉瓣狭窄病人来说，心绞痛是最早出现的最常见的症状。多由运动诱发，休息或硝酸甘油含化可缓解。

（3）晕厥　有15%～30%病人发作晕厥。轻者表现为黑蒙，可为首发症状。晕厥多发生于劳动时、运动后及休息时，为脑缺血所致。

2. 体征

（1）心音　第一心音正常。可有主动脉瓣第二心音减弱并逆分裂。狭窄严重时，心尖部可听到第四心音，左心功能不全后，心尖部可听到第三心音。

（2）杂音　典型杂音为主动脉瓣区收缩期粗糙的喷射性杂音，3/6级以上，递增递减型，向颈部传导，伴有收缩期震颤。

（3）心界　正常或轻度向左扩大，心尖区可触及收缩期抬举样搏动。收缩压降低，脉压减小，脉搏细弱。

3. 并发症　常见并发症有：①心律失常，多为心房颤动，室性早搏多见于年龄较大有心肌缺血者。②心脏性猝死，系为心肌缺血所致。③体循环栓塞。④心力衰竭，早期为左心衰，晚期为全心衰。⑤感染性心内膜炎。

【实验室及其他检查】

1. X线　早期或轻度狭窄者心影正常，后期有左心室增大，主动脉弓受长期血流喷射影响有狭窄后扩张。在侧位透视下有时可见主动脉瓣膜钙化。

2. 心电图　轻者心电图正常，严重者可出现左心室肥厚伴劳损及左心房增大的表现。

3. 超声心动图　二维超声心动图可见主动脉瓣瓣叶增厚、回声增强，提示瓣膜钙化，瓣叶收缩期开放幅度减小，开放速度减慢。左心室后壁及室间隔对称性肥厚，左心房可增大，主动脉根部狭窄后扩张，可发现二叶、三叶主动脉瓣畸形。

【诊断及鉴别诊断】

依据典型体征、X线、心电图及超声心动图可明确诊断，需要注意与其他疾病，如肥厚型梗阻性心肌病、先天性主动脉瓣下狭窄、先天性主动脉瓣上狭窄、肺动脉瓣狭窄、二尖瓣关闭不全等鉴别。

【治疗】

1. 内科治疗　主要是预防感染性心内膜炎。无症状者无须治疗，定期随访。有症状者，应限制体力活动，以防止晕厥、心绞痛和猝死，在内科治疗基础上，尽早手术治疗。心衰病人在等待手术过程中，可慎用利尿剂以缓解症状。有房颤时尽早电转复，以避免导致急性左心衰竭。

2. 外科治疗　包括人工瓣膜置换术、直视下主动脉瓣分离术和经皮球囊主动脉瓣成形术。人工瓣膜置换术为治疗成人主动脉瓣狭窄的主要方法，预后较其他两种方法优。一般儿童、青少年的非钙化性主动脉瓣严重狭窄及无症状者，适宜直视下主动脉瓣分离术；对于高龄、有心力衰竭和手术高危、不能接受外科手术风险的病人，可行经皮球囊主动脉瓣成形术。

# 项目七　心脏骤停

【学习目标】

1. 掌握心肺复苏的有效指标。

2. 熟悉心肺复苏适应证及心搏骤停的临床表现。

【概要】

心脏骤停（cardiac arrest，CA）也称突发性心搏骤停、意外性心搏骤停，指的是心功能的突然丧失，心脏泵血功能突然停止，全身血液循环中断，导致呼吸停止、脑功能丧失的濒临死亡状态。心搏骤停病人可能患心脏病，也可能尚未明确诊断心脏病。

心脏骤停原因可分为心源性心脏骤停和非心源性心脏骤停。心源性心脏骤停是指由于心脏本身疾患，如冠状动脉硬化等导致心脏骤停。非心源性心脏骤停指身体其他部位或器官的疾患导致全身病理改变，发生心脏骤停，心脏本身正常。例如呼吸系统疾病、急剧血容量丢失、严重代谢失常、中枢神经系统疾病、药物中毒、过敏、电击、雷击、溺水、麻醉等。

心搏骤停一旦发生，若得不到及时抢救复苏，4~6分钟可造成病人脑以及其他重要组织器官不可逆性损害，因此心肺复苏须在现场立刻进行，为挽回生命而赢得宝贵时间。

心肺复苏术（cardiopulmonary resuscitation，CPR）是指心脏、呼吸骤停时抢救过程中实施的最基本人工救治操作方法。近年来随着认识的进展，脑复苏被推到复苏学前沿，形成了现代心肺脑复苏（cardiopulmonary cerebral resuscitation，CPCR）概念。目的就是要保护脑、心、肺等重要脏器，尽可能避免机体遭受不可逆损害。

【临床表现】

1. 心脏骤停5~10秒可出现晕厥、意识丧失等。症状为不能应答、无活动及呻吟、刺激无反应。

2. 无呼吸或无正常呼吸（仅有喘息），心脏骤停 30 秒内可出现呼吸断续及停止，无咳嗽。

3. 面色苍白或青紫。

4. 瞳孔散大。

5. 心音消失。

6. 大动脉搏动消失，血压测不到。

7. 可伴有短阵抽搐、大小便失禁等。

【实验室及其他检查】

主要依靠心电图（ECG）检查，有以下三种类型表现：

1. 心搏停顿　心脏完全丧失收缩活动，ECG 呈一直线，也可偶见心房 P 波。

2. 心室纤颤　心室心肌不规则蠕动。ECG 可见 QRS 波群消失，代之以不规则连续室颤波。在心搏停止早期常见，约占 80%。

3. 心脏电-机械分离　心肌完全停止收缩，无搏出，ECG 上有间断出现、宽而畸形、振幅较低的 QRS 波群。

三种类型可互相转化，但均造成心脏无法有效泵血。

【诊断】

诊断并不困难，出现较早且可靠的征象是意识突然丧失及大动脉搏动消失，轻拍病人肩膀并大声呼喊，判断意识是否存在，以食指和中指触摸颈动脉感觉有无搏动，若二者均不存在，可作出心搏骤停诊断，并应该迅速实施初步急救和复苏。

具体依据包括：①意识突然丧失，伴有或不伴抽搐。②呼吸呈叹息样或停止。③瞳孔散大，对光反射消失。④心搏及大动脉搏动消失。

【治疗】

抢救治疗原则：①及早判断心脏骤停，激活急救系统。②尽早实施 CPR。③快速除颤。④有效的高级生命支持。⑤自主循环恢复后的处理。大量临床实践证明：复苏于 4 分钟内开始进行者，超过一半病人被救活；4~6 分钟内开始进行者，10% 被救活；超过 6 分钟的，存活率仅达 4%；超过 10 分钟的，救活的可能性几乎为零。

1. 基础生命支持（basic life support，BLS）　BLS 可在任何场所进行。多徒手操作，目的是快速建立有效的人工通气循环，纠正缺氧。及时正确的 BLS 是复苏的关键。

（1）开通气道（A：airway）　清除口腔异物、呕吐物，取出义齿；仰头（使气道平直）、托下颌（纠正舌根后坠）使气道通畅。常用手法有仰头抬颏法等。开放气道动作要迅速，在心肺复苏过程中保持气道通畅，有条件应尽早行气管插管。

（2）人工通气（B：breathing）　BLS 阶段的人工通气方法有：①口对口呼吸：一手托颈后，另一手捏闭病人鼻孔，深吸一大口气，迅速用力向病人口内吹气。每次吹气超过 1 秒。吹气时，施救者用余光观察，病人的胸廓应当有明显的起伏，否则吹气无效。吹气频率与胸外按压协调，每 30 次按压，给予 2 次人工呼吸。②气囊加压通气：气囊加压通气不仅可持久操作，还可输氧，先进的气囊还附加压力控制，是理想的人工通气方法。

（3）人工循环（C：circulation）　　胸外心脏按压术：通过在胸骨中下部有力、有节奏的按压，使血液流动，把氧输送到心肌、大脑等重要器官和组织。

将病人置于硬质平面上，迅速解开上衣和裤带，女性病人解开文胸。操作者在病人一侧，双手平行重叠，下面手掌掌根部放在病人胸骨中下 1/3 处（相当于成年男性两乳头连线中点），十指相扣，下面手的手指抬起，以防按压损伤肋骨。

按压时上半身前倾，伸直上肢，肩手正对，以髋关节为轴，借助肩臂腰等肌肉的协调和上半身的重力，垂直向下压。婴幼儿可改用两指法、两拇指环压法。

按压的关键是"用力按、快速按、持续按"：①用力按：按压深度至少 5cm，婴儿为胸部前后径 1/3。每次按压后让胸部完全回弹，按压放松时间大致相等。②快速按：按压频率每分钟至少 100 次。③持续按：减少中断，每次间断时间不超过 5 秒。每按压 30 次，口对口人工呼吸 2 次。如已建立高级气道（气管插管等），按压不因通气暂停。

2. 高级生命支持（advanced life support，ALS）　ALS 又称二期复苏、高级生命维护等，多在急救室或病房进行，在基础生命支持的基础上，利用仪器设备、药物等手段，促进循环呼吸功能的恢复。

（1）继续改善呼吸功能　若胸外心脏按压效果不好，考虑开胸心脏按压；气道控制可采用气管插管、气管切开、环甲膜穿刺等；呼吸支持可采用呼吸囊、呼吸机等。

（2）建立静脉通道　静脉是主要的给药途径。

（3）心电监测　心电图、心电监护仪等。

（4）电击除颤　对于室颤、无脉性室性心动过速应立即进行电击除颤。

3. 药物治疗　常用药物如肾上腺素、胺碘酮、血管加压素、利多卡因、硫酸镁等。慎用或忌用呼吸兴奋剂。给药的目的是促进自主心律恢复和维持。

4. 后续生命支持（PLS）　大多数死亡发生在自主循环恢复后的第一个 24 小时内，首先要全面评估病人及救助措施，然后转重症监护病房（ICU）进行监护治疗。

（1）病情评估　经过一系列急救处理，对病人状态、合并症、下一步治疗进行评价，明确进一步的治疗计划。

（2）脑复苏　脑复苏是复苏成功的关键。方法有低温疗法、脱水疗法等。可尽早进行高压氧治疗，加速脑功能恢复。皮质激素，如地塞米松短期应用，可降低脑水肿，清除自由基，稳定细胞膜。

（3）继续改善呼吸循环功能　自主呼吸恢复前，要继续使用人工呼吸机。

（4）维持灌注及预防低血压再发　可使用血管活性药物，如肾上腺素、去甲肾上腺素、多巴胺等。

（5）控制血糖　可使用胰岛素控制血糖。

（6）防治继发感染　肺炎、脓毒症、气管切开伤口及尿路感染常见，多选用肾毒性小的抗生素，不大量使用广谱抗生素，以防继发真菌感染。

## 复习思考

### 一、选择题

1. 左心衰竭的临床表现主要是因为

　　A. 肺淤血、肺水肿所致　　B. 左心室扩大所致　　C. 体循环静脉压增高所致

　　D. 肺动脉压增高所致　　E. 心室重构所致

2. 心脏性猝死的最常见病因是

　　A. 瓣膜性心脏病　　B. 缩窄性心包炎　　C. 先天性心脏病

　　D. 冠心病　　E. 心肌病

3. 在高血压的心脏并发症中首先出现的是

　　A. 心绞痛　　B. 心律不齐　　C. 左心室肥厚

　　D. 左心室扩大　　E. 心力衰竭

4. 成人高血压的诊断标准是

　　A. BP≥140/90mmHg　　B. BP≥150/90mmHg　　C. BP≥160/90mmHg

　　D. BP≥160/95mmHg　　E. BP≥165/95mmHg

5. 心绞痛发作的典型部位是

　　A. 胸骨上中段之后　　B. 心尖部　　C. 心前区向颈咽部放射

　　D. 胸骨下段后　　E. 剑突下

6. 缓解心绞痛发作时疼痛，下列哪种药物最好

　　A. 心痛定　　B. 洋地黄　　C. 阿托品

　　D. 硝酸甘油　　E. 吗啡

### 二、简答题

1. 慢性左心衰竭的临床表现是什么？

2. 心绞痛发作时病人常见的症状有哪些？如何处理？

3. 常用的降压药有哪几类？分别的代表药物是什么？

### 三、病例分析

1. 男，50岁，心前区痛1周，加重2天。1周前开始在骑车上坡时感心前区痛，并向左肩放射，经休息可缓解，2天来走路快时亦有类似情况发作，每次持续3~5分钟，含硝酸甘油迅速缓解，为诊治来诊。发病以来进食好，二便正常，睡眠可，体重无明显变化。既往有高血压病史5年，血压150~180/90~100mmHg，无冠心病病史，无药物过敏史，吸烟十几年，每天1包，其父有高血压病史。

查体：T 36.5℃，P 84次/分，R 18次/分，BP 180/100mmHg。一般情况好，无皮疹，浅表淋巴结未触及，巩膜不黄，心界不大，心率84次/分，律齐，无杂音，肺叩清，无啰音，腹平软，肝脾未触及，下肢不肿。

问题：初步诊断是什么？需要进行哪些辅助检查？

2. 男，50岁，持续心前区痛4小时。4小时前午饭后突感心前区痛，伴左肩臂酸胀，自含硝酸甘油1片未见好转，伴憋气、乏力、出汗，二便正常。既往高血压病史6年，最高血压160/100mmHg，未规律治疗，糖尿病病史5年，一直口服降糖药物治疗，无药物过敏史，吸烟10年，每日20支左右，不饮酒。

查体：T 37℃，P 100次/分，R 24次/分，BP 150/90mmHg。半卧位，无皮疹及出血点，全身浅表淋巴结不大，巩膜无黄染，口唇稍发绀，未见颈静脉怒张，心叩不大，心率100次/分，律齐，心尖部Ⅱ/6级收缩期吹风样杂音，两肺叩清，两肺底可闻及细小湿啰音，腹平软，肝脾未及，双下肢不肿。实验室检查尿糖（+），余无异常。

问题：初步诊断是什么？需要进行哪些辅助检查？

扫一扫，知答案

扫一扫，看课件

模 块 四
# 消化系统疾病

## 项目一  胃  炎

【学习目标】
1. 掌握急、慢性胃炎的临床表现。
2. 熟悉急、慢性胃炎的诊断。
3. 了解急、慢性胃炎的治疗原则。

胃炎（gastritis）是指多种病因引起的胃黏膜炎症，常伴有上皮损伤和细胞再生。当炎症使胃黏膜屏障及胃腺结构受损，则可出现中上腹疼痛、消化不良、上消化道出血甚至癌变。根据其常见的病理生理和临床表现，胃炎可大致分为急性、慢性和特殊类型胃炎。本项目重点介绍急性、慢性胃炎。

### 一、急性胃炎

【概要】

急性胃炎（acute gastritis）是指多种原因引起的急性胃黏膜炎症或糜烂、出血，也称糜烂性胃炎、出血性胃炎、急性胃黏膜病变。但也有些急性胃炎仅伴很轻的、甚至不伴有炎症细胞浸润，而以上皮和微血管的异常改变为主，称之为胃病。

引起急性胃炎的病因有理化因素，如进食过冷、过热、粗糙坚硬的食物，放置鼻胃管、剧烈恶心或干呕、胃镜下各种微创手术，以及大剂量放射线照射，均可致胃黏膜糜烂甚至溃疡。化学因素，如刺激性调味品、浓茶、咖啡等均可直接损伤胃黏膜，引起急性胃炎。某些药物，如铁剂、抗肿瘤药及某些抗生素可直接造成黏膜损伤。应激因素，如严重创伤、严重的脏器功能衰竭、败血症和休克等应激状态下，体内儿茶酚胺类物质分泌增多，造成胃黏膜缺血缺氧，胃酸分泌增加，导致胃黏膜上皮细胞损害而糜烂出血。生物因素则多为细菌或病毒感染所致。

【临床表现】

病因不同临床表现也不尽相同。多为急性起病，常有上腹痛、胀满、恶心、呕吐和食欲不振等；重症可有呕血、黑便、脱水、酸中毒或休克；同时伴有发热、腹痛、下泻水样便等与细菌或病毒感染，尤其是肠道细菌感染有关，称为急性胃肠炎；轻症病人可无症状，仅在胃镜检查时发现。

体征大多不明显，可有上腹轻压痛或脐周压痛，肠鸣音活跃。

【实验室及其他检查】

1. 血常规　一般无明显变化。细菌感染者可有白细胞计数增加。

2. 胃镜检查　胃镜是诊断胃黏膜病变的重要手段，但对急性胃炎一般不必进行。当病因不明或有上消化道出血，临床提示本病时，应尽早行胃镜检查，在出血发生后的24~48小时内进行。胃镜可见胃黏膜充血、水肿、渗出，或见胃黏膜糜烂、出血或一过性的浅表溃疡形成。

【诊断及鉴别诊断】

1. 诊断　有相关病因及上述临床表现者应疑诊，确诊依靠胃镜检查。

2. 鉴别诊断　应注意与消化性溃疡、急性阑尾炎、急性胰腺炎、不典型急性心肌梗死等相鉴别。

【治疗】

（一）一般治疗

适当休息，避免紧张和劳累，以清淡、少渣、易消化食物为主，戒除烟酒，停止一切对胃有刺激的饮食和药物，急性大出血或呕吐频繁者应暂时禁食。

（二）病因治疗

1. 理化因素致病者应立即终止诱发因素，并给予抑制胃酸分泌的药物，如 $H_2$ 受体拮抗剂（$H_2$RA）、质子泵抑制剂（PPI），以及保护胃黏膜的药物。

2. 细菌感染致病者应给予抗生素。

3. 由应激因素致病者，在积极治疗原发病的基础上，常规给予抑制胃酸分泌的药物，并去除病因。

## （三）对症支持治疗

1. 呕吐频繁者给予止吐治疗，如多潘立酮。

2. 腹痛、腹泻严重者可给予止痉治疗，如阿托品 0.5mg 或山莨菪碱 10mg，肌注。注意维持水、电解质及酸碱平衡。

3. 上消化道出血者应止血治疗，必要时补充血容量。

## 二、 慢性胃炎

【概要】

慢性胃炎（chronic gastritis）是指各种原因引起的胃黏膜慢性炎症。本病男性多见，随年龄增长发病率逐渐增高。引起慢性胃炎最主要的病因是幽门螺杆菌（HP）感染。其次为自身免疫因素（胃体壁细胞除分泌盐酸外，还分泌一种黏蛋白，称为内因子，当体内出现针对壁细胞或内因子的自身抗体时，作为靶细胞的壁细胞总数减少，胃酸分泌降低，内因子不能发挥正常功能），十二指肠液反流，理化因素等，均可导致胃黏膜的损伤。其他因素，如老年人胃黏膜退行性改变；长期消化吸收不良、食物单一、营养缺乏，均可使胃黏膜修复再生功能降低，炎症慢性化。

【临床表现】

本病起病隐匿、病程迁延、进展缓慢，发作期与缓解期常交替出现。

由 HP 感染引起者大多数无明显的临床表现。有症状者常表现为上腹饱胀不适、隐痛，以餐后为甚，可伴有嗳气、反酸、恶心、呕吐、食欲减退等。部分病人可有上消化道少量出血表现，常可自行停止。少数病人出现较重的症状，如疼痛、厌食、消瘦，酷似胃癌的表现。自身免疫性胃炎可有明显厌食、消瘦，伴有贫血、舌炎等，一般消化道症状较少。

多数病人体征较轻，主要表现为上腹部轻压痛。

【实验室及其他检查】

1. 胃镜及活组织检查　是慢性胃炎最可靠的诊断方法。胃镜下，慢性非萎缩性胃炎的黏膜呈红黄相间，或黏膜皱襞肿胀增粗。萎缩性胃炎的黏膜色泽变淡，皱襞变细而平坦，黏液减少，黏膜变薄，有时可透见黏膜血管纹。

根据其在胃内的分布，慢性胃炎可有：①胃窦炎：多由 HP 感染所致，部分病人炎症可波及胃体。②胃体炎：多与自身免疫有关，病变主要累及胃体和胃底。③全胃炎：可由 HP 感染扩展而来。胃镜所见与活组织检查的病理表现有时不一定完全一致，在临床诊断时应以病理学诊断为准。

2. 幽门螺杆菌检测　是慢性胃炎、消化性溃疡等疾病诊断治疗的重要检查项目之一。

3. 免疫学检查　血清抗壁细胞抗体、内因子抗体及维生素 $B_{12}$ 水平测定，有助于诊断自身免疫性胃炎。

4. 血清学检查　属于无创性检查，有助于判断萎缩是否存在及其分布部位和程度。

5. X 线钡餐检查　胃 X 线气钡双重造影显示萎缩性胃炎黏膜皱襞相对平坦和减少，胃窦炎症时可见局部痉挛性收缩，皱襞增粗、迂曲等。

【诊断及鉴别诊断】

（一）诊断

诊断要点：①病程长，病情反复。②可有长期进食过热、过冷、过酸的食物或饮酒和咖啡等诱因。③常有上述症状、体征。④胃镜及活组织检查可明确诊断。

临床症状程度和慢性胃炎组织学之间没有明显联系，胃镜及组织学检查是慢性胃炎诊断的关键。同时应作出病因诊断。

（二）鉴别诊断

1. 消化性溃疡病人有慢性、反复、周期性、节律性上腹疼痛的特点，胃镜及活组织检查可发现溃疡病灶。

2. 还应与胃癌、功能性消化不良等疾病相鉴别。

【治疗】

慢性胃炎尚无特效疗法，主要为消除病因和对症治疗。病变轻者不需治疗，当有上皮增生异常、胃腺萎缩时应积极治疗。

（一）一般治疗

以易消化无刺激性食物为主，多吃新鲜蔬菜、水果，少吃过酸过甜的食物及饮料，避免辛辣刺激食物，进食要细嚼慢咽，戒除烟酒。

（二）病因治疗

凡能找到病因者应进行病因治疗。对 HP 感染引起的慢性胃炎，应予 HP 根除治疗（参阅本模块项目三）；由 NSAIDs 引起者应停药并给予制酸剂；如有十二指肠液反流者，应给予胃动力药物；自身免疫者，可考虑使用糖皮质激素；胃黏膜营养因子缺乏者补充复合维生素等改善胃肠营养。

（三）对症处理

1. 有烧心、反酸或上腹隐痛等高酸症状者，可选用制酸剂，如 $H_2RA$ 或 PPI、胃黏膜保护剂。

2. 有胃酸缺乏致消化不良症状者，给予促胃肠动力药、胃蛋白酶合剂。

3. 有腹胀、恶心、呕吐者，可给予促胃肠动力药，如多潘立酮（吗丁啉）10mg，口服，每日 3 次。

4. 萎缩性胃炎有恶性贫血者，需补充维生素 $B_{12}$ 和叶酸。

5. 睡眠差、有明显精神因素者，给予抗抑郁药和镇静药。

# 项目二　小儿腹泻

【学习目标】
1. 掌握小儿腹泻的临床表现、诊断、防治措施。
2. 熟悉小儿腹泻的类型。
3. 了解小儿腹泻的概要。

【概要】

小儿腹泻又称腹泻病（diarrhea），是一组由多病原、多因素引起的以大便次数增多和大便性状改变为特点的消化道综合征。是我国婴幼儿最常见的疾病之一。6 个月~2 岁婴幼儿发病率高，1 岁以内约占半数，是造成小儿营养不良、生长发育障碍的主要原因之一。

小儿腹泻易感因素主要有：婴幼儿消化系统发育尚未成熟，胃酸和消化酶分泌少，酶活力偏低，不能适应食物质和量的较大变化。生长发育快，所需营养物质相对较多，且婴儿食物以液体为主，进入量较多，胃肠道负担重。机体防御功能差，肠黏膜免疫的防御反应及口服耐受机制均不完善。肠道菌群失调。人工喂养，母乳中含有大量体液因子、巨噬细胞和粒细胞、溶菌酶、溶酶体，有很强的抗肠道感染能力，而且人工喂养的食物和食具易受污染。

引起小儿腹泻的病因主要为感染性因素，如肠道内感染，可由病毒、细菌、真菌、寄生虫引起，以前两者多见，尤其是病毒。

非感染性因素主要为饮食因素：①喂养不当可引起腹泻，多为喂养不定时，饮食量不当，突然改变食物品种，或过早喂给大量淀粉或脂肪类食品。②过敏性腹泻，如对牛奶或大豆等食物过敏而引起腹泻。③原发性或继发性双糖酶缺乏或活性降低，肠道对糖的消化吸收不良而引起腹泻。其次为气候因素：①气候突然变化、腹部受凉使肠蠕动增加。②天气过热，消化液分泌减少，或由于口渴饮奶过多等，都可能诱发消化功能紊乱致腹泻。

【临床表现】

连续病程在 2 周以内的腹泻为急性腹泻，病程 2 周~2 个月为迁延性腹泻，慢性腹泻的病程为 2 个月以上。

（一）急性腹泻

1. 腹泻的共同临床表现

（1）轻型 常由饮食因素及肠道外感染引起。起病可急可缓，以胃肠道症状为主，食欲不振，偶有溢乳或呕吐，大便次数增多，但每次大便量不多，稀薄或水样，呈黄色或黄绿色，有酸味，常见白色或黄白色奶瓣和泡沫。无脱水及全身中毒症状，多在数日内痊愈。

（2）重型 多由肠道内感染引起。常急性起病，也可由轻型逐渐加重、转变而来，除有较重的胃肠道症状外，还有较明显的脱水、电解质紊乱和全身感染中毒症状，如发热、精神烦躁或萎靡、嗜睡，甚至昏迷、休克。

胃肠道症状：包括食欲低下，常有呕吐，严重者可吐咖啡色液体；腹泻频繁，大便每日十余次至数十次，多为黄色水样或蛋花样便。

水、电解质及酸碱平衡紊乱：由于吐泻丢失体液和摄入量不足，使体液总量减少，导致不同程度（轻、中、重）脱水。由于腹泻患儿丢失的水和电解质的比例不尽相同，可造成等渗、低渗或高渗性脱水，以前两者多见。出现眼窝、囟门凹陷，尿少、泪少，皮肤黏膜干燥、弹性下降，甚至血容量不足引起的末梢循环的改变。同时，还可出现代谢性酸中毒、低钾血症、低钙血症和低镁血症。

2. 几种常见类型肠炎的临床特点

（1）轮状病毒肠炎 是秋、冬季婴幼儿腹泻最常见的病原，故曾被称为秋季腹泻。经粪-口传播。潜伏期 1~3 天，多发生在 6~24 个月婴幼儿。起病急，常伴发热和上呼吸道感染症状，无明显感染中毒症状。病初 1~2 天常发生呕吐，随后出现腹泻。大便次数多，黄色水样或蛋花样便带少量黏液，无腥臭味。常并发脱水、酸中毒及电解质紊乱。本病为自限性疾病，自然病程 3~8 天。大便显微镜检查偶有少量白细胞，感染后 1~3 天即有大量病毒自大便中排出。

（2）侵袭性细菌引起的肠炎 全年均可发病，多见于夏季。潜伏期长短不等。起病急，高热，甚至可以发生热惊厥。腹泻频繁，大便呈黏液状，带脓血，有腥臭味。常伴恶心、呕吐、腹痛和里急后重，可出现严重的中毒症状，如高热、意识改变，甚至感染性休克。大便显微镜检查有大量白细胞及数量不等的红细胞。粪便细菌培养可找到相应的致病菌。

（3）出血性大肠杆菌肠炎 大便次数增多，开始为黄色水样便，后转为血水便，有特殊臭味。大便显微镜检查有大量红细胞，常无白细胞。伴腹痛。

（4）抗生素诱发的真菌性肠炎　多为白色念珠菌所致，2 岁以下小儿多见。常并发于其他感染时。病程迁延，常伴鹅口疮。大便次数增多，黄色稀便，泡沫较多，带黏液，有时可见豆腐渣样细块（菌落）。大便显微镜检查有真菌孢子和菌丝。

（二）迁延性和慢性腹泻

病因复杂，感染、物质过敏、酶缺陷、免疫缺陷、药物因素、先天性畸形等均可引起。以急性腹泻未彻底治疗或治疗不当、迁延不愈最为常见。人工喂养、营养不良婴幼儿患病率高。

【诊断及鉴别诊断】

（一）诊断要点

1. 发病季节、病史（包括喂养史和流行病学资料）。

2. 临床表现和大便性状改变，可以作出临床诊断。

3. 判定有无脱水（程度和性质）、电解质紊乱和酸碱失衡。

4. 病因诊断。

（二）鉴别诊断

1. 生理性腹泻　多见于 6 个月以内婴儿，外观虚胖，常有湿疹，生后不久即出现腹泻，除大便次数增多外，无其他症状，食欲好，不影响生长发育。

2. 细菌性痢疾　常有流行病学病史，起病急，全身症状重。大便次数多，量少，排脓血便伴里急后重，大便显微镜检查有较多脓细胞、红细胞和巨噬细胞，大便细菌培养有痢疾杆菌生长可确诊。

【治疗】

（一）急性腹泻的治疗

1. 饮食疗法　腹泻时应强调继续饮食，满足生理需要，补充疾病消耗，以缩短腹泻后的康复时间。有严重呕吐者可暂时禁食 4~6 小时（不禁水），好转后继续喂食，由少到多，由稀到稠。腹泻停止后逐渐恢复营养丰富的饮食，并每日加餐 1 次，共 2 周。

2. 纠正水、电解质紊乱及酸碱失衡

（1）口服补液　口服补液盐（ORS）可用于腹泻时预防脱水及纠正轻、中度脱水。轻度脱水口服液量 50~80mL/kg，中度脱水 80~100mL/kg，于 8~12 小时内将累积损失量补足。

（2）静脉补液　适用于中度以上脱水、吐泻严重或腹胀的患儿。输用溶液的成分、量和滴注持续时间必须根据不同的脱水程度和性质决定。

第 1 天补液：①总量：包括补充累积损失量、继续损失量和生理需要量，一般轻度脱水为 90~120mL/kg、中度脱水为 120~150mL/kg、重度脱水为 150~180mL/kg。②溶液种类：一般等渗性脱水用 1/2 张含钠液、低渗性脱水用 2/3 张含钠液、高渗性脱水用 1/3 张含钠液。③输液速度：对重度脱水有明显周围循环障碍者应先快速扩容，20mL/kg 等渗含钠液，30~60 分钟内快速输入。累积损失量（扣除扩容液量）一般在 8~12 小时内补完。脱水纠正后，补充继续损失量和生理需要量时速度宜减慢，于 12~16 小时内补完。若吐泻缓解，可酌情减少补液量或改为口服补液。④纠正酸中毒。⑤纠正低血钾：有尿或来院前 6 小时内有尿，即应及时补钾；浓度不应超过 0.3%；每日静脉补钾时间不应少于 8 小时；切忌将钾盐静脉推入。一般静脉补钾要持续 4~6 天。能口服时可改为口服补充。⑥纠正低血钙、低血镁。

第 2 天及以后的补液：经第 1 天补液后，脱水和电解质紊乱已基本纠正，第 2 天及以后主要是补充继续损失量和生理需要量，继续补钾，供给热量。一般可改为口服补液。若腹泻仍频繁或口服量不足者，仍需静脉补液。

3. 药物治疗

（1）控制感染 ①水样便腹泻患儿，一般不用抗生素，应合理使用液体疗法，选用微生态制剂和黏膜保护剂。对重症患儿应选用抗生素治疗。②黏液、脓血便患儿应选用抗感染药物。

（2）肠道微生态疗法 有助于恢复肠道正常菌群的生态平衡，抑制病原菌定植和侵袭，控制腹泻。常用双歧杆菌、嗜酸乳杆菌等制剂。

（3）肠黏膜保护剂 能吸附病原体和毒素，维持肠细胞的吸收和分泌功能，阻止病原微生物的攻击，如蒙脱石散。

（二）迁延性和慢性腹泻的治疗

因迁延性和慢性腹泻常伴有营养不良和其他并发症，必须采取综合治疗措施。积极寻找引起病程迁延的原因，针对病因进行治疗，切忌滥用抗生素，避免顽固的肠道菌群失调。

# 项目三 消化性溃疡

【学习目标】

1. 掌握消化性溃疡的临床表现、诊断。
2. 熟悉消化性溃疡的治疗原则。
3. 了解消化性溃疡的概要。

【概要】

消化性溃疡（peptic ulcer，PU）是指胃肠道黏膜被自身消化而形成的慢性溃疡，以胃溃疡（GU）、十二指肠球部溃疡（DU）最为常见。因溃疡的形成与胃酸-胃蛋白酶的消化作用有关而得名。消化性溃疡是人类的常见病，估计约10%的人口一生中患过本病。临床上DU较GU多见，两者之比为（2~3）：1；DU好发于青壮年，而GU多见于中老年，后者的发病年龄比前者平均晚10岁。消化性溃疡男性患病多于女性。

胃、十二指肠黏膜具有完整而有效的自身防御-修复机制，可以抵御侵袭因素的损害（表4-1）。消化性溃疡的形成，是胃、十二指肠黏膜的自身防御-修复（保护）因素和侵袭（损害）因素平衡失调所导致，胃酸在溃疡形成中起关键作用。GU的形成以自身防御-修复因素减弱为主；DU则为侵袭因素增强为主。

表4-1 胃、十二指肠黏膜自身防御与侵袭因素

| 自身防御因素 | 侵袭因素 |
| --- | --- |
| 黏液/碳酸氢盐屏障 | 胃酸 |
| 黏膜屏障 | 胃蛋白酶 |
| 黏膜血流量 | 幽门螺杆菌 |
| 细胞更新 | NSAIDs |
| 前列腺素 | 酒精、吸烟、应激等 |
| 表皮生长因子 | 炎症、自由基 |

HP感染是消化性溃疡的主要病因。长期服用NSAIDs、糖皮质激素、氯吡格雷、化疗药物等的病人可以发生溃疡。其他因素，如吸烟、长期精神紧张、焦虑或过劳、胃及十二指肠运动异常等因素易使溃疡发作或加重。

胃镜下所见典型的GU 85%发生于胃窦小弯和胃角；DU 95%在球部。溃疡多呈圆形或椭圆形，多数直径<1cm，累及黏膜肌层，少数可深及肌层甚至浆膜层，边缘整齐、规则，底部平整，干净或有灰黄色渗出物。溃疡修复愈合一般需4~8周。

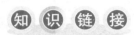

## 幽门螺杆菌

1983年澳大利亚科学家巴里·马歇尔和罗宾·沃伦，从慢性胃炎的胃黏膜标本中培养出幽门螺杆菌，并指出这种菌与慢性胃炎的直接关系。此发现很快引起了全世界医学界的广泛研究和证实，在活动性慢性胃炎及消化性溃疡病灶中幽门螺杆菌检出率为98%和100%。此菌被公认为慢性胃炎及消化性溃疡的致病菌。

2005 年 10 月 3 日瑞典卡罗林斯卡医学院宣布，把 2005 年诺贝尔生理学或医学奖授予澳大利亚科学家巴里·马歇尔和罗宾·沃伦，以表彰他们发现了导致胃炎和胃溃疡的细菌——幽门螺杆菌。

【临床表现】

（一）溃疡病临床特点

1. 慢性病程　病程可达数年甚至数十年。

2. 周期性发作　发作与缓解交替出现，以秋冬和冬春之交发作多见。

3. 疼痛节律性特征　GU 常在餐后 0.5~1 小时出现，1~2 小时后逐渐缓解，即进食-疼痛-缓解（餐后痛）；DU 常在餐后 2~4 小时后出现，进食后可缓解或消失，即疼痛-进食-缓解（空腹痛），约半数 DU 病人可出现夜间痛。当出现并发症时，疼痛的性质和规律可发生改变。部分病人可伴有食后饱胀、嗳气、反酸等消化不良症状。

发作时剑突下可有局限性压痛，缓解后无明显体征。

（二）特殊类型的消化性溃疡

1. 无症状性溃疡　约 15% 的消化性溃疡病人可无任何症状，常因其他疾病行内镜或 X 线钡餐检查或发生出血、穿孔等并发症时发现。老年人多见。

2. 复合性溃疡　指胃和十二指肠同时发生的溃疡。

3. 幽门管溃疡　常缺乏典型溃疡的周期性和节律性疼痛，制酸剂治疗效果差，呕吐较多见；易出现幽门梗阻、出血及穿孔等并发症。

4. 球后溃疡　指发生在十二指肠降段、水平段的溃疡。具有 DU 的临床特点，夜间痛和背部放射痛更为常见，药物治疗效果差，易并发出血。

5. 巨大溃疡　指直径大于 2cm 的溃疡。

6. 难治性溃疡　经正规抗溃疡治疗而溃疡仍未愈合者。

（三）并发症

1. 上消化道出血　上消化道出血是消化性溃疡最常见的并发症，20%~25% 的病人可并发出血，消化性溃疡是上消化道大出血最常见的病因，约占所有病因的 50%，且 10%~15% 的病人以大量出血为首发症状，十二指肠球部溃疡较胃溃疡更易发生。当消化性溃疡侵蚀周围或深处的血管，可产生不同程度的出血，轻者表现为黑粪，重者出现呕血。有慢性腹痛的病人，出血后腹痛可减轻。

2. 穿孔　溃疡向深部侵蚀，穿透浆膜层则并发穿孔。

3. 幽门梗阻　幽门梗阻有水肿型和瘢痕型两种类型，前者是由于溃疡急性发作引起周围炎症水肿或幽门痉挛所致，随着炎症的好转，梗阻可缓解或消失；后者为溃疡反复发作，形成瘢痕收缩所致，内科治疗无效，常需手术治疗。X 线和胃镜检查可明确诊断。

4. 癌变 少数 GU 可发生癌变，癌变率在 1% 左右，胃镜取多点活检行病理检查可进一步诊断。

【实验室及其他检查】

1. 胃镜及胃黏膜活组织检查 胃镜是消化性溃疡诊断的首选方法和主要方法，其目的在于：①确定有无病变、部位及分期。②鉴别良、恶性溃疡。③治疗效果的评价。④对合并出血者给予止血治疗。胃镜下所见溃疡形态特征如前所述。

2. X 线钡餐检查 适宜于：①了解胃的运动情况。②胃镜禁忌者。③不愿接受胃镜检查者和没有胃镜时。尽管气钡双重造影能较好地显示胃肠黏膜形态，但其效果仍逊于胃镜。溃疡的直接征象为龛影，间接征象为局部压痛、胃大弯侧痉挛性切迹、十二指肠球部激惹及球部畸形等，提示可能有溃疡。

3. 幽门螺杆菌检测 为消化性溃疡诊断的常规检查项目。有消化性溃疡病史者，无论溃疡处于活动还是瘢痕期，均应检测 HP。

【诊断及鉴别诊断】

（一）诊断要点

1. 有引起本病的病因。

2. 具有典型的慢性、周期性和节律性上腹部疼痛。

3. 上腹部可有局限性压痛。

4. 胃镜及活组织检查可明确诊断，X 线钡餐检查发现龛影也有确诊价值。

（二）鉴别诊断

1. 功能性消化不良 是指上腹不适反复发作，但排除器质性消化不良的症候群。病情明显受精神因素影响，常伴有消化道以外的神经官能症表现，心理治疗、安定剂、对症处理常能收效，X 线、内镜检查为阴性结果。

2. 胃癌 病情呈进行性、持续性发展，可出现上腹部包块，体重下降，内科药物疗效不佳。GU 与早期胃癌很难从症状上作出鉴别，必须依赖胃镜及取胃黏膜活组织进行病理检查。

【治疗】

生活要有规律，宜劳逸结合，保持乐观，尽量减少情绪激动和精神应激；饮食要规律，要定时进餐，细嚼慢咽，注意营养，避免吸烟饮酒及摄入刺激性食物；避免应用 NSAIDs 等致溃疡药物。

**（一）药物治疗**

1. 抑制胃酸药物  目前临床上常用的抑制胃酸分泌药物有 $H_2RA$ 和 PPI 两大类（表4-2）。

表4-2  常用的抑制胃酸分泌药

| 药物种类 | 常用抑酸药 | 常规剂量 |
|---|---|---|
| $H_2RA$ | 西咪替丁 | 800mg qN 或 400mg bid |
|  | 雷尼替丁 | 300mg qN 或 150mg bid |
|  | 法莫替丁 | 40mg qN 或 20mg bid |
|  | 尼扎替丁 | 300mg qN 或 150mg bid |
| PPI | 奥美拉唑 | 20mg qd |
|  | 兰索拉唑 | 30mg qd |
|  | 泮托拉唑 | 40mg qd |
|  | 雷贝拉唑 | 10mg qd |

注：qN 为每晚 1 次；qd 为每日 1 次；bid 为每日 2 次。

2. 保护胃黏膜药物

（1）硫糖铝  不被胃肠吸收，极易黏附在溃疡基底部，形成抗酸、抗蛋白酶的屏障，防止 $H^+$ 逆弥散，增强黏膜的防御或修复机制。常用量为每次 1.0g，嚼服，每日 4 次，疗程 4~8 周。本药在酸性环境下才能发挥作用，因此应避免与制酸剂同时服用。

（2）胶体次枸橼酸铋  沉淀于胃黏膜和溃疡基底部，保护黏膜，还有较强的抑制 HP 作用，常用量为每次 120mg，餐前或睡前口服，每日 4 次，疗程 4~6 周。服药后可出现舌体及大便颜色变黑，停药后可消失。为避免铋剂在体内积蓄，不宜长期连续服用。

（3）其他弱碱性抗酸药  常用铝碳酸镁、氢氧化镁、氢氧化铝凝胶等。

3. 根除 HP 治疗  必须联合用药，力求一次根除成功，目前临床上多采用三联治疗方案（表4-3），初治失败者宜采用四联疗法，即除了选用两种抗感染药外，PPI 和铋剂均选用。

表4-3  根除幽门螺杆菌的三联疗法

| PPI 或胶体铋剂 | 抗生素 |
|---|---|
| 奥美拉唑 40mg/d | 克拉霉素 1000mg/d |
| 胶体次枸橼酸铋 480mg/d | 阿莫西林 2000mg/d |
|  | 甲硝唑 800mg/d |
| （选择 1 种） | （选择 2 种） |
| 按上述剂量，分 2 次服用，疗程 7~14 天 | |

4. 根除 HP 治疗结束后的抗溃疡治疗  PPI 和铋剂 DU 用 4~6 周，GU 用 6~8 周，抗

菌药均为 1~2 周。根除 HP 所需的 1~2 周疗程可重叠在 4~8 周的抑酸药物疗程内，也可在抑酸疗程结束后进行。

### （二）手术治疗

主要限于少数有并发症者。在下列情况时，可考虑手术治疗：①大量出血经药物、胃镜及血管介入治疗无效时。②急性穿孔、慢性穿透性溃疡。③瘢痕性幽门梗阻。④GU 疑有癌变。手术治疗本身的并发症可能降低病人的生活质量，也无助于预防溃疡复发。

# 项目四 肝硬化

【学习目标】

1. 掌握肝硬化的诊断、治疗。
2. 熟悉肝硬化的临床表现。
3. 了解肝硬化的病因、辅助检查。

【概要】

肝硬化（hepafic cirrhosis）是由一种或多种原因引起的，以肝组织弥漫性纤维化、假小叶和再生结节形成为特征的进行性慢性肝病。临床上以肝功能损害和门静脉高压为主要表现。肝硬化是我国的常见疾病和主要死亡原因之一，发病高峰年龄在 35~50 岁，男女比例为（3.6~8）：1。

引起肝硬化的病因很多，在我国以病毒性肝炎为主，亦称肝炎后肝硬化，占 60%~80%，主要为乙型、丙型和丁型肝炎病毒感染，通常经过慢性肝炎阶段演变而来，急性或亚急性肝炎如有大量肝细胞坏死和肝纤维化可以直接演变为肝硬化。乙型和丙型或丁型肝炎病毒重叠感染可加速发展至肝硬化。甲型和戊型病毒性肝炎不发展为肝硬化。其他，如慢性乙醇中毒、胆汁淤积、肝静脉回流受阻、慢性充血性心力衰竭等引起肝脏长期淤血缺氧，药物和工业毒物、血吸虫病、遗传、代谢疾病（如肝豆状核变性）、非酒精性脂肪性肝病等引起。

各种因素导致肝细胞损伤、坏死，进而肝细胞再生和纤维结缔组织增生，肝纤维化形成，最终发展为肝硬化。大体形态可见肝脏变形，早期肿大，晚期缩小，质地变硬，呈棕黄色或灰褐色；表面有弥漫性大小不等的结节和塌陷区，边缘薄锐，包膜增厚。

【临床表现】

起病隐匿，病程缓慢，可隐伏数年甚至 10 年以上，少数因短期大片肝坏死，3~6 个月便可发展成肝硬化。

（一）肝功能代偿期

症状较轻，以食欲减退和乏力为早期突出表现，可伴有腹胀、上腹隐痛、恶心等。常因劳累后出现，休息后可缓解。病人营养状态一般，肝轻度肿大，质偏硬，无或有轻压痛，脾轻或中度肿大。肝功能检查正常或轻度异常。

（二）失代偿期肝硬化

临床表现明显，主要有肝功能减退和门静脉高压症两大类表现。肝脏触诊，晚期缩小，肋下常触不到。

1. 肝功能减退的临床表现

（1）消化不良　食欲不振为常见症状，厌食、进食后上腹饱胀不适、恶心呕吐、稍进油腻饮食即容易发生腹泻。

（2）黄疸　半数以上病人有轻度黄疸，少数有中、重度黄疸，提示肝细胞有进行性或广泛性坏死。

（3）内分泌紊乱　对雌激素的灭活功能降低而导致体内雌激素增多的表现。男性病人常有性欲减退、毛发脱落、乳房发育，女性有月经不调、闭经、不孕等。有蜘蛛痣和肝掌。病人面部和其他暴露部位的皮肤色素沉着、面色黑黄、晦暗无光，称肝病面容。

（4）出血倾向和贫血　常表现为鼻出血、牙龈出血、皮肤紫癜、胃肠道出血等，与肝合成凝血因子障碍、脾功能亢进引起血小板减少有关。贫血多因出血、营养不良、肠道吸收障碍和脾功能亢进等因素所致。

（5）全身症状　一般情况和营养状况较差，消瘦乏力，精神不振，可有夜盲、不规则发热等。

2. 门静脉高压症的临床表现

（1）脾大伴脾功能亢进　脾因长期淤血而肿大，多为轻、中度肿大，脾大是肝硬化门静脉高压较早出现的体征。脾脏肿大常伴有脾功能亢进，表现为外周血白细胞、红细胞和血小板计数减少。

（2）门-体侧支循环开放　常见的侧支循环有：①食管-胃底静脉曲张：其破裂出血是肝硬化门静脉高压最常见的并发症，因曲张静脉管壁薄弱、缺乏弹性收缩，难以止血，死亡率高。②腹壁静脉曲张：其血流方向呈放射状流向脐上及脐下。③痔静脉扩张：形成痔静脉曲张。部分病人因痔疮出血而发现肝硬化。

（3）腹水形成　腹水出现提示肝硬化进入失代偿期，也是肝硬化肝功能失代偿期最突出、最常见的表现。腹水形成的机制有：①门静脉压力增高。②肝淋巴液生成增多，淋巴液直接漏入腹腔。③血浆胶体渗透压降低，肝脏合成白蛋白能力下降，发生低蛋白血症。④有效循环血容量不足，继发性醛固酮和抗利尿激素增多，使水钠潴留。

3. 并发症

（1）上消化道出血　是最常见的并发症，多突然出现大量呕血或黑便，常引起出血性休克或诱发肝性脑病，病死率很高。

（2）肝性脑病　为最严重的并发症和最常见的死亡原因（参阅模块四项目六）。

（3）感染　肝硬化病人因抵抗力低下、脾功能亢进及门-体静脉间侧支循环的建立使病原微生物易进入体内，常并发细菌感染，如肺炎、胆道感染、败血症和自发性腹膜炎。

（4）肝肾综合征　也称为功能性肾衰竭。

（5）原发性肝癌　尤其是肝炎后肝硬化、乙醇性肝硬化，发生肝癌的危险性明显增高（参阅模块四项目五）。

（6）电解质和酸碱平衡紊乱　常见低钠血症、低钾血症、低氯血症与代谢性碱中毒，同时容易诱发肝性脑病。

【实验室及其他检查】

（一）实验室检查

1. 血常规　代偿期多正常。失代偿期可有贫血，血小板降低是较早出现的门静脉高压信号，随着脾大、脾功能亢进的加重，外周血白细胞、红细胞和血小板计数减少。

2. 肝功能试验　代偿期肝功能试验大多正常或轻度异常。失代偿期多有全面损害：①转氨酶常有轻、中度增高，以 ALT 增高较显著，肝细胞严重坏死时则 AST 活力高于 ALT。②血清胆红素有不同程度增高。③血清白蛋白（A）降低、球蛋白（G）增高，白蛋白与球蛋白比例（A/G）降低或倒置。

3. 免疫功能检查　部分病人可检测出乙型或丙型肝炎病毒标记。

4. 腹水检查　没有感染的肝硬化腹水，通常为漏出液。合并自发性腹膜炎，腹水可呈典型渗出液或介于渗、漏出液之间。腹水细菌培养及药物敏感试验可作为抗生素选择时参考。

（二）影像学检查

1. X 线检查　食管静脉曲张时行食管吞钡检查可显示虫蚀样或蚯蚓状充盈缺损。

2. 腹部超声检查　B 超显示肝表面不光滑、肝叶比例失调、肝实质回声不均匀等。

3. CT 和 MRI 检查　CT 可显示肝左、右叶比例失调，肝表面不规则，质地致密，脾大，腹水等。

**（三）内镜检查**

食管-胃底静脉曲张是诊断门静脉高压的最可靠指标。腹腔镜可直接观察肝外形、表面、色泽、边缘和脾的改变，并能进行活组织检查与其他肝病鉴别。

**（四）肝穿刺活组织检查**

若见有假小叶形成，可确诊为肝硬化。

【诊断及鉴别诊断】

**（一）失代偿期肝硬化诊断**

诊断要点：①有病毒性肝炎或长期饮酒等病史。②有肝功能减退和门静脉高压的临床表现。③肝功能试验有血清白蛋白下降、γ球蛋白显著增高等。④B超或CT提示肝硬化等。⑤肝穿刺活组织检查见假小叶形成具有确诊价值。

**（二）鉴别诊断**

1. 与表现为肝大的疾病鉴别　主要有慢性肝炎、原发性肝癌等。

2. 与引起腹水或腹部肿大的疾病鉴别　有结核性腹膜炎、腹腔肿瘤等。

3. 与肝硬化并发症的鉴别　上消化道出血应与消化性溃疡、胃癌等鉴别；肝性脑病应与低血糖、尿毒症、酮症酸中毒昏迷等鉴别。

【治疗】

本病目前无特效治疗，关键在于早期诊断，针对病因给予相应处理，阻止肝硬化进一步发展，延长代偿期。对失代偿期病人主要是对症治疗，改善肝功能和防治并发症。

**（一）一般治疗**

1. 消除致病因素　积极治疗原发病因，阻止对肝脏继续损害。

（1）抗HBV治疗　对于HBV肝硬化失代偿，当HBV DNA阳性时，均应给予抗HBV治疗。常用药物有阿德福韦、恩替卡韦及拉米夫定等。

（2）抗HCV治疗　适用于肝功能代偿的肝硬化，采用聚乙二醇干扰素α联合利巴韦林等方案。

2. 休息　代偿期病人应适当减少活动，注意劳逸结合；失代偿期应以卧床休息为主。

3. 饮食　应进食易消化的食物，以碳水化合物为主。肝功能衰竭或有肝性脑病先兆时，应限制蛋白质的摄入。禁酒，避免食用粗糙、坚硬的食物。慎用损伤肝脏的药物，避免使用不必要、疗效不明确的药物，减轻肝脏代谢负担。有腹水时应限制水钠摄入。

4. 支持治疗　病情严重者应用白蛋白、鲜血或血浆。

**（二）抗纤维化治疗**

目前尚无有肯定作用的药物。中医药治疗肝硬化有一定效果，多以活血化瘀药为主，应按病情辨证施治。

### （三）腹水的治疗

1. 限制钠、水摄入　限制钠盐饮食和卧床休息为腹水的基础治疗。

2. 利尿　腹水量较大者应使用利尿剂。

3. 提高血浆胶体渗透压　每周定期少量、多次输注白蛋白或血浆，除对改善肝功能有利外，还可通过提高血浆胶体渗透压促进腹水消退。

4. 难治性腹水的治疗　可采用自身腹水浓缩回输，是治疗难治性腹水的较好方法，或大量排放腹水加输注白蛋白，以及经颈静脉肝内门-体静脉分流术（TIPS）。

### （四）肝移植手术

肝移植手术是对晚期肝硬化治疗的最佳选择，是肝肾综合征唯一能长期存活的疗法。

# 项目五　原发性肝癌

【学习目标】

1. 掌握原发性肝癌的临床表现。

2. 熟悉原发性肝癌的诊断、治疗。

3. 了解原发性肝癌的病因、辅助检查。

【概要】

原发性肝癌（primary carcinoma of the liver）简称肝癌，是指由肝细胞或肝内胆管上皮细胞发生的恶性肿瘤，是我国常见恶性肿瘤之一，其死亡率在消化系统恶性肿瘤中仅次于胃癌和食管癌，列第三位。我国每年约有 11 万人死于肝癌，占全球肝癌死亡数的 45%，可发生于任何年龄，以 40~49 岁最多，男女之比为 5：1。

本病的病因和发病机制尚未完全明确。我国肝癌的主要发病因素有：

1. 肝炎病毒感染　慢性病毒性肝炎是肝癌发病最主要的因素。流行病学显示，肝癌高发区人群 HBsAg 阳性率高于低发区，肝癌病人血清乙型肝炎标志物的阳性率高达 90% 以上。HBV 感染到慢性肝炎，到肝硬化，到肝癌是最主要的发病机制。

2. 食物及饮水　长期酗酒导致酒精性肝病，在此基础上的肝纤维化及肝硬化过程都可能引发肝癌。HBV 及 HCV 感染者经常饮酒，将加速肝硬化的形成和发展，促进肝癌的发生。长期进食霉变食物（粮食受黄曲霉毒素污染）、含亚硝胺食物，食物缺乏微量元素及饮用蓝绿藻类毒素污染的水等都与肝癌发生有密切关系。

3. **其他** 遗传因素与肝癌的家族聚集现象，不同种族人群肝癌发病率不同。

临床上肝细胞型肝癌（HCC）最多见，占原发性肝癌的90%。胆管细胞型肝癌较少见，由胆管上皮细胞发展而来。混合型肝癌最少见。本病肝内血行转移发生最早，也最常见。肝外血行转移以肺部转移最常见，其次在骨，也可转移至肾、脑和皮肤等。淋巴转移至肝门淋巴结最常见，其次是胰、脾、主动脉旁及锁骨上淋巴结。种植转移少见。

【临床表现】

起病隐匿，早期缺乏典型症状和体征，本病常在肝硬化的基础上发生，或者以转移病灶症状为首发表现，此时临床容易漏诊或误诊，应予注意。当出现症状而自行就诊时多为中晚期，临床表现如下：

（一）症状

1. **肝区疼痛** 是肝癌最常见的症状。多呈持续性胀痛或钝痛，是由于肿瘤增长迅速而牵拉肝包膜所致。当肝表面癌结节破裂，坏死的血液流入腹腔而引起肝区突然剧痛并迅速波及全腹，可出现腹膜刺激征及血性腹水。如癌肿生长缓慢，则可完全无痛或仅有轻微钝痛。

2. **黄疸** 一般出现在肝癌晚期，多为阻塞性黄疸，少数为肝细胞性黄疸。前者常因癌肿压迫、侵犯胆管造成阻塞所致。

3. **全身表现** 有进行性消瘦、食欲不振、乏力、营养不良和恶病质。

4. **伴癌综合征** 主要表现为自发性低血糖症、红细胞增多症；其他罕见的有高钙血症、高脂血症、类癌综合征等。

5. **转移灶症状** 向肺部转移可出现咯血、胸痛；转移至胸腔可出现胸水（右胸多见）；骨骼或脊柱转移可有局部疼痛、压痛或神经受压症状，也可有骨折、截瘫；颅内转移可出现神经定位征。

（二）体征

1. **肝脏肿大** 短期内肝脏呈进行性增大，质地坚硬，边缘钝而不齐，表面凹凸不平，常有大小不等的结节，伴不同程度的压痛；肝癌突出于右肋弓下或剑突下时，上腹可呈局限性隆起或饱满，如位于膈面则主要表现为膈肌抬高而肝下缘不下移。

2. **肝硬化征象** 伴有肝硬化门静脉高压时可有脾大、腹水、静脉侧支循环形成等肝硬化征象。血性腹水多因肝癌侵犯肝包膜或向腹腔内破溃引起，少数因腹膜转移癌所致。

（三）并发症

1. **肝性脑病** 是肝癌终末期最严重的并发症，约30%的病人死于肝性脑病。

2. **上消化道出血** 约占肝癌死亡原因的15%。

3. 肝癌结节破裂出血　可为自发破裂或外力导致破裂出血。小量出血表现为血性腹水，大量出血可导致休克或死亡。约 10%的病人死于癌结节破裂出血。

4. 继发感染　由于长期消耗或因化疗、放疗导致白细胞减少，抵抗力减弱，病人易并发各种感染，如肺炎、肠道感染、败血症和霉菌感染等。

【实验室及其他检查】

（一）甲胎蛋白（AFP）

甲胎蛋白是诊断肝细胞癌特异性的标志物，阳性率约为 70%。现已广泛用于肝癌的普查、诊断、判断治疗效果及预测复发。由于 AFP 上升早于症状出现 6~12 个月，故也是目前最好的早期诊断方法之一。

（二）影像学检查

1. 超声显像（US）　为目前肝癌筛选的首选检查方法。B 型超声显像可显示癌实质性暗区或光团，结合 AFP 检测可用于肝癌普查，具有方便易行、价格低廉及无创等优点。

2. 增强 CT/MRI　可以更客观、更敏感地显示肝癌，是诊断及确定治疗策略的重要手段。MRI 为非放射性检查，可以在短期重复进行。CT 平扫多为低密度占位，部分有晕圈征，大肝癌常有中央坏死。

3. 选择性肝动脉造影　当增强 CT/MRI 对疑为肝癌的小病灶难以确诊时，选择性肝动脉造影是肝癌诊断的重要补充手段，是目前诊断小肝癌和微小肝癌的最好方法。

（三）肝穿刺活组织检查

超声或 CT 引导下细针肝穿刺组织学检查是确诊肝癌的最可靠方法。上述非侵入性检查未能确诊者可视情况考虑应用。

【诊断及鉴别诊断】

（一）诊断

目前国际上广泛使用的肝癌诊断标准为：满足下列三项中的任一项，即可诊断肝癌。

1. 具有两种典型影像学（US、增强 CT/MRI 或选择性肝动脉造影）表现，病灶>2cm。

2. 一项典型的影像学表现，病灶>2cm，AFP>400μg/L。

3. 肝脏活检阳性。

有典型临床症状的病人，往往已届晚期，为争取对肝癌的早诊早治，应对高危人群（各种原因所致的慢性肝炎、肝硬化，以及>35 岁的 HBV 或 HCV 感染者）每 6~12 个月行 US 和 AFP 检测，如有阳性改变，应进一步检查。

（二）鉴别诊断

需要与继发性肝癌、肝硬化、肝脓肿、其他肝脏肿瘤或病变进行鉴别，必要时在 US

引导下行肝活检。

【治疗】

肝癌对化疗和放疗不敏感，常用的治疗方法有手术切除、血管介入、射频消融术、肝移植等。

1. **手术治疗** 肝癌治疗性切除术是目前治疗肝癌最有效的方法之一。因为仅在病人一般情况好，且肝储备功能满意时才考虑肝切除手术，故无论采用何种分期，只有小部分中晚期肝细胞型肝癌病人适于手术。可手术切除的中晚期肝细胞型肝癌病人术后长期生存率显著高于非手术或姑息治疗者。

2. **肝动脉化疗栓塞治疗（TACE）** 同时进行肝动脉灌注化疗（TAI）和肝动脉栓塞（TAE）治疗，以提高疗效。TACE 作为一线非根治性治疗，国内临床上最常用。为不能手术切除的中晚期肝癌首选和最有效的治疗方法。

3. **系统治疗** 分子靶向药物治疗、全身化疗、生物和免疫治疗等。

4. **肝移植术** 肝移植可将整个病肝切除，是治疗肝癌和肝硬化的有效手段。但若肝癌已经有血管侵犯及远处转移（常见于肺、骨），则不宜行肝移植术。

5. **其他** 经皮穿刺瘤内注射无水乙醇、局部消融治疗（主要包括射频消融、微波消融、冷冻治疗以及高功率超声聚焦消融）、放射治疗等也可选用。

# 项目六　肝性脑病

【学习目标】

1. 掌握肝性脑病的临床表现。
2. 熟悉肝性脑病的诊断。
3. 了解肝性脑病的治疗原则。

【概要】

肝性脑病（hepatic encephalopathy，HE）是由严重肝病或门-体分流引起的、以代谢紊乱为基础、中枢神经系统功能失调的综合征，临床表现轻者可仅有轻微的智力减退，严重者出现行为失常、意识障碍和昏迷。过去称为肝性昏迷。

肝性脑病病因主要为各种严重肝病，如肝硬化（其中以肝炎后肝硬化最常见）、重症肝炎、中毒性肝炎或药物性肝病引起的急性或暴发性肝功能衰竭、原发性肝癌等。诱因如上消化道出血、感染、进食过多蛋白质、反复大量放腹水、大量排钾利尿、使用镇静药及麻醉剂、便秘、尿毒症、外科手术等。肝性脑病的发病机制尚未完全阐明，目前主要有氨中毒学说。

【临床表现】

常因原有肝病的性质、肝细胞损害的轻重缓急和诱因的差异而有所不同。急性肝性脑病常见于暴发性肝炎，诱因不明显，病人在起病后数日内进入昏迷直至死亡。慢性肝性脑病多见于慢性肝衰竭及侧支循环形成的病人，常有明显诱因，症状反复，主要表现为高级神经中枢的功能紊乱以及运动和反射异常，其临床过程现分为 5 期：

0 期（潜伏期）　又称轻微肝性脑病，无行为、性格的异常，无神经系统病理征，脑电图正常，只在心理测试或智力测试时有轻微异常。

1 期（前驱期）　轻度性格改变和精神异常，如焦虑、欣快激动、淡漠、睡眠倒错、健忘等，可有扑翼样震颤，脑电图多数正常。此期临床表现不明显，易被忽略。

2 期（昏迷前期）　嗜睡、行为异常（如衣冠不整或随地大小便）、言语不清、书写障碍及定向力障碍。有腱反射亢进、肌张力增高、踝阵挛及 Babinski 征阳性等神经体征，有扑翼样震颤，脑电图有特征性异常。

3 期（昏睡期）　昏睡，但可唤醒，醒时尚能应答；常有神志不清或幻觉，各种神经体征持续或加重，有扑翼样震颤，肌张力高，腱反射亢进，锥体束征常阳性，脑电图有异常波形。

4 期（昏迷期）　昏迷，不能唤醒。病人因不能合作而无法引出扑翼样震颤。浅昏迷时，腱反射和肌张力仍亢进；深昏迷时，各种反射消失，肌张力降低。脑电图明显异常。

【实验室及其他检查】

（一）血生化检查

1. 血氨　肝硬化及门-体分流后的肝性脑病病人多有血氨升高，急性肝性脑病病人血氨可以正常。

2. 血浆氨基酸　正常人血中支链氨基酸与芳香氨基酸的比值>3，门-体分流性脑病病人的这一比值<1。

（二）脑电图检查

正常人脑电图为 α 波，每秒 8~13 次。肝性脑病典型的改变为节律变慢，2~3 期表现为每秒 4~7 次的 δ 波，4 期表现为高波幅的 δ 波，每秒少于 4 次。脑电图提示较明显的脑功能改变，故对肝性脑病预后判断有一定价值。

（三）视觉诱发电位

肝性脑病病人表现为潜伏期延长，振幅变小。可用于轻微肝性脑病的诊断和研究。

（四）心理智能测验

常规使用的是木块图试验、数字连接试验和符号数字试验，其结果容易计量，便于随访。筛选轻微肝性脑病。

（五）影像学检查

头部 CT 或 MRI 检查，急性者可发现脑水肿，慢性者可有脑萎缩。

【诊断及鉴别诊断】

（一）诊断

诊断要点：①严重肝病病史及表现、广泛门-体静脉侧支循环形成和（或）门-体静脉分流手术史。②多有肝性脑病的诱因。③性格、行为、精神紊乱及昏睡或昏迷、扑翼样震颤。④肝功能异常、血氨增高。⑤脑电图改变。⑥心理智能测验、诱发电位及临界视觉闪烁频率异常。⑦头部 CT 或 MRI 排除脑血管意外及颅内肿瘤等疾病。

（二）鉴别诊断

凡是遇到精神错乱的病人，均应警惕肝性脑病的可能。同时还应与可引起昏迷的其他疾病，如糖尿病、低血糖、尿毒症、脑血管意外、肺部感染和镇静剂过量使用相鉴别。

【治疗】

应采取综合治疗措施，积极治疗原发肝病，去除引发肝性脑病的诱因、维护肝脏功能、促进氨代谢清除及调节神经递质是治疗肝性脑病的主要措施。

1. 一般治疗　严格卧床休息，有条件时应转入重症监护病房（ICU）。防止发生坠床、受伤。严密观察生命体征、意识状态、瞳孔等变化，监测肝、肾功能及水、电解质变化。加强营养支持治疗，目的在于促进机体的合成代谢，抑制分解代谢，保持正氮平衡。

2. 消除诱因　慎用镇静药及损害肝功能的药物。病人出现烦躁、抽搐等，可试用异丙嗪、氯苯那敏等抗组胺药。禁用鸦片类、巴比妥类、苯二氮䓬类镇静剂。纠正水、电解质紊乱和酸碱平衡失调。止血和清除肠道积血。选用对肝脏损害小的广谱抗生素静脉给药及时控制感染等。

3. 减少有毒物质的产生和吸收　降低肠道 pH 值，减少肠内氨源性毒物的生成和吸收。采用灌肠、口服乳果糖、口服抗感染药及益生菌制剂等措施。

4. 促进肠内毒物的排出　多采取导泻方法，可促进肠道氨排出。

5. 促进体内氨的代谢清除、调节神经递质　使用降氨药物，如 L-鸟氨酸-L-门冬氨酸。调节神经递质可用拮抗假性神经递质如支链氨基酸制剂。人工肝，可用活性炭、树脂等进行血液灌注或进行血液透析，可清除血氨和其他毒性物质，对急、慢性肝性脑病均有一定疗效。

6. 基础疾病的治疗　改善肝功能，阻断肝外门-体分流。

7. 肝移植　是治疗各种终末期肝病的有效方法。

# 项目七　溃疡性结肠炎

【学习目标】

1. 掌握溃疡性结肠炎的临床表现。

2. 熟悉溃疡性结肠炎的诊断。

3. 了解溃疡性结肠炎的治疗原则。

【概要】

溃疡性结肠炎（ulcerative colitis，UC）是一种原因不明的直肠和结肠慢性非特异性炎症性疾病，病变限于大肠黏膜和黏膜下层。临床特点为反复发作的腹痛、腹泻、黏液脓血便及里急后重。病情轻重不等，多呈慢性病程。本病可发生在任何年龄，以 20~40 岁多见，男女发病率无显著差异。

病变多累及直肠和乙状结肠，较重者可累及降结肠或全结肠，呈连续性、非节段分布；如果累及回肠末端，称为倒灌性回肠炎。炎症常局限于黏膜和黏膜下层，较少深达肌层。病变黏膜充血、水肿、出血、变脆、形成浅小不规则溃疡，继而溃疡增大，沿结肠纵轴发展，融合成广泛、不规则的大溃疡。病程超过 20 年的病人发生结肠癌的风险较正常人增高 10~15 倍。

【临床表现】

病程呈慢性经过，发作期与缓解期交替出现。可因感染、饮食失调、精神刺激、过劳而诱发或加重。临床表现与病变范围、病型及病期有关。

（一）症状

1. 消化系统症状

（1）腹泻与黏液脓血便　主要与炎症导致大肠黏膜对水钠吸收障碍以及结肠运动功能失常有关，黏液脓血便是本病活动期的重要表现。大便次数和便血的程度与病情轻重有关，轻者每日排便 2~4 次，便血轻或无，重者每日 10 次以上，为脓血便。粪质亦与病情轻重有关，多数为糊状，重者为稀水便，常伴有里急后重。病变限于直肠或累及乙状结肠的病人，除可有便频、便血外，偶尔表现为便秘，这是病变引起直肠排空功能障碍所致。

（2）腹痛 轻者可无腹痛或仅诉腹部不适。多数病人有轻至中度腹部阵痛，多位于左下腹或下腹部，以隐痛、胀痛为主，有疼痛-便意-便后缓解的规律。若并发中毒性巨结肠或炎症波及腹膜时有持续性剧烈腹痛。

（3）其他症状 如腹胀，重者有恶心、呕吐、食欲减退等。

2. 全身症状 轻型不明显。中、重型病人可有低热，高热多见于急性暴发型或出现合并症。重症或病情持续活动者可伴有消瘦、贫血、低蛋白血症、乏力等营养不良症状和水及电解质平衡紊乱、衰竭等。

3. 肠外表现 包括外周关节炎、前葡萄膜炎、坏疽性脓皮病、口腔复发性溃疡、强直性脊柱炎、系统性红斑狼疮等。

（二）体征

轻、中型病人仅有左下腹轻压痛，有时可触及痉挛的乙状结肠或降结肠；重型病人可有明显压痛和鼓肠。若有腹肌紧张、反跳痛、肠鸣音减弱，应警惕中毒性巨结肠及肠穿孔的可能。

（三）临床分型

1. 根据发作特点分为：①初发型：指首次发作。②慢性复发型：临床上最多见，发作期与缓解期交替。③慢性持续型：指症状持续出现，间以症状加重的急性发作。④急性暴发型：少见，起病急，病情重，伴有中毒性巨结肠、肠穿孔、败血症等并发症。上述各型可相互转化。

2. 根据严重程度分为：①轻型：每日腹泻<4次，便血轻或无，无发热，无贫血，血沉正常。②中型：介于轻型与重型之间。③重型：每日腹泻>6次，有明显黏液脓血便，伴有发热（>37.5℃）、贫血、脉速（>90次/分）、血沉加快（>30mm/h）、血红蛋白下降（<100g/L）。

3. 根据病变范围分为直肠炎、直肠乙状结肠炎、左半结肠炎、广泛性或全结肠炎。

4. 根据病情分为活动期与缓解期。

（四）并发症

可有中毒性巨结肠、直肠及结肠癌变、肠出血、肠梗阻、瘘管形成、肛周脓肿及肠穿孔等。

【实验室及其他检查】

（一）实验室检查

1. 血液检查 轻型病人血常规多正常。中、重型病人可有血红蛋白下降，活动期白细胞计数增高。血沉加快和 C 反应蛋白增高是活动期的标志。

2. 粪便检查  常规检查肉眼可见黏液脓血，镜检见红细胞和脓细胞。粪便病原学检查如粪培养，可排除感染性结肠炎，是本病诊断的一个重要步骤。

3. 自身抗体检测  抗中性粒细胞胞浆抗体（p-ANCA）与抗酿酒酵母抗体（ASCA），分别为溃疡性结肠炎和克罗恩病的相对特异性抗体，同时检测这两种抗体有助于溃疡性结肠炎和克罗恩病的诊断和鉴别诊断。

### （二）结肠镜和活组织检查

结肠镜和活组织检查是本病诊断和鉴别诊断的最重要手段之一。做全结肠及回肠末段检查，不仅可以直接观察黏膜的变化，还可取活组织检查，确定病变范围。镜下可见该病病变呈连续性、弥漫性分布，黏膜充血水肿，粗糙呈颗粒状，质脆，可有脓性分泌物，病变明显处可见糜烂或多发性浅溃疡，后期可有假息肉及桥状黏膜，结肠袋变浅、变钝或消失。

### （三）X 线钡剂灌肠检查

结肠镜检查比 X 线钡剂灌肠检查准确，有条件者宜行结肠镜检查，有困难时再辅以 X 线检查。重型或暴发型病人不宜行钡剂灌肠检查，以免加重病情或诱发中毒性巨结肠。本病的 X 线征主要有：①黏膜粗乱和（或）颗粒样变。②多发性浅溃疡。③结肠袋消失，肠壁变硬，肠管呈铅管状。

【诊断及鉴别诊断】

#### （一）诊断

诊断要点：①具有持续或反复发作的腹痛、腹泻、黏液脓血便。②伴（或不伴）不同程度的全身症状者。③常伴有多种自身免疫性疾病，血中可检测到自身抗体。④结肠镜及活体组织检查、X 线钡剂灌肠发现溃疡病变。⑤可排除结肠的感染性或其他非感染性疾病。

#### （二）鉴别诊断

1. 慢性细菌性痢疾  常有急性菌痢病史，粪便检查可分离出痢疾杆菌，抗感染药物治疗有效。

2. 慢性阿米巴痢疾  病变主要侵犯右半结肠，溃疡口小而深，粪便检查或肠镜取活组织检查可找到溶组织阿米巴滋养体或包囊。抗阿米巴治疗有效。

3. 克罗恩病（Crohn 病）  可发生于食管至肛门的任何胃肠道。腹痛较重，常位于右下腹，便后腹痛不缓解，一般无黏液脓血便和里急后重，可有右下腹包块，易形成瘘管。结肠镜下见黏膜呈铺路石样变，纵行或裂隙溃疡。组织病理改变为节段性全壁炎，有裂隙状溃疡，非干酪性肉芽肿。

4. 肠易激综合征　粪便有黏液但无脓血，常规镜检正常，结肠镜检查无器质性病变征象。

【治疗】

治疗目的是控制发作，维持缓解，减少复发，防治并发症。

（一）一般治疗

轻型病人可劳逸结合，给予流质或半流质的少渣饮食，限制乳制品。重症病人应卧床休息，消除紧张，暂禁食，给予完全胃肠道外营养，及时纠正水、电解质紊乱。慎用抗胆碱能等解痉药，以防诱发中毒性巨结肠。

（二）药物治疗

1. 活动期的治疗　应积极控制炎症反应。

（1）氨基水杨酸制剂　柳氮磺吡啶（SASP）是治疗轻、中度或经糖皮质激素治疗已有缓解的重度 UC 常用药物。

（2）糖皮质激素　是重型和暴发型病人的首选药，对氨基水杨酸制剂疗效不佳的轻、中度病人也适用。

（3）免疫抑制剂　可试用于对激素治疗效果不佳或对激素依赖的慢性持续型病例，加用这类药物后可逐渐减少激素用量，甚至停用。

（4）抗生素的应用　仅用于重型、暴发型，或有瘘管形成、有继发感染者。

2. 缓解期的治疗　除初发病例、轻症远段结肠炎病人症状完全缓解后可停药观察外，所有病人症状完全缓解后均应维持治疗，一般认为至少要维持3~5 年。

（三）对症治疗

及时纠正水、电解质平衡紊乱；贫血者可输血；低蛋白血症者应补充白蛋白。病情严重应禁食，并予完全胃肠外营养治疗。

（四）紧急手术

指征为并发大出血、肠穿孔及合并中毒性巨结肠经积极内科治疗无效且伴严重毒血症状者。择期手术指征：①并发结肠癌变。②内科治疗效果不理想而严重影响生活质量，或虽然用糖皮质激素可控制病情但糖皮质激素不良反应太大不能耐受者。

# 项目八　急性肠梗阻

【概要】

任何原因引起的肠内容物通过障碍称为肠梗阻（intestinal obstruction），是常见的外科急腹症之一。按照梗阻原因分类有机械性肠梗阻、动力性肠梗阻、血运性肠梗阻等。按肠壁血运有无障碍可分为单纯性肠梗阻、绞窄性肠梗阻。按梗阻部位可分为小肠梗阻和结肠梗阻。按梗阻程度可分为完全性和不完全性肠梗阻。

【临床表现】

不同原因引起的肠梗阻的临床表现虽然不同，但肠内容物不能顺利通过肠腔则是一致的，其共同的临床特点为腹痛、呕吐、腹胀及停止肛门排便排气。

1. 腹痛　机械性肠梗阻发生时，梗阻部位以上强烈肠蠕动，即发生腹痛。之后肠管肌过度疲劳而暂时弛缓，腹痛则随之消失。故机械性肠梗阻的腹痛是阵发性绞痛，伴有高亢的肠鸣音，可呈气过水声或高调金属音。有时可见肠型和肠蠕动波。如为剧烈的持续性腹痛，则可能是绞窄性肠梗阻。麻痹性肠梗阻只有持续性胀痛或不适，听诊时肠鸣音减弱或消失。

2. 呕吐　肠梗阻早期一般为反射性呕吐，呕吐物为食物或胃液。梗阻部位越高，呕吐出现越早、越频繁；低位肠梗阻时，呕吐出现晚而少，呕吐物可呈粪样。如肠管有绞窄时，则呕吐物呈棕褐色或血性。麻痹性肠梗阻时，呕吐多呈溢出性。

3. 腹胀　一般在梗阻发生一段时间后出现，其程度与梗阻部位有关。高位肠梗阻腹胀不明显，但有时可见胃型。低位肠梗阻及麻痹性肠梗阻腹胀显著，严重时可遍及全腹。结肠梗阻时，表现为腹周膨胀显著。腹部不均匀隆起，常是肠扭转的表现。

4. 肛门停止排气排便　完全性肠梗阻，特别是低位梗阻时，病人多不再排气排便，但梗阻早期，特别是高位梗阻时，可因梗阻以下肠内残存粪便或气体，仍可自行排出或在灌肠后排出，不能因此而否定肠梗阻的存在。绞窄性肠梗阻时，可排出血性黏液样便。

5. 腹部体征　机械性肠梗阻常可见肠型、肠蠕动波和腹胀。单纯性肠梗阻腹壁软，有轻度压痛。绞窄性肠梗阻由于伴有腹膜炎，可有显著压痛和腹肌紧张，有时可扪及压痛性包块，常为绞窄的肠袢。腹腔内有较多渗出时，移动性浊音可呈阳性。听诊可闻及肠鸣音亢进，有气过水声或金属音，为机械性肠梗阻的表现。麻痹性肠梗阻时，肠鸣音减弱或消失。

6. 全身表现　梗阻早期病人全身情况改变不明显，梗阻晚期或绞窄性肠梗阻时，可有明显缺水征、感染中毒和休克征象。可表现为唇干舌燥、眼窝内陷、皮肤弹性差、尿少或无尿，严重时可出现脉搏细速、血压下降、面色苍白、四肢发凉等中毒和休克征象。

【实验室及其他检查】

1. 实验室检查　血红蛋白值及血细胞比容可因缺水、血液浓缩而升高。尿比重也增高。查血气分析和血清 $K^+$、$Na^+$、$Cl^-$、尿素氮、肌酐的变化，可了解酸碱失衡、电解质紊乱和肾功能的状况。呕吐物和粪便中有大量红细胞或潜血阳性者，应考虑有肠绞窄，此时，白细胞计数和中性粒细胞明显增高。

2. X 线检查　一般在肠梗阻发生 4~6 小时后，X 线立卧位片可见多数液平面及胀气肠袢。空肠胀气可显示"鱼肋骨刺"状。回肠则无此表现。结肠胀气位于腹部周边，显示结肠袋形。

【诊断及鉴别诊断】

对肠梗阻病人的诊断，必须明确下列几个问题：

1. 是否肠梗阻　根据腹痛、呕吐、腹胀和肛门停止排气排便四大症状，以及腹部出现肠型或蠕动波，有肠鸣音亢进等，一般可诊断为肠梗阻。X 线检查对确定是否肠梗阻意义较大。

2. 机械性肠梗阻还是动力性肠梗阻　机械性肠梗阻具有上述表现，早期腹胀可不显著。麻痹性肠梗阻无肠蠕动亢进的表现，相反仅有持续性腹胀，肠鸣音消失，多继发于腹腔内严重感染、腹膜后出血和腹部大手术等。X 线检查显示大、小肠全部充气扩张。痉挛性肠梗阻有发作性腹部绞痛，一般持续时间短，腹胀不明显，没有肠型及蠕动波，X 线检查结果阴性。

3. 单纯性还是绞窄性肠梗阻　绞窄性肠梗阻必须尽早手术治疗，因此这点极为重要。出现下列表现时应考虑绞窄性肠梗阻：

（1）腹痛剧烈，由阵发性转变为持续性，或在阵发性加重之间仍有持续性腹痛，且呕吐后腹痛不减轻。有时腰背部有牵拉样痛。

（2）早期即出现休克，并逐渐加重，经抗休克治疗改善不明显。

（3）有明显的腹膜刺激征和全身中毒症状，如脉率增加、体温升高，白细胞计数常超过 $18\times10^9$/L。

（4）腹部不对称性隆起或有压痛的孤立胀大肠袢。

（5）呕吐物、胃肠减压引流液、肛门排出物或腹腔穿刺液为血性。

（6）腹部 X 线检查显示孤立胀大肠袢不因时间而改变位置，或肠间隙增宽，提示有大量的腹腔积液。

（7）经积极的非手术治疗而无好转。

4. 是高位还是低位肠梗阻　高位小肠梗阻呕吐发生早而频繁，腹胀不明显，呕吐物为胃、十二指肠液，迅速出现水、电解质紊乱及酸碱平衡失调。低位小肠梗阻，腹痛较剧烈，多在脐周，呕吐迟而量少，呕吐物可有粪样物，腹胀明显，多在脐区。结肠梗阻呕吐发生晚且不频繁，腹痛多在脐周。X 线检查有助于鉴别，结肠梗阻扩大肠袢在腹部周围，盲肠胀气扩大显著，可见结肠袋；而低位小肠梗阻，扩张的肠袢在腹中部，呈"阶梯状"排列，结肠内无积气。

5. 完全性还是不完全性肠梗阻　完全性肠梗阻呕吐频繁，肛门完全停止排气排便，低位肠梗阻还有严重腹胀，X 线检查显示梗阻以上肠袢充气扩张，梗阻以下结肠内无气体。不完全性肠梗阻呕吐轻或无呕吐，腹胀较轻，X 线检查所见肠袢充气扩张均不明显，结肠内仍有气体存在。

6. 是什么原因引起的梗阻　我国肠梗阻以粘连、腹外疝、套叠、扭转和肠蛔虫为常见。因此，应了解病人腹部手术、外伤或炎症史，检查切口和可能发生腹外疝部位。新生儿以先天性肠道畸形为多见；2 岁以内小儿则肠套叠多见；蛔虫性肠梗阻常发生于儿童或卫生条件差的农村，常有排虫史；老年人则以粪块堵塞及肿瘤或乙状结肠扭转多见。

【治疗】

1. 基础疗法　是治疗的首要措施，无论手术与否均需采用。禁食禁水、持续胃肠减压，纠正水、电解质和酸碱失衡，必要时可给予静脉营养，或输血浆、全血、血浆代用品等全身支持疗法。防治感染和中毒。其他，可采用镇静剂和解痉剂对症治疗，按急腹症处理原则选用止痛剂。

2. 解除梗阻

（1）非手术疗法　主要适用于单纯性粘连性（特别是不完全性）肠梗阻，麻痹性或痉挛性肠梗阻，蛔虫或粪块、异物堵塞引起的肠梗阻，炎症性肠病所致不完全性肠梗阻以及肠套叠早期。

非手术疗法包括：口服或胃肠道灌注生植物油，中医中药，如复方大承气汤胃管内注入，肠套叠早期的低压空气或钡灌肠等。

（2）手术疗法　适用于各类绞窄性肠梗阻、肿瘤及先天性肠道畸形引起的肠梗阻，以及非手术治疗无效的病人。具体手术方式应根据梗阻病因、性质、部位及病人全身情况决定。

# 项目九　急性胰腺炎

【概要】

　　急性胰腺炎（acute pancreatitis，AP）是多种病因导致胰腺组织自身消化所致的胰腺水肿、出血及坏死等炎性损伤。临床以急性上腹痛及血淀粉酶或脂肪酶升高为特点。可发生于任何年龄，女性较男性多见。

　　胆石症、胆道感染或胆道蛔虫症等是急性胰腺炎的主要病因，其中以胆石症最为常见。由于70%~80%的胰管与胆总管汇合成共同通道开口于十二指肠壶腹部，一旦结石、蛔虫嵌顿在壶腹部，胆管内炎症或胆石移行时损伤 Oddi 括约肌等，将使胰管流出道不畅，胰管内高压，引发胰腺炎。

　　大量及长期饮酒亦可引起 AP。胰管阻塞使胰液排出受阻，胰管内压力增高，导致胰管小分支和胰腺腺泡破裂，胰液与消化酶渗入间质，引起 AP。腹腔内手术或创伤亦可引起胰腺炎。

　　急性胰腺炎分为急性水肿型及急性出血坏死型胰腺炎两型。急性水肿型可发展为急性出血坏死型。

　　1. 急性水肿型　较多见，病变可累及部分或整个胰腺，以尾部为多见。胰腺肿大、充血、水肿和炎症细胞浸润，可有轻微的局部坏死。

　　2. 急性出血坏死型　相对较少，胰腺内有灰白色或黄色斑块的脂肪组织坏死，出血严重者，胰腺呈棕黑色并伴有新鲜出血，坏死灶外周有炎症细胞浸润。常见静脉炎和血栓。此外，尚可有胰腺脓肿、假性囊肿等。

【临床表现】

急性胰腺炎的临床表现和病情轻重取决于病因、病理分型和诊治是否及时。

（一）症状

1. 腹痛　为本病的主要表现和首发症状。主要因胰腺急性水肿、炎性渗出、肠麻痹、胰管阻塞，或伴胆囊炎、胆石症等引起疼痛。

腹痛常在饮酒和饱餐后发生，多为急性发作，呈持续性，可有阵发性加剧，多位于中上腹，并常向腰背部呈带状放射，出血坏死型常为全腹痛。其性质可为钝痛、刀割样痛、钻痛或绞痛，取弯腰抱膝位可减轻疼痛，进食后加剧，一般胃肠解痉药不能缓解。水肿型腹痛3~5天即缓解，出血坏死型病情发展较快，疼痛延续时间较长。

2. 恶心、呕吐及腹胀　为本病常见症状之一。多在腹痛后发生，呕吐物为食物和胆汁，呕吐后腹痛并不减轻。同时有腹胀，少数严重病人甚至并发麻痹性肠梗阻，呕吐、腹胀更甚。

3. 发热　多数病人有中度以上发热，多持续3~5天。如持续1周以上不退或逐日上升，并有白细胞升高者应怀疑有继发感染，如胰腺脓肿、胆道感染等。发热、黄疸者多见于胆源性胰腺炎。

4. 低血压或休克　重症胰腺炎常发生。病人烦躁不安、皮肤苍白、湿冷、血压下降等，严重时甚至发生休克。主要为有效血容量不足，缓激肽类物质致周围血管扩张引起低血容量所致。

5. 水、电解质及酸碱平衡紊乱　多有轻重不等的脱水、低钾血症，呕吐频繁者有代谢性碱中毒。重症者脱水明显，并有代谢性酸中毒，低钙血症（<2.0mmol/L），部分伴血糖增高。

（二）体征

轻症者仅表现为轻压痛，重症者全腹压痛明显，可出现腹膜刺激征、腹水。肠鸣音减弱或消失。腹胀明显，腹水多呈血性。胆总管或壶腹部结石压迫胆总管时，可导致黄疸。腹部因液体积聚或假性囊肿形成可触及肿块。

（三）并发症

局部可有胰瘘、胰腺假性囊肿、胰腺脓肿等。重症胰腺炎常并发不同程度的多器官功能衰竭，如急性呼吸窘迫征、急性肾功能衰竭、心律失常与心力衰竭、消化道出血、胰性脑病、败血症、慢性胰腺炎等。

【实验室及其他检查】

（一）诊断急性胰腺炎的重要标志物

1. 淀粉酶　急性胰腺炎时，血清淀粉酶于起病后2~12小时开始升高，48小时开始下降，持续3~5天。胰源性胸、腹水和胰腺假性囊肿中的淀粉酶常明显升高。尿淀粉酶升高较晚，在起病后12~14小时开始升高，下降缓慢，持续1~2周，其变化仅作参考。

2. 脂肪酶　血清脂肪酶于起病后24~72小时开始升高，持续7~10天，其敏感性和特异性均略优于血淀粉酶。

胆石症、胆囊炎、消化性溃疡等急腹症时，上述两种胰酶的血清水平也可升高，但通常低于正常值的 2 倍，故两种胰酶超过正常值 3 倍才可诊断急性胰腺炎。

3. 血清标志物　发病 72 小时后 CRP>150mg/L 提示胰腺组织坏死。动态测定血清 IL-6 水平增高提示预后不良。

（二）影像学检查

1. 腹部 B 超　是急性胰腺炎的常规初筛影像学检查，在发病初期 24～48 小时行超声检查，可以初步判断胰腺组织形态学变化，同时有助于判断有无胆道疾病。后期对脓肿及假性囊肿有诊断意义，常用于诊断、随访及协助穿刺定位。

2. 腹部 CT　增强 CT 是诊断胰腺坏死的最佳方法。一般应在起病 1 周左右进行。

【诊断及鉴别诊断】

（一）诊断

作为急腹症之一，应在病人就诊后 48 小时内明确诊断。

1. 急性胰腺炎的诊断标准　临床上符合以下 3 项特征中的任意 2 项，即可诊断为急性胰腺炎。①与急性胰腺炎符合的腹痛（急性、突发、持续、剧烈的上腹部疼痛，常向背部放射）。②血清淀粉酶和（或）脂肪酶活性至少>3 倍正常上限值。③增强 CT/MRI 或腹部超声呈 AP 影像学改变。

2. 严重程度分级

（1）轻度急性胰腺炎（MAP）　具备 AP 的临床表现和生物化学改变，不伴有器官功能衰竭及局部或全身并发症，通常在 1～2 周内恢复，病死率极低。

（2）中度急性胰腺炎（MSAP）　具备 AP 的临床表现和生物化学改变，伴有一过性的器官功能衰竭（48 小时内可自行恢复），或伴有局部或全身并发症而不存在持续性的器官功能衰竭。

（3）重度急性胰腺炎（SAP）　具备 AP 的临床表现和生物化学改变，须伴有持续的器官功能衰竭。SAP 病死率较高，为 36%～50%，如后期合并感染则病死率更高。

3. 寻找病因　尽早解除病因有助于缩短病程、预防 SAP 及避免日后复发。

（二）鉴别诊断

本病应与某些引起上腹痛或淀粉酶增高的疾病鉴别，如消化性溃疡急性穿孔、急性胆囊炎及胆石症、急性心肌梗死、急性肠梗阻等。

【治疗】

（一）轻症急性胰腺炎

1. 一般治疗，卧床休息，禁食 3～5 天，腹痛、腹胀及呕吐严重者给予胃肠减压。

2. 积极补充血容量，维持水、电解质和酸碱平衡，注意维持热量供应。

3. 止痛，适当选择胃肠解痉药，如阿托品 0.5mg 或山莨菪碱 10mg，肌内注射，每日 2~3 次。腹痛剧烈者可给予哌替啶 50~100mg，肌内注射。

4. 抗生素的应用。急性胰腺炎属于化学性炎症，抗生素并非必要，但我国急性胰腺炎常与胆道疾病有关，故临床上习惯应用。常用喹诺酮类、氨苄西林联合甲硝唑治疗。

5. 抑酸治疗，可通过抑制胃酸分泌而减少其对胰液分泌的刺激，并有预防应激性溃疡的作用。常用 $H_2$ 受体阻断药或质子泵抑制剂。

### （二）重症急性胰腺炎

病情危重，必须采取综合性措施，积极治疗。应在轻症急性胰腺炎治疗方法的基础上，早期采用全胃肠外营养，尽早进行空肠插管，过渡到肠内营养。有条件者应转入重症监护病房，密切监测生命体征。维持水、电解质和酸碱平衡，维持有效血容量。有休克者，应给予白蛋白、鲜血或血浆代制品。减少胰液分泌、抑制胰酶活性。胰腺感染后，应联合使用敏感抗生素等，以及改善胰腺微循环、镇痛等。

内镜下 Oddi 括约肌切开术适用于胆源性胰腺炎合并胆道梗阻的病人。外科手术适应证有：①胰腺坏死合并感染者。②诊断未明确，与其他急腹症难于鉴别时。③并发脓肿、假性囊肿、弥漫性腹膜炎、肠麻痹坏死时。④胆源性胰腺炎处于急性状态，需外科手术解除梗阻时。

# 项目十　急性阑尾炎

【学习目标】

1. 掌握急性阑尾炎的临床表现。
2. 熟悉急性阑尾炎的诊断。
3. 了解急性阑尾炎的治疗原则。

【概要】

急性阑尾炎（acute appendicitis）是外科常见病，是最多见的急腹症。好发于青少年，男性多于女性。早期诊治，恢复顺利，死亡率已降至 0.1% 以下。少数病人因病情变化多端可延误诊断或治疗不当，引起严重并发症。急性阑尾炎是由多种革兰阴性杆菌和厌氧菌所致混合性化脓感染。除全身抵抗力下降外，其发病主要为阑尾管腔阻塞，是急性阑尾炎最常见的病因。胃肠道疾病影响，如急性肠炎、炎性肠疾病等，直接延至阑尾，引起阑尾壁肌肉和血管反射性痉挛，发生血供障碍而致细菌入侵等有关。

一般成年人急性阑尾炎根据临床经过和病理改变，可分为 4 种病理类型：急性单纯性阑尾炎、急性化脓性阑尾炎、坏疽性及穿孔性阑尾炎、阑尾周围脓肿。

【临床表现】

（一）症状

1. 腹痛 是最常见、最早出现的症状。典型的腹痛多起始于脐周或上腹部，经数小时后转移并固定在右下腹。大多数病人有典型的转移性右下腹痛特点，亦有部分病例开始即出现右下腹痛。阑尾因其位置变异，腹痛的部位可有不同，如盲肠后位阑尾炎疼痛在右腰部；盆腔位阑尾炎疼痛在耻骨上区；肝下位阑尾炎可为右上腹痛。不同类型阑尾炎其腹痛也有差异。单纯性阑尾炎呈轻度隐痛；化脓性阑尾炎呈阵发性胀痛和剧痛；坏疽性阑尾炎呈持续性剧痛；一旦腹痛突然减轻，常为阑尾穿孔后腔内压力减轻所致，但全身症状和体征不久逐渐加剧。

2. 胃肠道症状 发病早期可能有轻度厌食、恶心、呕吐等症状，有的可伴有便秘和腹泻。盆腔位阑尾炎可因炎症刺激直肠和膀胱，而出现里急后重和尿急、尿频、尿痛症状。继发腹膜炎时则出现腹胀等麻痹性肠梗阻症状。

3. 全身症状 早期有头痛、乏力，如炎症加重则可出现畏寒、发热、口干、出汗等全身感染中毒症状。单纯性阑尾炎体温一般不超过 38℃，阑尾穿孔时体温可高达 39℃ 或 40℃。

（二）体征

1. 右下腹压痛 右下腹固定的压痛点是诊断阑尾炎的重要体征，一般压痛点在麦氏点附近，压痛的程度与病变的程度相关。

2. 腹膜刺激征 早期或单纯性阑尾炎可无腹膜刺激征。当阑尾炎发展到化脓、坏疽或穿孔时，因腹膜壁层受炎症刺激，可出现反跳痛，腹肌紧张，甚至有肠鸣音减弱或消失等。腹膜刺激征可因炎症扩散而扩大，但仍以阑尾部位最明显。但在小儿、老人、孕妇、肥胖者，以及盲肠后位或盆位阑尾炎时，腹膜刺激征可不明显。

3. 右下腹肿块 如体检发现右下腹饱满，扪及一压痛性包块，边界不清，较固定，应考虑阑尾周围脓肿的可能。

4. 其他体征

（1）呼吸疼痛征 病人仰卧位，深吸气后鼓腹屏气 20～30 秒，然后迅速呼气，呼气时右下腹疼痛者为阳性，此时可让病人指出疼痛部位。此征是阑尾炎早期和非典型病例的重要体征。

（2）结肠充气试验 病人仰卧位，检查者用右手压迫左下腹，再以左手挤压近侧结肠，将结肠内气体赶向盲肠和阑尾，引起右下腹痛为阳性。

（3）腰大肌试验　病人左侧卧位，使右下肢向后过伸，引起右下腹痛为阳性。表明阑尾位置较深，在盲肠后近腰大肌处。

（4）闭孔内肌试验　病人仰卧位，使右髋和右大腿屈曲，然后被动向内旋转，诱发右下腹痛为阳性。表明阑尾位置较低，靠近闭孔内肌。

（5）直肠指检　盆腔位阑尾炎，直肠右前方有触痛，如形成盆腔脓肿，则可触及有波动感的痛性包块。

【实验室及其他检查】

1. 实验室检查　多数病人的白细胞总数及中性粒细胞比例增高。如白细胞计数有 $18 \times 10^9/L$、中性粒细胞百分比在 90% 以上，应考虑阑尾有化脓坏疽可能。

2. 影像学检查　当诊断不确定时，可选择应用：①腹部平片可见盲肠扩张和液气平面，偶尔可见钙化的肠石影。②B 超检查有时可发现阑尾肿大征象和阑尾腔内有低回声影像等。③CT 扫描可获得与 B 超检查相似的结果，尤其有助于阑尾周围脓肿的诊断。④必要时可用腹腔镜诊断，并同时行阑尾切除术。

【诊断及鉴别诊断】

可根据转移性右下腹痛病史、右下腹固定的压痛点、体温及白细胞计数升高等急性阑尾炎表现诊断。然而，有 20%～30% 急性阑尾炎病人的表现不典型，往往要与急腹症相鉴别。

1. 外科疾病　如胃及十二指肠溃疡急性穿孔、急性胆囊炎、胆石症、右侧输尿管结石等。

2. 妇科疾病　如异位妊娠破裂、卵巢囊肿蒂扭转、急性输卵管炎和急性盆腔炎、卵巢滤泡或黄体破裂出血等。

3. 内科疾病　如急性胃肠炎、右下叶肺炎、胸膜炎、急性肠系膜淋巴结炎等。

【治疗】

诊断明确后，无手术禁忌证的病人，应尽早行阑尾切除术治疗，最好争取在单纯性阑尾炎阶段手术，操作简单，术后并发症少。如果发展到化脓、坏疽甚至穿孔阶段后再行手术，不但手术操作难度大，而且术后并发症会明显增加。

1. 手术治疗　急性阑尾炎一经确诊应早期行阑尾切除术，以免反复发作或并发穿孔。早期手术时，阑尾炎还处于管腔阻塞或仅有充血水肿，此时手术操作简单，术后并发症少。如超过 72 小时，炎变阑尾及盲肠组织变脆，加之网膜粘连，手术困难，并发症会明显增加。但有下列情况可暂不手术：①弥漫性腹膜炎趋向局限。②原有严重心肺疾病。③并发休克者，应先行非手术治疗，待休克好转后，视情况手术切除阑尾或继续非手术治疗直到痊愈。

2. 非手术治疗　仅适用于单纯性阑尾炎及急性阑尾炎的早期阶段，病人不愿接受手术治疗或客观条件不允许，或伴有其他严重器质性疾病有手术禁忌者。

治疗措施有禁食或进流质饮食，静脉补液，全身应用有效的抗生素。应密切观察病情变化。

# 项目十一　胆道疾病

【学习目标】
1. 掌握急性、慢性胆囊炎的临床表现及治疗。
2. 熟悉胆石症的临床表现。
3. 了解胆道肿瘤的诊断及治疗。

## 一、 胆石症与胆囊炎

【概要】

胆石症（cholelithiasis）指发生在胆囊和胆管内的结石，是常见病和多发病。我国胆石症约占胆道疾病的60%，女性多于男性。胆石的成因一般认为与胆汁淤滞、细菌感染和胆汁的理化成分改变有关。

胆囊炎（cholecystitis）按发病的急缓和病程经过分为急性和慢性。急性胆囊炎根据是否存在结石又分为急性结石性胆囊炎和急性非结石性胆囊炎。

急性结石性胆囊炎约占急性胆囊炎的95%，胆囊结石是其发病的起始因素。成年女性常见。主要病因为胆囊管梗阻和细菌感染。病理改变分为单纯型、化脓型和坏疽型。

【临床表现】

1. 症状　为突发剧烈的右上腹阵发性绞痛，常在饱餐、进油腻食物后或夜间发作，疼痛可放射至右肩部和背部，伴有恶心、呕吐等消化道症状。病变发展，疼痛可转为持续性伴阵发性加剧。常伴有轻度发热，如出现明显寒战高热、黄疸，则表明病情加重或已出现并发症。

2. 体征　胆囊区域可有局限性压痛、肌紧张和反跳痛，墨菲（Murphy）征阳性；部分病人可触及肿大的胆囊；如胆囊穿孔则主要为急性弥漫性腹膜炎表现。

【实验室及其他检查】

1. 实验室检查　血白细胞明显增高者提示胆囊化脓或坏疽，血清转氨酶和血清胆红素可能有升高。
2. 影像学检查　B超检查为首选诊断方法，可显示胆囊增大，囊壁增厚，绝大多数病人显示胆囊内结石光团，后方伴声影。

【诊断及鉴别诊断】

病史中典型胆绞痛是诊断的主要依据，B超对本病的诊断准确性高，故对B超诊断有困难而又高度怀疑本病者才考虑选择CT或MRI检查。需要鉴别的疾病包括急性阑尾炎、胃及十二指肠溃疡穿孔、急性胰腺炎、肝脓肿、右侧肺炎、胸膜炎和肝炎等。

【治疗】

急性结石性胆囊炎最终需采用手术治疗，应争取择期进行手术。
1. 非手术治疗　主要措施包括禁食、胃肠减压，纠正水、电解质平衡紊乱和酸碱失调，应用抗生素、维生素K，解痉止痛及对症支持疗法等。抗生素一般选用对革兰阴性、阳性及厌氧菌均有作用的广谱抗生素或联合用药。非手术治疗既可作为治疗，也可作为术前准备。非手术治疗期间应密切观察病人全身状况和局部变化。多数病人经非手术治疗，病情能得到控制，待行择期手术。
2. 手术治疗　适应证：①发病在48~72小时内者。②经非手术治疗无效且病情恶化者。③并发胆囊穿孔、急性化脓性胆管炎、急性坏死性胰腺炎、弥漫性腹膜炎者。④年老体弱的高危病人，应争取在病人情况处于最佳状态时行择期手术。

手术方式主要有胆囊切除术、胆囊造口术和腹腔镜胆囊切除术。后者是近年发展较快的手术方法，有创伤小、痛苦轻、恢复快等优点，是首选的胆囊切除方法。

## 二、肝外胆管结石与急性胆管炎

【概要】

肝外胆管结石分为原发性和继发性结石，指发生于左、右肝管汇合部以下的胆管结石。原发性结石是指在胆管内形成的结石，多为胆色素结石或混合性结石；继发性结石是胆囊结石排至胆总管的结石，多为胆固醇结石，也有混合性结石。胆管结石多见于胆总管下方，多数会引起胆管炎。

肝外胆管结石的病理改变主要有急性和慢性胆管炎、全身感染、肝损害、胆源性胰腺炎。感染细菌以大肠埃希菌、金黄色葡萄球菌及厌氧菌较多见。

【临床表现】

肝外胆管结石一般无症状，胆管结石嵌顿在胆总管下端也可不引起腹痛，仅出现明显的黄疸，大便颜色变浅。当胆管结石合并急性胆管炎时，主要表现为 Charcot（夏柯）三联征：腹痛、寒战高热、黄疸。

1. 症状

（1）腹痛 多为剑突下及右上腹阵发性绞痛，或持续性疼痛伴阵发性加剧，可向右肩背部放射，伴恶心、呕吐。

（2）寒战高热 约 2/3 的病人可出现寒战高热，一般表现为弛张热，体温可达 39~40℃。

（3）黄疸 胆管梗阻后可出现黄疸。

2. 体征 腹部体检可触及胆囊肿大，有触痛，右上腹不同程度压痛、肌紧张和反跳痛等腹膜炎体征，肝区叩击痛。

【实验室及其他检查】

1. 实验室检查 胆管炎病人白细胞升高、中性粒细胞增高；血清胆红素及结合胆红素升高，血清转氨酶和（或）碱性磷酸酶升高；尿中胆红素升高，尿胆原降低或消失；粪便中尿胆原减少。

2. 影像学检查 首选 B 超检查，可发现胆管内结石及胆管扩张影像；CT 能客观显示结石的位置、梗阻的部位以及有无肝脓肿存在；PTC、ERCP、MRCP 均可提供结石的部位、数量、大小，胆管有无解剖变异以及梗阻的部位和程度等。

【诊断及鉴别诊断】

肝外胆管结石主要依据临床表现、典型的 Charcot 三联征，借助实验室检查和影像学资料以明确诊断，并注意与肾绞痛、肠绞痛、壶腹癌和胰头癌等鉴别。

【治疗】

以手术治疗为主，手术原则是取尽结石、去除结石和感染的病灶、解除胆道狭窄并保持胆汁通畅引流。如合并感染则应先用非手术治疗。非手术治疗措施有禁食，如有呕吐、明显腹胀等可放置胃管；纠正水、电解质和酸碱平衡失调；解痉止痛，使用有效抗生素及利胆药物；也可同时应用简单有效的非手术引流，待症状控制后再行择期手术治疗。常用的手术方法如胆总管切开取石、T管引流术、胆肠吻合术、Oddi括约肌成形术、胆道镜取石等。

## 三、 胆道蛔虫症

【概要】

随着人群饮食习惯和卫生条件的改善，肠道蛔虫和胆道蛔虫（biliary ascariasis）已很少见。但是在不发达地区仍是常见病。蛔虫有钻孔习性，成虫喜碱恶酸，一般寄生于小肠中下段。当寄生环境发生变化时，如人体发热、饥饿、驱虫不当、胃肠功能紊乱等，蛔虫上窜可钻入胆道。钻入胆道的蛔虫，多为一条，常停留并死于胆总管内，少数则深入肝管、肝内胆管，甚至胰管、胆囊管。蛔虫进入胆道后，有的仍可自行退出，有的可继续生存较长时间。

蛔虫进入胆道后可产生一系列病理改变：①蛔虫钻入的机械性刺激可引起Oddi括约肌痉挛诱发阵发性绞痛。②虫体引起胆道不完全性梗阻。③胆道感染，严重者引起重症胆管炎、肝脓肿、胆道出血。④急性胰腺炎。⑤虫体死后，其残骸、角皮和虫卵常成为结石的核心。

【临床表现】

1. **单纯性胆道蛔虫**　①腹痛：突发剑突下阵发性钻顶样剧烈绞痛，常放射至右肩及背部，病人辗转不安、大汗淋漓、呻吟不止、异常痛苦。间歇期腹痛可完全消失，宛如常人。②恶心呕吐：多与腹痛相伴，部分病人可吐出蛔虫。③畏寒发热及黄疸。④体征：腹部多无明显体征，腹壁柔软，右上腹可有轻压痛而无反跳痛，长时间持续重压时，反觉疼痛减轻，即所谓喜按现象。病人发作时症状剧烈，体征轻微甚或无明显体征，而发作的间歇期可一如常人，为本病的突出特征。

2. **合并胆石及严重感染**　出现胆管炎的症状，严重者表现为重症胆管炎。

【诊断及鉴别诊断】

根据典型的临床表现，结合B超及ERCP检查可明确诊断。但要与胆石症相鉴别。

【治疗】

1. **非手术疗法**　本病以非手术疗法为主。多用解痉止痛、利胆驱虫。酸性环境不利于蛔虫活动，发作时可服用乌梅汤、食用醋等；也可经胃管注入氧气，加速虫体死亡。驱虫最好在症状缓解期进行，选用阿苯达唑、左旋咪唑等驱虫药。如症状缓解后B超发现胆管内有虫体残骸时，应继续服用消炎利胆药 2 周，以排出残骸及虫卵，防止形成结石。一般选用对肠道细菌及厌氧菌敏感的抗生素，预防和控制感染。纤维十二指肠镜取虫，ERCP 检查时若发现蛔虫有部分在胆道外，可钳夹取出。

2. **手术治疗**　一般经保守治疗 3~5 天以上，无明显缓解，合并胆道严重感染、急性坏死性胰腺炎、胆道大出血，以及进入胆道虫体较多，无法非手术治愈者，均应采用手术治疗。手术一般采用胆总管切开探查取虫及 T 管引流。术后配合驱虫治疗，以防复发。

## 四、急性梗阻性化脓性胆管炎

### 【概要】

急性梗阻性化脓性胆管炎（acute obstructive suppurative cholangitis，AOSC）是在胆道完全梗阻的基础上发生的严重化脓性感染，为急性胆管炎的严重阶段，又称为急性重症胆管炎。起病急、病情重，易合并胆源性脓毒症、中毒性休克和多器官功能衰竭，死亡率高。在我国最常见的病因是胆管结石，其次是胆管狭窄、胆道肿瘤、胆道蛔虫引起的胆管梗阻。感染的细菌主要是大肠埃希菌及其他革兰阴性细菌。其基本病理改变是胆管完全梗阻和胆管内化脓性感染，梗阻部位可在肝外和（或）肝内胆管。由于梗阻和感染，使胆管内压增加，胆管黏膜炎症、水肿、糜烂，胆小管破溃形成胆小管门静脉瘘，可在肝内形成多发性脓肿及引起胆道出血。大量细菌和毒素经肝静脉进入体循环，引起全身化脓性感染和多器官功能障碍。

### 【临床表现】

病情急重，迅速发展，表现为精神淡漠、嗜睡、神志不清甚至昏迷，常高热达 40℃ 以上，剑突下压痛、肌紧张、肝大、肝区叩痛，有时能触及肿大的胆囊。

### 【诊断】

诊断的主要依据为：①病人有反复胆道疾病发作或胆道手术史。②雷诺五联征，除腹痛、寒战发热、黄疸等 Charcot 三联征外，还可出现休克、中枢神经受抑制的表现。③实验室检查白细胞升高，超过 $20×10^9/L$，中性粒细胞升高，胞浆内可出现中毒颗粒；血小板计数降低，若低于 $10~20×10^9/L$，提示预后差。④B 超检查，可在床旁进行，显示胆道梗阻的部位和病变性质，以及肝内外胆管扩张等情况。如病人条件允许，必要时可行 CT、MRCP 检查。⑤对于不具备典型五联征者，当体温持续在 39℃ 以上，脉搏>120 次/分，白细胞>$20×10^9/L$，血小板降低时，应考虑为急性梗阻性化脓性胆管炎。

【治疗】

立即解除胆道梗阻并引流，及时降低胆管内压力，有利于争取时间继续进一步治疗。

1. 非手术治疗　既是治疗手段，又作为术前准备。其措施主要有：①恢复血容量、抗休克。②禁食，胃肠减压，纠正水、电解质和酸碱平衡失调。③联合使用足量有效的广谱抗生素。④对症治疗包括吸氧、降温、营养支持。⑤保护重要器官功能，如肾、肺、肝等脏器以及凝血功能。⑥密切监测病人生命体征及神志、尿量、中心静脉压变化。

2. 手术治疗　如经过短时间的非手术治疗（6小时以内）病人仍无好转，应果断地边抗休克边进行手术治疗。手术的主要目的是抢救病人生命。

## 五、 胆道肿瘤

### 胆囊息肉

【概要】

胆囊息肉是胆囊良性肿瘤，泛指向胆囊腔内突出或隆起的病变。可为球形或半球形，有蒂或无蒂。病因尚不完全清楚，可能与慢性炎症有密切关系。

【临床表现】

绝大多数病人无症状，体检时由B超检查发现。少数病人可有右上腹疼痛、恶心呕吐、食欲减退，体检可能有右上腹压痛。

【诊断】

对本病的诊断主要依靠B超，但难以进行定性诊断。有助于确诊的方法有：①常规超声加彩色多普勒超声或声学血管造影检查。②内镜超声检查。③CT增强扫描。④超声引导下经皮细针穿刺活检。

【治疗】

本病多选用手术治疗。对有明显症状的病人，在排除胃及十二指肠和其他胆道疾病后，宜行手术治疗。对无症状病人，有以下情况仍考虑手术：直径超过1cm的单个病变；年龄超过50岁，B超追踪检查发现息肉进行性增大；腺瘤样息肉或基底宽大；合并胆囊结石或胆囊壁增厚。病人如无以上情况，不宜急于手术，应每6个月复查B超1次。

## 胆囊癌

【概要】

胆囊癌是胆道最常见的恶性病变，女性发病率约为男性的 3~4 倍，90% 病人发病年龄超过 50 岁。

目前胆囊癌病因尚未明确，70% 病人同时存在胆结石，此外，与慢性胆囊炎及胆囊息肉有关。胆囊癌多发生在胆囊体部和底部，腺癌占 82%，其次为未分化癌、鳞状细胞癌、腺鳞癌等。其恶性程度较高，预后不良。胆囊癌主要以淋巴转移为主，也可经胆管腔内转移、腹腔内种植，或直接侵犯肝脏、十二指肠、结肠，后经血循环发生肺、骨等远处转移。

【临床表现】

早期可无特异性症状，一些病人行胆囊切除手术后经病理检查意外发现胆囊癌。部分表现与慢性胆囊炎相似，如右上腹隐痛并放射至肩背部，食欲不振、恶心呕吐、腹部压痛等，进展期可出现右上腹肿块、发热、体重减轻或消瘦、贫血、肝大、黄疸、腹水等。

【诊断】

对于长期患有慢性胆囊炎、胆囊结石，特别是 40 岁以上的女性病人，应定期行 B 型超声波检查，如怀疑胆囊癌，应进一步行 CT、MRI 或 B 超引导下细针抽吸活检等，有助于获得诊断。

【治疗】

胆囊癌以根治性手术切除最为有效，化学治疗或放射治疗效果均不理想。应特别强调早期诊断和早期治疗。

# 项目十二　消化系统肿瘤

【学习目标】

1. 掌握食管癌、胃癌的临床表现及治疗。
2. 熟悉结肠癌的临床表现。
3. 了解消化道肿瘤的诊断及防治。

## 一、 食管癌

【概要】

食管癌（carcinoma of the esophagus）是一种常见的恶性消化道肿瘤，发病仅次于胃癌居第二位，我国是食管癌高发区。男多于女，发病年龄以 60~70 岁年龄组最高。

食管癌的确切发病机制不清楚，可能是多种因素作用的结果：①长期进食含亚硝胺类化合物及被真菌污染的食物。②缺乏微量元素，如钼、锌、铁、氟等。③饮食习惯，喜欢吃过热、过硬的食物，长期饮烈性酒，引起食管慢性刺激、炎症。④遗传环境因素等。

食管癌发生于食管黏膜上皮的基底细胞，绝大多数是鳞状上皮癌。发生在中段最多，约占 50%，其次是下段。

食管癌的扩散方式：①直接浸润，癌自黏膜下向食管全周及上、下扩展，同时也向肌层浸润，并可浸入邻近组织。②淋巴结转移为转移的主要途径。上段可转移至锁骨上窝及颈部淋巴结，中段以下可转移至气管隆突分叉处、腹腔淋巴结，以后也可上行至锁骨上淋巴结。③血行转移是食管癌的晚期表现，常转移至肝、骨骼、脑等。

【临床表现】

1. 早期症状　大口进硬食时有哽噎感，进食时胸骨后疼痛，食管内异物感，与进食无关；剑突下或上腹部饱胀不适，疼痛。这些症状可单独存在，也可同时出现。随病情发展，症状逐渐加重。

2. 中期症状　进行性吞咽困难是食管癌的典型症状。先是干的食物，渐为半流质，最后水也不能咽下。可伴呕吐、胸痛。

3. 晚期症状　胸背部疼痛，多提示癌已侵犯食管外组织。如侵犯喉返神经，出现声音嘶哑。如癌肿侵入主动脉，可引起大呕血。如形成食管气管瘘，或由于高度阻塞致食物反流入呼吸道，可引起进食时呛咳或呼吸道感染，引起肺炎，呼吸困难。侵犯膈神经，引起膈肌麻痹，呼吸困难，极度消瘦和衰竭。

【诊断及鉴别诊断】

对可疑病例均应行食管吞钡检查，可初步明确诊断。食管细胞学检查、食管双腔网囊拉网采取脱落细胞，是一种简便易行的普查筛选方法，早期病变阳性率可达 90%。食管镜下活体组织检查，可以明确病变性质及病变部位。CT、MRI、支气管镜检查以进一步了解病变的外侵情况以及有无纵隔、淋巴结或腹腔内脏器转移等。

本病早期常要与食管功能紊乱、反流性食管炎等鉴别；后期需要与食管瘢痕狭窄、贲门失弛缓症、食管良性肿瘤等鉴别。

【治疗】

包括外科手术、放射、药物和免疫等综合治疗，即手术前后放射治疗，手术切除后加药物和免疫治疗。气管隆突以上肿瘤估计切除困难者，采用术前放射治疗。食管癌治疗的新进展为食管癌靶向治疗、生物治疗、肿瘤热疗等。

## 二、 胃癌

【概要】

胃癌（gastric carcinoma）是常见的恶性肿瘤，我国胃癌在各种恶性肿瘤中居第一位。好发于 50 岁以上者，男女发病率之比为 2：1。胃癌的确切病因尚未明确，其发生与地域环境，饮食生活习惯（如长期食用熏烤、腌制等含亚硝酸盐、真菌毒素、多环芳烃化合物的食物，食物中长期缺乏新鲜蔬菜与水果，吸烟），遗传因素，职业，血型（A 型血者多发）及幽门螺杆菌（HP）感染有关。此外，胃息肉、慢性胃炎（尤其是萎缩性胃炎）、胃酸缺乏症、胃部分切除术后残胃炎的病人其胃癌的发病率明显增高，这些疾病称为癌前期病变。

胃癌多见于胃窦部，占一半；胃体较少。95% 为腺癌，其他有腺鳞癌、鳞状细胞癌、未分化癌及未分化类癌等。

胃癌转移有直接浸润、血行转移、种植转移、淋巴转移四种形式。

【临床表现】

胃癌早期多无明显症状，少数病人有恶心、呕吐或类似溃疡病或消化不良的表现，无特异性。疼痛与体重减轻是进展期胃癌最常见的临床症状。病人出现较明显的消化道症状，如上腹不适、进食后饱胀、食欲减退、上腹疼痛，伴有乏力、贫血和体重减轻。胃窦癌可出现幽门部分或完全性梗阻的表现，贲门部或高位小弯侧癌可有进食梗阻感。癌肿如侵袭到血管，则引起呕血和黑便，亦可发生急性穿孔。晚期，可有上腹固定性肿块或其他转移引起的症状，如左锁骨上淋巴结肿大，癌性腹水，肝大呈硬结块，直肠或阴道指诊有盆腔或卵巢肿块及恶病质等。

【诊断及鉴别诊断】

早期诊断胃癌是提高治愈率的关键。但早期胃癌的症状不典型，为早期发现胃癌，对下列病人应定期检查。

1. 中年以上，出现不明原因的消化道症状、消化道慢性出血者，或已有长期溃疡病史而近期症状明显加重，或疼痛规律改变，特别是原来使用有效药物近期应用不能控制症状者。

2. 曾行胃大部切除术，近期重又出现胃部症状者。

3. 患有癌前期病变者。

4. 有胃癌家族史伴有胃病史的病人。

目前临床上主要用于诊断胃癌的检查手段有以下几项：

1. 纤维胃镜检查　是诊断胃癌的有效方法，可直视下观察病变的情况，获取病变组织进行病理学检查。镜下早期胃癌可发现黏膜变色，局部黏膜呈颗粒状粗糙不平，或呈轻度隆起或凹陷，有僵直感。

2. X 线钡餐检查

3. 腹部超声　主要用于观察邻近器官（肝、胰等）受浸润及淋巴结转移的情况。

4. 螺旋 CT 与正电子发射成像检查　是一种新型无创检查手段，有助于胃癌的诊断和术前分期、判断淋巴结与远处转移病灶的情况，准确性较高。

【治疗】

采用以手术治疗为主的综合疗法。根治性手术是能够达到治愈目的的重要方法。化学疗法用于根治性手术病人术前、术中和术后，以延长生存期；不能手术的病人采用适量化疗，可减缓肿瘤的发展速度、改善症状，有一定的近期疗效。

其他，免疫治疗有非特异生物反应调节剂，如卡介苗等。此外，还可通过中药疗法，提高病人全身免疫功能和防治化疗药的不良反应。

## 三、 结肠癌

【概要】

结肠癌（colon cancer）是胃肠道常见的恶性肿瘤，以 41~51 岁发病率高。可发生于结肠的任何部位，发生几率依次为乙状结肠、盲肠、升结肠、降结肠及横结肠。结肠癌的病因虽未确定，但其相关的高危因素，如食物中过多的动物脂肪及动物蛋白，缺少新鲜菜果及纤维素食品，缺乏适度的体力活动，均可使肠的蠕动功能下降。家族性肠息肉病是公认的癌前期病变。结肠癌的转移方式主要为淋巴转移，血行转移到肝多见，其次是肺、骨等。

【临床表现】

结肠癌早期症状不明显，发展后可出现以下症状：

1. 排便习惯和粪便性质的改变　常为最早出现的症状。多表现为排便次数的增加，腹泻或便秘，粪便不成形或稀便，粪便带血、脓或黏液。

2. 腹痛　也是早期症状之一。多数病人有定位不确切的持续性隐痛或腹部不适和腹胀感，初为间歇性，后转为持续性，发生肠梗阻则腹痛加重。

3. 腹部肿块　多为瘤体本身，有时可能为梗阻近侧肠腔内的积粪。肿块多坚硬而呈结节状。

4. 肠梗阻症状　是结肠癌的后期症状。多呈慢性低位不完全性肠梗阻。主要表现为腹胀和便秘，腹部胀痛或阵发性绞痛。一旦发生完全性肠梗阻则症状加重。左半结肠癌有时可以急性完全性结肠梗阻为首先出现的症状。

5. 全身症状　可出现贫血、消瘦、乏力、低热等。晚期还可出现肝大、黄疸、水肿、腹水、锁骨上淋巴结肿大及恶病质等。

一般右半结肠癌的临床表现以全身症状、贫血和腹部肿块为主，而左半结肠癌则以肠梗阻、便秘、腹泻、便血为主。

【诊断及鉴别诊断】

结肠癌早期症状多较轻或不明显，易被忽视。为了做到早期诊断，应重视对高危人群和怀疑为结肠癌病人的监测。凡 40 岁以上有以下任何一种表现者应视为高危人群：①一级亲属中有结直肠癌病史。②有癌症史或肠道有癌前病变。③大便潜血试验阳性者。④具有以下五项中的两项以上者：慢性腹泻、慢性便秘、黏液血便、慢性阑尾炎史及精神创伤史。对高危人群或疑为结肠癌者，行 X 线钡剂灌肠造影以及纤维结肠镜检查，一般可明确诊断。B 超和 CT 或 MRI 对了解腹内肿块和肿大淋巴结、肝内转移灶及肠外浸润等均有帮助。血清癌胚抗原（CEA）值约 60% 病人高于正常，虽特异性差，但对判断复发和预后有一定帮助。

【治疗】

结肠癌应采用以手术为主的综合治疗。包括结肠癌根治性手术，切除范围包括肿瘤所在肠袢及其系膜和区域淋巴结。辅助化疗用于根治术后的综合治疗。

## 四、 直肠癌

【概要】

直肠癌（carcinoma of the rectum）是消化道最常见的恶性肿瘤，仅次于胃癌而居消化道恶性肿瘤的第二位，是指发生于乙状结肠与直肠交界处至齿状线之间的癌。在我国，直肠癌的发病率较结肠癌高。

本病病因不明，但其发病相关因素与结肠癌极其相似：①直肠慢性炎症的刺激等。②癌前病变，家族性肠息肉病等的恶变。③高蛋白、高脂肪、少纤维素膳食。④遗传易感性。

本病的转移方式主要为直接浸润、淋巴转移、血行转移，种植转移较少。

【临床表现】

直肠癌起病较为隐匿，早期无明显症状，当癌肿增大、发生溃疡或感染时，才出现较明显的症状，而病人的一般情况仍然良好。临床表现主要有以下几种类型：

1. 直肠刺激症状　主要为排便习惯改变。较早就可出现排便次数增多、肛门下坠感、便意频繁、里急后重等，常常被误认为肠炎或痢疾而不被重视。

2. 肠腔狭窄症状　由大便变细、变形逐渐发展为出现阵发性腹痛、腹胀、肠鸣音亢进、排便困难等肠梗阻征象，晚期可致完全性肠梗阻。

3. 癌肿破溃感染症状　表现为大便表面带血、黏液，甚至呈脓血便。

4. 癌肿侵犯周围组织器官引起的症状　如侵犯前列腺、膀胱可出现排尿困难、尿频、尿痛、血尿等，女性如侵犯阴道后壁可出现阴道出血，侵犯骶前神经可出现骶尾部剧烈疼痛，晚期肝转移者可出现肝大、腹水、黄疸、贫血、消瘦，甚至恶病质等表现。

【诊断及鉴别诊断】

必须对大便习惯改变和便血病人予以高度重视，行进一步检查，排除癌肿的可能性。必须重视高危人群筛查、直肠指检、肛门镜或乙状结肠镜检查。

1. 大便潜血检查　是普查或对高危人群进行初步筛查的手段，阳性者再行进一步检查。

2. 直肠指检　简便易行、较为准确可靠，是诊断直肠癌最重要的方法。可确定肿块部位、大小，帮助判断浸润程度及其与周围组织的关系等。

3. 内镜检查　包括直肠镜、乙状结肠镜及纤维结肠镜检查，并取活组织进行病理检查，以确定肿块性质。

4. 影像学检查　包括大肠气钡灌肠造影、腔内超声及超声内镜检查、CT 及 MRI 检查，一般仅用于排除结肠、直肠多发性肿瘤及转移等。

5. 肿瘤标志物　癌胚抗原（CEA）对监测大肠癌的预后和复发重要意义，但作为早期结、直肠癌的诊断并无价值。

【治疗】

根治性手术切除是直肠癌的主要治疗方法，手术前后的放疗和化疗在一定程度上可加强手术治疗的效果。

# 项目十三 病毒性肝炎

【学习目标】

1. 掌握病毒性肝炎的临床表现、诊断、防治措施。
2. 熟悉病毒性肝炎的类型。
3. 了解病毒性肝炎的概要。

【概要】

病毒性肝炎（viral hepatitis）是由多种肝炎病毒引起的以肝脏损害为主的一组全身性传染病。目前确定的病毒性肝炎类型有甲型肝炎病毒（HAV）、乙型肝炎病毒（HBV）、丙型肝炎病毒（HCV）、丁型肝炎病毒（HDV）及戊型肝炎病毒（HEV）等五型。各型病毒性肝炎的临床表现相似，以乏力、食欲减退、厌油、肝肿大、肝功能异常为主要表现，部分病例出现黄疸。甲型和戊型肝炎经粪-口途径传播，基本表现为急性肝炎；乙、丙、丁型肝炎主要经血液、体液等胃肠外途径传播，易变成慢性，少数可发展为肝硬化或肝细胞癌。

肝炎病毒是病毒性肝炎的病原体。目前已经确定的肝炎病毒至少有 5 种，即甲、乙、丙、丁、戊型肝炎病毒，其他相关病毒是否引起肝炎尚未确定，不排除仍有未发现的肝炎病毒存在。我国是病毒性肝炎高发区。

肝炎病毒在体外抵抗力较强，耐酸碱。但 80℃ 5 分钟或 100℃ 1 分钟即可被杀灭。HAV 对甲醛、氯等消毒剂及紫外线敏感，对乙醚耐受。HAV 无病毒携带状态，传染源为急性期病人和隐性感染者。粪-口途径是主要传播途径。抗 HAV 阴性者是甲肝易感者，感染后可产生持久免疫力。

乙型肝炎病毒在体外抵抗力很强，对热、低温、干燥、紫外线及一般浓度的消毒剂均能够耐受。65℃ 10 小时，100℃ 10 分钟，高压蒸汽消毒可使 HBV 的感染性消失。传染源主要是急慢性乙型肝炎病人和病毒携带者，传播途径有母婴传播、血液体液传播，密切生活接触和性接触传播等亦是 HBV 的传播方式。抗 HBsAg 阴性者为易感者。

丙型肝炎病毒对有机溶剂敏感，100℃5分钟，60℃10小时，高压蒸汽，紫外线照射均可灭活。传染源为急慢性病人和无症状病毒携带者，传播途径类似HBV，主要通过血液途径、生活密切接触、性接触和母婴传播。人类对HCV普遍易感，抗HCV不是保护性抗体。

丁型肝炎病毒与HBV的传染源、传播途径相似，与HBV以重叠感染或同时感染形式存在，以前者为主。

戊型肝炎病毒不稳定，对高盐、氯仿敏感。传染源与传播途径与甲型肝炎相似。（表4-4）

表4-4 各型肝炎病毒的传染性特点

| | 传染源 | 传播途径 | 易感人群 |
|---|---|---|---|
| 甲型肝炎病毒 | 急性病人和亚临床感染者 | 粪-口传播为主，水源可暴发 | 普遍易感，幼儿、学龄前儿童 |
| 乙型肝炎病毒 | 急性肝炎、慢性肝炎病人 | 血液传播为主，母婴、密切接触可传播 | 普遍易感，婴幼儿、青少年 |
| 丙型肝炎病毒 | 急性肝炎、慢性肝炎病人 | 血液传播为主，母婴、密切接触可传播 | 普遍易感，成年人 |
| 丁型肝炎病毒 | 急性肝炎、慢性肝炎病人 | 血液传播为主，母婴、密切接触可传播 | 普遍易感 |
| 戊型肝炎病毒 | 急性病人和亚临床感染者 | 粪-口传播为主，水源（水生贝）可暴发 | 普遍易感，青壮年 |

【临床表现】

不同的肝炎病毒引起的肝炎，潜伏期各不相同。甲型肝炎2~6周，乙型肝炎1~6个月，丙型肝炎2周~6个月，丁型肝炎4~20周，戊型肝炎2~9周。

（一）急性肝炎

1. 急性黄疸型肝炎（病程2~4个月）　黄疸前期：畏寒发热、消化道症状（厌油）、乏力等（5~7天）。黄疸期：尿色加深，呈浓茶状，黄疸加深阶段，消化道症状重（2~6周）。恢复期：黄疸减退阶段，消化道症状减轻或消失，肝、脾回缩，肝功能恢复正常（2周~3个月）。

2. 急性无黄疸型肝炎（病程2~3个月）　较急性黄疸型肝炎多见，占肝炎的90%以上。症状不明显，容易被忽视。

3. 各型肝炎病毒引起的急性肝炎的临床特点

（1）甲、戊型急性肝炎　①起病相对较急，有明显发热等感染症状。②急性黄疸型肝炎相对较多，戊型肝炎黄疸较深，病情较重，特别是妊娠后期者和老年人。③一般不转化为慢性肝炎。

（2）乙、丙、丁型急性肝炎　①起病相对较慢，无明显发热等感染症状。②黄疸发生率相对较低。③可转化为慢性肝炎。

（二）慢性肝炎

肝炎病程超过半年；或原有乙、丙、丁型肝炎或有 HBsAg 携带史而因同一病原再次出现肝炎症状、体征及肝功能异常者；或发病日期不明确但肝组织病理学符合慢性肝炎表现者。慢性肝炎仅见于乙、丙、丁 3 型肝炎。按病变程度分为三度：

1. 轻度　症状较轻，病情较稳定，可反复出现乏力、头晕、食欲减退、厌油、肝区不适、尿黄、睡眠欠佳，肝脾轻度肿大。肝功能指标仅 1~2 项轻度异常。

2. 中度　介于轻重度之间。

3. 重度　有明显或持续的肝炎症状，可有肝病面容、肝掌、蜘蛛痣等。一般都有脾肿大。转氨酶反复或持续升高，白蛋白降低、球蛋白明显升高。

（三）重型肝炎

是病毒性肝炎中最严重的一种类型。病死率高。其诱因包括重叠感染、妊娠、过度疲劳、精神刺激、应用肝损伤药物、合并细菌感染等。以 HBV 或肝炎病毒的重叠感染为多见。临床表现以进行性加深的深度黄疸伴严重的消化道症状和极度的乏力为特点，多数病人出现胆酶分离，可出现各种并发症。

1. 急性重型肝炎　又称暴发性肝炎。病情发展迅猛，2 周内出现极度乏力，严重消化道症状，以及神经精神症状等。体检可见扑翼样震颤及病理反射。有 2 期以上肝性脑病为特征的肝衰竭症状。黄疸进行性加深，有胆酶分离。明显出血倾向，肝脏进行性缩小，肝臭等。病死率高，病程一般不超过 3 周。

2. 亚急性重型肝炎　急性黄疸型肝炎起病后 15 天~24 周出现急性重型肝炎类似表现。病程常超过 3 周，容易发展为坏死后肝硬化。

3. 慢性重型肝炎　临床表现同亚急性重型肝炎，但在慢性肝病基础上发病。

（四）淤胆型肝炎

以肝内淤胆为主要表现，又称毛细胆管炎型肝炎。起病类似急性黄疸型肝炎，但症状较轻。明显的皮肤巩膜黄染，有阻塞性黄疸的临床表现，皮肤瘙痒，大便颜色变浅，DBIL/TDIL>60%，尿胆红素阳性，尿胆原阴性，AKP 明显升高，无明显消化道症状和乏力。

（五）各型肝炎临床转归

1. 急性肝炎　急性甲、戊型病毒性肝炎基本痊愈，无慢性化，个别可转化为重型肝炎。妊娠后期合并急性戊型病毒性肝炎病死率高，最高达 39%。急性乙、丙、丁型病毒性肝炎有多种临床转归：痊愈、慢性肝炎、重型肝炎。

急性 HBV 与 HDV 同时感染，急性起病，有 HBV 和 HDV 急性感染的标志物，疾病转归呈良性经过，慢性转化率约 5%。在慢性 HBV 感染的基础上重叠感染 HDV，使病情加重，甚至成重型肝炎，慢性转化率高，约 70%。无症状或临床诊断为慢性轻度肝炎，无反复炎症活动者，预后良好，一般不会发展至肝硬化。反复炎症活动的中度以上慢性肝炎病人小部分，可发展至肝硬化和肝癌。

2. 重型肝炎　预后差，病死率达 70% 以上。

3. 淤胆型肝炎　预后良好，慢性者可至胆汁性肝硬化。

（六）并发症

并发症有肝性脑病、上消化道出血、肝肾综合征、感染等。

【实验室及其他检查】

1. 肝功能检查　急性病毒性肝炎以 ALT 升高为著，1~2 周达高峰，慢性病毒性肝炎轻至中度升高，持续数月至数年，或波动，重症肝炎时出现胆酶分离提示预后不良。急性肝炎时 AST 持续增高，则有转为慢性肝炎可能。血清白蛋白水平下降，白/球比例倒置见于慢性肝炎、肝硬化。血清总胆红素>17.1μmol/L，称黄疸。血氨升高是肝性脑病的发病机制之一，血氨水平与肝昏迷程度不平行。

2. 病毒性肝炎标志物　检测 HAV、HBV、HCV、HDV、HEV 肝炎标志物可反映肝炎病毒感染状况。

3. 肝活组织病理学检查　是诊断病毒性肝炎的金标准，能准确地进行病理分型和判断肝纤维化的进展，也可通过免疫组化检测肝细胞内的病毒。

4. 影像学检查　超声检查对慢性肝炎及肝硬化的诊断有参考价值。CT、MRI 尽管对慢性肝炎的诊断参考价值不如 B 超检查，但对肝癌的诊断价值较大。

【诊断及鉴别诊断】

根据流行病学资料、临床特点、肝功能受损的实验室改变、肝炎病原标志物检测结果以及肝组织病理检查结果，诊断不难。

【治疗】

以足够的休息、合理营养为主，辅以适当的药物治疗，宁精勿滥。避免饮酒、过劳和损害肝脏的药物。

（一）急性病毒性肝炎的治疗

1. 一般支持疗法　休息，给予清淡饮食、适量蛋白质。适当隔离（甲型肝炎至起病后 3 周，戊型肝炎至起病后 2 周）。恰当的对症治疗。

2. 抗病毒治疗　急性无黄疸型丙型肝炎可考虑应用干扰素抗病毒治疗。

（二）慢性病毒性肝炎的治疗

1. 一般支持疗法　同急性病毒性肝炎。护肝药物不宜应用过多，在有肝脏明显炎症活动时宜采用1~2种护肝药。抗纤维化治疗。

**2. 抗病毒治疗**　慢性乙型病毒性肝炎可选用干扰素、拉米夫定、胸腺素，其他免疫调节剂，如转移因子、特异性免疫核糖核酸等。

**（三）重型病毒性肝炎的治疗**

采取对症，支持，降低血氨，促进肝细胞再生，血液透析治疗及人工肝支持系统等综合治疗措施。必要时行肝移植。

**（四）淤胆型病毒性肝炎的治疗**

一般支持，对症处理，必要时使用糖皮质激素。

# 项目十四　细菌性痢疾

【学习目标】

1. 掌握细菌性痢疾的临床表现、诊断、防治措施。

2. 熟悉细菌性痢疾的类型。

3. 了解细菌性痢疾的概要。

【概要】

细菌性痢疾（bacillary dysentery）简称菌痢，由志贺菌属引起的肠道传染病，又称志贺菌病。以直肠、乙状结肠的炎症与溃疡为主要病理改变。临床上主要有畏寒、发热、腹痛、腹泻、排黏液脓血便伴里急后重，严重者可出现休克、中毒性脑病。

痢疾杆菌属于革兰阴性杆菌、兼性厌氧菌，无鞭毛，有菌毛。对外界抵抗力较强，耐寒、耐湿，但不耐热和阳光，一般消毒剂均可将其灭活。传染源为病人及带菌者。多经粪-口途径传播，受污染的食物、玩具等也可传播本病。苍蝇是传播媒介之一。人群普遍易感，四季均可发病，夏秋季多见。2~7岁小儿为主，年长儿亦可发病。患病后产生一定免疫力，但维持时间不长，且不同菌群无交叉免疫，故易重复感染或再发。

【临床表现】

**（一）急性菌痢（病程<2个月）**

**1. 普通型（典型）**　起病急，以发热开始，可伴畏寒、全身不适、乏力、肌肉酸痛等。而后出现腹痛、腹泻和里急后重。腹痛为痉挛性、阵发性脐周痛。腹泻初为稀便，多有粪质，量较多。经2~5次排便后，转变为黏液脓血便，大便量少，排便次数为每天十余次至数十次。可有左下腹压痛及肠鸣音亢进。未经治疗者1~2周大多数自然好转，及时治疗者1周左右恢复，少数可转为慢性。

（1）轻型　以上症状均较轻，3~7天痊愈，少数亦可转为慢性。

（2）重型　多见于老年、体弱或营养不良者。急起发热，腹泻每天可达30次以上，为稀水样脓血便，甚至大便失禁，伴明显腹痛和里急后重。后期可出现严重腹胀和中毒性肠麻痹，引起周围循环衰竭，甚至心、肾功能不全。

2. **中毒型**　起病急骤，发作凶险，好发于夏秋季，小儿多见。全身症状重，局部症状轻，可表现为以下三型：

（1）脑型　多见于年长儿及平素体格健壮儿。以中毒性脑病、颅内压增高、脑水肿、脑疝和呼吸衰竭为主要表现。患儿早期有剧烈头痛、呕吐、血压增高，心率相对缓慢，肌张力增高，惊厥，甚至频繁惊厥或惊厥持续状态，意识障碍，甚至昏迷。严重者可呈现呼吸节律不齐，两侧瞳孔大小不等或散大，对光反应迟钝。

（2）休克型　多见于年幼或平素体弱儿。主要表现为感染性休克、循环衰竭。早期为微循环障碍，患儿面色苍白，肢端厥冷，脉搏细数，呼吸急促，血压正常或偏低，脉压差小；随着病情进展，微循环淤血、缺氧，口唇及甲床发绀、面色青灰、肢端湿冷、皮肤花纹、血压明显降低或测不出、心音低钝、少尿或无尿；后期可伴心、肺、肾等多器官功能障碍。

（3）混合型　同时或先后出现以上两型的征象，预后差。

并发症有呼吸衰竭、心力衰竭、DIC等。

**（二）慢性菌痢（病程超过2个月）**

与机体抵抗力差、细菌毒力强、治疗不恰当有关。可有慢性迁延型、急性发作型、慢性隐匿型等表现。

【实验室及其他检查】

1. **血常规**　白细胞总数与中性粒细胞增高。当有DIC时，血小板减少。

2. **大便常规**　有黏液脓血便的患儿，镜检可见大量脓细胞、红细胞，如有巨噬细胞更有助于诊断。怀疑为中毒性痢疾而未排便者，可用盐水灌肠，必要时多次镜检大便。

3. **大便培养**　大便培养阳性可确诊，培养阴性不排除诊断。慢性腹泻病因不明者，可选择乙状结肠镜或纤维结肠镜检查进行鉴别。

4. **免疫学检查**　可采用免疫荧光抗体等方法检测粪便的细菌抗原，有助于早期诊断，但应注意假阳性。

【诊断及鉴别诊断】

根据发病季节，进食不洁食物，与菌痢病人接触史，具有典型临床表现，实验室检查相符合，即可诊断。

细菌性痢疾需要与急性肠炎、阿米巴痢疾鉴别；重型病例要与乙型脑炎、低血容量性休克、暴发型流脑等进行鉴别。慢性菌痢要与结肠癌、克罗恩病等鉴别。

【治疗】

1. 消化道隔离　至临床症状消失，粪便培养连续 2 次阴性。

2. 饮食　以流质为主，注意维持水、电解质和酸碱平衡。加强护理，密切观察意识状态、血压、脉搏、呼吸及瞳孔变化，退热首选物理降温。脱水轻者口服补液，不能进食者需静脉输液。

3. 病原学治疗　首选喹诺酮类，次选复方磺胺甲噁唑，其他可选小檗碱、庆大霉素、头孢霉素等。疗程一般 5~7 天。

4. 其他　中毒型菌痢需要积极采取对症措施，降温止惊，控制脑水肿，抢救休克，纠正器官功能衰竭，强力有效的抗感染治疗等。

## 复习思考

### 一、选择题

1. 慢性胃炎最主要的病因是

    A. 幽门螺杆菌感染　　　　B. 自身免疫因素　　　　C. 理化刺激

    D. 十二指肠液反流　　　　E. 老年性改变

2. 消化性溃疡具有特征性的临床表现是

    A. 恶心、呕吐　　　　　　B. 慢性贫血　　　　　　C. 常有嗳气、返酸

    D. 长期失眠　　　　　　　E. 反复发作节律性上腹痛

3. 肝硬化最严重的并发症和最常见的死亡原因是

    A. 上消化道出血　　　　　B. 肝性脑病　　　　　　C. 感染

    D. 肝肾综合征　　　　　　E. 原发性肝癌

4. 原发性肝癌在目前唯一有根治希望的最好的治疗方法是

    A. 手术切除　　　　　　　B. 药物治疗　　　　　　C. 放射治疗

    D. 中药治疗　　　　　　　E. 冷冻和激光治疗

5. 男性病人，45 岁，平素身体健康，近 3 天有黑粪，近 2 天出现上腹部饱胀不适，伴食欲不振，最有诊断意义的检查是

    A. 粪便潜血试验        B. 胃液分析        C. X 线胃钡餐检查

    D. 胃镜检查+活检        E. 腹部 B 超

6. 小儿腹泻患儿，当补液纠正脱水与酸中毒时，突然发生惊厥，应首先考虑

    A. 低钠血症        B. 低血钾        C. 低钙血症

    D. 低镁血症        E. 碱中毒

7. 小儿重型与轻型腹泻的主要区别点是

    A. 高热        B. 恶心、呕吐、纳呆        C. 每天大便十余次

    D. 水、电解质明显紊乱        E. 大便呈水样或蛋花汤样

8. 22 岁，女性，转移性右下腹痛半天，体温 39℃，月经正常，无阴道出血，血象升高。应考虑

    A. 卵巢肿瘤蒂扭转        B. 急性阑尾炎        C. 盆腔炎

    D. 宫外孕        E. 难免流产

9. 男性病人，50 岁，大量饮酒后突发左上腹痛，疼痛呈持续性伴进行性加重，向左肩部放射，伴恶心呕吐，提示

    A. 急性胃炎        B. 急性胰腺炎        C. 急性胆囊炎

    D. 急性阑尾炎        E. 胃癌

10. 男性病人，32 岁，2 天前出现发热，腹痛腹泻，脓血便，里急后重，左下腹压痛，最可能的诊断是

    A. 急性阿米巴痢疾        B. 急性胰腺炎        C. 食物中毒

    D. 急性阑尾炎        E. 急性细菌性痢疾

二、简答题

1. 如何鉴别胃溃疡和十二指肠溃疡？

2. 描述肝硬化病人失代偿期肝功能减退的临床表现。

3. 溃疡性结肠炎的临床特点有哪些？

4. 简述急性肠梗阻的诊断要点。

5. 早期诊断胃癌的关键，应对哪些病人定期检查？

三、病例分析

1. 女性病人，30 岁，6 天前脐周隐痛，伴恶心，1 天后右下腹持续性疼痛。近 3 天发热 38～39℃，腹胀，3 天未排大便。检查：右下腹压痛、反跳痛和腹肌紧张，并可扪及一个约鸡蛋大小，边界不清，伴压痛的包块。血常规：白细胞 $20.5 \times 10^9/L$，中性粒细胞百分比 90%。

问题：（1）作出最可能的诊断，诊断依据？

　　　（2）进一步行哪些检查？

　　　（3）治疗要点是什么？

2. 女性病人，35 岁，进食油腻食物后突发上腹部持续性剧烈疼痛 6 小时，呈刀绞样，且阵发性加剧，疼痛向后背放射，伴恶心、呕吐，吐后腹痛不缓解。病人平时进食油性食物后可引起右上腹隐痛。查体：体温 38.2℃，血压 110/80mmHg，急性痛苦貌，巩膜无黄染，心肺未见异常，腹平软，上腹轻压痛，肝脾未触及。实验室检查：白细胞 $10.8×10^9/L$，中性粒细胞百分比 78%；血清淀粉酶 600 苏氏单位（正常值 180 苏氏单位）。

问题：（1）最可能的诊断是什么？

　　　（2）诊断依据有哪些？

　　　（3）制定相应的治疗措施。

扫一扫，知答案

扫一扫，看课件

## 模块 五

# 泌尿与生殖系统疾病

## 项目一　慢性肾小球肾炎

【学习目标】

1. 掌握慢性肾小球肾炎的临床表现与治疗。

2. 熟悉慢性肾小球肾炎的诊断。

3. 了解慢性肾小球肾炎的辅助检查。

【概要】

慢性肾小球肾炎（chronic glomerulonephritis）简称慢性肾炎，是一组多病因，由于各种细菌、病毒或原虫等感染，通过免疫机制、炎症反应及非免疫机制等引起的，以蛋白尿、血尿、高血压、水肿为基本表现的慢性肾小球疾病。

据统计，本病仅 15%～20% 从急性肾小球肾炎转变而至，但多数与链球菌感染并无明确关系。此外，大部分慢性肾小球肾炎患者无急性肾小球肾炎病史，故目前认为，慢性肾小球肾炎与急性链球菌感染后肾小球肾炎之间无肯定的关联。

【临床表现】

起病多缓慢、隐匿，临床表现差异很大。其共同、基本的表现有：

1. 水肿　程度不同，多为眼睑、面部或下肢的水肿，呈凹陷性，一般无体腔积液。

2. 高血压　不同程度的血压升高，多为轻、中度，舒张压升高明显，可持续存在。高血压进行性发展可促进肾小球硬化，加速肾衰竭的形成。

3. 尿量改变　尿量多数较少，每日在 1000mL 以下，少数可出现少尿。肾小管损害较明显者,尿量增多,特别是夜尿量增多。

4. 其他 疲乏、腰部酸痛、头痛、头晕、食欲减退、贫血等。

5. 急性发作 在慢性肾炎过程中,因感染、过劳或使用肾毒性药物,临床表现突然加重,出现类似急性肾炎的表现,称为慢性肾炎急性发作。

【实验室及其他检查】

1. 尿常规 尿蛋白常在 1~3g/d。尿沉渣镜检有红细胞及红细胞管型,亦可见到透明管型和颗粒管型。尿比重偏低,多在 1.020 以下,晚期常固定在 1.010。

2. 血常规 轻、中度贫血,贫血为正细胞正色素性,主要与肾性红细胞生成素减少有关。

3. 肾功能检查 早期肾功能变化不明显。随着病情进展,逐渐出现血肌酐与血尿素氮增高,内生肌酐清除率降低。晚期肾功能进一步恶化,内生肌酐清除率显著降低,血肌酐与血尿素氮明显增高,尿比重低而固定。

4. 肾穿刺活体组织检查 肾穿刺取活组织进行光镜、电镜及免疫荧光检查,可明确慢性肾炎的病变性质及病理类型,对于指导治疗、判断预后有重要作用。

【诊断及鉴别诊断】

1. 诊断 凡尿检查异常(蛋白尿、血尿、管型尿)、水肿及高血压病史 1 年以上,无论有无肾功能损害,均应考虑此病。如能排除继发性肾小球肾炎和遗传性肾炎则可作出慢性肾炎的临床诊断。若要确定其病理类型,需进行肾穿刺活组织检查。

2. 鉴别诊断

(1)继发性肾小球疾病 不少全身性疾病可引起继发性肾损害,其表现似慢性肾炎,如狼疮性肾炎、过敏性紫癜性肾炎、糖尿病肾病等,可根据各自的病史、临床表现和辅助检查的结果进行鉴别。

(2)慢性肾盂肾炎 慢性肾盂肾炎晚期因有明显蛋白尿和高血压与慢性肾炎相似,但慢性肾盂肾炎多见于女性,病史中有泌尿系感染史,尿沉渣检查白细胞数较多,并可有白细胞管型,如涂片能找到细菌或尿培养阳性更有助于诊断。静脉肾盂造影、同位素肾图及肾扫描呈两侧肾脏不对称损害,可作为两者鉴别诊断的重要依据。

(3)原发性高血压 原发性高血压晚期亦可引起肾脏损害,出现尿异常改变。该病高血压病史在先,尿异常改变在后。一般无贫血及低蛋白血症。

【治疗】

慢性肾炎的治疗应以防止或延缓肾功能进行性恶化、改善或缓解临床症状及防治心脑血管并发症为主要目的，而不以消除尿红细胞或轻度尿蛋白为目标。

1. 一般治疗　注意休息，避免强体力活动。有高血压或肾功能不全者，要限制钠、水摄入量；对有大量蛋白尿者，应提高蛋白摄入量并给予优质蛋白；肾功能不全者，每日给予优质蛋白 40g 左右。注意防止感染。

2. 对症治疗

（1）水肿　轻度水肿限制钠、水量即可，不必使用利尿剂。中度以上水肿可按病情选用噻嗪类利尿剂、保钾利尿剂、强利尿剂，可单独或联合应用噻嗪类利尿剂和保钾利尿剂。效果不好或严重水肿时，可使用强利尿剂。

（2）高血压　积极控制高血压是慢性肾炎治疗的关键环节，它可延缓慢性肾炎进展到慢性肾衰竭的过程。理想的血压控制水平是：尿蛋白 ≥1g 时，血压控制在 125/75mmHg 以下；尿蛋白 <1g 时，血压控制在 130/80mmHg 以下。在一般治疗的基础上，尽量选择对肾脏有保护作用的降压药物。常用的降压药物有：①血管紧张素转化酶抑制剂：卡托普利，25mg，每日 2~3 次，口服；贝那普利，10~20mg，每日 1 次。②血管紧张素 II 受体拮抗剂：氯沙坦，50~100mg，每日 1 次，口服；伊贝沙坦，150~300mg，每日 1 次，口服。③钙拮抗剂：氨氯地平，5~10mg，每日 1 次，口服；非洛地平缓释剂，5~10mg，每日 1 次，口服。

3. 抗凝疗法　常选择肝素、尿激酶、双嘧达莫、复方丹参注射液等。

4. 抗氧化剂的应用　抗氧化剂可清除自由基，阻断由自由基触发的脂质过氧化的连锁反应，保护肾细胞，减轻肾内炎症反应。常选用超氧化物歧化酶（SOD）、含硒谷胱甘肽过氧化酶、维生素 E、辅酶 $Q_{10}$ 等。

5. 糖皮质激素和细胞毒性药物的应用　此两类药物的应用一直有争议，一般不主张积极使用。对尿蛋白较多而肾功能正常或轻度损害者可以使用，无效时逐步撤药。糖皮质激素常用强的松，细胞毒性药物常用环磷酰胺或硫唑嘌呤。

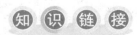

**慢性肾小球肾炎的预后**

慢性肾小球肾炎病情发展快慢与病因、病理类型、机体的反应性及医疗监护条件等有关。病情比较稳定者，历经 20~30 年后才发展成慢性肾衰竭，病情不稳定或医疗监护不当，反复急性发作，经 2~3 年即进入肾衰竭期。

# 项目二 肾病综合征

【概要】

肾病综合征（nephrotic syndrome，NS）诊断需具备下列四项：尿蛋白大于 3.5g/24h；血浆白蛋白低于 30g/L；明显水肿；血脂升高。上述四项中，其中前两项为必备条件。各种原发性肾小球疾病和继发性肾脏病，均可能出现肾病综合征的表现。因此，肾病综合征只能作为症状诊断性名词，而不能作为最终诊断。

【病因及发病机制】

肾病综合征可分为原发性和继发性两大类，由多种不同病理类型的肾小球疾病所引起（表5-1）。此处主要介绍原发性肾病综合征。

表5-1  肾病综合征的分类和常见病因

| 分类 | 儿童 | 青少年 | 中老年人 |
|---|---|---|---|
| 原发性 | 微小病变型肾病 | 系膜增生性肾小球肾炎 | 膜性肾病 |
| | | 微小病变肾病 | |
| | | 局灶性节段性肾小球硬化 | |
| | | 系膜毛细血管性肾小球肾炎 | |
| 继发性 | 过敏性紫癜肾炎 | 系统性红斑狼疮肾炎 | 糖尿病肾病 |
| | 乙型肝炎病毒相关性肾炎 | 过敏性紫癜肾炎 | 肾淀粉样变性 |
| | 系统性红斑狼疮肾炎 | 乙型肝炎病毒相关性肾炎 | 骨髓瘤性肾病 |
| | | | 淋巴瘤或实体瘤性肾病 |

原发性肾病综合征发病机制未完全明了，各类型也不尽相同，但从根本上讲都是属于免疫介导性肾小球炎症性疾病。

【临床表现】

多见于儿童及青少年，起病可急、可缓。常于上呼吸道感染、皮肤感染，或劳累、受凉后发病。

1. **水肿** 常是病人的首发症状，也是最突出的体征。水钠潴留主要在组织间隙，其程度与低蛋白血症成正相关。全身可有凹陷性水肿，以下肢、阴囊、颜面为明显，常有腹水。一般全身状况尚好，无高血压，肾功能一般正常。

2. **蛋白尿** 尿蛋白定性多为+++~++++，尿蛋白定量24小时≥3.5g，最高可达40g。

3. **低蛋白血症** 大量蛋白从尿中丢失，导致血浆蛋白下降，其中以白蛋白为主，一般低于30g/L，严重者低于10g/L。血清蛋白电泳示白蛋白比例减少，球蛋白比例增高，γ球蛋白降低。

4. **高脂血症** 血清胆固醇均明显增加，>5.7mmol/L。

【并发症】

1. **感染** 是肾病综合征最常见的并发症。主要与低蛋白血症、免疫功能紊乱及应用糖皮质激素有关。常见的感染部位为呼吸道、泌尿道、皮肤等。一般感染的临床表现不明显，若感染不及时及彻底治疗，可导致肾病综合征疗效不佳和复发，甚至引起病人死亡。

2. **血栓形成及栓塞** 血液浓缩及高脂血症使血液黏度增加、低蛋白血症及肝代偿合成蛋白增多导致机体抗凝及纤溶系统失衡、血小板功能亢进及应用利尿剂进一步加重高凝状态等使肾病综合征病人容易发生血栓形成及栓塞，其中肾静脉血栓最为常见，其次为肺血管血栓、栓塞，下肢静脉、下腔静脉、冠状血管血栓和脑血管血栓也不少见。血栓形成及栓塞是引起肾病综合征的治疗效果和预后差的重要因素。

3. **急性肾衰竭综合征** 主要为有效血容量不足而致肾血流量减少，引起肾前性氮质血症，经治疗后可恢复。少数病人出现急性肾衰竭，尤以微小病变型肾病居多。

4. **蛋白质及脂肪代谢紊乱** 长期低蛋白血症易引起营养不良、小儿生长发育缓慢；免疫球蛋白减少导致机体免疫力下降而易致感染。高脂血症易引起血液黏稠，促进血栓、栓塞并发症的发生。

【诊断及鉴别诊断】

1. **诊断要点** ①具有大量蛋白尿、低蛋白血症、明显水肿及高脂血症表现，其中大量蛋白尿、低蛋白血症是必需条件。②排除继发性肾病综合征。③肾穿刺活检确定病理类型。

诊断明确后还应判断有无并发症。

2. **鉴别诊断**

（1）**过敏性紫癜肾炎** 好发于青少年，一般有典型的皮肤紫癜，可伴关节痛、腹痛及黑便，多在皮疹出现后1~4周出现血尿和（或）蛋白尿，典型皮疹有助于鉴别诊断。

（2）系统性红斑狼疮肾炎 好发于青、中年女性，依据多系统受损的临床表现和免疫学检查可检出多种自身抗体，一般不难明确诊断。

（3）糖尿病肾病 好发于中老年，肾病综合征常见于有 10 年以上糖尿病病史者。糖尿病病史及特征性眼底改变有助于鉴别诊断。

（4）肾淀粉样变性 好发于中老年，肾淀粉样变性是全身多器官受累的一部分。肾脏体积增大，常呈肾病综合征。肾淀粉样变性常需肾活检确诊。

【治疗】

1. 一般治疗 卧床休息，症状消退后可增加活动量。给予低盐饮食。肾功能正常者，应给优质蛋白质食物，同时注意提供高热量、富含维生素的食物。根据水肿程度及尿量决定进水量。

2. 水肿的处理 严重水肿常伴尿少，可酌情予以利尿剂。常选择氢氯噻嗪，利尿效果不佳可改用呋塞米（速尿）。选用血浆、白蛋白等可提高血浆胶体渗透压，达到利尿、消肿的目的。

3. 糖皮质激素的应用 糖皮质激素用于治疗肾病综合征，概括地说主要有以下三方面作用：抗炎作用、免疫调节作用、利尿作用。合并结核病、消化性溃疡、严重感染时禁用。

（1）治疗方法 常用泼尼松片剂口服治疗。治疗原则和方案是：①始量要足：成人泼尼松 $1mg/(kg \cdot d)$（但最多不超过每日 80mg），晨起顿服，治疗 8 周（必要时可延长至 12 周）左右开始减量。②减量要慢：足量治疗后每 2~3 周减原用剂量的 10%（一般每周减 5mg）；减至每日 20mg 时，病情易出现反跳，需特别谨慎，应更加缓慢减量。③维持用药时间要长：以最小有效剂量（每日 10mg）为维持量，再服半年左右（最多 1 年）。维持用药期间，可全天量顿服，或 2 日量隔日 1 次顿服，以减轻激素的副作用。

（2）疗效判定 ①治疗后蛋白尿、水肿完全消失，血浆蛋白、血脂恢复正常为完全缓解。②水肿消失，蛋白尿减少（<3.5g/d），血浆蛋白上升（>25g/L），血脂有所下降为部分缓解。③仅有水肿消失或减轻，其余三项无明显好转为无缓解。

根据病人对激素的治疗反应，可分为"激素敏感型"（用药 8~12 周缓解），"激素依赖型"（激素减量到一定程度即复发），"激素抵抗型"（激素治疗无效）。

4. 细胞毒性药物的应用 该类药物适用于微小病变型肾病反复发作者、激素依赖型及激素无效型，可与糖皮质激素联合应用，也可单独应用。常用药物与治疗方法：①环磷酰胺 200mg 加入生理盐水 40mL 静脉注射，隔日 1 次，总量 6~8g。②环孢素开始剂量为 3~5mg/(kg·d)，分 2 次口服，服药期间应监测并维持其血药浓度谷值为 100~200mg/L，服药 2~3 个月后逐渐减量，共用药半年。③吗替麦考酚酯（霉酚酸酯，MMF）：是一种独特的新型免疫抑制剂，可用于难治性肾病综合征，500～1000mg，口服，每日2次，疗程为3～12个月。还可使用盐酸氮芥、苯丁酸氮芥等。

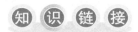

### 细胞毒性药物

细胞毒性药物是指在生物学方面具有危害性影响的药品，可通过皮肤接触或吸入等方式造成生殖系统、泌尿系统、肝肾的毒害，还可致畸或损害生育功能。由于其在人体内作用强度大，刺激性强，在发挥治疗作用的同时，也影响了正常细胞的生长繁殖。

# 项目三　尿路感染

【学习目标】

1. 掌握尿路感染的诊断、治疗。
2. 熟悉尿路感染的临床表现、辅助检查。
3. 了解尿路感染的分类、好发人群。

【概要】

尿路感染（urinary tract infection，UTI）简称尿感，是指各种病原微生物在尿路中生长、繁殖而引起的尿路感染性疾病。按部位尿路感染分为上尿路感染（输尿管炎、肾盂肾炎）与下尿路感染（尿道炎、膀胱炎），后者可单独存在，肾盂肾炎常伴有下尿路感染，两者不易分开。上尿路感染主要是肾盂肾炎，下尿路感染主要是膀胱炎。尿感是常见病，最常见的致病菌是肠道革兰阴性杆菌，以大肠埃希菌和副大肠埃希菌最多见，占80%～90%。多见于育龄期妇女、老年人、免疫力低下及尿路畸形者，女性与男性患病比例约为10：1。

【临床表现】

1. **急性膀胱炎**　占尿路感染的60%以上。主要表现为尿频、尿急、尿痛、排尿不适、下腹部不适等，部分迅速出现排尿困难。每小时排尿1～2次，甚至5～6次，每次排尿量不多，甚至少于 10~20mL。排尿时伴尿道烧灼感及下腹部疼痛。尿液常混浊，并有异味，约30%可出现血尿，一般无发热等全身感染症状。

2. 急性肾盂肾炎

（1）全身表现　起病急骤，出现畏寒、寒战、高热、头痛、肌肉酸痛、乏力、恶心、呕吐等表现。

（2）泌尿系统表现　①尿路刺激征，尿频、尿急、尿痛。②腰痛并向大腿内侧或会阴部放射。③肾区压痛与肾区叩击痛，上输尿管点（腹直肌外缘与脐平线交点）压痛。

3. 慢性肾盂肾炎　大多数由急性肾盂肾炎迁延不愈所致，病程超过半年以上即称为慢性肾盂肾炎。慢性肾盂肾炎有以下几种表现形式：①典型表现：急性肾盂肾炎反复发作，发作时临床表现与急性肾盂肾炎相似。②不典型表现：全身症状较明显，逐渐出现低热、乏力、轻度尿频、尿急，伴腰酸痛、食欲减退等，肾区可有叩痛，尿细菌培养可阳性。③无症状性细菌尿：多无尿路刺激症状，但有低热、疲乏等，尿培养细菌 $>10^5/mL$。④继发性高血压、发作性血尿：无明显尿路刺激症状，但可有头昏、头痛、记忆力下降等全身表现，血压升高，也可出现肉眼或镜下血尿。

4. 无症状性菌尿　可由症状性尿路感染演变而来或从无尿路感染病史。致病菌多为大肠埃希菌，病人可长期无症状，尿常规也无明显异常，只是多次尿培养有真性菌尿。但随病情进展，可发展为症状性尿路感染。

5. 并发症

（1）肾乳头坏死　为其严重并发症，常发生于严重的肾盂肾炎伴有糖尿病或尿路梗阻时。主要表现为寒战、高热、剧烈腰痛及血尿等，可同时伴发败血症和（或）急性肾衰竭。静脉肾盂造影（IVP）可见肾乳头区有特征性"环行征"。

（2）肾周围脓肿　常由严重的肾盂肾炎直接扩散而来，多伴有糖尿病、尿路结石等易感因素。致病菌主要为革兰阴性杆菌，特别是大肠埃希菌。临床表现除原有症状加剧外，可出现明显的单侧腰痛，向健侧弯腰时疼痛加重。

【实验室及其他检查】

1. 尿常规检查　主要为细胞尿，可见白细胞、红细胞、上皮细胞等，以大量白细胞或脓细胞为特征。尿沉渣镜检白细胞>5个/HP 称为白细胞尿，对尿路感染诊断意义较大，部分肾盂肾炎病人尿中可见到白细胞管型。

2. 白细胞排泄率　准确留取 3 小时尿液，立即进行尿白细胞计数，所得白细胞数按每小时折算，正常人白细胞计数 $<2\times10^5/h$，白细胞数 $>3\times10^5/h$ 为阳性，白细胞为（2~3）× $10^5/h$ 为可疑。主要用于慢性肾盂肾炎的诊断。

3. 尿细菌学检查　应收集应用抗生素前的清洁中段尿。

（1）涂片细菌检查　清洁中段尿沉渣涂片，革兰染色用油镜或不染色用高倍镜检查，计算 10 个视野细菌数，取其平均值，若每个视野下可见 1 个或更多细菌，提示尿路感染。本法设备简单，操作方便，检出率达 80%～90%。

（2）细菌培养　可采用清洁中段尿、导尿及膀胱穿刺进行细菌培养，其中膀胱穿刺尿培养结果最可靠。中段尿细菌定量培养 $\geqslant 10^5/mL$，称为真性菌尿，可确诊为尿路感染；尿细菌定量培养 $10^4 \sim 10^5/mL$，为可疑阳性，需复查；如 $<10^4/mL$，可能为污染。耻骨上膀胱穿刺尿细菌定性培养有细菌生长，即为真性菌尿。

尿细菌定量培养可出现假阳性或假阴性结果。

假阳性主要见于：①中段尿收集不规范，标本被污染。②尿标本在室温存放超过 1 小时才进行接种。③检验技术错误等。

假阴性主要原因为：①近 7 天内使用过抗生素。②尿液在膀胱内停留时间不足 6 小时。③收集中段尿时，消毒药混入尿标本内。④饮水过多，尿液被稀释。⑤感染灶排菌呈间歇性等。

4. 尿化学检查　目前常用的是亚硝酸盐还原试验，其原理为大肠埃希菌等革兰阴性细菌可使尿内硝酸盐还原为亚硝酸盐，此法诊断尿路感染的敏感性为 70% 以上，特异性为 90% 以上，一般无假阳性，但球菌感染可出现假阴性。该方法可作为尿路感染的过筛试验。

5. 血液检查　急性肾盂肾炎时血液白细胞总数升高，中性粒细胞比例升高，伴核左移及中毒颗粒。

6. 肾功能检查　慢性肾盂肾炎肾功能受损时可出现肾小球滤过率下降，血尿素氮、肌酐升高等。

7. 影像学检查　超声检查、X 线腹部平片、静脉肾盂造影、排尿期膀胱输尿管反流造影、逆行性肾盂造影等可帮助发现有无尿路结石、梗阻、反流、畸形等导致尿路感染反复发作的因素。尿路感染急性期不宜行静脉肾盂造影，可行超声检查。对于反复发作的尿路感染或急性尿路感染治疗 7～10 天无效的女性应行静脉肾盂造影。男性无论首发还是复发，在排除前列腺炎和前列腺肥大之后均应行尿路 X 线检查，以排除尿路解剖和功能上的异常。

【诊断及鉴别诊断】

1. 诊断要点　①多见于育龄女性。②出现尿路刺激征，伴或不伴感染中毒症状。③尿常规检查发现大量白细胞或脓细胞。④尿液细菌学检查显示真性细菌尿。

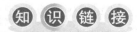

### 真性细菌尿

真性细菌尿的标准是：在排除假阳性的情况下，清洁中段尿细菌定量培养 $\geqslant$

$10^5$/mL，膀胱穿刺尿细菌定性培养有细菌生长。无症状性细菌尿的诊断主要依据尿细菌学检查，2 次培养均为同一菌种为真性菌尿。

2. 鉴别诊断

（1）急腹症　应与急性胆囊炎、急性阑尾炎、急性胰腺炎、急性腹膜炎及膈下脓肿等相鉴别，上述疾病尿常规检查无明显异常可助鉴别。

（2）肾结石　突发肾绞痛、肉眼血尿（洗肉水样）、尿常规检查发现大量红细胞、肾区 B 型超声检查或肾盂静脉造影发现结石影。

（3）肾结核　有肾外结核灶及结核中毒症状；起病缓慢，尿路刺激症状明显而持续存在；常有肉眼血尿；尿细菌学检查发现结核杆菌，肾盂静脉造影肾区有结核钙化影或破坏征象。

【治疗】

1. 一般治疗　急性期注意休息，多饮水，及时排尿。发热者给予易消化、高热量、富含维生素饮食。膀胱刺激征和血尿明显者，可口服碳酸氢钠以碱化尿液、缓解症状、抑制细菌生长、避免形成血凝块。

2. 抗感染治疗　用药原则：①无病原学结果前，一般首选对革兰阴性杆菌有效的抗生素，治疗 3 天症状无改善，应按药敏结果调整用药。②选用在尿和肾内血药浓度高的抗生素。③选用肾毒性小、副作用少的抗生素。④单一药物治疗失败、严重感染、混合感染、耐药菌株出现时应联合用药。⑤对不同类型的尿路感染给予不同的治疗时间。

（1）急性膀胱炎　常采用 3 天短程疗法。一般采用单药治疗，即氧氟沙星 0.2g，口服，每日 3 次，或阿莫西林 0.5g，口服，每日 3 次，或头孢拉定 0.5g，口服，每日 3 次。停服抗生素 7 天后，应进行尿细菌定量培养。如结果阴性表示急性细菌性膀胱炎已治愈；如仍有真性细菌尿，应继续给予 2 周抗生素治疗。

（2）急性肾盂肾炎　①病情较轻者：多在院外治疗。可选用喹诺酮类，如氧氟沙星 0.2g（或左氧氟沙星 0.2g，或环丙沙星 0.25g），每天 2 次；半合成青霉素类，如阿莫西林 0.5g，每天 3 次；头孢菌素类，如头孢呋辛 0.25g，每天 2 次等。治疗 14 天后，通常 90%以上可治愈。如尿菌仍为阳性，应参考药敏试验选用有效抗感染药物继续治疗 4~6 周。②病情较重者：需住院治疗，应以静脉给药为主。常用药物有青霉素类，如氨苄西林/舒巴坦钠复合制剂、羟氨苄西林/克拉维酸复合制剂、哌拉西林/舒巴坦钠复合制剂等；头孢菌素类，如头孢曲松钠、头孢他啶、头孢哌酮、头孢噻肟钠等；喹诺酮类，如氧氟沙星、左氧氟沙星等；氨基糖苷类，如阿米卡星、庆大霉素等，但这类药物有明显肾毒、耳毒作用，故应慎用。上述药物可单用，必要时应联合应用。经上述治疗好转，可于热退后继续用药 3 天，然后改为口服使用，完成 2 周疗程。用药 72 小时无效者，应按药敏结果更换抗感染药，疗程不少于 2 周。

（3）慢性肾盂肾炎　急性发作时，治疗同急性肾盂肾炎。反复发作者首先寻找并去除易感因素。根据药敏试验选用药物，常采用联合、交替、长时间用药，直至尿细菌检查阴性。

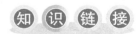

### 尿路感染的预防

女性在月经期、妊娠期、性生活时应特别注意保持会阴部清洁，避免过度劳累。清除尿路梗阻等诱发因素，尽量避免或减少导尿和尿路器械检查。平时应多饮水，勤排尿。

# 项目四　慢性肾衰竭

【学习目标】

1. 掌握慢性肾衰竭的治疗。
2. 熟悉慢性肾衰竭的临床表现、诊断。
3. 了解慢性肾衰竭的辅助检查。

【概要】

慢性肾衰竭（chronic renal failure，CRF）是指在各种慢性肾脏病基础上缓慢出现的肾功能减退直至衰竭的一种临床综合征。主要表现为肾功能减退，代谢产物潴留，水、电解质、酸碱代谢失衡和全身各系统症状。肾功能损害是一个慢性的发展过程，多数是不可逆的，治疗效果差，死亡率极高。据统计，每 1 万人口中，每年约有 1 人发生慢性肾衰竭，我国每年进入终末期尿毒症的病人约 100 万。原发性肾脏疾病是慢性肾衰竭的最常见病因，其中以慢性肾小球肾炎最多见，占 50%～60%，其次是慢性肾盂肾炎，约占 15%。

【临床表现】

（一）水、电解质及酸碱代谢平衡紊乱

1. 水代谢失调　主要表现为水肿，包括皮下水肿和体腔积液，并容易出现血压升高、左心功能不全和脑水肿，主要与肾脏排尿减少有关，少数情况下也可能与补充过多有一定关系。当病人多尿，补水不足和（或）出现发热多汗、呕吐、腹泻时，可出现低血容量，主要表现为低血压和脱水。

2. **钠代谢失调** 当摄入过多钠盐而尿量明显减少和（或）各种原因引起脱水时，可出现钠潴留或相对性高血钠。高血钠一般无明显症状。当多尿者过度限盐、使用利尿剂和（或）多汗、呕吐、腹泻时，体内可缺钠，若因体内水过多，可出现稀释性低血钠。低血钠主要表现为头晕、乏力、表情淡漠，严重者血压下降甚至休克、昏迷。

3. **钾代谢失调** 病人出现少尿、无尿、输入库存血过多、使用保钾利尿剂、钾摄入过多、钾分解过多（如感染、创伤、消化道出血等）或酸中毒（影响肾脏排钾）时，均可使血钾升高。当血清钾>6.5mmol/L 时可致严重的心律失常甚至心搏骤停，部分病人有肌无力或麻痹，心电图表现为 T 波高而尖，PR 间期延长等。钾摄入不足、使用排钾利尿剂、输入过多葡萄糖或呕吐、腹泻等可出现低钾血症。当血清钾<3.5mmol/L 时，可引起肌肉软弱无力甚至呼吸肌麻痹、心律失常甚至心搏骤停，心电图表现为 T 波低平、QT 间期延长和出现 U 波（或 TU 融合）。

4. **低钙血症和高磷血症** 血磷浓度由肠道吸收和肾脏排泄来调节，当肾滤过率降低，使尿量减少时，磷排泄障碍而血磷升高。血磷升高可通过下列途径降低血钙，为本病最常见的电解质紊乱，一般当 GFR 降至 25～20mL/min 以下时，易发生低钙血症和高磷血症。低钙血症的发生是由于：①病人有畏食、呕吐、进食少导致钙摄入不足。②过多的磷在肠道结合钙排出，使肠钙吸收减少。③磷抑制肾近曲小管 1,25-（OH）$_2$维生素 D$_3$，使肾钙的吸收减少。④过多的血磷与血钙结合，使钙沉识于软组织，降低血钙。低钙血症的主要表现是手足抽搐，但在代谢性酸中毒时，骨钙游离增加，多不出现。当用碱性药物纠正酸中毒后，游离钙重新回到骨骼后抽搐才出现。

5. **代谢性酸中毒** 较常见，其严重程度常与肾衰竭程度一致。轻度酸中毒多数病人能耐受，多无明显症状，当二氧化碳结合力低于 13.5mmol/L 时才有明显症状，表现为疲乏、畏食、恶心、呕吐，重者有深大呼吸、嗜睡，逐渐陷入昏迷状态。代谢性酸中毒也是慢性肾衰竭病人的主要死亡原因之一。

**（二）尿毒症毒素引起的各系统表现**

1. **胃肠道表现** 为最早出现和最突出的症状，并随病情进展而加剧。早期主要表现为食欲缺乏、上腹饱胀，以后可出现恶心、呕吐、呃逆、腹胀、腹泻及口中有氨味。严重者可有口腔及胃肠黏膜糜烂、溃疡和消化性溃疡，尤以前者最为多见，甚至出现消化道大出血。

2. **心血管系统表现** 心血管系统损害是慢性肾脏病的主要并发症之一和最常见的死因。表现为：①高血压和左心室肥大。②心力衰竭，是尿毒症病人最常见的死亡原因。

③尿毒症性心包炎。④尿毒症性心肌病。⑤血管钙化和动脉粥样硬化等。

3. **血液系统表现** 主要表现为肾性贫血和出血倾向。前者主要与促红细胞生成素缺乏有关，其次与营养不良，缺乏造血原料和出血有关，一般贫血的程度与肾功能受损害的程度相一致，治疗效果差。后者表现为皮肤瘀斑、鼻出血、齿龈出血、月经过多和消化道等内脏出血，其原因多与血小板功能低下有关，晚期也与凝血因子Ⅷ缺乏有关。

4. **神经、精神和肌肉系统表现**

（1）神经系统早期表现为失眠、头昏、乏力、注意力难以集中、记忆力减退等，晚期出现表情淡漠、惊厥、谵妄、昏迷等。周围神经损害主要以下肢远端感觉异常多见，最常见的是肢端呈袜套样分布的感觉丧失，也可有肢体灼痛、麻木，深反射迟钝或消失。

（2）精神系统表现为精神错乱、幻觉等。

（3）肌肉表现为震颤、痉挛、不宁腿综合征，也可出现肌萎缩、肌无力等。

5. **呼吸系统** 慢性肾衰竭晚期可发生间质性肺炎（又称尿毒症肺），表现为咳嗽、咳痰、咯血、胸痛和气短等；"尿毒症肺水肿"胸部 X 线检查可见有以肺门为中心，向两侧扩散的"蝴蝶状"阴影。

6. **皮肤表现** 病人面色萎黄，色素沉着，有轻度水肿感，称之为"尿毒症面容"。皮肤干燥、脱屑、瘙痒（尿素霜刺激皮肤所致）也是常见症状。

7. **骨骼系统表现** 慢性肾衰竭引起的骨骼系统的改变统称为肾性骨营养不良症。包括：纤维性骨炎、肾性骨软化症、骨质疏松症和肾性骨硬化症。其发生的原因可能与高磷血症引起近曲肾小管 $1,25-(OH)_2$ 维生素 $D_3$ 产生减少（影响钙吸收和骨钙沉积）、高磷血症引起甲状旁腺功能亢进（骨组织溶钙增加）及营养障碍等有关。

8. **内分泌系统表现** 内分泌紊乱主要有促红细胞生成素、$1,25-(OH)_2$ 维生素 $D_3$ 分泌减少，肾素、催乳素及促胃液素等分泌过多；促甲状腺激素、睾酮及皮质醇较正常偏低；甲状腺、性腺功能低下。

9. **代谢障碍表现** 慢性肾衰竭病人基础代谢率常减低，体温低于正常人约1℃。当GFR<20mL/min 时，往往有持续性高尿酸血症。

10. **免疫功能异常** 主要表现为细胞免疫功能低下，体液免疫多数病人正常，易发生呼吸、泌尿系统和皮肤感染。感染是慢性肾衰竭病情加剧的主要因素，又是病人死亡的主要原因之一。

【实验室及其他检查】

1. **血液检查** 可有中至重度贫血，血红蛋白一般在 80g/L 以下，严重者<40g/L，为正常形态正常色素性贫血。发生感染时白细胞和中性粒细胞常增高。血小板正常或偏低。红细胞沉降率常增快。

2. 尿常规检查　尿蛋白一般为+～++，晚期尿蛋白减少甚至阴性；尿沉渣镜检有不同程度的血尿、管型尿，如能发现有粗大宽阔的蜡样管型对本病的诊断有帮助。

3. 肾功能检查　有明显的肾功能损害表现，如血清肌酐清除率低下，血清肌酐、尿素氮明显升高，晨尿渗透压多<450mOsm/（kg·$H_2O$），尿比重低而固定（多为1.010）。

4. 血生化检查　血浆总蛋白、白蛋白减低；血清钙减低、磷增高；血清钾、钠随病情可高可低；二氧化碳结合力降低。

5. 其他检查　X线腹部检查、B超、CT及MRI检查等对确定肾脏的位置、外形、大小、有无梗阻及观察肾脏内部结构有帮助。放射性核素肾扫描、肾图检查可测定总肾和分肾功能。若上述检查肾体积缩小（固缩肾）对本病的诊断有重要意义。

【诊断】

慢性肾衰竭的诊断主要依据病史、临床表现、辅助检查综合判断。

1. 诊断要点　①有慢性肾炎、慢性肾盂肾炎、系统性红斑狼疮肾炎、肾结核、多囊肾、缺血性肾病、止痛药引起的肾病等原发病病史。②代谢产物潴留，水、电解质和酸碱平衡失调引起的临床表现。③尿常规检查显示蛋白尿、细胞尿（主要是红细胞）、管型尿（特别是肾衰管型）。④肾功能检查显示内生肌酐清除率降低、血清肌酐升高、血清尿素氮升高、酚红排泄率降低。⑤影像学检查双肾对称性缩小或有肾实质弥漫性改变。

2. 肾功能分期

（1）肾功能不全代偿期　肌酐清除率>50%，全血肌酐<178μmol/L，一般无临床症状。

（2）肾功能不全失代偿期　肌酐清除率20%～50%，全血肌酐178～445μmol/L，临床上可出现轻度贫血、乏力、夜尿增多等表现，疲劳、感染、进食蛋白质过多、服用损害肾功能药物等可加剧临床症状。

（3）肾衰竭期——尿毒症早期　肌酐清除率10%～19%，全血肌酐445～707μmol/L，临床上大多有明显贫血、消化道症状，可出现轻度代谢性酸中毒及钙磷代谢紊乱，水、电解质紊乱尚不明显。

（4）肾衰竭终末期——尿毒症晚期　肌酐清除率<10%，全血肌酐>707μmol/L，临床上出现各种尿毒症症状，如明显贫血，严重恶心、呕吐，以及神经系统并发症等，水、电解质和酸碱平衡明显紊乱。

【治疗】

1. 病因治疗　治疗基础疾病，去除肾衰恶化的因素。①及时诊断和治疗慢性肾衰竭的原发疾病。②及时纠正使肾衰加重的因素，如纠正水、电解质和酸碱平衡失调，及时控制感染，解除尿路梗阻，治疗心衰，停止肾毒性药物的使用等。

2. 延缓慢性肾衰竭的发展

（1）饮食疗法 ①限制蛋白饮食：每天给予 0.6g/kg 蛋白质，以保证机体生理的基本需要量。进入尿毒症期，可降至每天给予 0.6g/kg 以下。以富含必需氨基酸的优质动物蛋白为主。②高热量饮食：高热量的摄入可使低蛋白饮食的氮得到充分利用，减少体内蛋白库的消耗。热量每日约需 125.5J/kg（30cal/kg）。食物应富含 B 族维生素、维生素 C 和叶酸。③钠的摄入：除有水肿、高血压和少尿要限制食盐外，一般不宜过严限制。④钾的摄入：只要尿量每日超过 1L，一般无须限制饮食中的钾。⑤低磷饮食：在氮质血症期就应开始给予低磷饮食，每日不超过 600mg。⑥饮水：有尿少、水肿、心力衰竭者，应严格控制进液量

（2）必需氨基酸疗法 必需氨基酸疗法可使尿毒症病人长期维持较好的营养状态。

（3）控制高血压和（或）肾小球内高压 高血压和肾小球内高压均会促使肾小球硬化，故必须控制。首选血管紧张素转化酶抑制剂，如卡托普利、依那普利和贝那普利等，亦可选用血管紧张素 II 受体阻滞剂，如氯沙坦和缬沙坦等。

（4）其他 高脂血症可予降脂药。高尿酸血症通常不需治疗，但如发生痛风，应给予别嘌醇 0.1g，每日 1 次，口服。

3. 透析治疗 出现下列情况之一应行透析治疗：①GFR 小于 10mL/min 并有明显尿毒症表现。②血尿素氮>28.6mmol/L。③血肌酐>707μmol/L。透析治疗包括血液透析、腹膜透析和结肠透析，临床最常用的是血液透析。

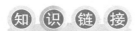

### 血液透析

血液透析简称血透，主要替代肾脏对溶质（主要为小分子溶质）和液体的清除功能。血透利用半透膜原理，通过溶质交换清除血液内的代谢废物，维持电解质和酸碱平衡，同时清除过多的液体。溶质清除主要依靠弥散，即溶质因半透膜两侧溶液浓度梯度，从浓度高的一侧向浓度低的一侧移动。溶质清除的另一种方式是对流，即依膜两侧压力梯度，水分和小于膜截留分子量的溶质从压力高侧向压力低侧移动。

4. 肾脏移植 肾移植是目前最佳的肾脏替代疗法，成功的肾移植可恢复正常的肾功能。

## 项目五　尿石症

【学习目标】

1. 掌握泌尿系结石的治疗。

2. 熟悉泌尿系结石的临床表现、诊断。

3. 了解泌尿系结石的辅助检查。

## 一、概要

尿石症（urinary stone disease，USD）是肾、输尿管、膀胱及尿道等部位结石的统称。发生率男性高于女性。其中肾及输尿管结石又称上尿路结石，一般为单侧，多见于青壮年。上尿路结石可引起尿路梗阻及感染，最后肾实质因破坏萎缩而导致肾功能严重损害。膀胱结石多在膀胱内形成，少数自上尿路移行而来，多见于 10 岁以下的男孩。尿道结石绝大多数来自膀胱和肾脏的结石，少数原发于尿道内。

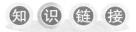

**尿石的理化性质**

尿石多是混合性结石，成分中以草酸盐、磷酸盐、尿酸盐为多见，其次为碳酸盐、胱氨酸、黄嘌呤等，但以其中一种成分为主。肉眼观察，草酸盐结石多为棕褐色，质坚硬，表面呈颗粒或刺状如桑椹，X 线不易透光；磷酸盐结石多为灰白色，质脆，表面较粗糙，常存在分层结构，有时随肾盂形状长成鹿角形结石，X 线亦不易透光；尿酸盐结石多为黄色或棕黄色、质硬、表面光滑，圆形或椭圆形，X 线常能透光。

【尿石的诱发因素】

1. 全身因素　①新陈代谢紊乱：痛风病人嘌呤代谢紊乱，尿中尿酸排泄增多；特发性高尿钙症病人尿钙增高。高尿酸、高尿钙等均容易形成结石。②饮食与营养：尿石的形成与饮食营养有一定关系，主要是营养缺乏问题。③长期卧床：长期卧床常可引起骨质脱钙，尿钙增加，同时由于尿液滞留、并发感染，很容易形成尿石。④生活环境：天气炎热、出汗多、尿液浓缩，以及水和饮食中含有过多的矿物质成分，如草酸盐、尿酸盐等，易引起结石的发生。⑤精神、性别、遗传因素：高度职业紧张状态的人群结石发生率较高。女性尿石发生率远较男性为低。在大多数结石病人找不到遗传因素，与遗传关系比较明显的只有胱氨酸和尿酸结石。

2. 局部因素　①尿路感染：有利于磷酸盐、碳酸盐的沉淀而形成结石。②尿路慢性梗阻：尿流不畅可使晶体沉淀、聚合形成结石。③异物：尿路内存留的异物成为尿液中晶体附着的核心而易形成结石。

【病理生理】

1. 直接损害　尿石可引起尿路黏膜充血、水肿、破溃、出血，结石长期的慢性刺激有时尚可引起尿路上皮癌变。

2. 梗阻　上尿路结石常造成尿流梗阻导致肾积水及输尿管扩张，损害肾组织及其功能。膀胱和尿道结石可引起排尿困难或尿潴留，久之也可引起双侧输尿管扩张、肾脏积水，损害肾功能。

3. 感染　尿石对尿路上皮的直接损害多伴有感染，特别是引起尿路梗阻时，感染则更易发生，感染严重者可导致肾盂肾炎、肾积脓及肾周围炎。

【预防】

1. 大量饮水　可增加尿量，稀释尿中形成结石物质的浓度，减少晶体沉积。

2. 调节饮食　根据结石成分、代谢状态等调节食物构成。如高钙摄入者应减少含钙食物的摄入量，少用牛奶、奶制品、豆制品、巧克力、坚果类食品。草酸盐结石的病人应限制浓茶、菠菜、番茄、芦笋、花生等摄入。高尿酸的病人应避免高嘌呤食物如动物内脏的摄入。

3. 特殊性预防　只有在进行完整的代谢状态检查后才可采用以下预防方法：①草酸盐结石病人可口服维生素 $B_6$ 或氧化镁，以减少尿中草酸含量或增加尿中草酸溶解度。②尿酸结石病人可口服别嘌呤和碳酸氢钠，以抑制结石形成。③伴甲状旁腺功能亢进者，必须摘除腺瘤或增生组织。④有尿路梗阻、尿路异物、尿路感染或长期卧床等，应及时得到治疗，以避免结石发生。

## 二、 肾及输尿管结石

【临床表现】

肾及输尿管结石的主要临床表现是与活动有关的疼痛和血尿。其程度与结石部位、大小、活动与否，以及有无并发症及其程度等因素有关。

1. **疼痛** 肾结石可引起肾区疼痛伴肋脊角叩击痛。结石越小症状越明显。结石引起肾盂输尿管连接处或输尿管完全性梗阻时可有肾绞痛，疼痛剧烈，难以忍受，并有大汗、恶心、呕吐。疼痛部位及放射范围根据结石梗阻部位而有所不同。肾盂输尿管连接处或上段输尿管梗阻时，疼痛位于腰部或上腹部，并沿输尿管行径放射至同侧睾丸或阴唇和大腿内侧。当输尿管中段梗阻时，疼痛放射至中下腹部，右侧极易与急性阑尾炎混淆。结石位于输尿管膀胱壁段或输尿管口，常伴有膀胱刺激征及尿道和阴茎头部放射痛。

2. **血尿** 根据结石对黏膜损伤程度的不同，可表现为肉眼血尿或镜下血尿，以后者更常见，有时活动后镜下血尿是上尿路结石的唯一临床表现。

3. **其他** 结石继发急性肾盂肾炎或肾积脓时，可有发热、畏寒、寒战等全身症状。结石致肾积水时，可扪及增大的肾。双侧上尿路结石引起双侧完全性梗阻或独肾上尿路结石完全性梗阻时，可导致无尿。

【实验室及其他检查】

1. **实验室检查** ①尿常规检查：可有镜下血尿或肉眼血尿，伴感染时有脓尿，有时可发现晶体尿。②尿细菌培养：感染性结石病人呈阳性。③血钙、磷、肌酐和尿酸测定：当怀疑病人与代谢状态有关时，可进行上述检查，必要时行负荷试验。④肾功能测定：可以判断肾的功能状态。

2. **影像学检查**

（1）**B超检查** 可发现泌尿系平片不能显示的小结石。尤其对造影剂过敏者、孕妇、无尿或肾功能不全者，不能进行排泄性尿路造影时，B超可作为诊断方法。

（2）**X线检查** ①泌尿系平片：95%以上结石能在平片中发现。②排泄性尿路造影：可以评价结石所致之肾结构和功能改变，有无引起结石的局部因素。若有充盈缺损，则提示有透X线的尿酸结石。③逆行肾盂造影：很少应用于初始诊断阶段，往往在其他方法不能确定结石的部位或结石以下尿路系统病情不明时被采用。

【诊断及鉴别诊断】

1. **诊断要点** ①与活动有关的腰腹部绞痛且伴有血尿。②尿常规检查可见镜下血尿。③B超检查、泌尿系平片等可发现结石影。

2. **鉴别诊断** 上尿路结石应与胆囊炎、胆石症、急性阑尾炎鉴别，上尿路结石实验室检查发现血尿、影像学检查特点均可与其他疾病相鉴别。

【治疗】

根据结石的大小、数目、位置、肾功能和全身情况，有无确定病因，有无代谢异常，有无梗阻和感染及其程度确定有效治疗方案。

1. 非手术治疗　结石直径小于 0.6cm，光滑，无尿路梗阻，无感染，纯尿酸结石及胱氨酸结石，可采用非手术治疗。直径小于 0.4cm，光滑的结石，90%能自行排出。

（1）一般措施　①大量饮水：保持每天尿量在 2000mL 以上。②饮食调节：根据结石成分、代谢状态等调节食物构成。

（2）药物治疗　①选用抗感染药物用以控制感染。②口服枸橼酸钾、碳酸氢钠等利于尿酸和胱氨酸结石的溶解和消失；氯化铵能防止感染性结石生长。③中药：金钱草、石韦、滑石、车前子、鸡内金、木通、瞿麦、萹蓄等和针刺肾俞、膀胱俞、三阴交、阿是穴等均有促进结石排出的作用

2. 体外冲击波碎石（ESWL）　通过 X 线或 B 超对结石进行定位，利用高能冲击波聚焦后作用于结石，使结石裂解。该法是一种无痛、安全而有效的非侵入性治疗。目前 95%以上的上尿路结石采用此方法治疗。

3. 手术治疗

（1）非开放手术治疗　①经皮肾镜取石或碎石术（PCNL）：适用于大于 2.5cm 的肾盂结石及肾下盏结石。对结石远端尿路梗阻、质硬之结石、残余结石、有活跃性代谢疾病及需再手术者尤为适宜。凝血机制障碍、对造影剂过敏、过于肥胖穿刺针不能达到肾或脊柱畸形者不宜采用此法。②输尿管镜取石或碎石术：适用于中、下段输尿管结石，泌尿系平片不显影结石，因肥胖、结石硬、停留时间长而用 ESWL 困难者。下尿路梗阻，输尿管细小、狭窄或严重扭曲等不宜采用此法。③腹腔镜输尿管取石：适用于输尿管结石大于 2cm，原来考虑开放手术，或经 ESWL、输尿管镜手术治疗失败者。

（2）开放手术治疗　①肾盂切开取石术：适用于结石大于 1cm，或合并梗阻、感染的结石。②肾实质切开取石术：适用于肾盏结石，尤其是肾盂切开不易取出或多发性肾盏结石。③肾部分切除术：适用于结石在肾一极或结石所在肾盏有明显扩张、实质萎缩和有明显复发因素者。④肾切除术：因结石导致肾结构严重破坏，功能丧失或合并肾积脓，而对侧肾功能良好，可将患肾切除。⑤输尿管切开取石术：适用于嵌顿较久或其他的方法治疗无效的结石，根据结石部位选择手术入路。

## 三、 膀胱结石

【临床表现】

主要表现为尿路刺激症状，尿流突然中断伴剧烈疼痛且放射至会阴部或阴茎头，改变体位后又能继续排尿或重复出现尿流中断。结石损伤膀胱黏膜可引起终末血尿，合并感染时出现脓尿。

【诊断】

根据典型病史和症状，较大或较多的结石常在排尿后行双合诊在直肠或阴道中触及，用金属探条经尿道探查时可在膀胱内产生摩擦音及碰击感，膀胱 X 线平片多能显示结石影，B 超检查可探及膀胱内结石声影，膀胱镜检查可以确定有无结石，结石大小、形状、数目，而且还能发现 X 线透光的阴性结石以及其他病变，如膀胱炎、前列腺增生、膀胱憩室等。

【治疗】

小的结石可经尿道自行排出，较大结石不能自行排出者可行膀胱内碎石术。碎石方法有体外冲击波碎石及液电冲击碎石、超声波碎石及碎石钳碎石（图 5-1）。较大结石且无碎石设备时可行耻骨上膀胱切开取石术，对合并有膀胱感染者，应同时积极治疗炎症。

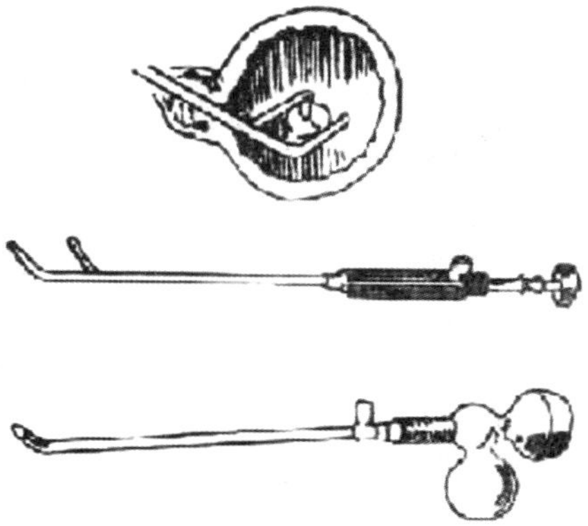

图 5-1　膀胱内碎石术示意图

## 四、　尿道结石

【临床表现】

主要症状有尿痛和排尿困难。排尿时出现疼痛，前尿道结石疼痛局限在结石停留处，后尿道结石疼痛可放射至阴茎头或会阴部。尿道结石常阻塞尿道引起排尿困难，尿线变细、滴沥，甚至急性尿潴留。有时出现血尿，合并感染时可出现膀胱刺激症状及脓尿。

【诊断】

后尿道结石可经直肠指检触及，前尿道结石可直接沿尿道体表处扪及，用尿道探条经尿道探查时可有摩擦音及碰击感。X 线平片可明确结石部位、大小及数目。尿道造影更能明确结石与尿道的关系，尤其对尿道憩室内的结石诊断更有帮助。

【治疗】

主要行尿道内取石术，舟状窝内结石小的可用镊子取出，大的不能通过尿道外口者可将结石钳碎或经麻醉后切开尿道外口后取出；前尿道结石可在麻醉下于结石近侧压紧尿道，从尿道外口注入液体石蜡，用钩针钩取，如不能取出，用金属探条将结石推回到尿道球部，行尿道切开取石，但应避免在阴茎部切开尿道取石，以免发生尿道狭窄或尿道瘘；后尿道结石需在麻醉下用金属探条将结石推回膀胱，再按膀胱结石处理。

# 项目六　泌尿系肿瘤

【学习目标】
1. 掌握肾癌、膀胱癌的治疗。
2. 熟悉肾癌、膀胱癌的临床表现、诊断。
3. 了解肾癌、膀胱癌的辅助检查。

## 一、肾癌

【概要】

肾细胞癌（renal cell carcinoma，RCC）是起源于肾实质泌尿小管上皮系统的恶性肿瘤，又称肾腺癌，简称为肾癌，是肾脏最常见的肿瘤，占肾肿瘤总数的 75%～80%，发病年龄多在 40～60 岁，男多于女，比例为（3～5）∶1，两侧肾脏发病无明显差异，同时发病者少见。

【临床表现】

1. 血尿　无痛性全程肉眼血尿常是病人就诊的初发症状，常无任何诱因，也不伴有其他排尿症状。数次血尿后，常自行停止，再次发作后，病情逐渐加重。

2. 肿块　肿瘤长大后，可在肋缘下触及包块，包块较硬，表面不平，如肿瘤和周围组织粘连则因固定不随呼吸上下活动，双手合诊时，肾脏肿块触诊更为清晰。

3. 疼痛　肾癌早期，常无任何疼痛不适，因肾癌本身引起的疼痛仅占病人的 40% 左右。病变晚期则可由于肿瘤包块压迫肾包膜或牵拉肾蒂而引起腰部酸胀坠痛，出血严重时偶可因血块梗阻输尿管引起绞痛。

4. 其他　左肾肿瘤可伴继发性左侧精索静脉曲张，癌栓侵及下腔静脉时可出现下肢水肿，病灶远处转移病人，可出现转移病灶的症状，如肺转移可出现咳嗽、咯血，骨骼转移可出现病理性骨折等。约有 43% 的病人会出现高血压表现。晚期病人常出现明显消瘦、贫血、低热、纳差、失重等恶病质表现。

【实验室及其他检查】

1. 实验室检查　肾癌病人在大量肉眼血尿发作之后，一般尿中或多或少存在镜下红细胞，部分病人尿中细胞学检查可找到癌细胞，但阳性率较低。近年发展起来的肿瘤标记物检查是一项新的检查方法，但缺乏特异性的肾癌标记物，血、尿中的癌胚抗原，血中亲血色蛋白，尿中聚胺物等的水平在肾癌病人中可有提高。

2. B 型超声检查　能检出直径 1cm 以上的肿瘤，且使用方法无创伤性，能重复检查，能准确分辨囊性病变抑或实性占位性病变。

3. CT 扫描　不仅能正确分辨病变性质是囊性还是实性，尚能通过测定病变组织的密度进行诊断，能更形象地反映解剖结构上的变异，应用对照剂后尚能了解双肾功能情况，这一项目已被列为目前肾肿瘤术前的常规检查。

4. MRI　据统计，应用核磁共振进行肾癌临床分期正确率能达到 90%。

5. 肾动脉造影　肾动脉造影对肾囊肿与肾肿瘤的鉴别有重要作用，前者囊肿内无血管，囊肿周围血管少且整齐，常呈弓形移位；而肾癌血管丰富、粗大、排列紊乱。

【诊断】

对 40 岁以上的病人，出现血尿、肿块、疼痛任何一个症状都应引起高度重视，尤其是无痛性全程肉眼血尿更应首先考虑和排除肾肿瘤的可能。肾癌的临床诊断主要依靠影像学检查。

【治疗】

对局限性或局部进展性（早期或中期）肾癌病人采用以外科手术为主的治疗方式，对转移性肾癌（晚期）应采用以内科为主的综合治疗方式。

1. 手术治疗　外科手术治疗肾癌通常是首选治疗方法，也是目前被公认的可治愈肾癌的手段。

对早期肾癌病人可采用保留肾单位手术（保留肾脏的手术）或根治性肾切除术。这些手术可以采用腹腔镜手术或传统的开放性手术进行。

对中期肾癌病人通常采用根治性肾切除术，这类手术通常采用开放性手术进行。

对年老体弱或有手术禁忌证的小肾癌（肿瘤直径≤4cm）病人可选用能量消融（射频消融、冷冻消融、高强度聚焦超声）治疗。

对于不能耐受手术治疗的肾癌病人，通过介入治疗的方法进行肾动脉栓塞可起到缓解血尿症状的作用，这是一种姑息性治疗方法。

2. 内科治疗　转移因子、免疫 RNA、干扰素 α、白介素及靶向药物等对预防复发或

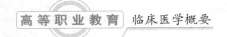

缓解病情发展有一定用处。

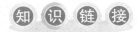

### 靶向药物

靶向药物是目前最先进的用于治疗癌症的药物，是随着当代分子生物学、细胞生物学的发展产生的高科技药物。靶向药物与常规化疗药物最大的不同在于其作用机理，常规化疗药物通过对细胞的毒害发挥作用，由于不能准确识别肿瘤细胞，因此在杀灭肿瘤细胞的同时也会殃及正常细胞，所以产生了较大的毒副作用。而靶向药物是针对肿瘤基因开发的，它能够识别肿瘤细胞上由肿瘤细胞特有的基因所决定的特征性位点，通过与之结合（或类似的其他机制），阻断肿瘤细胞内控制细胞生长、增殖的信号传导通路，从而杀灭肿瘤细胞、阻止其增殖。由于这样的特点，靶向药物不仅效果好，而且副作用要比常规的化疗方法小得多。

## 二、 膀胱癌

【概要】

膀胱癌（bladder cancer）是指膀胱内细胞的恶性过度生长。膀胱癌是最常见的泌尿系恶性肿瘤，男多于女，约为 4：1，绝大多数病人发病年龄在 40 岁以上。95% 以上为上皮性癌，其中绝大多数为乳头状移行细胞癌，鳞癌和腺癌各占 2%～3%。膀胱癌较为明确的两大致病危险因素是吸烟和职业接触芳香胺类化学物质。吸烟是目前最为肯定的膀胱癌致病危险因素。

【临床表现】

1. 血尿   是膀胱癌最常见和最早出现的症状，通常表现为无痛性、间歇性、肉眼全程血尿，有时也可为镜下血尿。血尿可能仅出现 1 次或持续 1 天至数天，可自行减轻或停止。有些病人可能在相隔若干时间后再次出现血尿。血尿的染色由浅红色至深褐色不等，常为暗红色，有病人将其描述为洗肉水样、茶水样。出血量与血尿持续时间的长短，与肿瘤的恶性程度、大小、范围和数目并不一定成正比。

2. 疼痛和膀胱刺激症状   是最常见的晚期临床表现。肿瘤浸润至膀胱壁时，病人可感到耻骨上疼痛，排尿时加重。肿瘤产生溃疡或合并感染时，膀胱刺激症状更明显。

3. 排尿困难   多因大量出血血块阻塞膀胱出口而引起排尿困难。当肿瘤广泛浸润膀胱壁时，影响膀胱壁收缩，排尿困难更加严重。

4. 梗阻　肿瘤浸润输尿管口时可引起梗阻，而致肾积水，如两侧输尿管口梗阻，常可致尿毒症。

5. 其他症状　肿瘤组织坏死脱落，可由尿排出。晚期可出现贫血、恶病质和转移癌的症状。

【实验室及其他检查】

1. 尿液检查　在病人的新鲜尿液中，易发现脱落的肿瘤细胞，故尿细胞学检查可作为血尿的初步筛选。

2. 影像学检查　经腹壁 B 超简便易行，能发现直径 0.5cm 以上的肿瘤，可作为病人的最初筛选。能了解肿瘤部位、数目、大小及浸润深度，初步确定临床分期。CT 和 MRI 多用于浸润性癌，可以发现肿瘤浸润膀胱壁深度以及局部转移肿大的淋巴结。

3. 膀胱镜检查　是诊断膀胱肿瘤比较可靠的方法，能直接观察肿瘤所在部位、数目、大小、形态、有蒂还是广基，初步估计基底部浸润程度等，同时行肿瘤活检。

【诊断】

对于 40 岁以上出现无痛性肉眼血尿，应考虑到泌尿系肿瘤的可能性，特别是膀胱癌。综合病人既往史、家族史，结合症状和查体进行初步判断，并进一步进行相关检查。检查方法包括尿常规、尿脱落细胞学、尿肿瘤标记物、腹部和盆腔 B 超等检查。根据上述检查结果决定是否行膀胱镜、静脉尿路造影、盆腔 CT 或（和）盆腔 MRI 等检查明确诊断。其中，膀胱镜检查是诊断膀胱癌的最主要方法。

【治疗】

以手术治疗为主，其他治疗为辅的综合疗法。

1. 手术治疗　根据肿瘤的病理情况并结合病人全身状况，选择合适的手术方式。原则上表浅膀胱癌，可采用保留膀胱的手术。但侵及肌层及其以外的膀胱癌，以及浸润性鳞癌和腺癌，应行膀胱全切除术。

2. 化学药物治疗（化疗）

（1）膀胱灌注　较好的方法是在经尿道切除或经尿道电灼后，继以膀胱内灌注卡介苗或化疗药物，如丝裂霉素、阿霉素、噻替派等。

（2）静脉注射　多用于有转移的晚期病例，药物可选用噻替派、甲氨蝶呤、长春新碱、阿霉素、顺铂及 5-氟尿嘧啶等。

3. 放疗　与化疗一起作为辅助治疗，可缓解疼痛和减少出血，延长生存时间。

# 项目七 围绝经期综合征

【概要】

围绝经期综合征又称更年期综合征（menopausal syndrome，MPS），指妇女绝经前后出现性激素波动或减少所致的一系列以自主神经系统功能紊乱为主，伴有神经心理症状的症候群。

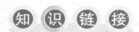

### 绝　经

绝经可分为自然绝经和人工绝经两种。自然绝经指卵巢内卵泡用尽，或剩余的卵泡对促性腺激素丧失了反应，卵泡不再发育和分泌雌激素，不能刺激子宫内膜生长，导致绝经。人工绝经是指手术切除双侧卵巢或用其他方法停止卵巢功能，如放射治疗和化疗等。单独切除子宫而保留一侧或双侧卵巢者，不作为人工绝经。

【临床表现】

多发生于 45~55 岁，大多数妇女可出现轻重不等的症状。

（一）月经周期改变

是围绝经期必然出现的症状，可以分为 3 种类型：①月经周期延长，经量减少，最后绝经。②月经周期不规则，经期延长，经量增多，甚至大出血或出血淋沥不断，然后逐渐减少而停止。③月经突然停止，较少见。

（二）血管舒缩症状

潮热、出汗是血管舒缩功能不稳定的表现，是更年期综合征最具特征性的症状。

（三）并发症

1. 精神神经症状　临床特征为围绝经期首次发病，多伴有性功能衰退，可表现为兴奋型或抑郁型。

2. 泌尿生殖道　外阴及阴道萎缩、干燥，性交痛；子宫脱垂；尿频、尿急、尿失禁。

3. 心血管症状　阵发性发作，心悸、胸闷不适；少数出现轻度收缩压升高。

4. 骨质疏松症　围绝经期开始，骨吸收速度大于骨形成，促使骨质丢失而发生骨质疏松症。

【实验室及其他检查】

（一）实验室检查

1. 促卵泡生成激素（FSH）升高。

2. 雌二醇（$E_2$）与孕酮水平下降。

3. 促黄体生成激素（LH）绝经期可无变化，绝经后可升高。

（二）其他检查

1. 分段诊刮及子宫内膜病理检查，除外子宫内膜肿瘤。

2. 盆腔超声、CT、磁共振检查可展示子宫和卵巢全貌，以排除妇科器质性疾病。B型超声检查可排除子宫、卵巢肿瘤，了解子宫内膜厚度。

3. 测定骨密度等，了解有无骨质疏松。

【诊断】

结合病人病史，尤其是月经史及婚育史，临床症状及实验室检查激素的改变不难诊断。

【治疗】

目前临床主要采用绝经激素治疗（MHT）（过去称为激素替代，HRT）来解决围绝经期综合征。

（一）MHT 临床应用原则

1. 适应证　在卵巢功能开始衰退并出现相关症状时即可应用。

2. 禁忌证　已知或可疑妊娠、原因不明的阴道出血、已知或可疑患乳腺癌、已知或可疑患性激素依赖性恶性肿瘤、近 6 个月内患活动性静脉或动脉血栓栓塞性疾病、严重肝肾功能障碍、血卟啉病、耳硬化症、脑膜瘤（禁用孕激素）等。

（二）MHT 具体治疗方案

1. 单纯孕激素补充治疗　适用于绝经过渡期，调整卵巢功能衰退过程中出现的月经问题。地屈孕酮、微粒化黄体酮胶丸或胶囊、醋酸甲羟孕酮，周期使用 10~14 天。

2. 单纯雌激素补充治疗　适用于已切除子宫的妇女，结合雌激素、戊酸雌二醇片、半水合雌二醇贴。

3. 雌孕激素序贯用药　适用于有完整子宫、围绝经期或绝经后仍希望有月经样出血的妇女。这种用药方式是模拟生理周期，在用雌激素的基础上，每月加用孕激素 10～14 天。

4. 雌孕激素连续联合用药　适用于有完整子宫、绝经后期不希望有月经样出血的妇女。该法每日均联合应用雌、孕激素，一般为连续性（连续用药不停顿）。

（三）阴道局部雌激素的应用

1. 局部用药适应证　仅为改善泌尿生殖道萎缩症状。

2. 局部用药方法　阴道用药，每日 1 次，连续使用 2 周症状缓解后改为每周用药2～3 次。

3. 局部用药注意事项　使用不经阴道黏膜吸收的雌激素，如普罗雌烯阴道片和乳膏，理论上无需加用孕激素。

（四）非激素药物的应用

对于尚不适合使用 MHT（如月经尚规律但有症状者），不愿接受 MHT 或存在 MHT 禁忌证的女性，可选择其他非激素制剂来治疗绝经症状。

1. 植物类药物　主要包括黑升麻异丙醇萃取物、升麻乙醇萃取物，此类药物对于绝经相关症状的缓解安全有效。

2. 植物雌激素　目前研究与绝经相关的植物雌激素主要是大豆异黄酮。

3. 中医药　目前临床应用较多的是中成药（杞菊地黄丸、更年安、乌灵胶囊等），在缓解绝经期症状方面安全有效。其他的中医治疗包括按摩理疗、药膳、针灸及耳穴贴压等，也可起到辅助治疗作用。

# 项目八　宫颈癌

【学习目标】

1. 掌握宫颈癌的临床表现。

2. 熟悉宫颈癌的辅助检查、治疗。

3. 了解宫颈癌的主要危险因素。

【概要】

宫颈癌（cervical cancer）是最常见的妇科恶性肿瘤，35～39 岁和 60～64 岁为易发年龄段，近年来有年轻化的趋势。目前，人们认为，人乳头瘤状病毒（HPV）持续感染是宫颈癌的主要危险因素。宫颈癌的常见病理类型有鳞癌、腺癌和腺鳞癌三种，主要为直接蔓延及淋巴转移，血行转移较少见。近几十年宫颈细胞学筛查的普遍应用使宫颈癌和癌前病变得以早期发现和治疗，宫颈癌的发病率和死亡率已有明显下降。

【临床表现】

1. 症状　宫颈癌早期常无症状，可仅表现为性交后或妇科检查后少许出血，称为接触性出血。随着病情的加重，出现阴道出血、排液、疼痛等宫颈癌的主要症状。

（1）阴道出血　常表现为接触性出血，也可表现为经期、经量的改变。早期出血量少，晚期出血量多。

（2）阴道排液　常有阴道排液增多，白色或血性，稀薄如水样或米泔状，有腥臭味。随着癌组织破溃、坏死、感染，可有大量脓性或米汤样恶臭白带。

（3）疼痛等晚期癌的症状　根据癌症侵犯的部位不同可出现相应的症状，晚期出现恶病质。

2. 体征　镜下原位癌及微小浸润癌可无明显肉眼病灶，宫颈光滑或仅为柱状上皮异位。随病情的进展，外生型可见宫颈上的赘生物向外生长，常呈菜花样，触之易出血。内生型可见宫颈肥大，质硬，宫颈管膨大呈桶状，晚期由于癌组织坏死脱落，形成凹陷性溃疡，表面覆有灰褐色坏死组织。阴道受累时，穹隆消失，阴道变硬。宫旁组织受侵时，检查时可发现宫旁组织增厚，结节状，质地与癌组织相似，有时浸润达盆壁，形成冰冻骨盆。

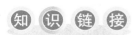

### 冰冻骨盆

在生理情况下，女性内生殖器官，如子宫、输卵管、卵巢等在盆腔中呈半游离状态，行妇科双合诊时，可扪及子宫轮廓，一般扪不到正常卵巢和输卵管，这些器官可随着检查者的手指推动而移动，子宫两侧盆腔组织软，呈空虚感。当晚期宫颈癌蔓延至全盆腔，并向两侧浸润达骨盆壁时，子宫、输卵管和卵巢均受侵被固定，整个盆腔呈硬块状，宛如被冰冻了一样，故称冰冻骨盆。急性盆腔结缔组织炎亦可有"冰冻骨盆"表现。

【实验室及其他检查】

1. 宫颈刮片细胞学检查　是宫颈癌筛查的主要方法，必须在宫颈移行带刮片。可采用 TBS 或巴氏五级分类法。

2. 宫颈碘试验　正常宫颈阴道部鳞状上皮含丰富糖原，碘溶液涂染后呈棕色或深褐色，不染色区说明该处上皮缺乏糖原，可能有病变。在碘不染色区取材活检可提高诊断率。

3. 阴道镜检查　宫颈刮片细胞学检查巴氏Ⅲ级及Ⅲ级以上、TBS 分类为鳞状上皮内瘤变，均应在阴道镜观察下选择可疑癌变区行宫颈活组织检查。

4. 宫颈和宫颈管活组织检查　为确诊宫颈癌及宫颈癌前病变的可靠依据。所取组织应包括间质及邻近正常组织。宫颈刮片阳性，但宫颈光滑或宫颈活检阴性，应用小刮匙搔刮宫颈管，刮出物送病理检查。

【诊断】

根据病史、临床症状、妇科检查和（或）阴道镜检查并进行宫颈组织活检可以确诊。

【治疗】

应结合病人的年龄，婚育状况，病变范围、程度、级别等综合考虑治疗措施，常用的方法有手术、放疗、化疗等，或其综合应用。

1. 手术治疗　手术主要用于早期宫颈癌病人。

常用术式有：全子宫切除术；次广泛全子宫切除术及盆腔淋巴结清扫术；广泛全子宫切除术及盆腔淋巴结清扫术；腹主动脉旁淋巴切除或取样。年轻病人卵巢正常可保留。对要求保留生育功能的年轻病人，属于特别早期的可行宫颈锥形切除术或根治性宫颈切除术。根据病人的不同分期选用不同的术式。

2. 放射治疗　适应证：①中晚期病人。②全身情况不适宜手术的早期病人。③宫颈大块病灶的术前放疗。④手术治疗后病理检查发现有高危因素的辅助治疗。

3. 手术及放射综合治疗　适用于宫颈较大病灶，术前先放疗，待癌灶缩小后再手术；或术后证实淋巴结或宫旁组织有转移或切除残端有癌细胞残留。放疗作为术后的补充治疗。

4. 化疗　越来越多的证据表明，所有需要放疗的宫颈癌病人在接受放疗的同时加用以顺铂为主的化疗，可以明显改善预后，因此，放疗的同时加用以顺铂为主的化疗已成为治疗宫颈癌的新标准。其他常用化疗药物有卡铂、紫杉醇、博来霉素、异环磷酰胺、氟尿嘧啶等。

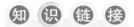

### 宫颈癌的预后

病人的预后与临床期别、病理类型及治疗方法有关，淋巴结无转移者预后好。晚期病例的主要死亡原因有：尿毒症、出血、感染、恶病质等。

# 项目九　卵巢肿瘤

【学习目标】

1. 掌握卵巢肿瘤的治疗。

2. 熟悉卵巢肿瘤的辅助检查、临床表现。

3. 了解卵巢肿瘤的诊断。

【概要】

卵巢肿瘤（ovarian tumour）是指发生于卵巢上的肿瘤。它是女性生殖器常见肿瘤之一。卵巢恶性肿瘤还是妇科恶性肿瘤中死亡率最高的肿瘤。卵巢肿瘤在月经初潮早、绝经晚、未产的妇女发病率高，而分娩次数多、哺乳和口服避孕药的妇女发病危险减少。

【临床表现】

1. 良性肿瘤　较小的包块一般不产生症状，偶有患侧下腹沉坠或牵痛的感觉。可清楚触及腹部肿块，表面光滑，无压痛，有囊性感。多数良性肿瘤以输卵管形成一较长的柄蒂，因肿瘤与周围组织多无粘连，故移动性较大，常可将包块自下腹一侧推移至上腹部。

2. 恶性肿瘤　生长迅速，包块多不规则，无移动性，可伴腹水，短期内出现全身症状，如衰弱、发热、食欲不振等。

3. 功能性卵巢肿瘤　如粒层细胞瘤，因产生大量雌激素，可引起性早熟的症状。女性特征，如体格、乳腺、外生殖器均发育迅速，并出现月经，但不排卵。骨骼发育可超越正常范围。尿中雌激素增高，同时尿中促性腺激素亦升高，超出一般规律而达成人水平。

4. 其他　中等大小、蒂部较长的卵巢肿块（包括潴留性卵巢囊肿）可发生瘤体和蒂部扭转。一旦扭转，可发生出血和坏死，临床上表现为急腹症，可有腹痛，恶心或呕吐，检查时肿瘤部位腹肌紧张，压痛明显，可有体温升高和白细胞计数增多。肿瘤较大时，压

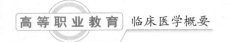

迫邻近器官，可致排尿及排便困难。

【实验室及其他检查】

1. 腹水细胞学检查　下腹髂窝穿刺，如腹水少可经后穹隆穿刺，抽腹水查癌细胞。

2. 肿瘤标志物测定　CA125、AFP、HCG、CEA 等对诊断卵巢恶性肿瘤均有参考价值。

3. 影像学检查

（1）超声检查　是诊断卵巢肿瘤的重要手段。可以判断肿瘤大小、部位、质地、与子宫的关系及有无腹水等。

（2）CT 及 MRI 检查　对判断肿瘤大小、质地、与盆腔各脏器之间的关系，特别对盆腔和主动脉旁淋巴结增大有一定价值。

（3）淋巴管造影　可显示髂脉管和腹主动脉旁淋巴结及其转移征象，提供术前估价及淋巴结清扫术准备。

【诊断】

主要依靠临床征象，若行妇科检查在子宫旁扪及一侧或双侧囊性或实质性球形肿块及其他盆腔异常情况均应怀疑卵巢肿瘤，应进一步采用各种辅助检查方法加以确诊。

【治疗】

卵巢良性肿瘤不论大小，一经确诊，原则上一律行手术治疗。卵巢恶性肿瘤因病理类型不同而治疗方案不同，多用手术治疗联合化疗等综合治疗。化疗常选用环磷酰胺（CTX）、噻替派（TSPA）、氟尿嘧啶（5-FU）、甲氨蝶呤（MTX）、顺铂（DDP）、卡铂（CBP）、紫杉醇（Taxol）、长春新碱（VCR）、依托泊苷（VP-16）等药物。

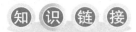

### 卵巢恶性肿瘤的手术治疗

手术时首先应详细探查，包括腹腔冲洗液或腹腔积液的细胞学检查，横膈、盆腹腔脏器、盆腔淋巴结、腹膜后淋巴结的触诊，以进行准确的肿瘤分期。早期病人的手术方式分为全面分期手术和保留生育机能的分期手术。全面分期手术的范围包括双侧附件、子宫、大网膜切除和盆腔及腹膜后淋巴结清扫术。

## 项目十　盆腔炎

【学习目标】

1. 掌握急、慢性盆腔炎的诊断。

2. 熟悉急、慢性盆腔炎的临床表现、治疗。

3. 了解盆腔炎的分类。

盆腔炎（pelvic inflammatory disease，PID）是指女性生殖器官、子宫周围结缔组织及盆腔腹膜的炎症。有急性和慢性之分。

### 一、急性盆腔炎

【概要】

急性盆腔炎包括急性子宫内膜炎及急性子宫肌炎、急性输卵管卵巢炎、急性盆腔结缔组织炎、急性盆腔腹膜炎。急性盆腔炎绝大部分由阴道和宫颈的细菌经生殖道黏膜或淋巴系统上行感染引起，少数是由邻近脏器炎症（如阑尾炎）蔓延及血液传播引起。常见的病原体主要有链球菌、葡萄球菌、大肠杆菌、厌氧菌、淋球菌、铜绿假单胞菌、结核杆菌，以及衣原体、支原体等。

### 知 识 链 接

**急性盆腔炎的常见病因**

慢性盆腔炎急性发作。邻近器官的炎症直接蔓延，例如阑尾炎、腹膜炎等。经期卫生不良。宫腔内手术操作后感染，如放置宫内节育器、刮宫术、输卵管通液术、子宫输卵管造影术、宫腔镜检查等。

【临床表现】

1. 可因炎症轻重及范围大小而有不同的临床表现。轻者无症状或症状轻微。常见症状为下腹痛、发热、阴道分泌物增多。腹痛为持续性，活动或性交后加重。若病情严重可有寒战、高热、头痛、食欲不振。若有腹膜炎，则出现消化系统症状，如恶心、呕吐、腹胀、腹泻等。月经期发病可出现经量增多、经期延长。若有脓肿形成，可有下腹包块及局部压迫刺激症状。包块位于子宫前方可出现膀胱刺激症状，如排尿困难、尿频，若引起膀胱肌炎还可有尿痛等。包块位于子宫后方可有直肠刺激症状，若在腹膜外可致腹泻、里急后重感和排便困难。若有输卵管炎的症状及体征并同时有右上腹疼痛者，应怀疑有肝周围炎。

2. 由于感染的病原体不同，临床表现也有差异。淋病奈瑟菌感染以年轻妇女多见，多于月经期或经后 7 日内发病，起病急，可有高热，体温在 38℃ 以上，常引起输卵管积脓，出现腹膜刺激征及阴道脓性分泌物。非淋病奈瑟菌性盆腔炎起病较缓慢，高热及腹膜刺激征不如淋病奈瑟菌感染明显。若为厌氧菌感染，病人的年龄偏大，容易有多次复发，常伴有脓肿形成。衣原体感染病程较长，高热不明显，长期持续低热，主要表现为轻微下腹痛，并久治不愈。

3. 病人体征差异较大，轻者无明显异常发现。典型体征呈急性病容，体温升高，心率加快，下腹部有压痛、反跳痛及肌紧张，若病情严重可出现腹胀，肠鸣音减弱或消失。盆腔检查：阴道可有充血，并有大量脓性臭味分泌物；宫颈充血、水肿，将宫颈表面分泌物拭净，若见脓性分泌物从宫颈口流出，说明宫颈管黏膜或宫腔有急性炎症。穹隆触痛明显，应注意是否饱满；宫颈举痛；宫体稍大，有压痛，活动受限；子宫两侧压痛明显，若为单纯输卵管炎，可触及增粗的输卵管，压痛明显；若为输卵管积脓或输卵管卵巢脓肿，则可触及包块且压痛明显，不活动；宫旁结缔组织炎时，可扪及宫旁一侧或两侧片状增厚，或两侧宫骶韧带高度水肿、增粗，压痛明显；若有盆腔脓肿形成且位置较低时，可扪及后穹隆或侧穹隆有肿块且有波动感。

【诊断及鉴别诊断】

1. 诊断要点：①常有产后、流产后和盆腔手术感染史或有经期卫生不良，放置宫内节育器，慢性盆腔炎及不良性生活史等。②发热，下腹痛，白带增多，膀胱和直肠刺激症状，腹膜刺激征阳性，宫颈举痛，宫颈口可有脓性分泌物流出，子宫略大有压痛，附件增厚，压痛明显，扪及块状物。③实验室检查白细胞及中性粒细胞升高、血沉增快、C 反应蛋白增高；血液培养，宫颈管分泌物和后穹隆穿刺液涂片找到淋球菌可确诊；后穹隆穿刺抽出脓液有助于盆腔炎诊断（图 5-2）。④B 超可发现输卵管卵巢脓肿、盆腔积脓。

2. 急性盆腔炎诊断标准需同时具备三项必备条

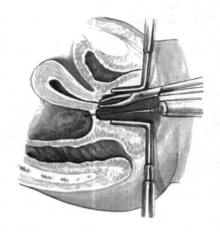

图 5-2 阴道后穹隆穿刺示意图

件，即下腹压痛、附件压痛和宫颈举痛或摇摆痛。

3. 下列附加条件可增加急性盆腔炎诊断的特异性：体温>38℃、血白细胞>$10×10^9$/L、C反应蛋白升高、宫颈分泌物涂片或培养见淋球菌或沙眼衣原体阳性、后穹隆穿刺抽出脓液、双合诊或B超发现盆腔脓肿或炎性包块。

4. 急性盆腔炎应与急性阑尾炎、输卵管妊娠流产或破裂、卵巢囊肿蒂扭转或破裂相鉴别。

【治疗】

1. 一般治疗

（1）卧床休息，半卧位，使脓液积聚于子宫直肠陷窝。

（2）给予高热量、高蛋白、高维生素流食或半流食，补充水分，纠正水、电解质紊乱，必要时少量输血。

（3）高热采用物理降温，腹胀行胃肠减压。

（4）避免不必要的妇科检查以免炎症扩散。

（5）重症病例应严密观察，以便及时发现感染性休克。

2. 药物治疗　最好根据药敏试验选用抗感染药物，初始治疗往往根据经验选择抗感染药物。由于急性盆腔炎常为需氧菌、厌氧菌及衣原体等的混合感染，故常联合应用抗感染药物。抗感染治疗2~3日后，如疗效肯定，即使与药敏试验不符亦不必更换抗感染药物。如疗效不显或病情加重，可根据药敏试验改用相应抗感染药物。常用的药物有：青霉素类+甲硝唑、头孢菌素+甲硝唑、喹诺酮、氨基糖苷类。

3. 手术治疗

（1）药物治疗无效　盆腔脓肿形成经药物治疗48~72小时，体温持续不降，病人中毒症状加重或包块增大者，应及时手术，以免发生脓肿破裂。

（2）输卵管积脓或输卵管卵巢脓肿　经药物治疗病情有好转，继续控制炎症数日，肿块仍未消失但已局限化，应行手术切除，以免日后再次急性发作仍需手术。

（3）脓肿破裂　突然腹痛加剧，寒战、高热、恶心、呕吐、腹胀，检查腹部拒按或有中毒性休克表现，均应怀疑为脓肿破裂，需立即剖腹探查。手术可根据情况选择经腹手术或腹腔镜手术。手术范围应根据病变范围、病人年龄、一般状态等条件全面考虑。原则以切除病灶为主。年轻妇女应尽量保留卵巢功能，以采用保守性手术为主；年龄大、双侧附件受累或附件脓肿屡次发作者，行全子宫及双附件切除术；对极度衰弱危重病人的手术范围应按具体情况决定。若为盆腔脓肿或盆腔结缔组织脓肿（腹膜外脓肿），可根据脓肿位置经阴道或下腹部切开排脓引流。若脓肿位置低、突向阴道后穹隆时，可经阴道切开排脓，同时注入抗生素。若脓肿位置较高且较表浅，例如盆腔腹膜外脓肿向上延伸超出盆腔者，于髂凹处可扪及包块时，可在腹股沟韧带上方行腹膜外切开引流排脓。

## 二、 慢性盆腔炎

【概要】

慢性盆腔炎主要包括输卵管炎、子宫内膜炎、盆腔腹膜炎、卵巢炎等，多为急性盆腔炎治疗不及时所致。慢性盆腔炎如果得不到及时有效的治疗，有可能发展为败血症、慢性腹膜炎等，严重者会导致中毒性休克。

【临床表现】

1. 症状　由于慢性炎症形成的瘢痕粘连及盆腔充血，病人常表现为慢性盆腔痛，即下腹部坠胀、疼痛，腰骶部酸痛，常于劳累、性交后、月经前后加重。由于输卵管炎症导致输卵管粘连阻塞，从而导致不孕或异位妊娠。由于盆腔淤血、卵巢功能损害，可导致月经量增多、月经失调及痛经。老年性子宫内膜炎可有脓血性分泌物。由于病程长，部分病人可出现神经衰弱、胃肠道症状，如易疲劳、周身不适、失眠等。

2. 体征　若为子宫内膜炎，则子宫增大、压痛；若为输卵管炎，则在子宫一侧或两侧触及条索样增粗的输卵管，有压痛；若为输卵管积水或输卵管卵巢囊肿，则在盆腔内可触及一囊性肿物，活动欠佳；若为盆腔结缔组织炎时，子宫多呈后位，活动受限，子宫一侧或两侧片状增厚、压痛，宫骶韧带增粗、变硬，有触痛。

【诊断及鉴别诊断】

有急性盆腔炎史，症状、体征明显者，诊断多无困难。但对叙述症状较多，且无急性盆腔炎病史，无阳性体征的病人，对慢性盆腔炎的诊断要慎重，以免增加病人的精神负担。诊断困难时，应行腹腔镜检查。

慢性盆腔炎应与子宫内膜异位症、盆腔淤血症、陈旧性宫外孕、输卵管卵巢肿瘤、盆腔结核等鉴别。

【治疗】

多以综合治疗为主，包括心理治疗、合理的健康指导，以及西医药、中医药、物理治疗等。

1. 子宫内膜炎　对产后、流产后怀疑有胎盘胎膜残留者，应用抗生素治疗后行刮宫术；老年性子宫内膜炎应全身应用抗生素，宫腔积脓时，应行扩宫术，但要警惕子宫内膜癌。

2. 输卵管炎、输卵管卵巢炎、慢性盆腔结缔组织炎

（1）物理疗法　温热的良性刺激可促进盆腔局部血液循环，改善组织营养状态，提高新陈代谢，以利炎症吸收和消退。常用的有短波、超短波、离子透入（可加入各种药物如青霉素、链霉素）等。

（2）中药治疗　根据辨证施治的原则，可应用中药口服或保留灌肠。

（3）抗生素治疗　急性发作时可酌情应用，但对反复发作、长期应用抗生素者，用药效果不佳。

（4）手术治疗　存在感染灶，反复引起炎症发作者，经综合治疗无效，可考虑手术。手术要求尽量清除病灶，并根据病人的年龄、生育状况和病情的程度等决定手术的范围。

3. 输卵管积水、输卵管卵巢囊肿　如抗生素治疗无效，可考虑手术治疗。

## 复习思考

### 一、选择题

1. 肾癌最常见和最早出现的症状是

    A. 膀胱刺激征　　　　　B. 腹痛　　　　　　　C. 肿块

    D. 血尿　　　　　　　　E. 低热

2. 肾病综合征最常见的并发症

    A. 循环衰竭　　　　　　B. 肾功能不全　　　　C. 感染

    D. 静脉血栓形成　　　　E. 蛋白及脂肪代谢紊乱

3. 尿路感染最常见的致病菌是

    A. 大肠埃希菌　　　　　B. 变形杆菌　　　　　C. 克雷伯杆菌

    D. 粪链球菌　　　　　　E. 葡萄球菌

4. 慢性肾衰竭病人控制高血压首选

    A. ACEI　　　　　　　　B. 钙拮抗药　　　　　C. β 受体阻滞剂

    D. α 受体阻滞剂　　　　E. 利尿药

5. 宫颈癌确诊方法是

    A. 宫颈活组织检查　　　B. 阴道镜检查　　　　C. 碘试验

    D. 妇科三合诊检查　　　E. 子宫颈刮片细胞学检查

### 二、简答题

1. 肾病综合征的诊断要点有哪些？

2. 急性盆腔炎的诊断要点有哪些？

3. 肾及输尿管结石的临床表现有哪些？

4. 膀胱癌如何治疗？

三、病例分析

1. 女性，42 岁。尿频、尿急、尿痛 3 天，伴腰痛、发热。查体：体温 39℃，血压 110/75mmHg，左肾区有叩击痛，血常规见白细胞升高，尿常规见脓细胞（+++），红细胞（+++）及白细胞管型。

问题：该病人最可能的临床诊断是什么？应如何治疗？

2. 男性，28 岁。突然发生右下腹痛，伴有恶心、呕吐。体检：腹平软，右下腹深压痛，无反跳痛，右肋脊角叩痛。尿常规：白细胞 0~5 个/HP，红细胞 10~15 个/HP。血常规：白细胞 $9.6×10^9$/L，中性粒细胞 0.78。腹部平片示右输尿管上段有阴影 0.8cm。

问题：该病人最可能患有什么疾病？诊断依据是什么？

扫一扫，知答案

扫一扫，看课件

模块六
# 血液系统疾病

## 项目一 贫 血

【学习目标】
1. 掌握贫血的定义。
2. 掌握缺铁性贫血与再生障碍性贫血的临床表现。
3. 掌握缺铁性贫血与再生障碍性贫血的诊断标准。
4. 了解缺铁性贫血与再生障碍性贫血的治疗原则。

贫血（anemia）是指人体外周血红细胞容量减少，低于正常范围下限的一种常见的临床症状。临床上常以血红蛋白（Hb）浓度作为标准，我国血液病学家认为，在我国海平面地区，成年男性 Hb<120g/L，成年女性 Hb<110g/L，孕妇 Hb<100g/L 就有贫血。久居高原地区居民的血红蛋白正常值较海平面居民为高；在妊娠、低蛋白血症、充血性心力衰竭、脾肿大及巨球蛋白血症时，血浆容量增加，此时即使红细胞容量是正常的，但因血液被稀释，血红蛋白浓度降低，容易被误诊为贫血；在脱水或失血等循环血容量减少时，由于血液浓缩，即使红细胞容量偏低，但因血红蛋白浓度增高，贫血容易漏诊。

基于不同的临床特点，贫血有不同的分类。如：按贫血进展速度分急、慢性贫血；按红细胞形态分大细胞性贫血、正常细胞性贫血和小细胞性贫血；按血红蛋白浓度分轻度、中度、重度和极重度贫血；按骨髓红系增生情况分增生性贫血和增生低下性贫血。

## 一、缺铁性贫血

【概要】

铁缺乏症包括开始时体内贮铁耗尽，继之缺铁性红细胞生成，最终引起缺铁性贫血（iron deficient anemia，IDA）。IDA 指缺铁引起的小细胞低色素性贫血及相关的缺铁异常，是血红蛋白合成异常性贫血中的一种。IDA 是最常见的贫血。主要病因：摄入不足，育龄妇女、婴幼儿、生长发育时期的儿童、青少年；吸收不良，胃及十二指肠疾病、某些药物（抗酸剂等）影响；慢性失血，消化道出血、月经过多。

【临床表现】

1. 贫血表现　常见乏力、易倦、头昏、头痛、耳鸣、心悸、气促、纳差等；伴皮肤、黏膜苍白，心率增快。

2. 组织缺铁表现　精神行为异常，如烦躁、易怒、注意力不集中、异食癖；体力、耐力下降；易感染；儿童生长发育迟缓、智力低下；口腔炎、舌炎、舌乳头萎缩、口角炎、缺铁性吞咽困难（称 Plummer-Vinson 征）；毛发干枯、脱落；皮肤干燥、皱缩；指（趾）甲缺乏光泽、脆薄易裂，重者指（趾）甲变平，甚至凹下呈勺状（匙状甲）。

3. 缺铁原发病表现　如消化性溃疡、肿瘤或痔疮导致的黑便、血便或腹部不适，肠道寄生虫感染导致的腹痛或大便性状改变，妇女月经过多，肿瘤性疾病的消瘦，血管内溶血的血红蛋白尿等。

【诊断】

缺铁性贫血诊断包括以下三方面：

1. 贫血为小细胞低色素性，男性血红蛋白<120g/L，女性血红蛋白<110g/L，孕妇血红蛋白<100g/L；平均红细胞体积（MCV）低于80fL，平均红细胞血红蛋白量（MCH）小于27pg，平均红细胞血红蛋白浓度（MCHC）小于32%。

2. 有缺铁的依据，符合贮铁耗尽（ID）或缺铁性红细胞生成（IDE）的诊断。

ID 符合下列任何一条即可诊断：①血清铁蛋白<12μg/L。②骨髓铁染色显示骨髓小粒可染铁消失，铁粒幼红细胞少于15%。

IDE：①符合 ID 诊断标准。②血清铁低于 8.95μmol/L，总铁结合力升高大于64.44μmol/L，转铁蛋白饱和度<15%。③FEP/Hb>4.5μg/gHb。

3. 存在铁缺乏的病因，铁剂治疗有效。

【治疗】

1. 病因治疗　治疗缺铁性贫血首先是明确诊断，治疗病因。如婴幼儿、青少年和妊娠妇女营养不足引起的缺铁性贫血，应改善饮食；胃、十二指肠溃疡伴慢性失血或胃癌术后残胃癌所致的缺铁性贫血，应多次检查大便潜血，行胃肠道 X 线或内镜检查，必要时手术根治；月经过多引起的缺铁性贫血应调理月经；寄生虫感染者应驱虫治疗等。

2. 补铁治疗　首选口服铁剂，如琥珀酸亚铁 0.1g，每日 3 次。餐后服用胃肠道反应小且易耐受。若口服铁剂不能耐受或吸收障碍，可用右旋糖酐铁肌内注射，每次 50mg，每日或隔日 1 次，缓慢注射，注意过敏反应。

【预防】

对婴幼儿及时添加富含铁的食品，如蛋类、动物肝脏等；对青少年纠正偏食，定期查、治寄生虫感染；对孕妇、哺乳期妇女可补充铁剂；对月经期妇女应防治月经过多。进行好肿瘤性疾病和慢性出血性疾病的人群防治。

## 二、 再生障碍性贫血

【概要】

再生障碍性贫血（aplastic anemia，AA）简称再障，通常指原发性骨髓造血功能衰竭综合征，以骨髓造血细胞增生减低和外周血全血细胞减少为特征。主要表现为骨髓造血功能低下、全血细胞减少和贫血、出血、感染。根据病人的病情、血象、骨髓象及预后，可分为重型（SAA）和非重型（NSAA）。发病原因不明确，可能为：①病毒感染，特别是肝炎病毒、微小病毒 B19 等。②化学因素，氯霉素类抗生素、磺胺类药物及杀虫剂引起的再障与剂量关系不大，但与个人敏感度有关。

【临床表现】

1. 重型再生障碍性贫血（SAA）　起病急，进展快，病情重；常以出血和感染发热为首起及主要表现。

（1）贫血　苍白、乏力、头昏、心悸和气短等症状进行性加重。

（2）感染　多数病人有发热，体温在 39℃ 以上，个别病人自发病到死亡均处于难以控制的高热之中。以呼吸道感染最常见，其次有消化道、泌尿生殖道及皮肤、黏膜感染等。感染菌种以革兰阴性杆菌、金黄色葡萄球菌和真菌为主，常合并败血症。

（3）出血　皮肤可有出血点或大片瘀斑，口腔黏膜有血疱，有鼻出血、牙龈出血、眼结膜出血等。深部脏器出血时可见呕血、咯血、便血、血尿、阴道出血、眼底出血和颅内出血，后者常危及病人的生命。

2. 非重型再生障碍性贫血（NSAA） 起病和进展较缓慢，贫血、感染和出血的程度较重型轻，也较易控制。也有部分病人迁延多年不愈，甚至病程长达数十年，少数到可进展为重型或极重型再障。

【诊断及鉴别诊断】

1. 诊断

（1）再生障碍性贫血诊断标准 ①全血细胞减少，网织红细胞百分数<1%，淋巴细胞比例增高。②一般无肝、脾肿大。③骨髓多部位增生减低，造血细胞减少，非造血细胞比例增高，骨髓小粒空虚。有条件者行骨髓活检，可见造血组织均匀减少。④除外引起全血细胞减少的其他疾病，详见鉴别诊断。⑤一般抗贫血药物治疗无效。

（2）再生障碍性贫血分型诊断标准 SAA，发病急，贫血进行性加重，严重感染和出血。血象具备下述三项中的两项：①网织红细胞绝对值<$15\times10^9$/L。②中性粒细胞<$0.5\times10^9$/L。③血小板<$20\times10^9$/L。骨髓增生广泛重度减低。NSAA 指达不到 SAA 诊断标准的 AA。

2. 鉴别诊断

（1）骨髓增生异常综合征（MDS） MDS 的某些亚型有全血细胞减少，网织红细胞有时不高甚至降低，骨髓也可低增生，这些易与再生障碍性贫血混淆。

（2）自身抗体介导的全血细胞减少 包括伊文综合征和免疫相关性全血细胞减少。前者可测及外周成熟血细胞的自身抗体，后者可测及骨髓未成熟血细胞的自身抗体。这两类病人可有全血细胞减少并骨髓增生减低，但外周血网织红细胞或中性粒细胞比例往往不低甚或偏高，骨髓红系细胞比例不低且易见"红系造血岛"。

（3）急性白血病（AL） 白细胞减少和低增生性 AL 因早期肝、脾及淋巴结不肿大，外周两系或三系血细胞减少，易与 AA 混淆。仔细观察血象及多部位骨髓，可发现原始粒、单或原始淋巴细胞明显增多，如能发现白血病的融合基因对鉴别帮助更大。

【治疗】

1. 支持治疗

（1）保护措施 预防感染，注意饮食及环境卫生，SAA 需要保护性隔离；避免出血，防止外伤及剧烈活动；不用对骨髓有损伤作用和抑制血小板功能的药物；必要的心理护理。

（2）对症治疗 ①纠正贫血。②控制出血。③控制感染。④护肝治疗。

2. 针对发病机制的治疗

（1）免疫抑制治疗 ①抗淋巴/胸腺细胞球蛋白（ALG/ATG），用于 SAA。②环孢素。③其他，CD3 单克隆抗体、麦考酚吗乙酯（MMF，骁悉）、环磷酰胺、甲泼尼龙等治疗 SAA。

（2）促造血治疗 ①雄激素。②造血生长因子，特别适用于 SAA。

（3）造血干细胞移植 对 40 岁以下、无感染及其他并发症、有合适供体的 SAA 病人，可考虑造血干细胞移植。

【预后】

如治疗得当，NSAA 病人多数可缓解甚至治愈，仅少数进展为 SAA 型。SAA 发病急、病情重，以往病死率极高。近年来，随着治疗方法的改进，SAA 的预后明显改善，但仍约 1/3 的病人死于感染和出血。

# 项目二 白血病

【学习目标】

1. 掌握白血病的临床表现、诊断和鉴别诊断。

2. 熟悉白血病的治疗。

3. 了解白血病的概念与分型。

【概要】

白血病（leukemia）是一类造血干细胞的恶性克隆性疾病，因白血病细胞自我更新增强、增殖失控、分化障碍、凋亡受阻，而停滞在细胞发育的不同阶段。在骨髓和其他造血组织中，白血病细胞大量增生累积，使正常造血受抑制并浸润其他器官和组织。

根据白血病细胞的成熟程度和自然病程，将白血病分为急性和慢性两大类。急性白血病（AL）细胞分化停滞在早期阶段，以原始及早幼细胞为主，疾病发展迅速，病程数月。慢性白血病（CL）细胞分化较好，以幼稚或成熟细胞为主，发展缓慢，病程数年。其次，根据主要受累的细胞系列可将 AL 分为急性淋巴细胞白血病（简称急淋白血病或急淋，ALL）和急性髓细胞白血病（简称急粒白血病或急粒，AML）。CL 则分为慢性髓细胞白血病（简称慢粒白血病或慢粒，CML），慢性淋巴细胞白血病（简称慢淋白血病或慢淋，CLL）及少见类型的白血病，如毛细胞白血病（HCL）、幼淋巴细胞白血病（PLL）等。

【临床表现】

儿童及青少年急性白血病多起病急骤。常见的首发症状包括发热、进行性贫血、显著的出血倾向或骨关节疼痛等。起病缓慢者以老年及部分青年病人居多，病情逐渐进展。此外，少数病人可以抽搐、失明、牙痛、牙龈肿胀、心包积液、双下肢截瘫等为首发症状。

1. 贫血　多数病人就诊时已有重度贫血，尤其是继发于骨髓增生异常综合征（MDS）者。病人往往伴有乏力、面色苍白、心悸、气短、下肢水肿等症状。

2. 发热　是白血病最常见的症状之一，半数病人以发热为早期表现。可低热，亦可高达 $39\sim40℃$ 以上，伴有畏寒、出汗等。虽然白血病本身可以发热，但高热往往提示有继发感染。

3. 感染　以口腔炎、牙龈炎、咽峡炎最常见，可发生溃疡或坏死；肺部感染、肛周炎、肛旁脓肿亦常见，严重时可致败血症。最常见的致病菌为革兰阴性杆菌；长期应用抗生素者，可出现真菌感染；因病人伴有免疫功能缺陷，可发生病毒感染。

4. 出血　出血可发生在全身各部位，以皮肤瘀点和瘀斑、鼻出血、牙龈出血、月经过多为多见。眼底出血可致视力障碍。大量白血病细胞在血管中瘀滞及浸润、血小板减少、凝血异常以及感染是出血的主要原因。

5. 骨和关节疼痛　骨和骨膜的白血病浸润引起骨痛。常有胸骨下段局部压痛。可出现关节、骨骼疼痛，尤以儿童多见。发生骨髓坏死时，可引起骨骼剧痛。

6. 肝脾和淋巴结肿大　以轻、中度肝脾肿大为多见。ALL 比 AML 肝脾肿大的发生率高，慢性比急性白血病脾脏肿大更为常见，程度也更明显。淋巴结肿大 ALL 也比 AML 多见，可累及浅表或深部，如纵隔、肠系膜、腹膜后等淋巴结。

7. 中枢神经系统白血病（CNSL）　CNSL 可发生在疾病各个时期，但常发生在治疗后缓解期，这是由于化疗药物难以通过血脑屏障，隐藏在中枢神经系统的白血病细胞不能被有效杀灭，因而引起 CNSL。以 ALL 最常见，儿童尤甚，其次为 $M_4$、$M_5$ 和 $M_2$。临床上轻者表现为头痛、头晕，重者有呕吐、颈项强直，甚至抽搐、昏迷。颅神经（第Ⅵ、Ⅶ对颅神经为主）受累可出现视力障碍和面瘫等。

8. 其他组织和器官浸润　ALL 皮肤浸润比 AML 少见，但睾丸浸润较多见。睾丸白血病也常出现在缓解期 ALL，表现为单或双侧睾丸的无痛性肿大，质地坚硬无触痛，是仅次于 CNSL 的白血病髓外复发根源。白血病浸润还可累及肺、胸膜、肾、消化道、心、脑、子宫、卵巢、乳房、腮腺和眼部等各种组织和器官，并表现相应脏器的功能障碍。

9. 慢性粒细胞白血病的症状　起病缓慢，早期常无自觉症状，多因健康检查或因其他疾病就医时才发现血象异常或脾肿大而确诊。随着病情发展，可出现乏力、低热、多汗或盗汗、体重减轻等新陈代谢亢进的表现。由于脾肿大而感左上腹坠胀、食后饱胀等症状。进入急性期后，预后极差，往往在数月内死亡。

【实验室及其他检查】

1. 血象 AL 病人大多数白细胞增多，超过 $10×10^9/L$ 以上者，称为白细胞增多性白血病；也有白细胞计数正常或减少，低者可 $<1.0×10^9/L$，称为白细胞不增多性白血病。血涂片分类检查可见数量不等的原始和幼稚细胞，但白细胞不增多型病例血片上很难找到原始细胞。病人常有不同程度的正常细胞性贫血，少数病人血片上红细胞大小不等，可找到幼红细胞。约 50% 的病人血小板低于 $60×10^9/L$，晚期血小板往往极度减少。

2. 骨髓象 是诊断 AL 的主要依据和必行检查。原始细胞≥骨髓有核细胞（ANC）的 30% 为 AL 的诊断标准，WHO 分类将骨髓原始细胞≥20% 定为 AL 的诊断标准。多数病例骨髓象有核细胞显著增生，以原始细胞为主，而较成熟中间阶段细胞缺如，并残留少量成熟粒细胞，形成所谓"裂孔"现象。少数骨髓增生低下但原始细胞仍占 30% 以上者称为低增生性 AL。Auer 小体仅见于 AML，有独立诊断意义。

【诊断及鉴别诊断】

根据临床表现、血象和骨髓象特点，诊断白血病一般不难。但因白血病细胞类型、染色体改变、免疫表型和融合基因的不同，治疗方案及预后亦随之改变，故初诊病人应尽力获得全面形态学、免疫学、细胞遗传学和分子生物学资料，以便评价预后，指导治疗，并应注意排除下述疾病。

1. 骨髓增生异常综合征 该病的某些类型除病态造血外，外周血中有原始和幼稚细胞，全血细胞减少和染色体异常，易与白血病相混淆。但骨髓中原始细胞小于 20%。

2. 某些感染引起的白细胞异常 如传染性单核细胞增多症，血象中出现异形淋巴细胞，但形态与原始细胞不同，血清中嗜异性抗体效价逐步上升，病程短，可自愈。百日咳、传染性淋巴细胞增多症、风疹等病毒感染时，血象中淋巴细胞增多，但淋巴细胞形态正常，病程良性。骨髓原幼细胞不增多。

3. 巨幼细胞贫血 巨幼细胞贫血有时可与红白血病混淆。但前者骨髓中原始细胞不增多，幼红细胞 PAS 反应常为阴性，予以叶酸、维生素 $B_{12}$ 治疗有效。

4. 急性粒细胞缺乏症恢复期 在药物或某些感染引起的粒细胞缺乏症的恢复期，骨髓中原、幼粒细胞增多。但该症多有明确病因，血小板正常，原、幼粒细胞中无 Auer 小体及染色体异常。短期内骨髓成熟粒细胞恢复正常。

【治疗】

根据病人的检查结果及临床特点，进行预后危险分层，按照患方意愿、经济能力，选择并设计最佳完整、系统的方案治疗。目前主要有下列几类治疗方法：

1. 化学治疗　化疗是治疗急性白血病的主要手段，可分为诱导缓解和缓解后治疗两个阶段。诱导缓解治疗，化学治疗是此阶段白血病治疗的主要方法，目标是使病人迅速获得完全缓解，即白血病的症状和体征消失。理想的完全缓解为免疫学、细胞遗传学和分子生物学异常标志消失。抗白血病治疗的第二阶段，即缓解后治疗，主要方法为化疗和造血干细胞移植。诱导缓解获完全缓解后，体内仍有残留的白血病细胞，称之为微小残留病灶。为争取病人长期无病生存和痊愈，必须进行缓解后治疗。

2. 放射治疗　①脾脏照射，应用于脾肿大疼痛不能手术者。②硬膜外浸润压迫脊髓，照射野上下均超出病灶区。③中枢神经系统照射，主要用于白细胞计数增高、T 细胞型血小板减少、淋巴结及脾脏肿大明显者。

3. 免疫治疗　活化巨噬细胞、自然杀伤细胞、伤害性 T 细胞等免疫细胞，诱导白细胞介素、干扰素 γ、肿瘤坏死因子 α 等细胞因子的分泌；诱导癌细胞凋亡；与传统的化学治疗药物合用，既增加药效，又减轻化疗过程中的毒副作用；与免疫治疗药物（干扰素 α2b）有协同作用；减缓晚期癌症病人的疼痛，增加食欲，改善病人的生活质量。

4. 干细胞移植　少数高危型的急性白血病、慢性粒细胞白血病、反复发作或不能缓解的病人，有必要进行干细胞移植。临床分为同种异体干细胞移植和自体干细胞移植。

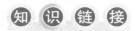

知　识　链　接

脐带血

　　脐带血是胎儿娩出、脐带结扎并离断后残留在胎盘和脐带中的血液。现代研究发现，脐带血中含有可以重建人体造血和免疫系统的造血干细胞，可用于造血干细胞移植，治疗多种疾病。因此，脐带血已成为造血干细胞的重要来源，特别是无血缘关系造血干细胞的来源。

## 复习思考

### 一、选择题

1. 诊断贫血最为重要的依据是

　　A. 皮肤黏膜苍白　　　　　B. 红细胞计数减少　　　　C. 血红蛋白浓度下降

　　D. 疲乏无力　　　　　　　E. 红细胞比积下降

2. 下列哪项最有助于缺铁性贫血的临床判断

A. 疲乏无力　　　　　B. 心悸气促　　　　　C. 皮肤黏膜苍白

D. 毛发干枯　　　　　E. 异食癖

3. 关于再障的诊断，哪项不正确

A. 全血细胞减少　　　B. 网织红细胞下降　　C. 肝、脾肿大

D. 骨髓增生减低　　　E. 抗贫血治疗无效

## 二、简答题

1. 缺铁性贫血的主要诊断依据有哪些？

2. 再生障碍性贫血的临床表现有哪些？

3. 白血病的临床表现有哪些？

## 三、病例分析

患者，女，30 岁。头晕、乏力、心悸 3 个月。查体：贫血貌，皮肤干燥，指甲脆裂，浅表淋巴结未触及，肝脾不大。实验室检查：血红蛋白 70g/L，网织红细胞计数 0.005，血片示小细胞低色素贫血改变，血清铁 6.2μmol/L，总铁结合力 92μmol/L，粪便检查钩虫卵（+）。

问题：初步诊断是什么？诊断依据是什么？

扫一扫，知答案

扫一扫，看课件

**模块七**

# 内分泌系统疾病

## 项目一  糖尿病

【概要】

糖尿病（glycuresis）是一组以慢性血葡萄糖（简称血糖）水平增高为特征的代谢疾病群。高血糖是由于胰岛素分泌和（或）作用缺陷引起。除碳水化合物外，尚有脂肪、蛋白质、水、电解质代谢障碍，长期存在的代谢紊乱，可导致各种组织，特别是眼、肾、心脏、血管、神经的慢性损害、功能障碍，病情严重或应激时可发生急性严重代谢障碍，如糖尿病酮症酸中毒、高血糖高渗状态等。

世界卫生组织（WHO）推荐将糖尿病分为四大类型，即1型糖尿病、2型糖尿病、其他特殊类型糖尿病和妊娠期糖尿病。绝大多数1型糖尿病是自身免疫性疾病，遗传因素和环境因素共同参与其发病过程。某些自身免疫反应或化学毒性物质、饮食因素导致胰岛 B 细胞破坏，体内胰岛素分泌不足进行性加重。2型糖尿病是由多个基因及环境因素综合引起的复杂病。胰岛素抵抗和胰岛素分泌缺陷是2型糖尿病发病机制的两个要素，不同病人其胰岛素抵抗和胰岛素分泌缺陷所具有的重要性不同，同一病人在疾病进展过程中两者的相对重要性也可能发生变化。

【临床表现】

1 型糖尿病多数发病急，代谢紊乱症状也较典型；2 型糖尿病多数隐匿，早期或轻症者，常无明显症状，当出现各种并发症或伴发症时才引起注意。另有一部分仅于健康体检时才发现有高血糖。糖尿病的临床表现多描述为"三多一少"，即多尿、多饮、多食和体重减轻。

1. 多尿　血糖升高后因渗透性利尿引起多尿，小便次数增多，尿量与血糖、酮尿成正比，重者可引起脱水。

2. 烦渴多饮　由于小便多，体内水分丢失过多以及血浆渗透压升高等引起烦渴、多饮。

3. 易饥、多食　由于机体摄入的葡萄糖大量随尿丢失而未被利用，使病人能量缺乏，引起食欲亢进。

4. 消瘦、乏力　病人因机体不能充分利用葡萄糖，使脂肪和蛋白质分解增加，消耗过多，呈负氮平衡，机体逐渐消瘦，体重减轻。又因血糖不能完全氧化，使能量释放减少，同时组织失水、电解质失调，而感全身乏力。

5. 其他　①皮肤瘙痒，多见于女性外阴部，由于尿糖并发局部湿疹或真菌感染所致。少数可因皮肤干燥而全身瘙痒。②有时出现四肢酸麻、腰背酸痛、月经失调等。

6. 并发症

（1）急性并发症　①糖尿病酮症酸中毒：是糖尿病常见的急性并发症，易发生于 1 型糖尿病或 2 型糖尿病病人在胰岛素治疗突然中断或减量，以及遇有急性应激情况时，体内糖代谢紊乱加重，脂肪分解加速，使酮体生成超过了利用，以致酮体在血液内堆积，表现为血酮体增加，尿酮体阳性，称为糖尿病酮症。如酮体进一步积聚，蛋白质分解，酸性代谢产物增多，血 pH 值下降，则产生酸中毒。糖尿病酮症酸中毒是糖尿病主要死亡原因。②高渗性非酮症糖尿病昏迷：是一种严重的糖尿病急性并发症，其临床特征为严重的高血糖、脱水、血浆渗透压升高而无明显的酮症酸中毒，病人常有意识障碍或昏迷。③感染：常发生疖痈、手足或体癣、肺结核、胆囊炎、牙周炎、泌尿系统感染、真菌性阴道炎等。

（2）慢性并发症　①大血管病变：包括大、中动脉粥样硬化，其发生早、进展快。主要侵犯主动脉、冠状动脉、大脑动脉、肾动脉和肢体外周动脉，可引起冠心病、缺血性或出血性脑血管病、肾动脉硬化、肢体动脉硬化等。②微血管病变：微血管即微小动脉和微小静脉之间的血管。主要表现在视网膜、肾、神经、心肌组织，其中尤以糖尿病肾病和视网膜病为常见严重并发症。糖尿病肾病是 1 型糖尿病的主要死亡原因。糖尿病性视网膜病变是糖尿病致盲的主要原因之一。糖尿病性神经病变以周围神经最为常见，通常为对称性，下肢较上肢更为严重。糖尿病性心血管病变和心肌代谢紊乱可引起广泛性心肌坏死等损害，称糖尿病性心肌病，可诱发心力衰竭、心律失常、心源性休克和猝死。③眼的其他病变：除视网膜病变外，糖尿病还可引起白内障、青光眼、屈光改变及虹膜睫状体病变等。④皮肤、肌肉、关节病变：皮肤小血管扩张，面色红润，皮下出血和瘀斑，皮肤发绀或缺血性溃疡，皮肤水疱病，黄色瘤，糖尿病性肌萎缩，营养不良性关节炎等。糖尿病足是糖尿病所致截肢、致残的主要原因。

【诊断及鉴别诊断】

大多数糖尿病病人，尤其是早期 2 型糖尿病病人，并无明显症状。在临床工作中要善于发现糖尿病，尽可能早期诊断和治疗。糖尿病诊断以血糖异常升高作为依据，应注意单纯空腹血糖正常不能排除糖尿病，应加验餐后血糖，必要时行葡萄糖耐量试验。诊断时应注意是否符合糖尿病诊断标准、有无并发症和伴发病或加重糖尿病的因素存在。

1. 诊断线索 ①三多一少症状。②以糖尿病的并发症或伴发病为主要表现的病人。③高危人群，年龄超过 45 岁，肥胖或超重，巨大胎儿史，糖尿病或肥胖症家族史。

2. 诊断标准 目前国际上通用 WHO 糖尿病专家委员会提出的诊断标准，要点如下：

（1）糖尿病诊断是基于空腹（FPG）、任意时间或葡萄糖糖耐量试验（OGTT）中 2 小时血糖值（2hPG）。空腹指 8~10 小时内无任何热量摄入。任意时间指一日内任何时间，无论上一次进餐时间及食物摄入量。OGTT 采用 75g 无水葡萄糖负荷。糖尿病症状指多尿、烦渴多饮和难于解释的体重减轻。FPG 3.9~6.0mmol/L（70~108mg/dL）为正常；6.1~6.9mmol/L（110~125mg/dL）为空腹血糖升高；FPG≥7.0mmol/L（126mg/dL）应考虑糖尿病。OGTT 2hPG<7.7mmol/L（139mg/dL）为正常糖耐量；7.8~11.0mmol/L（140~199mg/dL）为糖耐量异常；≥11.1mmol/L（200mg/dL）应考虑糖尿病。糖尿病的诊断标准为：糖尿病症状加任意时间血浆葡萄糖≥11.1mmol/L（200mg/dL），或 FPG≥7.0mmol/L（126mg/dL），或 OGTT 2hPG≥11.1mmol/L（200mg/dL）。需重复一次确认，诊断才能成立。

（2）对于临床工作，推荐采用葡萄糖氧化酶法测定静脉血浆葡萄糖。不主张测定血清葡萄糖。

（3）对于无糖尿病症状、仅一次血糖值达到糖尿病诊断标准者，必须在另一天复查核实而确定诊断。如复查结果未达到糖尿病诊断标准，应定期复查。空腹血糖升高或糖耐量异常的诊断应根据 3 个月内的 2 次 OGTT 结果，用其平均值来判断。在急性感染、创伤或各种应激情况下可出现血糖暂时升高，不能以此诊断为糖尿病，应追踪随访。

（4）儿童糖尿病诊断标准与成人相同。

3. 鉴别诊断 主要排除其他原因所致尿糖阳性。①肾性糖尿因肾糖阈降低所致，尿糖阳性，但血糖及糖耐量正常。②某些非葡萄糖的糖尿，用班氏试剂检测呈阳性反应，用葡萄糖氧化酶试剂检测呈阴性反应。③甲状腺功能亢进症、胃-空肠吻合术后，因碳水化合物在肠道吸收快，可引起进食后 0.5~1 小时血糖过高，出现糖尿。④弥漫性肝病病人，葡萄糖转化为肝糖原功能减弱，进食后 0.5~1 小时血糖过高，出现糖尿。⑤应激状态时，胰岛素拮抗激素分泌增加，可使糖耐量减低，出现一过性血糖升高、尿糖阳性，应激过后恢复正常。

【治疗】

目前尚缺乏针对糖尿病病因的有效治疗手段。强调早期治疗、长期治疗、综合治疗、治疗实施个体化。糖尿病现代治疗主要包括 5 个要素，即糖尿病病人的教育、自我监测血糖、饮食治疗、运动治疗和药物治疗。

1. 教育　要教育糖尿病病人懂得糖尿病的基本知识，树立战胜疾病的信心，如何控制糖尿病，控制好糖尿病对健康的益处。

2. 饮食疗法　饮食治疗是各种类型糖尿病治疗的基础，一部分轻型糖尿病病人单用饮食治疗就可控制病情。

3. 运动治疗　增加体力活动可改善机体对胰岛素的敏感性，降低体重，减少身体脂肪量，增强体力，提高工作能力和生活质量。

4. 药物治疗

（1）口服降糖药物治疗　①磺脲类药物，降糖机制主要是刺激胰岛素分泌，对有一定胰岛功能者疗效较好。2 型糖尿病病人经饮食控制、运动、降低体重等治疗后，疗效尚不满意者均可用磺脲类药物。②双胍类降糖药，降血糖的主要机制是增加外周组织对葡萄糖的利用，增加葡萄糖的无氧酵解，减少胃肠道对葡萄糖的吸收，降低体重。适应证为肥胖型 2 型糖尿病，单用饮食治疗效果不满意者；2 型糖尿病单用磺脲类药物效果不好，可加双胍类药物；1 型糖尿病用胰岛素治疗病情不稳定，用双胍类药物可减少胰岛素剂量；2 型糖尿病继发性失效改用胰岛素治疗时，可加用双胍类药物，能减少胰岛素用量。③α 葡萄糖苷酶抑制剂，1 型和 2 型糖尿病均可使用，可以与磺脲类、双胍类或胰岛素联用。伏格列波糖餐前即刻口服，阿卡波糖餐前即刻口服。主要不良反应有：腹痛、肠胀气、腹泻、肛门排气增多。④胰岛素增敏剂，有增强胰岛素作用，改善糖代谢。可以单用，也可用磺脲类、双胍类或胰岛素联用。有肝脏病或心功能不全者不宜应用。⑤格列奈类胰岛素促分泌剂，瑞格列奈为快速促胰岛素分泌剂，餐前即刻口服，每次主餐时服，不进餐不服。那格列奈作用类似于瑞格列奈。

（2）胰岛素治疗　适应证：①1 型糖尿病。②糖尿病酮症酸中毒、高血糖高渗状态和乳酸性酸中毒伴高血糖。③各种严重的糖尿病急性或慢性并发症。④手术、妊娠和分娩。

⑤T2DM B细胞功能明显减退者。⑥某些特殊类型糖尿病。

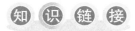 知 识 链 接

**中国首次合成结晶牛胰岛素**

1965 年 9 月 17 日，中国科学院生物化学研究所等单位经过 6 年多的艰苦工作，第一次用人工方法合成了一种具有生物活力的蛋白质——结晶牛胰岛素。胰岛素的人工合成，标志着人类在揭开生命奥秘的道路上又迈出了一步。

# 项目二　甲状腺功能亢进症

【学习目标】
1. 掌握甲状腺功能亢进症的临床表现、治疗。
2. 熟悉甲状腺功能亢进症的诊断和鉴别诊断。
3. 了解甲状腺功能亢进症的定义及分类。

【概要】

甲状腺功能亢进症简称"甲亢"，是由于多种原因导致甲状腺合成释放过多的甲状腺激素，引起以神经兴奋性增强、组织代谢亢进及甲状腺肿大等为特征的临床综合征。多数病人还常常同时有突眼、眼睑水肿、视力减退等症状。

临床上以弥漫性甲状腺肿伴甲亢（Graves 病）最为常见，其次为桥本甲状腺炎伴甲亢、结节性甲状腺肿伴甲亢、甲状腺自主性高功能腺瘤、药物性甲亢等。Graves 病是甲状腺自身免疫病，Graves 病的病因目前并不清楚，可能和发热、睡眠不足、精神压力大等因素有关，但临床上绝大多数病人并不能找到发病的病因。Graves 病常常合并其他自身免疫病，如白癜风、脱发、1 型糖尿病等。

【临床表现】

1. 甲状腺激素分泌过多症群　①高代谢症群：由于甲状腺激素（T₃、T₄）分泌过多和交感神经兴奋性增强，病人常有疲乏无力、怕热多汗、皮肤潮湿、体重锐减等。②神经系统：病人容易激动、性情烦躁、偶可有寡言抑郁淡漠。双手平伸时手指有不同程度的震

颤，腱反射亢进等。③心血管系统：表现为心动过速、心音亢进、心律失常、心肌肥大和收缩压升高。④消化系统：多食善饥、食欲亢进、大便频繁或腹泻等。少数老年淡漠性甲亢病人常因厌食而呈恶病质。⑤运动系统：可致肌群萎缩、软弱、无力，严重者为"甲亢性肌病"。少数病人伴周期性瘫痪，男性多见，发作时，血钾减低但尿钾不高。⑥生殖系统：常见女性月经紊乱，月经量减少，甚至闭经，男性阳痿，两性生殖能力均下降。

2. **甲状腺肿** 甲状腺呈对称性弥漫性肿大，质软，无触痛，随吞咽动作上下移动，在肿大的甲状腺上听诊时可闻及血管杂音，甚至可触及甲状腺有震颤感，为本病特征之一。

3. **眼征** 主要是突眼，轻重不一，一般为双侧性，也有单侧者。可分为两类：①非浸润性突眼，较常见。轻度突眼，突眼度不超过 18mm，主要由于交感神经兴奋致眼外肌群张力增强所致。病情控制后常自行恢复或减轻。②浸润性突眼：较少见。突眼度一般在 18mm 以上，两侧多不对称。病人常有明显散光、流泪、复视、视力减退、眼部肿胀、刺痛、异物感等自觉症状。由于眼球明显突出，眼睛不能闭合，角膜外露而引起充血、水肿和角膜溃疡等，重者可出现全眼球炎，甚至失明。

4. **特殊临床表现**

（1）**甲状腺危象** 也称甲亢危象，是甲状腺毒症急性加重的一个综合征，发生原因可能与循环内甲状腺激素水平增高有关。多发生于较重甲亢未予治疗或治疗不充分的病人。常见诱因有感染、手术、创伤、精神刺激等。临床表现有：高热、大汗、心动过速（140次/分以上）、烦躁、焦虑不安、谵妄、恶心、呕吐、腹泻，严重病人可有心衰、休克及昏迷等。甲亢危象的诊断主要靠临床表现综合判断。临床高度疑似本症及有危象前兆者应按甲亢危象处理。甲亢危象的病死率在 20% 以上。

（2）**甲状腺毒症性心脏病** 主要发生在年轻甲亢病人。此类心力衰竭非心脏泵衰竭所致，而是由于心脏高排出量后失代偿引起，称为"高排出量型心力衰竭"，常随甲亢控制，心功能恢复。另一类是诱发和加重已有的或潜在的缺血性心脏病发生的心力衰竭，多发生在老年病人，此类心力衰竭是心脏泵衰竭。心房纤颤也是影响心脏功能的因素之一。甲亢病人中 10%~15% 发生心房纤颤。甲亢病人发生心力衰竭时，30%~50% 与心房纤颤并存。

（3）**淡漠型甲亢** 多见于老年病人，起病隐匿，高代谢症群、眼征和甲状腺肿均不明显。主要表现为明显消瘦、心悸、乏力、头晕、昏厥、神经质或抑郁淡漠、腹泻、厌食，可伴有心房颤动、震颤和肌病等体征。临床上常因消瘦而误诊为恶性肿瘤，因心房颤动被误诊为冠心病。

（4）**低钾周期性瘫痪** 可发生在甲亢发病之前、甲亢症状明显时或甲亢缓解之后。以男性为多见。抗甲状腺药物和对症治疗后，病情可以缓解。主要表现为上、下肢及躯干软瘫发作，每次发作时麻痹程度不一定相同，严重时所有的骨骼肌包括呼吸肌均陷入麻痹，情绪激动、高糖饮食可诱发发作。对临床上出现病因不明的四肢软瘫病人，应考虑是否为甲亢所致，同时还应排除引起周期性瘫痪的其他病因。

【诊断及鉴别诊断】

诊断的程序是：①甲状腺毒症的诊断：测定血清 TSH 和甲状腺激素的水平。②确定甲状腺毒症是否来源于甲状腺功能的亢进。③确定引起甲状腺功能亢进的原因，如 Graves 病、结节性毒性甲状腺肿、甲状腺自主高功能腺瘤等。

1. 甲亢的诊断　①高代谢症状和体征。②甲状腺肿大。③血清 $TT_4$、$FT_4$ 增高，TSH 减低。具备以上三项诊断即可成立。应注意的是，淡漠型甲亢的高代谢症状不明显，仅表现为明显消瘦或心房颤动，尤其在老年病人；少数病人无甲状腺肿大；$T_3$ 型甲亢仅有血清 $T_3$ 增高。

2. Graves 病的诊断 $T_3$、$T_4$　①甲亢诊断确立。②甲状腺弥漫性肿大（触诊和 B 超证实），少数病例可以无甲状腺肿大。③眼球突出和其他浸润性眼征。④胫前黏液性水肿。⑤TRAb、TSAb、TPOAb、TgAb 阳性。以上标准中，①②项为诊断必备条件，③④⑤项为诊断辅助条件。TPOAb、TgAb 虽然不是本病致病性抗体，但是可以交叉存在，提示本病的自身免疫病因。

3. 甲状腺功能检查

（1）血清总甲状腺激素（$TT_3$、$TT_4$）的测定　一般 $TT_3$、$TT_4$ 均升高，但 $T_3$ 型甲亢，血 $TT_3$ 升高而 $TT_4$ 正常。$T_4$ 型甲亢，血 $TT_4$ 升高而 $TT_3$ 正常。$TT_3$ 和 $TT_4$ 易受甲状腺结合球蛋白的影响，而甲状腺结合球蛋白在雌激素、妊娠、肝病等因素影响下升高，在雄激素、严重肝病、肾病综合征等因素的影响下降低，判断测定结果时要考虑上述因素。

（2）血清游离甲状腺激素（$FT_3$、$FT_4$）的测定　$FT_3$ 和 $FT_4$ 是甲状腺激素的生物活性部分，测定它们在血清中的浓度可直接反映甲状腺的功能状态，且不受甲状腺结合球蛋白的影响。故妊娠期甲亢、服性激素病人、肾病综合征及有严重肝病病人，应测定 $FT_3$ 和 $FT_4$ 来反映真正的甲状腺功能。甲亢时二者均升高，但 $T_3$ 型甲亢或 $T_4$ 型甲亢，其 $FT_3$ 和 $FT_4$ 的测定结果同 $TT_3$ 和 $TT_4$，呈分离现象。

（3）血清促甲状腺激素（TSH）、超敏促甲状腺激素（S-TSH）的测定　根据丘脑垂体甲状腺轴生理反馈调节机制，甲亢时血清 $T_3$、$T_4$ 水平增高，反馈抑制垂体 TSH 的释放，因此血清 TSH 或 S-TSH 水平降低。若甲亢血清 $T_3$、$T_4$ 增高而血清 TSH 或 S-TSH 正常或升高时，应考虑继发性甲亢。

【治疗】

1. 一般治疗　应予适当休息，注意补充足够热量和营养，包括糖、蛋白质和 B 族维生素等，忌高碘饮食。精神紧张、失眠较重者可给予镇静剂治疗。

2. **抗甲状腺药物治疗** 优点：①疗效较肯定。②不引起永久性甲减。③方便、经济、较安全。缺点。①疗效长，一般 1~2 年，有时长达数年。②停药后复发率较高。③可伴发肝损害或粒细胞减少。常用的抗甲状腺药物分为硫脲类和咪唑类两类。其中丙基硫氧嘧啶和甲巯咪唑是目前临床上最常见的 2 种。在治疗过程中，应注意药物副作用，如粒细胞减少、肝损害和药疹等，若发现粒细胞缺乏症、剥脱性皮炎和中毒性肝炎时，必须立即停药抢救。

3. **放射性碘治疗** 甲状腺具有高度选择性摄取 [131]I 的能力，[131]I 被甲状腺摄取后释放 β 射线，破坏甲状腺组织细胞，使甲状腺激素合成减少。剂量过大，可导致永久性甲减。

4. **手术治疗** 甲状腺次全切除术是治疗甲亢的有效方法之一，疗效高而复发率低，但也有一定的并发症，如甲状旁腺功能减退致手足搐搦，喉返神经损伤致声音嘶哑，甲状腺切除过多致永久性甲减等。

5. **其他药物治疗** β 受体阻滞剂如普萘洛尔，用于改善甲亢初期的临床症状，近期疗效显著。此药还和碘剂合用于术前准备，也可用于 [131]I 治疗前后及甲亢危象时。

## 复习思考

### 一、选择题

1. 下列糖尿病诊断标准是

    A. 随机≥7.8mmol/L 或空腹≥7.0mmol/L

    B. 随机≥11.1mmol/L 或空腹≥7.8mmol/L

    C. 随机≥6.1mmol/L 或空腹≥7.8mmol/L

    D. 随机≥11.1mmol/L 或空腹≥7.0mmol/L 或 OGTT 中 2hPG≥11.1mmol/L

    E. 随机≥11.1mmol/L 或空腹≥7.0mmol/L

2. 胰岛素抵抗是指

    A. 机体对胰岛素超常反应

    B. 机体对胰岛素的生理效应增高

    C. 机体对胰岛素的生理效应降低

    D. 机体对胰岛素需要量减少

    E. 机体对胰岛素超常敏感

3. 关于糖尿病的发病机制，下列说法正确的是

    A. 遗传与环境因素共同参与其发病过程

B. 主要与遗传及免疫因素有关

C. 遗传易感性是主要因素

D. 自身免疫起主要作用

E. 环境因素导致胰岛素分泌不足

4. 诊断糖尿病最可靠的检测手段是

A. 尿糖测定      B. 血糖测定      C. 血浆胰岛素测定

D. C-肽测定      E. GHb 测定

5. 甲亢时最具有诊断意义的体征

A. 心率加快，第一心音亢进

B. 弥漫性甲状腺肿伴血管杂音

C. 突眼

D. 脉压差大

E. 心脏增大

## 二、简答题

1. 糖尿病的主要分型有哪些？

2. 糖尿病临床表现的"三多一少"指的是什么？

3. 如何诊断甲状腺功能亢进？

## 三、病例分析

1. 患者，女性，63 岁。半年前无明显诱因出现烦渴、多饮，伴尿量增多，多食，体重下降 4kg。门诊查血糖 11.5mmol/L，尿糖（++++），服用降糖药物治疗好转。

问题：考虑什么诊断？为什么？

2. 患者，女性，39 岁。最近 2 个月心悸、怕热、多汗、食欲佳、食量大，大便每日 2~3 次且不成形，体重减轻 7kg，排尿正常。其母患桥本甲状腺炎。体检：T 37.2℃，P 113 次/分，R 19 次/分，BP 140/70mmHg。甲状腺弥漫性 Ⅱ 度肿大伴细震颤和血管杂音。HR 112 次/分，律齐。双侧腱反射活跃。

问题：进一步行哪些主要检查？考虑什么诊断？

扫一扫，知答案

扫一扫，看课件

# 模块八

# 风湿性疾病

## 项目一　类风湿关节炎

【学习目标】

1. 掌握类风湿关节炎的诊断和鉴别诊断。

2. 熟悉类风湿关节炎的临床表现、治疗。

3. 了解类风湿关节炎的病因。

【概要】

类风湿关节炎（rheumatoid arthritis，RA）是以侵蚀性、对称性多关节炎为主要临床表现的慢性全身性自身免疫性疾病。可发生于任何年龄，多见于 35~50 岁，女性病人约 3 倍于男性。呈全球性分布，是造成人类丧失劳动力和致残的主要原因之一。我国 RA 的患病率为 0.3%~0.5%。

本病的确切发病机制不明，一般认为是遗传易感因素、环境因素（病原微生物）及免疫系统失调等各因素综合作用的结果。基本病理改变为滑膜炎。

【临床表现】

1. **关节表现**　95% 以上的 RA 病人出现晨僵，是指早晨起床后关节及其周围僵硬感。关节痛往往是最早的症状，最常出现的部位为腕、掌指、近端指间关节，多呈对称性、持续性。受累关节均可出现肿胀。关节畸形见于较晚期病人，最常见腕和肘关节强直、掌指关节半脱位、手指向尺侧偏斜和呈"天鹅颈样"及"纽扣花样"表现。关节肿痛和结构破坏都可引起关节的活动障碍，不同程度地影响生活。

2. 关节外表现　类风湿结节较常见，多发于关节隆突部及受压部位的皮下，大小不一，质硬。少数病人可出现指（趾）端小血管炎，甚至引起局部组织的缺血坏死。肺受累常见，男性多于女性，有时可为首发症状，最常见的是肺间质病变，也可出现胸膜炎、肺类风湿结节和肺动脉高压等。心脏受累中心包炎最常见。RA 病人的胃肠道症状多与服用抗风湿药物，尤其是非甾体抗炎药（NSAIDs）有关。RA 病人可出现神经系统病变。部分 RA 病人可继发干燥综合征。

【诊断】

1. 诊断　标准 RA 的诊断既往采用美国风湿病学院（ACR）1987 年修订的分类标准（表 8-1）。2010 年 ACR 和欧洲抗风湿病联盟（EULAR）提出了新的 RA 分类标准（表 8-2）。新标准纳入了炎症标志物血沉（ESR）、C 反应蛋白（CRP）和抗环瓜氨酸（CCP）抗体，提高了诊断的敏感性，为早期诊断和早期治疗提供了重要依据。目前该标准在临床已得到广泛应用。

表 8-1　1987 年 ACR 的 RA 分类标准

1. 关节内或周围晨僵持续至少 1 小时
2. 至少同时有 3 个关节区软组织肿或积液
3. 腕、掌指、近端指间关节区中，至少 1 个关节区肿
4. 对称性关节炎
5. 有类风湿结节
6. 血清 RF 阳性（所用方法正常人群中不超过 5% 阳性）
7. X 线片改变（至少有骨质疏松和关节间隙狭窄）

符合以上 7 项中 4 项者可诊断为 RA（要求第 1~4 项病程至少持续 6 周）。

表 8-2　2010 年 ACR 和 EULAR 的 RA 分类标准

| 项目 | 评分 |
| --- | --- |
| 关节受累情况（0~5 分） | |
| 1 个中到大关节 | 0 分 |
| 2~10 个中大关节 | 1 分 |
| 1~3 个小关节 | 2 分 |
| 4~10 个小关节 | 3 分 |
| 超过 10 个小关节 | 5 分 |
| 血清学（0~3 分） | |
| RF 和抗 CCP 抗体均阴性 | 0 分 |
| RF 和抗 CCP 抗体低滴度阳性 | 2 分 |
| RF 和抗 CCP 抗体高滴度阳性 | 3 分 |

续表

| 项目 | 评分 |
|------|------|
| 急性期反应物（0~1分） | |
| CRP 和 ESR 均正常 | 0分 |
| CRP 或 ESR 异常 | 1分 |
| 症状持续时间（0~1分） | |
| <6 周 | 0分 |
| ≥6 周 | 1分 |

受累关节指关节肿胀疼痛，小关节包括掌指关节、近端指间关节、第 2~5 跖趾关节、髋关节，不包括第一腕掌关节、第一跖趾关节和远端指间关节；大关节指肩、肘、髋、膝和踝关节。血清学高滴度阳性指>3 倍正常值。

6 分以上可确诊 RA，小于 6 分目前不能确诊 RA，但病人可能在将来满足诊断标准，应密切观察。

2. 实验室检查　RF、抗 CCP 抗体是目前大多数实验室用于诊断 RA 的主要指标。关节腔穿刺液的检查也可为 RA 的诊断和鉴别诊断提供依据。用于 RA 治疗过程中疗效观察的主要指标有血常规、ESR、CRP 等。

（1）类风湿因子（RF）　是 RA 病人的重要检验指标，阳性率约 70%，高滴度 RF 是 RA 预后不良指标，且与关节外表现的发生相关，但与疾病活动度无直接相关。该指标特异性不强，正常人群也可出现低度阳性，且随着年龄增长而阳性率增加。RF 阴性并不能排除 RA，RF 阳性不意味着就是 RA，必须结合临床综合判断。还可出现 RF 阳性的疾病有慢性细菌感染（亚急性细菌性心内膜炎、麻风、结核、梅毒、莱姆病等）、病毒感染（风疹、巨细胞病毒、传染性单核细胞增多症等）、寄生虫病、其他慢性炎性疾病（结节病、牙周疾病、肺间质病变、肝脏疾病等）、冷球蛋白血症、高球蛋白血症性紫癜等。

（2）抗 CCP 抗体　是对 RA 有较高特异性的诊断指标，有利于 RA 的早期诊断。抗 CCP 抗体阳性者 RA 进展率显著快于阴性者。

（3）关节腔穿刺液（滑液）　呈炎性反应，白细胞数明显增多，达（2~75）×10^9/L，病原学检查可用于与化脓性关节炎相鉴别，滑液偏振光显微镜下查找晶体可与痛风、假痛风相鉴别。

（4）其他检验项目　RA 病人可有轻至中度贫血，多为正色素正细胞性，可有血小板升高，与疾病的活动相关。白细胞计数及分类多正常。ESR 是观察炎症反应的非特异指标，会受到血红蛋白、纤维蛋白原、球蛋白水平的影响。CRP 是急性炎症反应的重要指标，影响因素较 ESR 少。RA 病人还可出现免疫球蛋白多克隆性增高，有 10%~20% 的抗核抗体（ANA）阳性率。

3. 其他辅助检查  X 线平片对 RA 诊断、关节病变分期、病变演变的监测均很重要。关节 MRI 及关节超声检查，较 X 线更敏感，对诊断早期 RA 有所帮助。

【治疗】

主要治疗目标为达到临床缓解或疾病低活动度，临床缓解的定义是没有明显的反映炎症活动的症状体征和实验室指标。应按照早期、达标、个体化的治疗原则，密切监测病情，最终减少致残，提高病人生活质量。

治疗措施包括一般性治疗、药物治疗和外科手术治疗，其中以药物治疗最为重要。常用药物包括 NSAIDs、改善病情抗风湿药（DMARDs）、小剂量糖皮质激素和生物制剂（肿瘤坏死因子拮抗剂等）。DMARDs 是具有改善病情和延缓病情进展作用的一类药物，起效慢，又称慢作用药，常用的有甲氨蝶呤、羟氯喹、柳氮磺吡啶、来氟米特等。

# 项目二  系统性红斑狼疮

【学习目标】

1. 掌握系统性红斑狼疮的诊断。
2. 熟悉系统性红斑狼疮的临床表现、治疗。
3. 了解系统性红斑狼疮的病因。

【概要】

系统性红斑狼疮（systemic lupus erythematosus，SLE）是一种自身免疫介导的，以免疫性炎症为突出表现的弥漫性结缔组织病。我国 SLE 患病率约为 70/10 万，好发于 20~40 岁生育年龄女性，女：男为（7~9）：1。

本病的病因和发病机制尚未明确。目前研究认为，SLE 是多基因相关疾病，与环境因素（紫外线、药物、微生物病原体等）和性激素有关，发病机制涉及自身抗体及抗原-抗体复合物介导的免疫应答、Ⅰ型干扰素通路为代表的天然免疫异常等。基本病理改变为结缔组织纤维蛋白样变性、基质黏液性水肿和坏死性血管炎，可以出现在身体任何器官。血清中出现以抗核抗体（ANA）为代表的多种自身抗体和多系统累及，是 SLE 的两个主要临床特征。

【临床表现】

SLE 临床症状多样，开始可仅累及 1~2 个系统，逐渐出现多系统损害，也有些病人一起病就累及多个系统，甚至表现为狼疮危象。SLE 的自然病程多表现为病情的加重与缓解交替。

1. 全身表现　活动期病人大多有全身症状。约 90% 的病人在病程中出现各种热型的发热，尤以低、中度热为常见。此外，尚可有疲倦、乏力、体重下降等。

2. 皮肤与黏膜表现　80% 病人在病程中出现皮疹。鼻梁和双颧颊部呈蝶形分布的红斑最具特异性，并可见盘状红斑。口腔和鼻黏膜的无痛性溃疡较常见。

3. 浆膜炎　半数以上病人在急性发作期出现多发性浆膜炎，包括双侧中小量胸腔积液和心包积液等。

4. 肌肉关节表现　关节痛是常见的症状之一，常出现对称性多关节疼痛、肿胀，通常不引起骨质破坏。可出现肌痛和肌无力，少数可有肌酶谱的增高。

5. 肾脏表现　SLE 的肾脏损害又称狼疮性肾炎（LN）。约半数的 SLE 病程中会出现临床肾脏受累，肾活检显示几乎所有 SLE 均有病理学改变。LN 的肾脏病理对于评估病情和预后、指导治疗至关重要。

6. 心血管表现　除心包炎外，可出现疣状心内膜炎和冠状动脉受累。

7. 肺部表现　除胸腔积液外，可出现肺间质病变。肺动脉高压并不少见，是 SLE 预后不良因素之一。约 2% 病人合并弥漫性肺泡出血，病情凶险。

8. 神经系统表现　神经精神狼疮（NP-SLE）又称狼疮脑病。中枢和外周神经系统均可受累，腰穿脑脊液检查、磁共振等影像学及脑电图检查对 NP-SLE 诊断和鉴别诊断有帮助。

9. 消化系统表现　可表现为食欲减退、呕吐、腹痛、腹泻或腹水、肝功能损伤、急性胰腺炎等。

10. 血液系统表现　常出现红细胞、白细胞、血小板减少。其中贫血可为 Coombs 试验阳性的自身免疫性溶血性贫血。部分病人可有淋巴结肿、肝脾大。

11. 抗磷脂抗体综合征（APS）　以动脉和（或）静脉血栓形成、习惯性自发性流产为表现，伴有抗磷脂抗体阳性。

12. 干燥综合征　约 30% 的 SLE 病人有继发性干燥综合征。

13. 眼部表现　可出现视网膜血管炎和视神经炎。

【诊断】

1. 诊断标准　目前普遍采用 1997 年 ACR 推荐的 SLE 分类标准（表 8-3）。

表 8-3　1997 年 ACR 的 SLE 分类标准

| | |
|---|---|
| 1. 颊部红斑 | 固定红斑，扁平或高起，在两颧突出部位 |
| 2. 盘状红斑 | 片状高起于皮肤的红斑，黏附有角质脱屑和毛囊栓；陈旧病变可发生萎缩性瘢痕 |
| 3. 光过敏 | 对日光有明显的反应，引起皮疹，从病史中得知或医生观察到 |
| 4. 口腔溃疡 | 经医生观察到的口腔或鼻咽部溃疡，一般为无痛性 |
| 5. 关节炎 | 非侵蚀性关节炎，累及 2 个或更多的外周关节，有压痛、肿胀或积液 |
| 6. 浆膜炎 | 胸膜炎或心包炎 |
| 7. 肾脏病变 | 蛋白尿>0.5g/24h 或 +++，或管型（红细胞、血红蛋白、颗粒或混合管型） |
| 8. 神经病变 | 癫痫发作或精神病，除外药物或已知的代谢紊乱 |
| 9. 血液学异常 | 溶血性贫血，或白细胞减少，或淋巴细胞减少，或血小板减少 |
| 10. 免疫学异常 | 抗 dsDNA 抗体阳性，或抗 Sm 抗体阳性，或抗磷脂抗体阳性（包括抗心磷脂抗体，或狼疮抗凝物，或至少持续 6 个月的梅毒血清试验假阳性，三者中具备一项阳性） |
| 11. 抗核抗体 | 在任何时候和未用药物诱发"药物性狼疮"的情况下，抗核抗体滴度异常 |

符合 4 项或 4 项以上者，可诊断 SLE。

2. 实验室检查　SLE 明显的实验室特征是产生针对细胞核成分的自身抗体。SLE 病人也能产生针对持异器官和细胞表面抗原的抗体。常见的自身抗体依次为抗核抗体谱、抗磷脂抗体和抗组织细胞抗体。

（1）抗核抗体谱　出现在 SLE 的有抗核抗体（ANA）、抗双链 DNA（dsDNA）抗体、抗可提取核抗原（ENA）抗体。

（2）抗磷脂抗体（APL）　包括抗心磷脂抗体、狼疮抗凝物、抗 β2 糖蛋白 1（β2GP1）抗体、梅毒血清试验假阳性等对自身不同磷脂成分的自身抗体。目前临床常检测抗心磷脂抗体、狼疮抗凝物、抗 β2GP1 抗体。这些抗体常见于 APS，主要引起凝血系统改变，临床上表现为血栓形成和习惯性流产等。

（3）抗组织细胞抗体

（4）其他检验项目　目前常检测的补体有总补体（CH50）、C3 和 C4，补体低下（尤其 C3 低下）常提示有 SLE 活动。ESR 增快、CRP 升高、高 γ 球蛋白血症等提示狼疮活动。

3. 其他辅助检查　肾活检病理对 LN 的诊断、治疗和预后估计有重要意义。

【治疗】

急性期积极诱导缓解，尽快控制病情活动；病情缓解后，应巩固维持治疗，强调对病人的长期随访。重视药物副作用的监控和并发症的防治。SLE 经合理治疗可达长期缓解。糖皮质激素、羟氯喹和免疫抑制剂是主要的治疗选择药物。

## 复习思考

### 一、选择题

1. 下列哪个不是类风湿关节炎的表现特点

   A. 关节晨僵　　　　　B. 不对称关节肿　　　　C. 关节痛

   D. 关节压痛　　　　　E. 关节畸形

2. 下列哪个不是类风湿关节炎特殊关节受累表现

   A. 张口困难　　　　　B. 颈痛　　　　　　　　C. 臀及下腰部痛

   D. 骶部痛　　　　　　E. 肩部痛

3. SLE 好发于

   A. 幼儿　　　　　　　B. 学龄儿童　　　　　　C. 青年男性

   D. 青年女性　　　　　E. 老年女性

### 二、简答题

1. 类风湿关节炎特征性的临床表现是什么？

2. 系统性红斑狼疮的健康教育是什么？

扫一扫，知答案

扫一扫，看课件

# 模 块 九

# 精神疾病

## 项目一 精神分裂症

【学习目标】

1. 掌握精神分裂症的诊断。
2. 熟悉精神分裂症的治疗。
3. 了解精神分裂症的临床表现。

【概要】

精神分裂症（schizophrenia）是一组病因未明的精神疾病，具有思维、情感、行为等多方面的障碍，以精神活动和环境不协调为特征。通常意识清晰，智能尚好，部分病人可出现认知功能损害。多起病于青壮年，常缓慢起病，病程迁延，有慢性化倾向和衰退的可能，但部分病人可保持痊愈或基本痊愈状态。

精神分裂症的发病高峰集中在成年早期这一年龄段：男性为 15~25 岁，女性稍晚。精神分裂症的发病可能与遗传因素、神经病理学及大脑结构的异常、神经生化异常（如多巴胺、氨基酸类神经递质、5-羟色胺）、母孕期子宫内感染与产伤、神经发育异常和社会心理因素等有关。

【临床表现】

1. 感知觉障碍 精神分裂症最突出的感知觉障碍是幻觉，以幻听最为常见。其他类型的幻觉（如幻视、幻触等）虽然少见，但也可在精神分裂症病人身上见到。精神分裂症的幻觉体验可以非常具体、生动，也可以是朦胧模糊，但多会给病人的思维、行动带来显著的影响，病人会在幻觉的支配下作出违背本性、不合常理的举动。

2. 思维障碍

（1）妄想　最多见的妄想是被害妄想与关系妄想，涉及的对象从最初与病人有过矛盾的某个人渐渐扩展到同事、朋友、亲人，直至陌生人。妄想的内容与病人的生活经历、教育背景有一定程度的联系。

（2）被动体验　病人常常会丧失支配感，感到自己的躯体运动、思维活动、情感活动、冲动都是受人控制的，有一种被强加的被动体验，常常描述思考和行动身不由己。被动体验常常会与被害妄想联系起来。

（3）思维散漫　病人在交谈时经常游移于主题之外，尤其是在回答医生问题时，回答沾边但说不到点子上（思维散漫）。病情严重者言语支离破碎，根本无法交谈（思维破裂）。

（4）思维贫乏　病人的语量贫乏，缺乏主动言语，在回答问题时异常简短，多为"是"或"否"，很少加以发挥。同时病人在每次应答问题时总要延迟很长时间。

3. 情感障碍　主要表现为情感迟钝或平淡。情感平淡并不仅仅以表情呆板、缺乏变化为表现，病人同时还有自发动作减少，缺乏体态语言，讲话语调单调。病人丧失了幽默感及对幽默的反应。病人对亲人感情冷淡，亲人的伤病痛苦对病人来说无关痛痒。少数病人有情感倒错。抑郁与焦虑情绪在精神分裂症病人中也并不少见。

4. 意志与行为障碍

（1）意志减退　病人在坚持工作、完成学业、料理家务方面有很大困难，往往对自己的前途毫不关心、没有任何打算。活动减少，可以连坐几个小时而没有任何自发活动。病人忽视自己的仪表，不知料理个人卫生。

（2）紧张综合征　包括紧张性木僵和紧张性兴奋两种状态，两者可交替出现，是精神分裂症紧张型的典型表现。木僵时以缄默、随意运动减少或缺失以及精神运动无反应为特征。木僵病人有时可以突然出现冲动行为，即紧张性兴奋。

依据精神分裂症的临床表现，将其划分为以下几个亚型：偏执型、紧张型、青春型、单纯型、未分化型等。

【诊断】

《中国精神障碍分类与诊断标准（第三版）》CCMD-3中精神分裂症诊断标准如下：

1. 症状标准　至少有下列2项，并非继发于意识障碍、智能障碍、情感高涨或低落（单纯型精神分裂症另规定）：

（1）反复出现的言语性幻听。

（2）明显的思维松弛、思维破裂、言语不连贯，或思维贫乏或思维内容贫乏。

（3）思想被插入、被撤走、被播散、思维中断，或强制性思维。

（4）被动、被控制，或被洞悉体验。

（5）原发性妄想（包括妄想知觉、妄想心境）或其他荒谬的妄想。

（6）思维逻辑倒错、病理性象征性思维，或语词新作。

（7）情感倒错，或明显的情感淡漠。

（8）紧张综合征、怪异行为，或愚蠢行为。

（9）明显的意志减退或缺乏。

2. 严重标准 自知力障碍，并有社会功能严重受损或无法进行有效交谈。

3. 病程标准

（1）符合症状标准和严重标准至少已持续 1 个月（单纯型另有规定）。

（2）若同时符合分裂症和情感性精神障碍的症状标准，当情感症状减轻到不能满足情感性精神障碍症状标准时，分裂症状需继续满足分裂症的症状标准至少 2 周以上，方可诊断为分裂症。

4. 排除标准 排除器质性精神障碍，以及精神活性物质和非成瘾物质所致精神障碍。尚未缓解的分裂症病人，若又罹患本项中前述两类疾病，应并列诊断。

【治疗】

目前主要是对症治疗和预防复发。抗精神病药物治疗应作为首选治疗措施，而健康教育、工娱治疗、心理社会干预等措施应贯穿治疗的全过程，治疗力求系统规范、早期、足量、足疗程的"全病程治疗"。对于部分药物治疗效果不佳和（或）有木僵违拗、频繁自杀、攻击冲动的病人，急性期治疗可以单用或合用电抽搐治疗。

1. 药物治疗 药物治疗应系统而规范，强调早期、足量、足疗程、单一用药、个体化用药的原则。治疗应从小剂量开始逐渐加到有效推荐剂量，药物剂量增加速度视药物特性及病人特质而定，维持剂量可酌情减少，通常为巩固剂量的 1/3 ~ 1/2，一般情况下不能突然停药。药物选择应根据病人对药物的依从性、个体对药物的疗效、不良反应的大小、长期治疗计划、年龄、性别及经济状况而个体化选择。治疗程序包括急性治疗期、巩固治疗期和维持治疗期。

2. 物理治疗 物理治疗主要是目前开展的无抽搐电休克或电休克治疗，对精神分裂症的急性症状，如冲动、伤人、拒食、自杀、紧张性木僵等有较好的疗效。其主要不良反应有短期记忆障碍，少数病人可以出现头痛和牙齿松动。

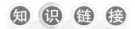

**无抽搐电休克治疗**

无抽搐电休克治疗（MECT），又称为改良电痉挛治疗、无痉挛电痉挛治疗，是在通电治疗前，先注射适量的肌肉松弛剂，然后利用一定量的电流刺激大脑，引起病人意识丧失，从而达到无抽搐发作而治疗精神病的一种方法

3. 心理与康复治疗　心理治疗是精神科常用的治疗方法，对精神分裂症也适用，特别在病人的恢复期，通过心理治疗，不但可以改善病人的精神症状，同时让病人提高对疾病的认识能力，增加治疗依从性，帮助病人增加与人和社会接触交流的技巧，提高他们的自信心，面对可能遇到的各种困难和机遇。康复对恢复期病人是非常重要的，鼓励他们多参加社会活动和相关的训练活动及康复活动，可改善他们的日常生活能力和人际关系。

# 项目二　情感障碍

【学习目标】

1. 掌握情感障碍的诊断。

2. 熟悉情感障碍的治疗。

3. 了解情感障碍的临床表现。

情感性精神障碍（affective disorder）又称为心境障碍（mood disorder），是以显著而持久的情感或心境改变为主要特征的一组疾病。临床上主要表现为情感高涨或低落伴有相应的认知和行为改变。可有精神病性症状，如幻觉、妄想，但不是主要的临床相。此类疾病病人大多有反复发作的倾向，大部分病人发作间歇期精神活动基本正常，15%～20%的病人可有残留症状或转为慢性。

【临床表现】

1. 躁狂发作　心境高涨、思维奔逸和活动增多是躁狂发作的典型症状。

（1）心境高涨　病人主观体验非常好，表现为轻松愉快，自我感觉良好，自我评价过高。觉得一切都很美好，毫无挫折和困难可言。心境高涨往往鲜明生动，面部表情与内心体验及周围环境相协调，具有一定的感染力，有时能引起周围人的"共鸣"。然而，病人的情绪状态往往不稳定而易激惹，尤其是当其病态的言行和计划受到反对和指责时更易发生，但这种易激惹情绪常持续时间不长，一会儿又会转怒为喜。临床上亦可见到部分病人以易激惹为主症。

（2）思维奔逸　思维奔逸、联想加速最为常见。病人语速快，语声大，自觉脑子特别灵活。思维内容丰富多变，概念一个接一个产生，有时感觉说话跟不上思维的速度。由于联想过程加快以致来不及深思熟虑，使其谈话的内容流于肤浅和表面化，给人以信口开河之感。病人的主、被动注意虽有增强，但却不能持久，易随境转移，因而话题经常改变。因新概念的不断涌现和想象力极为丰富，有的病人出现音联（音韵联想）意联（词意联想）。在心境高涨的背景上，病人常出现夸大观念或夸大妄想。在夸大和自负的基础上可派生出关系和被害妄想，认为别人嫉妒其能力和财富而可能要害他，但持续时间一般不长。

（3）意志和行为异常　意志活动增强，性欲和食欲增强，精神异常旺盛，整天忙碌却无疲乏感。对睡眠需要减少。计划很多，但做事往往虎头蛇尾，有始无终。好管闲事，喜招引别人注意，行为流于轻浮和戏谑。有的病人表现为过分大方，乱花钱。自控力差，可出现言行粗暴，甚至发生攻击、破坏行为。

（4）躯体症状　躁狂病人由于自我感觉良好而极少有躯体不适主诉。病人可有面色红润，双目有神，心率加快，瞳孔轻度扩大和便秘等交感神经功能兴奋症状。由于体力消耗过大，一些病人会有体重减轻，而自知力亦常常缺乏。

2. 抑郁发作　典型抑郁发作以情感低落、思维迟缓、意志活动减退和躯体不适症状为主。

（1）情绪低落　情绪抑郁，兴趣或愉快感缺乏或丧失是抑郁症的核心症状，90%的病人有此体验。症状可从轻度的心情不佳到重度的悲观厌世、消极绝望，甚至自杀。病人常觉得生活没有意思，干什么都兴趣索然，严重者觉得什么都不能干，俨如废人。病人内心充满忧愁、沮丧、悲观、绝望、无助感，觉得度日如年，生不如死。如这种抑郁心境有晨重夜轻的节律改变，则认为是内源性抑郁的典型症状。部分病人由于种种原因，对自己的抑郁心境常予掩饰和否认，甚至脸带微笑（微笑抑郁），应予注意。

（2）思维障碍　思维迟缓是迟滞型抑郁的典型表现。病人觉得脑子像一部生了锈的机器，思考问题困难，思维过程缓慢、难以启动。约3/4的病人有否定其自身和世界的观念，在抑郁心境的基础上，对自己的真实情况进行歪曲的认知，过分贬低自己，以消极否定的态度看待自己的过去、现在和将来。在悲观失望的基础上，可产生孤立无助、失望绝望之感，可伴有自责、自罪，严重时可出现罪恶妄想。部分病人可出现与心境协调的幻觉妄想。幻听常见，常呈一过性，内容单调，带贬义和指责性的语言；而妄想表现为自责、自罪、无用、贫穷、虚无、迫害、疑病等内容。

（3）意志和行为障碍 抑郁病人意志活动受到普遍抑制，生活被动，主动活动减少，行动缓慢。严重者生活懒于料理，进一步发展则不语不动，可达到木僵的程度。部分病人表现焦虑激越，坐卧不安，反复纠缠医生予以解释安慰。严重的自责自罪可产生自杀观念和行为。

抑郁症病人的自杀率比常人高20倍，约15%的抑郁症病人最终自杀身亡，应高度重视与注意。

（4）躯体与其他症状 躯体症状又称生物学症状，包括睡眠异常、食欲减退、体重减轻、头痛头晕、心悸、胸闷、胃肠不适、便秘、性欲减退、闭经等。

约80%的病人有睡眠障碍，特别是早醒和夜间易醒。多数病人表现食欲减退和体重下降，极少数表现食欲增强，体重增加，睡眠增多。某些病人，尤其是更年期和老年病人，躯体不适主诉众多，有时甚至主要以躯体不适主诉而就诊，这类病人易于误诊，应予重视。

此外，人格解体、现实解体、强迫和恐惧症状亦可出现。某些病人因思维联想显著迟缓以及记忆力减退，而表现出抑郁性假性痴呆，应注意识别。

3. 双相障碍 双相障碍的临床特点是反复（至少2次）出现心境和活动水平明显紊乱的发作，有时表现为躁狂或轻躁狂发作，有时表现为抑郁发作。发作间期多数以完全缓解为特征。混合性发作是双相障碍的亚型，指躁狂症状和抑郁症状在一次发作中同时出现，临床上较为少见。快速循环发作是指过去12个月中，至少有4次心境障碍发作，不管发作形式如何，但符合轻躁狂或躁狂发作、抑郁发作，或混合性发作的标准。

【诊断】

诊断主要根据病史、症状特点、病程及体格检查和实验室检查资料。

1. 临床症状特征

（1）躁狂症和抑郁症分别是以显著而持久的心境高涨或低落为主要表现。躁狂发作时，在情感高涨的背景上，伴有思维奔逸及意志活动的增多；抑郁发作时，在情感低落的背景上，伴有思维迟缓和意志活动减少。大多数病人的思维和行为异常与高涨或低落的心境相协调。

（2）可伴有躯体不适症状。躁狂发作时常伴有食欲增加、性欲亢进、睡眠需要减少；抑郁发作时，可有多种躯体不适主诉，若出现早醒、食欲减退、体重下降、性欲减退及抑郁心境表现为昼重夜轻的节律改变，有助于诊断。如有精神病性症状，症状特点也常与心境协调，且持续时间不长。

2. 病程特点 大多为发作性病程，间歇期精神状态多可恢复到病前水平。既往有类似的发作，或病程中出现躁狂与抑郁的交替发作，对诊断均有帮助。

3. 其他 有较高的同类疾病家族史，躯体和神经系统检查以及实验室检查一般无阳性发现。

心境障碍主要与继发性心境障碍（如脑器质性疾病、躯体疾病、某些药物和精神活性物质等均可引起继发性心境障碍）、精神分裂症等鉴别。

【治疗】

1. 药物治疗 遵从长程治疗的原则，以减少复发。对首次抑郁发作治疗缓解彻底的病人，应维持药物治疗 1 年以上；若为第 2 次发作，维持治疗 3~5 年；若为第 3 次发作，应长期维持治疗。维持治疗剂量应与治疗剂量相同或略低。对双相障碍病人，若在过去的 2 年中，每年均有 1 次以上的发作，主张长期服用锂盐或丙戊酸盐预防复发。锂盐的预防剂量应维持血锂浓度在 0.4~0.8mmol/L。

2. 心理治疗和社区康复 对预防复发也有非常重要的作用，应尽可能解除或减轻病人各种心理社会应激，帮助病人解决实际困难，提高应对能力。

3. 电抽搐治疗 对于有严重消极自杀言行或抑郁性木僵的病人，电抽搐治疗应为首选；对使用抗抑郁药治疗无效的病人也可采用电抽搐治疗。一般 6~10 次为一疗程。电抽搐治疗后仍需用药物维持治疗。

# 项目三 神经症

【学习目标】

1. 掌握神经衰弱、癔症、焦虑症的诊断。

2. 熟悉神经衰弱、癔症、焦虑症的治疗。

3. 了解神经衰弱、癔症、焦虑症的临床表现。

## 一、 神经衰弱

【概要】

神经衰弱（neurasthenia）是以慢性疲劳，情绪不稳，自主神经功能紊乱，并突出易于兴奋和易于疲劳或衰竭为特点，并伴有许多躯体性症状和障碍。神经衰弱在神经精神科门诊中约占神经症病人中的 80%~90%，占内科门诊病例中的 10% 左右。精神紧张刺激所引起的忧虑、愤怒、怨恨、委屈和悲哀等情绪体验，导致大脑皮层神经活动失调，而发生神经衰弱。与此同时，如患有感染、中毒、颅脑外伤、长期失眠，或产妇大出血，或其他削弱机体功能的各种因素，均能助长神经衰弱的发生。神经衰弱病人大都具有体质和个性特点。这类病人的性格多偏心胸不开朗，敏感多疑，主观急躁和自制力差。但神经衰弱也可发生在一般性格的人。

本病的发病机制主要在于各种精神紧张刺激引起高级神经活动兴奋或抑制过程的过度紧张，或两过程之间的冲突，导致内抑制过程弱化和兴奋过程相对亢进。大脑皮层功能弱化，削弱对皮层下自主神经中枢的调节，而出现自主神经功能的紊乱。

【临床表现】

绝大多数为缓慢起病。症状复杂多样，精神症状和躯体症状常同时出现，并且因个人特点而症状不相一致。主要症状表现如下：

1. 容易兴奋和激惹　自我控制能力减弱，性情变得急躁、激动，情绪明显不稳。

2. 容易疲劳和衰竭　病人容易兴奋和激惹，但随之而来的是疲惫不堪。用脑思考问题稍久，就出现头昏、眼花而不能坚持。其活动也出现类似的情况，尤以精神活动为明显。主动注意能力削弱，时间愈长就愈差，因而影响近事记忆，对记数字和姓名尤为困难。

3. 躯体症状　由于神经系统的兴奋性增高，感受器官和内感受器的感受性也增强。病人常有头昏痛或头紧箍感。触觉、痛觉和温度觉也异常敏感，刺激稍强就不能忍受。因内感性增高，平时不易觉察到的内脏活动亦能感知，如感到心悸、心前区疼痛或胃肠蠕动等。自主神经功能紊乱可出现心动过速，期前收缩，血压偏高或偏低，多汗，肢端发冷，腹胀，腹泻，便秘，尿频，遗精，早泄，阳痿或月经失调等。

【诊断】

神经衰弱可出现精神、神经和躯体的多种症状，但目前尚缺乏客观体征和辅助检查可作为诊断论据。临床诊断主要根据以下几点：

1. 起病常与精神因素有密切关系。

2. 有容易兴奋疲劳及伴随自主神经功能紊乱的临床特征。

3. 从事有兴趣的活动时，疲劳会减轻；或经休息后，工作能力会提高。这种所谓选择性疲劳，也是特征之一。

4. 病程有反复波动和迁延的倾向，而这种波动又常与精神因素，包括病理心理反应有关。

5. 不存在相应的躯体疾病或其他精神疾病。

【治疗】

神经衰弱的治疗原则是，以精神治疗为主，配合必要的药物或物理治疗，同时应合理安排作息制度，以及从事一定的体力劳动和体育锻炼。

1. 心理治疗　常用认知疗法、放松疗法、森田疗法。

2. 药物治疗　药物治疗一般根据病人症状的特点选择抗焦虑剂为主，如果疲劳明显以振奋剂和促脑代谢剂为主。一般说来，抗焦虑剂可改善病人紧张的情绪，减轻激惹的水平，也可使肌肉放松，消除一些躯体不适感。但抗焦虑剂只有短期使用。

3. 其他　体育锻炼、工娱疗法、到风光秀丽之处旅游及疗养，这些对于缓解病人的精神压力与紧张有些效果。

## 二、癔症

【概要】

癔症（hysteria）或称歇斯底里，大多是突然发病，出现感觉、运动和自主神经功能紊乱或短暂的精神异常，而这些症状以常因暗示产生，也可因暗示消失为特点，并且这些症状常不能查见相应的病理解剖改变。癔症的发病率和症状表现随时代和环境的演变而改变。

本病在居民中的患病率据国外统计为5‰，并有下降趋势。在国内神经精神科门诊初诊病例中约占3‰，发病年龄多在16~30岁，以女性较多见。癔症常在特殊性格的基础上，由于急剧的或持久的精神紧张刺激作用，以及其他因素的参与而发生。精神因素包括暗示和自我暗示，常决定起病的形式、症状的特点、病程和转归。癔症性格特点为高度情感性、暗示性高、幻想丰富和自我中心。精神紧张刺激引起的惊恐、气愤、委屈、悔恨、忧虑等，尤其是愤怒和悲哀等不能表达时，成为导致癔症发生的重要精神因素。当病人遭受精神创伤时，身体虚弱有病，长期劳累，妇女在经期或产后，或脑外伤等，均将助长本病的发生。

【临床表现】

癔症的临床表现多种多样，在躯体方面，称之为转换型，在精神方面，称之为分离型。

1. 躯体方面（转换型）　症状的性质和发生的部位即使在同一人也因时间不同而相异，也有单一症状多年保持不变的。

（1）感觉障碍　以麻木较常见，而多发生于肢体，呈手套型、靴子型和半侧型等。这些类型不能以神经的解剖生理来解释。其广度和深度易受暗示而改变。感觉过敏区即使轻触也会引起剧痛或异常不舒服。特殊感官以耳聋和失明为常见。正常人的视野是愈远愈大，愈近则愈小，呈圆锥状，而有些癔症病人的视野远近都一样，形成管状视野。癔症失明常突然发生，但瞳孔对光反应仍存在，对周围光刺激尚能感知，所以病人在走路时不致碰撞。耳聋常为突然发生的完全性听力丧失，病人根据对方讲话时嘴唇的动作而了解讲话的内容。

（2）运动障碍　痉挛发作者表现为倒地、抽搐，常为手足乱舞而无规律性；有的呈四肢挺直、角弓反张状。发作前往往心情不乐、烦躁和胸闷，而发作时，意识不完全丧失，故无咬伤舌头或其他外伤，大小便也不失禁。发作时间的长短取决于周围人的言语和态度。

瘫痪或轻瘫常为单瘫、偏瘫和截瘫，都为弛缓性，并无萎缩（除非长期不用而出现废用性萎缩），也无病理反射和变性反应。这种瘫痪与周围性或中枢性神经损害引起的不符合。

2. 精神方面（分离型）　常由精神创伤或心理矛盾的痛苦情感体验所引起。各种形式之间有联系，常难严格区分。

【诊断】

了解癔症的性质和特点以及起病经过，是进行好诊断的关键。癔症表现复杂，必须进行详细的体格（包括神经系统）检查和全面的分析。如癔症具有很强的暗示性，要知道患其他病的人或多或少也可能有暗示性，故不能凭此一点进行诊断。部分医生习惯于对照正常神经系生理和解剖分布，如症状与此不符，或无解剖病理改变可解释症状时，进行癔症诊断。这点必须慎重。要注意到癔症症状可能掩盖器质性损害，或两者同时存在的复杂性。

归纳起来，癔症有以下诊断要点，可作依据：

1. 大多突然起病和突然消失，而无残留症状。

2. 急剧的或持久的精神紧张刺激常是导致发病的重要原因。以后发病，可因联想到初次发病时的情景而引起。

3. 大多数病人具有癔症性性格特点。

4. 躯体症状特异，常不能以神经的生理解剖来解释；精神症状常带有浓厚的情感色彩，并有表演、夸张的特点。

5. 癔症病人对躯体症状常泰然漠视，而精神阵发性发作时防御反应存在。

6. 暗示和自我暗示对症状的发生和消失有明显影响。

癔症的临床表现涉及范围很广，它的症状可见于多种精神病、神经病、内脏病证以及五官疾病，应注意鉴别。

【治疗】

1. 心理治疗　癔症的症状是功能性的，因此心理治疗占有重要的地位。心理治疗中，注意以下几点：①建立良好的医患关系，给予适当的保证，忌讳过多讨论发病原因。②检查及实验室检查尽快完成，只需进行必要的检查，以使医生确信无器质性损害为度。③以消除症状为主。主要采用个别心理治疗、暗示疗法、系统脱敏疗法等。

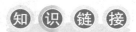

### 暗示疗法

暗示疗法是利用言语、动作或其他方式，也可以结合其他治疗方法，使被治疗者在不知不觉中受到积极暗示的影响，从而不加主观意志地接受心理医生的某种观点、信念、态度或指令，以解除其心理上的压力和负担，实现消除疾病症状或加强某种治疗方法效果的目的。临床常用的有言语暗示、药物暗示、手术暗示、情境暗示等。此外，心理医生对病人的鼓励、安慰、解释、保证等也都有暗示的成分。

2. 药物治疗　目前尚无治疗分离转换性障碍的特效药物，主要采用对症治疗。癔症病人常常伴有焦虑、抑郁、脑衰弱、疼痛、失眠等症状和身体不适感。这些症状往往是诱使病人发作的自我暗示基础，使用相应药物控制症状十分必要。药物治疗需针对症状进行合理选择。病人如伴有情绪问题或睡眠问题，可分别采用抗抑郁药物、抗焦虑药物及镇静催眠类药物；如果合并精神病性症状，可采用抗精神病药物治疗。但药物的剂量应以中、小剂量为宜，疗程也不应过长。

## 三、焦虑症

【概要】

焦虑症（anxiety neurosis）是一种以焦虑情绪为主的神经症，以广泛和持续性焦虑或反复发作的惊恐不安为主要特征，常伴有自主神经紊乱、肌肉紧张与运动性不安，临床分为广泛性焦虑障碍（generalized anxiety disorder，GAD）与惊恐障碍（panic disorder）两种主要形式。此病的发生与发展与遗传因素、生化异常以及心理社会因素有关，但确切机制不清。

【临床表现】

1. 广泛性焦虑障碍 又称慢性焦虑症，是焦虑症最常见的表现形式。常缓慢起病，以经常或持续存在的焦虑为主要临床相。具有以下表现：

（1）精神焦虑 精神上的过度担心是其核心症状。表现为对未来可能发生的某种危险或不幸事件的经常的担心害怕。有的病人不能明确意识到担心的对象或内容，而只是一种提心吊胆、惶恐不安的内心体验。有的病人担心的也许是现实生活中可能发生的事情，但其担心、焦虑的程度与现实很不相称。

（2）躯体焦虑 表现为运动不安与多种躯体症状。运动不安：可表现为搓手顿足，不能静坐，无目的的小动作增多，也可表现为舌、唇、指肌的震颤或肢体震颤。躯体症状：胸骨后的压缩感是焦虑的一个常见表现，常伴有气短。肌肉紧张：表现为主观上的一组或多组肌肉不舒服的紧张感，紧张性头痛也很常见。自主神经功能紊乱：表现为心动过速、皮肤潮红或苍白、口干、便秘或腹泻、出汗、尿意频繁等症状。有的病人可出现早泄、阳痿、月经紊乱等症状。

（3）觉醒度提高 表现为过分警觉，对外界刺激敏感，易出现惊跳反应；注意力难集中；难以入睡，睡中易醒；情绪易激惹；感觉过敏，有的病人能体会到自身肌肉的跳动、血管的搏动、胃肠道的蠕动等。

（4）其他 广泛性焦虑障碍病人常合并疲劳、抑郁、强迫、恐惧、惊恐发作及人格解体等症状，但这些症状常不是疾病的主要临床相。

2. 惊恐障碍 又称急性焦虑障碍。其特点是发作性、不可预测性和突然性。病人常在无特殊的恐惧性处境时，突然感到一种突如其来的惊恐体验，伴濒死感或失控感，以及严重的自主神经功能紊乱症状。病人好像觉得死亡将至、灾难将至，或惊叫、求救，伴胸闷、心动过速、呼吸困难或过度换气、头痛、头昏、眩晕、四肢麻木和感觉异常、出汗、肉跳、全身发抖或全身无力等自主神经症状。惊恐发作通常起病急骤，终止也迅速，一般历时 5~20 分钟，很少超过 1 小时，但可突然再发。发作期间始终意识清晰，高度警觉，发作后仍心有余悸，担心再发，不过此时焦虑的体验不再突出，而表现为虚弱无力，需数小时到数天才能恢复。约 60% 的病人由于担心发病时得不到帮助而产生回避行为，如不敢单独出门，不敢到人多热闹的场所，发展为场所恐惧症。

【诊断】

1. 广泛性焦虑的诊断要点
（1）符合神经症性障碍的共同特点。
（2）以持续性的原发性焦虑症状为主，并符合以下两项：①经常或持续的无明确对象和固定内容的恐惧或提心吊胆。②伴有自主神经症状和运动性不安。

（3）社会功能受损，病人因难以忍受却又无法解脱而感到痛苦。

（4）符合症状标准至少6个月。

（5）排除。甲状腺功能亢进、高血压、冠心病等躯体疾病继发的焦虑；药物中毒或依赖戒断后伴发的焦虑；其他类型精神疾病或神经症伴发的焦虑。

2. 惊恐障碍的诊断要点

（1）符合神经症性障碍的共同特点。

（2）需符合以下4项：①发作无明显诱因、无相关的特定情境，发作不可预测。②在发作间歇期，除害怕再发作外，无明显症状。③发作时表现强烈的恐惧、焦虑及明显的自主神经症状，并常有人格解体、现实解体、濒死恐惧，或失控感等体验。④发作突然，迅速达到高峰，发作时意识清晰，事后能回忆。

（3）病人因难以忍受却又无法解脱，因而感到痛苦。

（4）1个月内至少有3次发作，或首次发作后继发害怕再发的焦虑持续1个月以上。

（5）排除。其他精神障碍继发的惊恐发作；躯体疾病如癫痫、心脏病发作、嗜铬细胞瘤、甲状腺功能亢进或自发性低血糖等继发的惊恐发作。

【治疗】

焦虑症是神经症中相对治疗效果较好，预后较好的疾病。通常采用药物治疗和心理治疗。

1. 药物治疗　抗焦虑药为首选药物。治疗焦虑症最常用的药物为苯二氮䓬类，其中以安定最为常用。谷维素和维生素 $B_1$ 均属神经营养药。安定、谷维素和维生素 $B_1$ 三药联合应用治疗焦虑症。

2. 心理治疗　心理治疗是指临床医师通过言语或非言语沟通，建立起良好的医患关系，应用有关心理学和医学的专业知识，引导和帮助病人改变行为习惯、认知应对方式等。

药物治疗是治标，心理治疗是治本，两者缺一不可。

---

## 复习思考

### 一、选择题

1. 癔症治疗最有效的方法是

    A. 行为治疗            B. 镇静药物            C. 抗精神病药物

    D. 暗示治疗　　　　　E. 抗抑郁药物治疗

2. 神经衰弱的病程特点是

    A. 进行性加重　　　　B. 逐渐减轻　　　　　C. 波动性

    D. 始终维持原样　　　E. 发作性

**二、简答题**

1. 焦虑症特征性的临床表现是什么?

2. 神经衰弱的健康教育是什么?

**三、病例分析**

男，45 岁，全身游走性麻木感 1 年，1 年前下岗后发病，进行性加重，神经系统检查和各项辅助检查阴性。

问题：最可能的诊断是什么?

扫一扫，知答案

扫一扫，看课件

模 块 十

# 神经系统疾病

## 项目一　周围神经疾病

周围神经疾病是指原发于周围神经系统的功能或结构损害。临床上较常见，引起周围神经病变的原因很多，包括炎症、压迫、外伤、代谢、遗传、变性、肿瘤、免疫、中毒等。周围神经再生能力很强，不管何种原因引起的周围神经损害，只要能保持神经元完好者，均有可能经再生而修复，但其再生速度极为缓慢，为每天 1~2mm。

### 一、　面神经炎

【概要】

面神经炎（facial neuritis）又称特发性面神经瘫痪、贝尔麻痹，是茎乳孔内面神经非特异性炎症所致的周围性面瘫。病因与发病机制尚未完全阐明。受凉、感染、中耳炎、茎乳孔周围水肿，面神经在神经管出口处受压、缺血、水肿等均可导致发病。除局部神经水肿外，严重者并发髓鞘脱失、轴突变性。

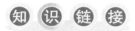

### 周围神经变性与脱髓鞘

华勒变性：任何外伤使轴突断裂后，远端神经纤维发生的一系列变化。表现为断端远侧的轴突和髓鞘迅速自近向远端发生变性、解体。

轴突变性：由代谢、中毒性病因引起从神经元开始的，由近端向远端发展的变性。

节段性脱髓鞘：由感染、中毒等原因引起的节段性髓鞘脱失而轴突相对保存。

神经元变性（neuronal degeneration）：是轴突参与周围神经的神经细胞的原发性损害。神经细胞体损害坏死后，其轴突的全长在短期内即变性、解体。

【临床表现】

任何年龄、任何季节均可发病，青壮年男性略多。通常急性发病，于数小时或 1~3 天内达高峰。常于起床后刷牙时，从病侧口角漏水而发现。病初可有麻痹侧耳后或下颌角后疼痛。主要症状为一侧面部表情肌瘫痪，额纹消失，不能举额皱眉，眼裂闭合不能或闭合不完全。病侧鼻唇沟浅，口角歪向健侧，不能吹口哨，不能鼓腮等。少数病人可有乳突和茎乳附近压痛。面神经病变在中耳鼓室段者可出现讲话时回响过度和病侧舌前 2/3 味觉缺失；影响膝状神经节者，除上述表现外，还出现患侧乳头部疼痛，耳部与外耳道感觉减退，外耳道或鼓膜出现疱疹，称 Ramsay Hunt 综合征。

面神经传导检查对早期（起病后 5~7 天）完全瘫痪者的预后判断是一项有用的检查方法。如受累侧诱发的肌电动作电位 M 波波幅为对侧正常的 30% 或以上者，则在 2 个月内可望完全恢复；如为 10%~29% 则需 2~8 个月恢复，且可有一定程度的并发症；如仅为 10% 以下则需 6~12 个月才能恢复，且常伴有并发症（面肌痉挛）；如病后 10 天中出现失神经电位，恢复时间将延长。

【诊断及鉴别诊断】

1. 诊断要点　①急性起病的一侧面部表情肌瘫痪。②全身情况良好，无其他神经体征。③电生理检查有一定改变。

2. 鉴别诊断

（1）格林-巴利综合征　周围性面瘫多为双侧性，并常伴有四肢对称性、弛缓性瘫痪及脑脊液蛋白-细胞分离现象，容易鉴别。

（2）中耳炎、腮腺炎、乳突炎所致之周围性面瘫　多有原发病的特殊临床表现及病史，鉴别不难。

（3）听神经瘤、鼻咽癌转移等所致之周围性面瘫　大多发病缓慢，且有原发病及其他脑神经损害，也易鉴别。

【治疗】

原则为改善局部血液循环，减轻面神经水肿，促进功能恢复，避免面部受凉等诱因。

急性期尽早使用糖皮质激素，可用泼尼松 30mg 口服，每天 1 次，或地塞米松静脉滴注，10mg/d，疗程 7 天左右，并用大剂量维生素 $B_1$、$B_{12}$ 肌内注射。理疗可用茎乳孔附近红外线照射或超短波透热疗法。恢复期可进行面肌的被动或主动运动锻炼，加兰他敏肌注，也可用碘游子透入理疗。针灸可有帮助。

在病后 2~3 个月，自愈较差的高危病人可行面神经减压手术，以争取恢复的机会，发病后 1 年以上仍未恢复可考虑整容手术或面-舌下神经或面-副神经吻合术。

## 二、 急性炎症性脱髓性多发性神经病

【概要】

急性炎症性脱髓鞘性多发性神经病（acute inflammatory demyelinating polyneuropathy）又称格林-巴利（Guillain-Barre）综合征。为急性或亚急性起病的大多可恢复的多发性脊神经根（可伴脑神经）麻痹和肢体瘫痪的一组疾病。主要病变是周围神经广泛的炎症性节段性脱髓鞘，部分病例伴有远离轴索性变性，病前可有非特异性病毒感染或疫苗接种史，病人中 30% 在病前有空肠弯曲菌感染，此外还有巨细胞病毒、EB 病毒感染等。

【临床表现】

本病可见于任何年龄，一年四季均有发病。多数病人发病前 1~4 周有呼吸道或消化道感染症状，少数有疫苗接种史。首发症状常为四肢对称性无力，可自远端向近端发展或相反，或远近端同时受累，并可累及躯干，严重病例可因累及肋间肌及膈而致呼吸麻痹。瘫痪为弛缓性，腱反射减低或消失，病理反射阴性。早期肌肉萎缩可不明显，但病变严重者因继发轴突变性而可出现肌肉萎缩，一般以肢体远端较明显，感觉障碍比运动障碍轻，表现为肢体远端感觉异常和（或）手套、袜子型感觉减退。脑神经损害以双侧面瘫多见，尤其在成人，延髓麻痹以儿童多见。偶可见视神经乳头水肿。自主神经症状可有多汗、皮肤潮红、手足肿胀及营养障碍。严重病例可有心动过速、直立性低血压，括约肌功能一般不受影响。

典型的脑脊液改变为细胞数正常，而蛋白质明显增高（为神经根的广泛炎症所致），称蛋白-细胞分离现象，为本病的重要特点。蛋白质增高在起病后第 3 周最明显。

【诊断及鉴别诊断】

1. **诊断要点**　①急性或亚急性起病，发病前 1~4 周有感染史。②迅速进展的四肢对称性、弛缓性瘫痪，感觉障碍较轻。③有脑神经损害。④脑脊液蛋白-细胞分离现象。⑤周围神经有电生理改变。

2. **鉴别诊断**

（1）**急性脊髓灰质炎**　本病多见于儿童，肌肉瘫痪常为节段性，不对称、无感觉障碍，肌萎缩明显，脑脊液蛋白及细胞均增多。

（2）**急性脊髓炎**　本病在损害平面以下有明显的锥体束征、传导束型感觉障碍和括约肌功能障碍，无脑神经损害，脑脊液正常或轻微改变。

（3）**周期性瘫痪**　本病有反复发作史，血钾降低，低钾心电图改变，无感觉障碍，脑脊液正常。补钾治疗可迅速恢复。

（4）**全身型重症肌无力**　本病起病缓慢，症状波动，无感觉障碍，脑脊液正常。新斯的明试验阳性。

【治疗】

本病包括辅助呼吸及支持疗法、对症治疗、预防并发症和病因治疗。呼吸麻痹的抢救是增加治愈率、降低病死率的关键。其他常用的治疗方法有：

1. **血浆转换疗法**　由于病人血液中存在与发病有关的抗体、补体及细胞因子等，近来用血浆置换疗法在发病后 2 周内进行，可减轻病人的临床症状、缩短用呼吸机的时间、降低合并症发生率。适应证是不能独立行走、肺活量明显减少或延髓麻痹等较严重的病人。

2. **免疫球蛋白**　应用大剂量的免疫球蛋白治疗急性期病例，可获得与血浆置换治疗相接近的效果，且安全。但有部分病例症状可复发，再治疗仍然有效。

3. **糖皮质激素**　曾长期广泛地用于本病治疗，但近年来的临床研究未发现其效果优于一般治疗，且有可能发生并发症，现多已不主张应用，但慢性型对激素有良好的反应。

4. **免疫抑制剂**　环磷酰胺对部分病例有效。

5. **其他**　B 族维生素、辅酶 A、ATP、加兰他敏、地巴唑等药物的辅助治疗。

# 项目二 急性脑血管疾病

【学习目标】

1. 掌握急性脑血管病的诊断、治疗。

2. 熟悉急性脑血管病的临床表现、辅助检查、预防。

3. 了解急性脑血管病的病因、危险因素。

急性脑血管疾病（cerebral vascular disease，CVD）是由各种病因引起的脑部血管疾病的总称，又称脑中风、脑卒中或脑血管意外。当代流行病学调查研究表明，脑血管疾病是中老年人的一种发病率、病死率和致残率高的常见病。它与心脏病、恶性肿瘤构成人类的三大致死病因。国内几项大型流行病学研究显示，每年新发首次脑卒中为 115.87～219/10 万，患病率为 259.86～719/10 万，死亡率为 116～141.8/10 万。脑卒中发病率、患病率和死亡率随年龄增长而增加，75 岁以上者发病率是 45～54 岁组的 5～8 倍。脑卒中的发病率男性高于女性，男：女为（1.3～1.7）：1。本病主要分为缺血性（短暂性脑缺血发作、脑血栓形成、脑栓塞）和出血性（脑出血、蛛网膜下腔出血）两大类。脑血管病迄今均缺乏有效的治疗方法，而有较高的死亡率和致残率。因此，预防脑血管病的发生是非常重要的。首先，要把防治脑血管病的知识采取各种途径让所有的中老年人了解，人人都自觉地进行预防，真正做到群防群治，力求防止或推迟脑血管病的发生。防治的原则应为早期检查，了解是否有脑血管病发病的危险因素存在，然后根据存在的各种危险因素，按照不同的严重程度，坚持治疗，采取有效措施。

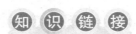

中风危险因素

有两类危险因素，一是无法干预的因素，如年龄、基因遗传等；另一类是可以干预的，若对其进行有效的干预，则脑血管病的发病率和死亡率就能显著降低。高血压、心脏病、糖尿病和眼底动脉硬化、高脂血症、血黏度增高、无症状性颈动脉杂音、吸烟及酗酒、肥胖、口服避孕药、饮食因素（盐摄入量、肉类和含饱和脂肪酸的动物油食用量）等都与脑血管病发病有关。如能对高血压、糖尿病、心脏病、饮食习惯等进行积极干预，避免精神紧张、情绪激动、过度疲劳、用力过大排便等诱因，即可减少脑血管病的发生。

## 一、 短暂性脑缺血发作

【概要】

短暂性脑缺血发作（transient ischemic attack，TIA）是颈动脉系统或椎-基底动脉系统短暂性血液供应不足，数分钟至数小时的供血区局灶性神经功能缺失，持续时间短，缓解快，24 小时内完全恢复，可有反复发作。根据我国六城市调查资料，TIA 的患病率为 180/10 万。本病的病因与发病机制，目前仍有争论，多数认为，虽然 TIA 是一种多病因的综合征，但绝大多数病因是动脉粥样硬化，这种反复发作主要是供应脑部的小动脉中发生微栓塞所致，也可能由于血流动力学、血液成分的异常等触发因素所引起。

【临床表现】

首次 TIA 发作年龄以中年后多见（46~65 岁），男性多于女性。起病突然，为脑某一局部的神经功能缺失，历时数分钟至数小时，并在 24 小时内完全恢复而无后遗症。可有反复发作。发作次数多达一日数次，少则数周、数月甚至数年才发一次。每个病人的局灶性神经功能缺失症状常按一定的血管支配区而反复刻板出现。临床上常将 TIA 分为颈动脉系统和椎-基底动脉系统两类。

1. 颈动脉系统 TIA　常见症状为对侧单肢无力或不完全性偏瘫，对侧感觉异常或减退，短暂的单眼失明是颈内动脉分支眼动脉缺血的特征性症状，优势半球（通常为左侧）缺血时可有失语，对侧同向偏盲较少见。

2. 椎-基底动脉系统 TIA　以阵发性眩晕最常见，一般不伴有明显的耳鸣。可发生复视、眼震、构音障碍、吞咽困难、共济失调。一侧颅神经麻痹、对侧肢体瘫痪或感觉障碍为椎-基底动脉系统 TIA 的表现。

【诊断及鉴别诊断】

1. 诊断要点　①50 岁以上发病突然，持续时间短暂，可反复发作。②发作期表现颈内动脉系统或椎-基底动脉系统供血区相应的脑功能障碍。③症状、体征在 24 小时内完全恢复。④间歇期正常，无任何神经系统阳性体征。颈部 MRA 或彩超检查可见血管狭窄和（或）动脉粥样斑块有助于诊断。

2. 鉴别诊断

（1）局限（部分性）癫痫　本病以抽搐为主要表现。大多为继发性，常可发现脑部病灶，间歇期亦有局灶神经体征，脑电图异常。

（2）晕厥　其特点为短暂发作，多有意识障碍，发作时血压偏低，无神经体征。

（3）梅尼埃病　一般发病年龄较轻，发病时间多超过 24 小时，无神经体征，多次发作后听力减退。

【治疗】

治疗目的是消除病因、减少及预防复发、保护脑功能。

1. 病因治疗　确诊 TIA 后，应针对病因进行治疗。如控制血压，治疗心律失常、心肌病变，稳定心脏功能，治疗脑动脉炎，纠正血液成分的异常等。注意防止颈部活动过度等诱因发生。

2. 药物治疗　对于偶发（或只发生一次）者，不论由何种因素所致，都应看成是永久性脑卒中的重要危险因素，进行适当药物治疗。对于频繁发作，即在短时间内反复多次发作的，应作为神经科急诊处理，迅速控制其发作。

（1）抗血小板聚集剂治疗　①阿司匹林 75~150mg/d，晚餐后顿服，主要不良反应为胃肠道反应。亦可小剂量阿司匹林 25mg/d 与双嘧达莫每次 200mg 联合应用，每天 2 次。②氯吡格雷 75mg/d，不良反应较阿司匹林明显减少，高危人群或对阿司匹林不能耐受者可选用。氯吡格雷与阿司匹林合用可增加出血的风险，因此一般不联合使用。

（2）抗凝治疗　对频繁发作的 TIA，或持续时间长，每次发作症状逐渐加重，同时又无明显的抗凝治疗禁忌者（如出血倾向、严重高血压、肝肾疾病、溃疡病等），可及早进行抗凝治疗。

## 二、 脑梗死

脑梗死（cerebral infarction）是指局部脑组织由于持久缺血而发生的坏死所致的脑软化。引起脑梗死的主要原因是，供应脑部血液的颅外或颅内动脉中发生闭塞性病变而未能获得及时、充分的侧支循环，使局部脑组织的代谢需要与可能得到的血液供应之间发生超过一定限度的供不应求现象所致。临床上最常见的类型有脑血栓形成和脑栓塞。

### 脑血栓形成

【概要】

脑血栓形成（cerebral thrombosis）为脑血管疾病中最常见的一种。颅内外供应脑部的动脉血管壁发生病理改变，使血管腔变狭窄，或在此基础上形成血栓，最终完全闭塞，引起某一血管供血范围内的脑梗死，称为脑血栓形成。脑血栓形成最常见的病因为脑动脉粥样硬化。脑动脉与主动脉、冠状动脉、肾动脉及其他外周动脉粥样硬化同时发生；高血压、糖尿病等则往往加速脑动脉硬化的发展。其次为脑动脉炎，如钩端螺旋体感染引起颅内动脉炎。少见的病因有风湿性疾病、先天性血管畸形、巨细胞动脉炎、肿瘤、真性红细胞增多症、血高凝状态等。在颅内血管壁病变的基础上，如动脉内膜损害破裂或形成溃疡，当处于睡眠、失水、心力衰竭、心律失常、红细胞增多症等情况时，引起血压下降、血流缓慢，血小板及纤维素等血中有形成分黏附、聚集、沉着，形成血栓。血栓逐渐增大，使动脉管腔变狭窄，最终使动脉完全闭塞。血栓形成后，血流受阻或完全中断，若侧支循环不能代偿供血，受累血管供应区的脑组织则缺血、水肿软化、坏死。经数周后坏死组织被吸收，胶质纤维增生或瘢痕形成。

【临床表现】

本病好发于中年以后，多见于50~60岁以上患有动脉粥样硬化者，多伴有高血压、冠心病或糖尿病。通常病人有前驱症状，如头昏、头痛等；约有1/4的病人病前曾有TIA史。多数病人在安静休息时发病，不少病例在睡眠中发病，次晨被发现不能说话，一侧肢体瘫痪。典型病例在1~3天内达到高峰。神经系统体征视脑血管闭塞的部位及梗死的范围而定，常见有各种类型的失语、偏瘫。临床类型有：

1. 可逆性缺血性神经功能缺失　此型病人的症状和体征持续超过24小时，但在1~3周内完全恢复，不留后遗症。大多认为可能是缺血未导致不可逆的神经细胞损害，侧支循环迅速而充分地代偿，形成的血栓不牢固，伴发的血管痉挛及时解除等机制的结果。

2. 完全型　起病6小时内病情达高峰，为完全性偏瘫，病情重，甚至出现昏迷。

3. 缓慢性展型　病人症状在起病2周以后仍逐渐进展。此型常见于颈内动脉颅外段血栓形成，但颅内动脉逆行性血栓形成亦可见；常与全身或局部因素所致的脑灌流减少有关。此型应与颅内肿瘤、硬膜下血肿相鉴别。

4. 进展型　局灶性脑缺血疾病逐渐进展，阶梯式加重，可持续6小时或数日。临床因血栓形成的部位不同而出现相应动脉支配区的神经功能障碍。可出现对侧偏瘫、偏身感觉障碍、失语等，严重者可引起颅内压增高、昏迷、死亡。

5. 腔隙性脑梗死　好发于脑深部内囊、丘脑、壳核、脑桥基底部、放射冠等区域，微小动脉引起的梗死，可形成多个不规则的腔隙，称为腔隙性梗死。临床症状轻微或无症状。

【实验室及其他检查】

CT检查，发病当天多正常，24小时以后梗死区出现低密度灶。脑干梗死CT常显示不佳，有条件时可行MRI检查。

腰穿检查，脑脊液化验多正常，大面积梗死时压力可增高。

脑血管造影可显示血栓形成部位、程度及侧支循环。

【诊断及鉴别诊断】

根据高龄病人、有高血压等病史，发病前有 TIA，在安静休息时发病为主，症状逐渐加重，发病时意识清醒，而偏瘫、失语等神经系统局灶性体征明显等特点，结合 CT 检查，一般可明确诊断。鉴别诊断见表 10-1。

【治疗】

1. 急性期治疗原则　超早期恢复脑血供，保护缺血脑细胞，防治脑水肿，预防和治疗并发症。同时要注意整体综合治疗与个体化相结合。

（1）早期溶栓　脑血栓形成发生后，尽快恢复血供是"超早期"的主要处理原则。超早期是指发病 6 小时以内，应用此类药物首先需经 CT 证实无出血灶，病人无出血素质，并应监测出、凝血时间，凝血酶原时间等。

知 识 链 接

溶栓、介入治疗

常用的溶栓药有：①尿激酶，是国内目前应用最多的溶栓药，激活血栓内和循环中的纤溶酶原，故可起到局部溶栓作用，并使全身处于溶栓状态，其半衰期为 10~16 分钟，常用量 5 万~20 万 U。②链激酶，它先与纤溶酶原结合成复合体，再将纤溶酶原转变成纤溶酶，半衰期为 10~18 分钟，常用量 10 万~50 万 U。③组织型纤溶酶原激活剂（t-PA），可与血栓中纤维蛋白结合成复合体，后者与纤溶酶原有高度亲和力，使之转变为纤溶酶，以溶解新鲜的纤维蛋白，故 t-PA 只引起局部溶栓，而不产生全身溶栓状态，其半衰期为 3~5 分钟，常用量 10~30mg。上述 3 种溶栓药均可经放射介入溶栓或静脉滴注。溶栓治疗必须在发病后 6 小时内给予，若能在发病后 3 小时内用药更为理想。通常宜采用静脉给药，尽快使用溶栓是治疗成功的关键，但易并发出血，适应证较难掌握。介入治疗受到设备和技术的限制，且费用较高。

（2）控制血压　使血压维持在比病人病前稍高的水平，除非血压过高，一般急性期不使用降压药，以免血压过低而导致脑血流量不足，使脑梗死加重。血压低者可加强补液或给予适量药物以升高血压。

（3）控制脑水肿、降低颅内压　梗死范围大或发病急骤时可发生脑水肿。脑水肿进一步影响脑梗死后缺血带的血供，加重脑组织的缺血、缺氧，导致脑组织坏死，应尽早防治。常用的药物为甘露醇、10%复方甘油等。20%甘露醇125~250mL 快速静滴，每日 2~4次，通常用 7~10 日，广泛梗死时治疗时间需更长，并可使用激素，如地塞米松加入葡萄糖盐水中静滴，持续 3~5 日。

（4）改善微循环　低分子右旋糖酐 500mL 滴注，每 12 小时 1 次，共 3 天，再改为每日 1 次，7~10 日为 1 个疗程。必要时 1 周后重复使用。对有出血倾向或左心衰竭病人应慎用。

（5）抗凝治疗　对临床表现为进展型脑梗死的病人，可选择应用抗凝治疗。但有引起出血的副作用。必须严格掌握适应证、禁忌证。对出血性梗死或高血压者均禁用抗凝治疗。

（6）其他治疗　①脑代谢活化剂：胞二磷胆碱、脑复康、γ-氨酪酸、心脑通、脑通等。②中药治疗：一般采用活血化瘀、通筋活络法，可用丹参、川芎、红花等。

2. 恢复期治疗　脑血栓形成的恢复期是指病人的神经系统的症状和体征不再加重，并发症控制，生命体征稳定。恢复期治疗的重要目的是促进神经功能的恢复，医护人员、家属均应积极而系统地对病人进行患肢运动和语言功能的训练及康复治疗。

## 脑栓塞

【概要】

由于各种栓子（血流中异常的固体、液体、气体）沿血液循环进入脑动脉，造成血流中断而引起相应供血区的脑功能障碍，称为脑栓塞（cerebral embolism）。据我国六城市调查，脑栓塞的患病率为 13/10 万，年发病率为 6/10 万。只要产生栓子的病原不消除，脑栓塞就有复发可能。脑栓塞的栓子来源可分为心源性、非心源性两大类。其中心源性系脑栓塞最常见的原因。在发生脑栓塞的病人中一半以上为风湿性心脏病二尖瓣狭窄合并心房颤动。

【临床表现】

脑栓塞的起病年龄不一，因多数与心脏病尤其是风湿性心脏病有关，所以发病年龄以中青年居多。起病急骤是重要特征，在数秒或很短的时间内症状发展到高峰。多属完全脑卒中，个别病人可在数天内呈阶梯式进行性恶化，系由反复栓塞所致。常见的脑局部症状为局限性抽搐、偏盲、偏瘫、偏身感觉障碍、失语等，如有意识障碍亦轻且很快恢复。严重者可突然昏迷、全身抽搐，因脑水肿或颅内出血，发生脑疝而死亡。

【诊断及鉴别诊断】

对年轻病人出现突然偏瘫,一过性意识障碍,可伴有抽搐发作或有其他部位栓塞,有心脏病病史者,诊断不难。对于无心脏病病史、临床表现像脑栓塞者,应注意查找非心源性栓子的来源,以明确诊断。鉴别诊断见表10-1。

【治疗】

脑栓塞治疗包括脑部病变及引起栓塞的原发病两方面。脑部病变的治疗与脑血栓形成相同。由于心源性脑栓塞的充血性梗死区极易出血,故抗凝治疗必须慎用,甚至即使使用也应待急性期(5~7天)过后较宜。

原发病的治疗在于根除栓子来源,防止脑栓塞复发。主要为心脏疾患的手术治疗(如室间隔缺损的修补、心瓣膜分离术、瓣膜置换术、心脏肿瘤手术等)、细菌性心内膜炎的抗生素治疗、减压病行高压氧舱治疗等。

## 三、 脑出血

【概要】

非外伤性脑实质内的出血称为脑出血(cerebral hemorrhage)。据我国六城市的调查,脑出血的患病率为112/10万,年发病率为81/10万。高血压和动脉粥样硬化是脑出血最常见的病因。此外,颅内动脉瘤、脑内动静脉畸形、脑动脉炎、抗凝治疗、溶栓治疗可并发脑出血。脑出血的发病多是在原有高血压和脑血管病变的基础上,用力和情绪改变等外加因素使血压进一步骤升所致。大脑中动脉与其所发出的深穿支-豆纹动脉呈直角,后者系动脉主干直接发出的小分支,故豆纹动脉承受的压力高,此处也是微动脉瘤多发部位。

【临床表现】

高血压性脑出血以50岁左右高血压病人发病最常见,高血压性脑出血发生前常无预感,少数有头昏、头痛、肢体麻木和口齿不清等前驱症状,多在白天情绪激动、过分兴奋、劳累、用力排便或紧张脑力活动时发病。起病突然,往往在数分钟至数小时内病情发展到高峰。急性期常见的主要表现为:头痛、呕吐、意识障碍、偏瘫、失语、大小便失禁等。呼吸深沉带有鼾声,重则呈潮式呼吸或不规则呼吸。病人在深昏迷时四肢呈弛缓状态,局灶性神经体征不易确定,此时要与其他原因引起的昏迷相鉴别。若昏迷不深,查体时可能发现轻度脑膜刺激症状以及局灶性神经受损体征。现按不同部位脑出血的临床表现分述如下;

1. 内囊出血　按其出血与内囊的关系可分为：①外侧型出血：位于外囊、壳核和带状核附近。②内侧型出血：位于内囊内侧核丘脑附近，血流常破入第三脑室和侧脑室，可直接破坏下丘脑和中脑。③混合型：常为内侧型或外侧型扩延的结果，出血范围较大。

内囊出血的临床表现可分为轻症和重症，部分轻症亦可发展为重症。除脑出血一般症状外，内囊出血的病人常有头和眼转向出血病灶侧呈"凝视病灶"状，可有病灶对侧偏瘫、偏身感觉障碍和同向偏盲，称"三偏症"。

轻症多属于外侧型出血，除少数有前驱症状外，多突然头痛、呕吐、意识清楚或轻度障碍，病灶对侧出现中枢性偏瘫或不全偏瘫，患肢多可引出病理反射，亦可出现感觉减退，优势半球出血可伴有失语。

重症多属于内侧型或混合型，其临床特点为发病急，昏迷快而深，呼吸有鼾声，反复呕吐。如呕吐咖啡渣样液体，多系丘脑下部障碍产生的胃黏膜急性应激性溃疡出血，或两侧瞳孔不等大，出血侧瞳孔散大，或先缩小后散大，都是天幕疝的表现。

2. 脑桥出血　常突然起病，有剧烈头痛、头晕、眼花、复视、呕吐，一侧面部发麻等症状。出血往往先从一侧脑桥开始，表现为交叉性瘫痪，头和眼转向非出血侧，呈"凝视瘫肢"状。脑桥出血常迅速波及两侧，出现双侧面部和肢体均瘫痪。两侧病理反射阳性，头和双眼位置回到正中，两侧瞳孔极度缩小。这种"针尖样"瞳孔为脑桥出血特征性症状，系由脑桥内交感神经纤维受损所致。脑桥出血常阻断下丘脑对体温的正常调节，而使体温极度上升，呈持续高热状态。由于呼吸中枢受影响，早期就出现不规则呼吸。病情常迅速恶化，多数在 24~48 小时内死亡。

3. 小脑出血　多数小脑出血发生在一侧小脑半球，常开始为一侧后枕部头痛、眩晕、呕吐、病侧肢体共济失调，可有颅神经麻痹、眼球震颤、两眼向病变对侧同向凝视，可无肢体瘫痪。由于临床表现并不具备明确特征，诊断存在一定困难。凡高血压病人突起一侧后枕部剧痛，频繁呕吐，严重眩晕，凝视麻痹，意识障碍逐步加重，无明显瘫痪者，须考虑小脑出血的可能。

4. 脑室出血　原发性脑室出血是脑室侧壁脉络丛或室管膜破裂出血流入脑室，并不涉及邻近的脑组织，这种情况十分罕见。继发性脑室出血多由于丘脑出血后破入到侧脑室，以致血液充满整个脑室和蛛网膜下腔系统。小脑出血和脑桥出血也可破入到第四脑室，这种情况非常严重。

原发性脑室出血发病急骤，头痛，立即昏迷，迅速出现下丘脑及脑干症状，如去大脑强直、呕吐咖啡色残渣样液体、高热、多汗和瞳孔极度缩小，脑脊液均为血性，病程短，预后不良。继发性脑室出血，常早期出现偏瘫，而下丘脑和脑干症状则比原发性脑室出血为晚。

【实验室及其他检查】

脑脊液压力一般均增高，多为均匀血性。重症脑出血根据临床表现可以确定诊断者，不宜腰穿，以免诱发脑疝和促进死亡。CT、MRI 脑成像术可早期发现脑出血的部位、范围和数量，对多灶出血以及脑出血合并脑梗死诊断明确，可鉴别脑梗死和脑肿瘤，并可检出同时存在的脑水肿和脑移位。

【诊断及鉴别诊断】

对于 50 岁以上有高血压史的病人，在情绪激动及体力活动时突然发病，迅速出现不同程度的意识障碍及颅内压增高症状，伴偏瘫、失语等体征，诊断不难，必要时可结合 CT 检查以明确诊断。鉴别诊断见表 10-1。

【治疗】

急性期治疗的重要原则是：防止再出血、控制脑水肿、减低颅内压、维持生命机能和防治并发症。

1. 高血压的处理　脑出血病人的血压一般比平时高，这是因为颅内压增高时为了保证脑组织供血的代偿反应，当颅内压下降时血压也下降，因此一般不应使用降血压药物。收缩压超过 200mmHg（26.7kPa）时，可适当给予作用温和的降压药物，如呋塞米及硫酸镁等。急性期后，血压仍持续过高时可系统应用降压药。

2. 控制脑水肿，降低颅内压　脑出血后，由于脑实质内突然出现了血肿的占位效应，可使脑室受压，中线结构移位，颅内压急剧增高，可引起脑疝，危及生命。因此，控制脑水肿、降低颅内压是脑出血急性期处理的一个重要环节。应立即使用脱水药，20%甘露醇 200mL 静脉滴注（30 分钟内滴完），每日 2～3 次，并可用呋塞米交替注射（静脉注射），以减少甘露醇用量。急性期短期使用肾上腺糖皮质激素有助于减轻脑水肿。

3. 止血药和凝血药　虽然一般认为高血压性脑出血非凝血机制改变，故难以药物制止，但如合并消化道出血或有凝血障碍时，止血药和凝血药的应用可能发挥一定作用。故临床上对脑出血病人仍可选用。常用的有 6-氨基己酸（EACA）、对羧基苄胺（抗血纤溶芳酸 PAMBA）、氨甲环酸（止血环酸）、卡巴克络（安络血）、酚磺乙胺（止血敏）、仙鹤草素等。

4. 手术治疗　对大脑半球出血量在 30mL 以上和小脑出血量在 10mL 以上，均可考虑手术治疗。开颅清除血肿，对破入脑室者可行脑室穿刺引流。经皮颅骨钻孔，血肿穿刺抽吸亦为治疗方法。

## 四、 蛛网膜下腔出血

【概要】

蛛网膜下腔出血是指颅内血管破裂后，血液流入蛛网膜下腔。临床上通常将蛛网膜下腔出血分为自发性与外伤性两类。自发性又分为原发性和继发性两种。由于软脑膜血管破裂血液直接流入蛛网膜下腔者，称为原发性蛛网膜下腔出血。如由于脑实质出血，血液穿破脑组织而流入脑室及蛛网膜下腔者，称为继发性蛛网膜下腔出血。此处只介绍自发性原发性蛛网膜下腔出血。据我国六城市调查，本病患病率为 31/10 万，年发病率为 4/10 万。

引起蛛网膜下腔出血的最常见原因为先天性颅内动脉瘤，其次是动静脉畸形，少见原因有高血压脑动脉粥样硬化引起的动脉破裂、血液疾病（如白血病、血友病、恶性贫血、再生障碍性贫血、血小板减少性紫癜等）、脑基底异常血管网病（Moyamoya 病）、各种感染引起的脑动脉炎、肿瘤破坏血管、结缔组织疾病等。当重体力劳动时，情绪发生改变时，血压突然升高，以及饮酒、特别是酗酒时，脑表面及脑底部血管发生破裂，血液流入蛛网膜下腔。

【临床表现】

蛛网膜下腔出血的发病见于各个年龄组，先天性动脉瘤破裂者多见于 20~40 岁的青壮年，50 岁以上的发病者以动脉硬化多见。起病急骤，由于突然用力或情绪兴奋等诱因，出现剧烈爆炸样头痛、恶心、喷射性呕吐、面色苍白、全身冷汗，在数十分钟至数小时内发展至最严重的程度。半数病人有不同程度的意识障碍，有的病人可伴有局灶性或全身性癫痫发作。少数病人可有精神症状、躁动、幻觉，颈、背及下肢疼痛等。

体征方面最具有特征性者为颈项强直和凯尔尼格征。脑神经中最常见的为一侧动眼神经麻痹，提示该侧后交通支动脉瘤破裂。少数病人可有短暂或持久体征，如偏瘫、偏盲、失语等。这些症状常与出血引起的脑水肿、出血破入脑实质直接破坏和压迫脑组织，以及由于合并脑血管痉挛导致脑梗死有关。眼底检查可见玻璃体下片状出血，约 10% 的病例可见视乳头水肿。

老年病人临床表现常不典型，头痛、呕吐、脑膜刺激征都可不明显，而意识障碍及精神障碍较重。个别重症病人可很快进入深昏迷，出现去大脑强直，因脑疝形成而迅速死亡。

【实验室及其他检查】

脑脊液是最有诊断价值和特征性的检查，其压力增高，常超过 200mmH$_2$O 以上，外观呈均匀血性，镜检可见大量红细胞。CT 检查常不易显示出动脉瘤，但大多数病例可显示局限的血液，提供出血部位的线索。脑血管造影确定蛛网膜下腔出血的病因诊断，目前多采用数字减影法全脑血管造影（DSA）。

【诊断及鉴别诊断】

对于突然出现的剧烈头痛、恶心呕吐，脑膜刺激征阳性的病人，若脑脊液检查压力升高，呈均匀一致血性，可基本确立诊断。对疑似病人可行 CT 检查，以防误诊。几种脑血管疾病的鉴别见表 10-1。

表 10-1　急性脑血管病的鉴别诊断

| | 脑血栓形成 | 脑栓塞 | 脑出血 | 蛛网膜下腔出血 |
|---|---|---|---|---|
| 好发年龄 | 60 岁以上 | 青壮年 | 50~60 岁较多 | 40~60 岁较多 |
| 主要病因 | 动脉粥样硬化 | 风心病 | 高血压及动脉硬化 | 动脉瘤、血管畸形 |
| TIA 史 | 常有 | 可有 | 多无 | 无 |
| 起病状态 起病形式 | 常在安静、睡眠时 较急（以时、日计算） | 不定 最急（以秒计算） | 多在活动时 急（以分、小时计算） | 多在情绪激动、用力时 急骤发病（以分计算） |
| 昏迷 | 无 | 少有 | 深而持久 | 少、轻而短暂 |
| 头痛 | 无 | 无 | 清醒时有 | 剧烈 |
| 呕吐 | 少量 | 少 | 常有 | 明显 |
| 血压 | 正常或偏高 | 正常 | 显著增高 | 正常或增高 |
| 瞳孔 | 正常 | 正常 | 患侧大 | 患侧大或正常 |
| 偏瘫 | 有 | 有 | 有 | 多无 |
| 脑膜刺激征 | 无 | 无 | 多有 | 显著 |
| 脑脊液 | 正常 | 正常 | 血性、压力升高 | 均匀血性、压力升高 |
| 头颅 CT | 低密度影 | 低密度影 | 高密度影 | 可见高密度影 |

【治疗】

蛛网膜下腔出血的治疗原则是：去除引起蛛网膜下腔出血的病因，防治继发性脑血管痉挛，制止继续出血和预防复发。

1. 一般处理　与高血压性脑出血相同，应严格绝对卧床休息 4~6 周，一切可能使病人的血压和颅内压增高的因素均应尽量避免，包括用力排便、情绪激动等。对头痛和躁动不安者应用足量的止痛、镇静剂，以保持病人安静休息。如索米痛片、异丙嗪、可待因，必要时可短期用布桂嗪口服或肌内注射。

2. 出血、抗凝 为制止继续出血和预防再出血，一般都主张在急性期使用大剂量止血药。对避免早期再出血有帮助，常用的止血剂如下：6-氨基己酸、氨甲环酸等。

3. 降低颅内压 用甘露醇、激素等，与高血压性脑出血相同。

4. 防治脑血管痉挛 钙通道阻滞剂应用：尼莫地平 24~48mg 静脉滴注，每日 1 次，共 7~10 天。在出血后口服尼莫地平 60mg，每 4 小时 1 次，持续 21 天。β 受体激动剂也能使血管平滑肌松弛，故也可解除脑血管痉挛，常用异丙肾上腺素和盐酸利多卡因。

5. 腰椎穿刺 作为诊断本病是需要的，作为治疗方法目前看法尚不一致。腰椎穿刺少量放脑脊液（5~10mL），对缓解头痛、减少出血引起的脑膜刺激症状有一定效果。也有人认为，腰椎穿刺放液可防止出血后大脑导水管粘连所致梗阻性脑积水，但有引起脑脊液动力学改变，诱发脑疝的危险。故应用本法时应小心操作，谨防脑疝发生。

6. 手术治疗 对于颅内动静脉畸形，可采用手术切除、血管内介入治疗和 γ 刀治疗。颅内动脉瘤可手术切除或血管内介入治疗。

# 项目三 癫 痫

【学习目标】
1. 掌握癫痫的类型。
2. 熟悉癫痫的临床表现、诊断和鉴别诊断、治疗措施。
3. 了解癫痫的发病机制。

【概要】

癫痫（epilepsy）是一组反复发作的神经元异常放电所致暂时性中枢神经系统功能障碍的临床综合征。临床上可表现为运动、感觉、意识、行为、自主神经等不同程度的障碍，或兼而有之。具有突然发生、反复发作的特点。我国癫痫的发病率为 50~70/10 万，患病率约为 5‰。分为特发性癫痫和症状性癫痫两大类。特发性癫痫病人的脑部并无可以解释症状的结构变化或代谢异常，而和遗传因素有较密切的关系，多数病人在儿童或青年期首次发病。症状性癫痫是由脑部器质性病变和代谢疾病所引起，如先天性脑畸形、脑积水、外伤（特别是产伤）、各种脑炎、脑膜炎、中毒、变性、颅内肿瘤、脑血管病等。疲劳、饥饿、饮酒、情感冲动是常见的激发病人发作的诱因。其发病机制还未完全阐明，目前认为是大脑神经元异常放电所致。这种痫性放电若局限于病灶附近的大脑皮质，便引起单纯部分发作；若传至丘脑和中脑网状结构，便出现意识丧失；再经丘脑投射至整个大脑皮质，便可引起全面强直-阵挛大发作。

【临床表现】

癫痫的临床表现极为多样，但均具有短暂性、刻板性、间歇性、反复发作的特征。常见的类型有如下几种：

（一）部分性发作

为最常见的类型，发作不伴有意识障碍，则为单纯部分性发作；如伴有意识障碍，发作后不能回忆，称为复杂部分性发作。

1. 单纯部分性发作　可分为部分性运动性发作、体觉性发作或特殊感觉性发作、自主神经性发作和精神性发作四种亚型。

（1）部分性运动性发作　大多见于一侧口角、眼睑、手指或足趾，也可涉及整个一侧面部或一个肢体的远端。如果发作自一处开始后，按大脑皮质运动区的分布顺序缓慢地移动，例如自一侧拇指沿手指、腕部、肘部、肩部扩展，称为 Jackson 癫痫。如部分性运动性发作后，遗留暂时性肢体瘫痪，称为 Todd 瘫痪。如局部抽搐持续数小时或数日，则称为持续性部分性癫痫。

（2）体觉性发作　常为肢体的麻木感和针刺感。多数发生在口角、舌部、手指或足趾，病灶在中央后回体感觉区。可有视觉性、听觉性、眩晕性发作。

（3）自主神经性发作　如多汗、呕吐、苍白、潮红等，很少是痫性发作的唯一表现。

（4）精神性发作　其症状包括各种类型的遗忘精神症状，可单独发作，但常为复杂部分发作的先兆，有时为继发的全面性强直-阵挛发作的先兆。

2. 复杂部分性发作　主要特征有意识障碍，以及在感觉运动的基础上形成较为复杂的症状，如有错觉、幻觉等精神症状，以及自动症等运动障碍，故亦称为精神运动性发作。由于大多数为颞叶病变引起，故又称颞叶癫痫。

3. 部分性发作继发全面性强直-痉挛发作　清醒后若能记得部分性发作时的某个症状，称为先兆症状。

（二）全面性发作

主要特征是伴有意识障碍或以意识障碍为首发症状，可分为强直-阵挛发作、失神发作、强直性发作、阵挛性发作、肌阵挛发作，下面主要介绍强直-阵挛发作、失神发作。

1. 强直-阵挛发作　全面性强直-阵挛发作（GTC）在特发性癫痫中也称大发作，以全身抽搐和意识障碍为特征。其发作经过可分为三期：①强直期：突发意识丧失，全身骨骼肌持续收缩，双眼上翻，喉肌痉挛，发出叫声。口部先强直后突闭，可咬破舌头。颈部和躯干先前曲后反张。上肢自上举、后旋，转为内收、前旋，下肢自屈曲转为伸直。常持续 10~20 秒转入阵挛期。②阵挛期：不同肌群强直和松弛交替出现，由肢端延及全身。阵挛频率逐渐减慢，松弛期逐渐延长，此期持续 0.5~1 分钟。最后一次强直痉挛后抽搐停止，进入惊厥后期。以上两期，都出现心率增快，血压升高，汗、唾液和支气管分泌物增多，瞳孔散大等自主神经征象，瞳孔对光反射及深浅反射消失，病理征出现以及呼吸暂停导致皮肤发绀。③惊厥后期：阵挛期后，继之进入昏睡，尚有短暂的强直痉挛，造成牙关紧闭和大、小便失禁。首先恢复呼吸、口鼻喷出泡沫和血沫，心率、血压、瞳孔等恢复正常，意识逐渐恢复。醒后觉头痛、疲乏，对抽搐过程不能回忆。GTC 若在短期内频繁发生，以致发作间歇期内意识持续昏迷者，称癫痫持续状态。

2. **失神发作** 意识短暂丧失，持续 3~15 秒，无先兆和局部症状，发作和停止均突然，每日发作数次至数百次不等，病人可停止当时的活动，呼之不应，眼凝视不动，手中持物可坠落，事后立即清醒，继续原先之活动，对发作无记忆。脑电图示较慢而不规则的棘-慢波或尖-慢波，背景活动异常，典型改变为规律和对称的 3 周/秒棘-慢波组合。

3. **肌阵挛发作** 为突然、快速、短暂的肌肉收缩，累及全身，也可限于面部、躯干或肢体。脑电图为多棘-慢波，棘-慢波或尖-慢波。

4. **阵挛性发作** 为全身重复性阵挛发作，恢复较 GTC 快。脑电图可见快活动、慢波，偶有棘-慢波。

5. **强直性发作** 全身强直性肌痉挛，肢体伸直，头、眼偏向一侧，常伴有自主神经症状，如苍白、潮红、瞳孔散大等。躯干的强直性发作可造成角弓反张。

【诊断及鉴别诊断】

详细记录病史和发作时目击者的描述，临床表现有发作性、短暂性、间歇性等特点，有时有意识障碍；发作时伴有舌咬伤、跌伤、尿失禁等；脑电图检查有异常发现。根据以上资料首先考虑是不是癫痫；是特发性还是症状性癫痫；然后借助于神经系统检查、生化等实验室检查、脑血管造影、放射性核素扫描、CT 和 MRI 等检查找出病因，是脑部器质性病变或全身代谢性疾病。必须与癔症、晕厥、低血糖等加以鉴别。

【治疗】

（一）病因治疗

如对脑寄生虫病、脑瘤等应分别情况尽可能彻底治疗。

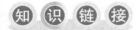

### 癫痫的预后

癫痫为可治疗性疾病，大多数病人预后较好，但不同类型的癫痫预后差异较大，可自行缓解、治疗后痊愈、长期服药控制或发展为难治性癫痫等形式。未经治疗的病人，5年自行缓解率在25%以上，最终缓解率约为39%。大多数病人应用抗癫痫药物能完全控制发作。

**（二）大发作时处理**

当病人还处在全身抽搐和意识丧失时，原则上是预防外伤及其他并发症，应立即让病人就地平卧，解开衣领、衣扣，头偏向一侧保持呼吸道通畅，及时给氧。尽快将压舌板或筷子、纱布、手帕、小布卷等置于病人口腔的一侧上下臼齿之间，以防咬伤舌和颊部。对抽搐肢体不能用暴力按压，以免骨折、脱臼等。为预防再次发作，可选用地西泮、苯妥英钠、异戊巴比妥钠等药物。

**（三）药物治疗**

1. **药物治疗原则**　发作间歇期癫痫病人应定时服用抗癫痫药物，原则为：①从单一药物开始，剂量由小到大，逐步增加。②一种药物增加到最大剂量且已达有效血药浓度而仍不能控制发作者再加用第二种药物。③偶然发病，脑电图异常而临床无癫痫症状和5岁以下，每次发作均有发热的儿童，一般不服抗癫痫药。④经药物治疗，控制发作2~3年，脑电图随访痫性活动消失者可以开始减少药量，不能突然停药。⑤从复合药物治疗转为单一药物治疗，单一药物的剂量逐步减少。在撤换和增加药物时必须在3~4天内递减要撤换的药物，同时递增新用第二种药物。千万不能服药后控制发作半年就自行停药。间断、不规则服药不利于癫痫控制，且易发生癫痫持续状态。

2. **常用抗癫痫药物**（表10-2）　苯妥英钠可稳定神经膜、阻止钠离子通路和减少高频冲击后的突触易化。卡马西平为三环类化合物，作用与苯妥英钠类似。苯巴比妥作用为阻止痫性电活动的传导。丙戊酸钠为脂肪酸，作用为抑制GABA转氨酶。乙琥胺为琥珀酸胺，作用为减少重复性传递和抑制皮质的兴奋性传入。扑痫酮为苯巴比妥先驱物，作用与其相同。氯硝西泮为苯二氮䓬类，作用于抑制性受体。

**（四）癫痫持续状态的治疗**

在给氧、防护的同时，应从速制止发作。此类病人的发作，主要取决于癫痫持续发作能否尽快得到控制。首选地西泮静脉注射，其速度不超过每分钟2mg；无效则改用其他药物，如异戊巴比妥钠、苯妥英钠、水合氯醛等。

表 10-2　常用抗癫痫药

| 药物 | 适应证 | 治疗有效浓度（μg/mL） | 成人每日剂量（mg） | 副作用 |
|---|---|---|---|---|
| 苯妥英钠 | 大发作、单纯部分性发作、复杂部分性发作、肌阵挛性小发作 | 9~20 | 300~600 | 胃肠反应、牙龈增生、眼震、共济失调、剥脱性皮炎、粒细胞缺乏症 |
| 卡马西平 | 复杂部分性发作、大发作、单纯部分性发作 | 2~10 | 600~1200 | 胃肠反应、嗜睡、皮疹、白细胞减少、复视、共济失调、再生障碍性贫血、剥脱性皮炎 |
| 扑痫酮 | 复杂部分性发作、大发作、单纯部分性发作 | 4~14 | 750~1500 | 嗜睡、烦躁、共济失调、眩晕、剥脱性皮炎 |
| 苯巴比妥 | 大发作、单纯部分性发作 | 20~50 | 90~300 | 嗜睡、皮疹、共济失调、剥脱性皮炎 |
| 丙戊酸钠 | 失神发作、大发作、肌阵挛性小发作 | 50~100 | 600~1800 | 胃肠反应、皮疹、共济失调、肝损害、血小板减少 |
| 乙琥胺 | 失神发作 | 45~90 | 750~1500 | 胃肠反应、眩晕、皮疹、精神症状、血小板减少、粒细胞缺乏症 |
| 氯硝西泮 | 肌阵挛性小发作、非典型小发作、婴儿痉挛症、复杂部分性发作 | 0.015~0.05 | 4~6 | 嗜睡、皮疹、共济失调、精神症状 |

## 复习思考

### 一、选择题

1. 女性，63 岁，5 年来阵发性右侧面部剧烈疼痛，每次持续 10~20 秒，每日发作数十次，常因进食、说话、刷牙而诱发，不敢洗脸、说话或吃饭。最可能的诊断是

　　A. 偏头痛　　　　　　　B. 面神经炎　　　　　　C. 三叉神经痛

　　D. 丛集性头痛　　　　　E. 混合性头痛

2. 脑血管病最重要的危险因素是

　　A. 高血脂　　　　　　　B. 高血压　　　　　　　C. 肥胖

　　D. 吸烟　　　　　　　　E. 高盐饮食

3. 发生脑出血最常见的血管是

　　A. 椎动脉　　　　　　　B. 大脑后动脉　　　　　C. 大脑中动脉

　　D. 基底动脉　　　　　　E. 后交通动脉

### 二、简答题

1. 特发性面神经麻痹如何与脑卒中引起的面瘫鉴别？

2. 内囊、脑桥、小脑、脑室出血特征性的临床表现是什么？

3. 脑出血的治疗原则是什么？

三、病例分析

1. 男性，32 岁。在玩牌时突起头痛，为胀痛性质，伴呕吐，即来急诊。检查：神志清楚，瞳孔左侧大于右侧，左眼处于外展位，不能内收，颈强硬，凯尔尼格征（+），余神经系统检查（－）。

问题：考虑什么疾病？可进行哪些主要辅助检查？

2. 男性，58 岁。急起头痛、神志不清，伴右侧肢体活动障碍 2 天。检查：浅昏迷，右上下肢针刺无反应，血压 22/15kPa（165/113mmHg），CT 示左侧基底节区高密度影。

问题：请问病人应进行哪些处理？

扫一扫，知答案

扫一扫，看课件

**模块十一**

# 理化因素所致疾病

## 项目一　急性中毒概要

有毒化学物质进入人体，在效应部位积累到一定量而产生损害的全身性疾病称中毒（poisoning）。引起中毒的物质称毒物。根据毒物的来源和用途可分为：①工业性毒物（如苯、汞等）。②药物。③农药。④有毒动植物（毒蕈、毒蛇等）。⑤灭鼠药。⑥细菌性食物中毒等。中毒可分为急性中毒和慢性中毒两类，接触大量毒物后在短时间内发病者称急性中毒，其发病急、症状重，如不及时治疗，可危及生命；长期接触较小量毒物可引起慢性中毒，其起病慢、病程长，多缺乏特异性诊断指标，容易误诊、漏诊。此处主要介绍急性中毒。

【病因与发病机制】

**（一）病因**

1. **职业性中毒**　在生产过程中不注意劳动保护，与毒物密切接触可发生中毒；在保管、使用、运输过程中，不遵守安全防护制度，也可发生中毒。

2. **生活性中毒**　因误食、意外接触有毒物质、用药过量、自杀或谋害等，过量毒物进入人体而中毒。

（二）毒物的吸收、分布、代谢和排出

1. **毒物的吸收、分布** 毒物可通过皮肤黏膜、呼吸道、消化道或直接注射吸收。毒物被吸收后进入血液，分布于全身。有些毒物对某些组织或器官有特殊亲和力，则主要沉着在该组织器官中，如麻醉药物、安眠药物多分布和沉着于神经系统，洋地黄则有嗜心肌性。

2. **毒物的代谢和排出** 主要经肝脏氧化、还原、水解、结合等作用进行代谢。大多数毒物经代谢后毒性降低，成为低毒或无毒产物，但对硫磷氧化后则变为毒性更大的对氧磷。大多数毒物由肾脏排出；气体和易挥发毒物一部分以原形经呼吸道排出；重金属铅、汞、锰以及生物碱由消化道排出；此外，铅、汞、砷以及吗啡和催眠药等可由乳汁排出。

（三）发病机制

1. **局部刺激、腐蚀作用** 强酸、强碱可吸收组织中的水分，并与蛋白质或脂肪结合，数秒内即可使接触部位细胞变性、坏死。

2. **缺氧** 一氧化碳、硫化氢、氰化物等窒息性毒物通过不同途径阻碍氧的吸收、转运或利用。脑和心肌对缺氧敏感，易发生损害而引起意识障碍和心功能改变。

3. **麻醉作用** 有机溶剂和吸入性麻醉药有强亲脂性。脑组织和细胞膜含脂量高，上述毒物可通过血脑屏障，进入脑组织内而抑制脑功能。

4. **抑制酶的活力** 因毒物本身或其代谢产物抑制酶的活力而产生毒性作用。如有机磷农药抑制胆碱酯酶，重金属抑制含巯基的酶，氰化物抑制细胞色素氧化酶等。

5. **干扰细胞或细胞器的生理功能** 四氯化碳可使肝细胞产生脂质过氧化，引起线粒体、内质网变性，肝细胞坏死。酚类（棉酚、二硝基甲酚等）使线粒体氧化磷酸化作用解偶联，妨碍 ATP 形成和贮存。

6. **受体的竞争** 如阿托品阻断毒蕈碱受体。

知 识 链 接

**影响中毒轻重的因素**

中毒的轻重与毒物的理化性质、接触的量和时间长短及个体敏感性等有关。毒物的量越大作用越快；气态毒物作用最快，液态次之，固态再次之。同等情况下容易中毒的有：老年人、小儿、妊娠及哺乳期妇女；患病时，尤其患心、肝、肾疾病时；处于饥饿、疲劳状态下；特异性过敏体质者。

【临床表现】

1. **神经系统表现** ①昏迷：见于一氧化碳、硫化氢、氰化物等中毒；麻醉药、催眠药中毒；各种农药中毒等。②惊厥：见于窒息性毒物、剧毒灭鼠药、有机氯杀虫药、异烟肼中毒等。③谵妄、精神失常：见于阿托品、酒精、抗组胺药中毒、戒断综合征等。④瘫痪：见于可溶性钡盐、三氧化二砷、蛇毒等中毒。⑤肌纤维颤动：见于有机磷及氨基甲酸酯类杀虫药中毒。

2. **呼吸系统表现** ①呼吸气味：有机磷农药、铊中毒有蒜味，酒精中毒有酒味，氰化物中毒有苦杏仁味，硫化氢中毒有臭鸡蛋味。②肺水肿：见于刺激性气体、有机磷农药、磷化锌等中毒。③呼吸增快：水杨酸、甲醇中毒致呼吸中枢兴奋。④呼吸减慢：见于麻醉药、催眠药等中毒。

3. **皮肤黏膜症状** ①皮肤及口腔黏膜灼伤：见于强酸、强碱、甲醛、来苏儿等腐蚀性毒物灼伤。硫酸：痂皮呈黑色。盐酸：痂皮呈棕色。硝酸：痂皮呈黄色。来苏儿：痂皮呈白色。②发绀：引起氧合血红蛋白不足的毒物可出现发绀；麻醉药、有机溶剂抑制呼吸中枢，刺激性气体引起肺水肿等都可产生发绀；亚硝酸盐和苯胺、硝基苯等中毒能产生高铁血红蛋白血症也出现发绀。③黄疸：四氯化碳、毒蕈、生鱼胆中毒损害肝脏可致黄疸。④樱桃红色：见于一氧化碳中毒。⑤潮红：见于阿托品、酒精等中毒。⑥大量出汗：见于有机磷、毒蕈等中毒。

4. **眼的表现** ①瞳孔扩大：见于阿托品、莨菪碱类、乙醇、麻黄碱中毒。②瞳孔缩小：见于有机磷农药、氨基甲酸酯杀虫药、吗啡、海洛因、麻醉剂、安眠药、毒蕈等中毒。③视神经炎：见于甲醇中毒。

5. **循环系统表现** ①心律失常：见于洋地黄、氨茶碱、三环抗抑郁药等中毒；严重的洋地黄及氨茶碱中毒、窒息性毒物中毒、低钾血症可引起心跳骤停。②休克：见于三氧化二砷中毒（致剧烈吐泻血容量减少）；强酸、强碱中毒（血浆渗出），巴比妥类等中毒（抑制血管舒缩中枢，使周围血管扩张）；砷、锑中毒（损害心肌）；窒息性毒物、蛇毒及河豚中毒等。

6. **血液系统** ①溶血性贫血：见于砷化氢、苯胺、硝基苯等中毒。②出血：见于阿司匹林、氯霉素、抗癌药等使血小板减少，肝素、双香豆素、蛇毒、敌鼠等引起凝血功能障碍。

7. **泌尿系统** ①血红蛋白尿：毒蕈、蚕豆、蛇毒和各种引起急性溶血的毒物中毒。②绿蓝色尿：见于酚类、亚甲蓝中毒。③少尿、无尿：见于四氯化碳、升汞、氨基糖苷类、第一代头孢菌素类抗生素、毒蕈、生鱼胆等中毒，引起肾小管坏死；砷化氢中毒引起血管内溶血；血红蛋白由尿排出时阻塞肾小管等。

【诊断】

中毒的诊断主要根据毒物接触史、中毒的临床表现、实验室检查或毒物检测，经过鉴别诊断，最终作出病因诊断。

【治疗】

急性中毒治疗原则是：①立即终止接触毒物。②维持生命体征的稳定。③使用特效解毒药。④清除进入体内已被吸收或尚未吸收的毒物。⑤对症及支持治疗，防治并发症。

（一）立即终止接触毒物

毒物经呼吸道或皮肤侵入时，要立即将病人撤离中毒现场，脱去污染的衣服，清洗接触部位皮肤；由胃肠道进入的毒物应立即停止服用。

（二）维持生命体征的稳定

急性中毒病情危重者，首先要保持呼吸道通畅，维持呼吸、循环功能和生命体征的稳定，必要时及时建立人工气道、辅助呼吸等，加强监护。心跳、呼吸停止者，立即进行心肺脑复苏抢救。

（三）特殊解毒药的应用

1. 金属中毒解毒药　有氨羧螯合剂和巯基螯合剂。

（1）依地酸二钠钙（简称 $CaNa_2EDTA$）　是最常用的氨羧螯合剂，可与多种金属形成稳定而可溶的金属螯合物排出体外。治疗铅中毒：每日 1.0g，加于 5% 葡萄糖液 250mL 稀释后静脉滴注，用药 3 天，休息 3~4 天后可重复用药。

（2）巯基螯合剂　①二巯基丙醇（BAL）：含有活性巯基，可与某些金属形成无毒、难解离但可溶的螯合物由尿中排出，还能恢复巯基酶的活力，可用于治疗砷、汞中毒。治疗急性砷中毒：第 1~2 日，2~3mg/kg，每 4~6 小时 1 次，肌内注射；第 3~10 日，每日 2 次。副作用有恶心、呕吐、头痛、腹痛、心悸等。②二巯基丙磺酸钠（Na-DMPS）：作用与二巯基丙醇相似，但疗效较高，副作用较少，用于治疗汞、砷、铜、锑、铅等中毒。汞中毒时，用二巯基丙磺酸钠 0.25g，每日 1 次，肌内注射，用药 3 天，休息 4 天后可再用。③二巯基丁二酸（DMSA）：也用于治疗汞、砷、铜、锑、铅等中毒。

2. 高铁血红蛋白血症解毒药　亚甲蓝（美蓝）是高铁血红蛋白血症的特效解毒药，小剂量（1~2mg/kg）可使高铁血红蛋白还原为正常血红蛋白，用于治疗亚硝酸盐、苯胺、硝基苯等中毒引起的高铁血红蛋白血症。用法：1% 亚甲蓝 5~10mL（1~2mg/kg）稀释后静脉注射，必要时可重复应用。大剂量（10mg/kg）反而可以产生高铁血红蛋白血症，用于治疗氰化物中毒。药物注射外渗时易引起组织坏死，应引起高度注意。

3. 氰化物中毒解毒药　常用亚硝酸盐-硫代硫酸钠疗法。适量亚硝酸盐使血红蛋白氧化为高铁血红蛋白，后者与血中氰化物络合成氰化高铁血红蛋白，硫代硫酸钠使氰离子转变为毒性低的硫氰酸盐排出体外。用法：立即吸入亚硝酸异戊酯，或 3% 亚硝酸钠溶液 10mL 缓慢静脉注射，继之用 25% 硫代硫酸钠 50mL 缓慢静脉注射。

4. 有机磷农药解毒药　阿托品及胆碱酯酶复活剂。详见模块十一项目三。

5. **中枢神经抑制剂解毒药** ①纳洛酮：是吗啡受体拮抗剂，能拮抗β内啡肽对中枢神经的抑制作用，对鸦片类麻醉镇痛药引起的呼吸抑制有特异的拮抗作用。用于吗啡、海洛因、美沙酮、度冷丁等中毒，对急性酒精中毒有催醒作用。②氟马西尼：是苯二氮䓬类中毒的拮抗药，用于地西泮等苯二氮䓬类药物中毒的解救。

6. **其他** 氟乙酰胺中毒用解氟灵解毒，双香豆素中毒用维生素K解毒，肝素过量用等量鱼精蛋白解毒，阿托品中毒用毛果芸香碱或毒扁豆碱，河豚中毒用半胱氨酸解毒，毒蛇咬伤用抗蛇毒血清，肉毒中毒用多价抗肉毒血清等。

### （四）清除尚未吸收的毒物

1. **清除胃肠道内尚未吸收的毒物** 越早、越彻底越好。清除胃肠道内尚未吸收毒物的方法有催吐、洗胃、导泻和灌肠。

（1）**催吐** 对神志清楚且能合作者，采用催吐法。①让病人饮温水300~500mL，然后用压舌板、手指或筷子刺激咽后壁或舌根诱发呕吐，直到胃内容物完全呕出为止。②可用吐根糖浆30mL，加水200mL口服，20分钟左右即发生呕吐，若未呕吐，再重复上述剂量一次。③注射催吐药，阿扑吗啡5mg，皮下注射。病人处于昏迷、惊厥状态，吞服腐蚀性毒物、石油蒸馏物（如汽油、柴油、煤油）者，以及原有食管静脉曲张者不宜催吐。

（2）**洗胃** 洗胃的效果是消化道吸收中毒抢救能否成功的关键，应尽早、反复、彻底进行。一般在服毒后6小时内洗胃有效。但超过6小时，仍有洗胃的必要，因为在毒物的作用下胃的排空延迟；有些毒物，如有机磷农药、甲基水杨酸等吸收后能再分泌到胃部；昏迷病人药物在胃部停留的时间延长。所以在呼吸道通畅后，一般均要采取洗胃的措施。但吞服强腐蚀性毒物、食管静脉曲张者不宜洗胃；昏迷、惊厥者洗胃应慎重。洗胃常见的并发症有吸入性肺炎、食管破裂、胃穿孔等。

临床常用洗胃液的选择：根据毒物的不同种类，选用适当的解毒药物。①解毒剂：1∶5000高锰酸钾，属于氧化剂，可使生物碱、蕈类氧化解毒。②保护剂：牛奶、蛋清、米汤、植物油等，可保护胃肠黏膜，用于吞服腐蚀性毒物中毒。③吸附剂：活性炭是强有力的吸附剂，可吸附很多毒物。一般用30~50g（儿童1g/kg），加水200mL由胃管灌入，保留1小时后尽量抽出。④溶剂：饮入汽油、柴油等脂溶性毒物后，先用液体石蜡150~200mL，使其溶解不被吸收，然后进行洗胃。⑤中和剂：吞服强酸时可用弱碱，如镁乳、氢氧化铝凝胶等中和；强碱用弱酸，如果汁等中和。⑥沉淀剂：硫酸钠可与可溶性钡盐作用，生成不溶性的硫酸钡；乳酸钙或葡萄糖酸钙与氟化物或草酸盐作用，生成氟化钙或草酸钙沉淀；生理盐水与硝酸银作用生成氯化银。

（3）**导泻** 洗胃后灌入泻药，以清除进入肠内毒物。常用硫酸钠或硫酸镁15~30g溶于20~40mL水内，一次口服或经胃管灌入，30分钟无导泻作用，再追加水500mL口服。但镁离子对中枢神经系统有抑制作用，昏迷及肾功能不全者不宜使用。一般不用油类泻剂。

（4）灌肠　1%温肥皂水5000mL连续多次灌肠，适用于：①服毒时间超过6小时，导泻无效者。②服用抑制肠蠕动的巴比妥类、颠茄类、阿片类毒物中毒。腐蚀性毒物中毒者除外。

2. 清除皮肤上的毒物　毒物经完整的皮肤吸收中毒时，立即脱去污染的衣服，用肥皂水或大量温清水清洗皮肤、毛发和指甲。

3. 清除眼内的毒物　立即用清水彻底冲洗。局部一般不用化学拮抗剂。

4. 清除伤口中的毒物　毒蛇咬伤时，伤口放血去毒。

（五）促进已吸收毒物的排出

1. 吸氧　一氧化碳中毒时，吸氧可促使碳氧血红蛋白解离，加速一氧化碳排出。

2. 利尿　静脉输液可增加尿量，促进毒物的排出。少数毒物，如苯巴比妥、水杨酸类、苯丙胺等可用作用较强的利尿药如呋塞米增加尿量，促进其排出。改变尿液 pH 可促使毒物排出。如静脉滴注碳酸氢钠碱化尿液可增加酸性药苯巴比妥、水杨酸类从尿中排出（苯巴比妥在碱性尿中可增加7倍）；用维生素 C 酸化尿液，有利于苯丙胺、奎宁等碱性药物排出。利尿常见的并发症是水、电解质紊乱（如低钾、低钠、低钙、脱水等）。

3. 透析和血液灌流　用于中毒程度重，昏迷时间长，常规治疗疗效不佳，尤其是并发重要脏器功能明显减退者。①血液透析：在中毒后12小时内进行效果好。用于清除血中能透过透析膜被析出的毒物，如苯巴比妥、水杨酸类、洋地黄类、地西泮、茶碱、甲醇、异烟肼、磺胺药、毒蕈、有机磷农药、汞、砷等中毒。②腹膜透析：只在无法进行血液透析时作为一种替代治疗。③血液灌流：血液流过装有活性炭或树脂的灌流柱，能吸附脂溶性及与蛋白质结合的化合物，有效清除血液中的巴比妥类、洋地黄类、氨茶碱、解热镇痛药、木通及蛇毒等。对地西泮、氯丙嗪、氯氮平、部分有机磷、毒鼠强也有一定的清除作用。应注意的是，在血液灌流中，血小板、白细胞、凝血因子和治疗药物也能被吸附排出，需要及时监测补充。

4. 换血疗法（血浆置换）　适用于亚硝酸盐、抗疟药、苯的氨基硝基化合物中毒后使血红蛋白变为变性血红蛋白的中毒病人，同时也适用于有机磷、巴比妥类、砷化氢、毒蕈、蛇毒等中毒后导致溶血反应的中毒病人。

（六）对症治疗

一些急性中毒无特殊解毒方法，对症治疗可帮助危重病人渡过险关。如脑水肿时使用甘露醇和地塞米松消除脑水肿；惊厥时保护病人避免受伤，使用地西泮、苯巴比妥钠等抗惊厥；有水、电解质及酸碱平衡紊乱者，积极纠正；酌情使用保护心、肝、肾、脑药物；昏迷病人应注意保暖，经常翻身，防止发生肺炎和压疮等。

【预防】

1. 因时、因地宣传中毒的预防和急救知识，如冬季进行好预防一氧化碳中毒的宣传，夏季加强防治中暑的宣传。

2. 加强毒物管理，严格遵守防护和管理制度，加强毒物保管。

3. 提高防毒意识，不吃有毒或变质的食物等。

# 项目二　一氧化碳中毒

【概要】

一氧化碳（carbon monoxide，CO）是无色、无臭、无味的气体，比空气轻，易扩散。如吸入过量 CO 可发生急性 CO 中毒。煤气管道漏气、密闭房间中使用煤炉、炭盆取暖、密闭浴室内使用燃气加热器淋浴、汽车尾气、失火现场、煤矿瓦斯爆炸时，都可逸出大量的 CO 而吸入中毒。汽车尾气中 CO 达 4%~7%，开空调在车内睡觉也可发生 CO 中毒。

CO 中毒的机制主要是缺氧。CO 经呼吸道吸入，通过肺泡壁进入血液，约 85% 与血红蛋白（Hb）结合，形成稳定的碳氧血红蛋白（COHb）。COHb 无携氧能力，并抑制氧合血红蛋白的解离，使血氧不易释放给组织，造成组织缺氧。高浓度的 CO 还可抑制细胞色素氧化酶，引起细胞缺氧。CO 中毒时，体内代谢旺盛而血管吻合支少的脑和心最易受损害。脑血管迅速扩张，酸性代谢产物增多及脑血管通透性增加，造成脑细胞外水肿；脑内三磷酸腺苷（ATP）很快耗尽，钠-钾泵功能障碍，细胞内水、钠增多，导致脑细胞内水肿，进而发生血栓形成、缺血性坏死、脱髓鞘变性等。心肌也可发生类似变化。

【临床表现】

CO 中毒对人体的危害主要取决于血液中 COHb 浓度（正常可达 5%~10%），同时也与病人中毒前的健康状况、体力活动等有关。根据中毒表现及血液 COHb 浓度，将急性 CO 中毒分为轻、中、重三级。

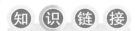

**决定一氧化碳中毒轻重程度的因素**

一氧化碳在空气中的含量和接触时间。病人所处的状态。婴幼儿在同样环境条件下较成人易于中毒。

个人身体状况：原有慢性病，如贫血、心脏病，可较其他人中毒程度重。

1. 轻度中毒　血液 COHb 浓度>10%。病人有剧烈头痛、头晕、口唇黏膜呈樱桃红色、心悸、四肢无力、恶心、呕吐、视力模糊、嗜睡，原有冠心病者可出现心绞痛。及时脱离中毒环境，移至通风良好的地方，吸入新鲜空气或氧疗后症状很快消失。

2. 中度中毒　血液 COHb 浓度>30%。病人出现抽搐或昏迷，呼吸困难，对疼痛刺激可有反应，瞳孔对光反射和角膜反射迟钝，腱反射减弱，呼吸、血压、脉搏可有改变。如抢救及时可完全康复。

3. 重度中毒　血液 COHb 浓度>50%。迅速出现惊厥、深昏迷，各种反射消失，去大脑强直。常有脑水肿、肺水肿、呼吸衰竭、消化道出血、休克和心律失常、心肌梗死、锥体系或锥体外系损坏体征。皮肤受压部位出现水疱和红肿，肌肉血供受压导致压迫性肌肉坏死（横纹肌溶解症），引起急性肾小管坏死和肾功能衰竭。重度中毒昏迷时间长者死亡率高，幸存者可有不同程度的神经系统后遗症，如震颤麻痹综合征、偏瘫、失语、癫痫等。

部分重度 CO 中毒病人在意识障碍恢复后，经过 2~60 天的假愈期，可出现迟发性脑病，并有下列表现之一：①精神意识障碍：呈现去大脑皮质状态、痴呆状态、谵妄状态。②锥体外系表现：震颤麻痹综合征。③锥体系表现：偏瘫、病理反射阳性、大小便失禁等。④大脑皮质局灶性功能障碍：失语、失明、继发性癫痫等。

【实验室检查】

血液 COHb 测定不仅可明确诊断，且有助于中毒程度和预后的估计。因脱离现场数小时后 COHb 将逐渐消失，故应在脱离现场 8 小时内取血测定。

【诊断及鉴别诊断】

根据吸入较高浓度 CO 史，迅速发生的中枢神经损害症状、体征，结合及时测定的血液 COHb 结果，可作出急性 CO 中毒的诊断。本病应与脑血管意外、脑膜脑炎、脑震荡、糖尿病酮症酸中毒以及其他中毒引起的昏迷相鉴别。

【治疗】

抢救的首要措施是：迅速将病人撤离中毒环境，转移到空气新鲜的地方，卧床休息，保暖，保持呼吸道通畅。

1. 积极纠正缺氧　氧疗是 CO 中毒最有效的治疗。吸入新鲜空气时，CO 由 COHb 释放出半量约需 4 小时；吸入纯氧可缩短至 30~40 分钟；吸入 3 个大气压的纯氧可缩短至 20 分钟。①高压氧舱治疗：能增加血液中溶解氧，提高动脉血氧分压，迅速纠正组织缺氧，并加速 COHb 的解离，恢复血红蛋白的正常功能。中、重度中毒病人首选高压氧治疗，宜早期应用，一般高压氧舱治疗每次 1 小时左右，1 次/天，特殊情况下第一天可进行 2 次。轻度中毒共治疗 5~7 次，中度中毒 10~20 次，重度中毒 20~30 次。高压氧治疗的副作用最多见为中耳气压伤，可用 1% 麻黄素滴鼻治疗。②鼻导管吸氧：流量 8L/分，以后根据情况采用持续低浓度吸氧，清醒后间歇给氧，可用于无高压氧舱条件者。③换血疗法或血浆置换：适用于病情危重又无高压氧舱条件者。

2. 防治脑水肿　严重中毒后脑水肿可在 24~48 小时发展到高峰，应及时脱水治疗，缓解脑水肿，防治或减少迟发性脑病的发生。①20% 甘露醇：0.5~1.0g/kg，快速静脉滴注，2~4 次/天，2~3 天后颅内压增高好转可减量。②糖皮质激素：如地塞米松 10~30mg 或氢化可的松 200~400mg 分次静脉注射。③快速利尿剂：常用呋塞米，每次 10~20mg，静脉注射。

3. 改善脑细胞代谢　应用能量合剂，常用药物有细胞色素 C、大剂量维生素 C 和 B 族维生素、辅酶 A、胞二磷胆碱等，加入 5% 葡萄糖溶液中静脉滴注，1 次/天，连用 3~5 天。

4. 对症治疗　保持呼吸道通畅，必要时气管插管或气管切开，应用呼吸机；抽搐者使用地西泮，每次 10~20mg，静脉缓慢注射；脑性高热或昏迷时间超过 10 小时者，物理降温，如冰帽或人工冬眠等；纠正酸中毒，维持水、电解质平衡。选用有效抗生素防治感染。有横纹肌溶解者碱化尿液、适当利尿，防治急性肾衰竭。

# 项目三　有机磷农药中毒

【学习目标】
1. 掌握急性有机磷农药中毒的急救措施。
2. 熟悉急性有机磷农药中毒的临床表现。
3. 了解急性有机磷农药中毒的原因、发病机制。

【概要】

有机磷农药是目前应用最广泛的杀虫剂。按有机磷农药对人体的毒性可分四类：①剧毒类：如甲拌磷（3911）、对硫磷（1605）、内吸磷（1059）等。②高毒类：敌敌畏、甲基对硫磷、氧乐果、甲胺磷等。③中毒类：乐果、敌百虫、乙硫磷等。④低毒类：马拉硫磷、辛硫磷等。

中毒原因分职业性中毒（因为生产过程不密闭，保管、运输、使用过程中不遵守操作规程、不注意个人防护而中毒）和非职业性中毒（主要由于误服、自服或摄入被农药污染的水源和食物，喷洒农药时皮肤吸收、呼吸道吸入所致）。有机磷农药进入机体，迅速与乙酰胆碱酯酶的酯解部位结合，形成牢固的磷酰化胆碱酯酶，从而使胆碱酯酶失去水解乙酰胆碱的能力，造成乙酰胆碱在生理作用部位大量积聚，胆碱能神经（包括部分中枢神经、交感及副交感神经等）受到持续冲动，导致先兴奋后抑制，出现一系列毒蕈碱（M）样、烟碱（N）样和中枢神经系统症状，称胆碱能危象；还可抑制神经靶酯酶并使其老化，导致迟发性多发性神经病；严重者可因昏迷、呼吸衰竭等而死亡。

【临床表现】

急性中毒的发病时间与毒物的种类、剂量和侵入途径等有关。经皮肤吸收，一般在接触2~6小时后发病，口服中毒在10分钟至2小时内出现症状。

（一）中毒主要表现

1. 毒蕈碱（muscarinic，M）样症状　主要是副交感神经末梢兴奋，类似毒蕈碱作用，出现最早。表现为：①腺体分泌增加：流涎、流泪、流涕、多汗、咳痰、重者出现肺水肿等。②平滑肌痉挛：恶心、呕吐、腹痛、腹泻、尿频、气促或呼吸困难。③括约肌松弛：大小便失禁等。此外，还有心跳减慢和瞳孔缩小。

2. 烟碱（nicotinic，N）样症状　主要是乙酰胆碱在神经肌肉接头处、交感神经节蓄积所致。表现为：①肌纤维颤动，开始为局部，如眼睑、面、舌、四肢肌纤维颤动，逐渐发展至全身肌纤维颤动，有全身紧束感、压迫感，而后发生肌力减退和瘫痪，呼吸肌麻痹引起周围性呼吸衰竭。②交感神经节后纤维释放儿茶酚胺使血管收缩引起皮肤苍白、血压升高、心律失常等。

3. 中枢神经系统症状　早期有头痛、头晕、疲乏、烦躁不安、失眠、共济失调、谵妄，重者有抽搐、昏迷，可因呼吸中枢抑制而出现中枢性呼吸衰竭、死亡。

（二）局部损害

敌敌畏、对硫磷、内吸磷、敌百虫接触皮肤后，可引起过敏性皮炎，出现水疱和剥脱性皮炎。滴入眼内可引起结膜充血和瞳孔缩小。

（三）迟发症和并发症

1. 迟发性多发性神经病　个别急性中毒病人，在重度中毒症状消失后2~3周，主要出现肢体末端麻木、无力或下肢瘫痪、四肢肌肉萎缩等神经系统症状。

2. 中间型综合征　少数病人在急性中毒症状缓解后和迟发性神经病变发生前，在急性中毒后24~96小时，突然发生死亡，称中间型综合征。可能与胆碱酯酶受到长期抑制，影响神经肌肉接头处突触后功能有关。死亡前可先有颈、上肢及呼吸肌麻痹。

3. 中毒"反跳"　乐果、马拉硫磷口服中毒后容易出现"反跳"现象。表现为：急性症状好转后数日至1周，突然再次昏迷、肺水肿或突然死亡。可能与残留在皮肤、毛发和胃肠道的有机磷药物重新吸收或解毒药减量过快、停药过早有关。

4. **重度中毒** 病人可有中毒性心肌炎、心力衰竭、脑水肿、呼吸衰竭、肾功能衰竭等。

【实验室检查】

1. **全血胆碱酯酶活力测定** 是诊断有机磷农药中毒的特异性指标，对判断中毒程度、指导用药、评价疗效和估计预后有重要意义，正常为100%。轻度中毒在70%～50%；中度中毒在50%～30%；重度中毒<30%。

2. **尿中有机磷农药分解产物测定** 对硫磷和甲基对硫磷在体内氧化分解生成对硝基酚由尿排出，敌百虫中毒时在尿中出现三氯乙醇，有助于中毒的诊断。

【诊断】

诊断要点 ①有机磷农药接触史。②呼气、呕吐物多有大蒜味。③瞳孔针尖样缩小。④大汗淋漓，腺体分泌增多。⑤肌纤维颤动。⑥重者呼吸困难，意识障碍，甚至昏迷。⑦全血胆碱酯酶活力降低。

为了方便治疗，临床将急性中毒分三级：①轻度中毒：以毒蕈碱样症状为主；全血胆碱酯酶活力在70%～50%。②中度中毒：除上述症状外，还有烟碱样症状，主要是肌纤维颤动，轻度呼吸困难。全血胆碱酯酶活力在50%～30%。③重度中毒：除上述症状外，出现昏迷、肺水肿、呼吸麻痹、脑水肿。全血胆碱酯酶活力在30%以下。

【治疗】

1. **迅速清除毒物** 立即离开现场，脱去污染的衣服，用肥皂水清洗污染的皮肤、毛发和指甲。眼部污染可用2%碳酸氢钠溶液或生理盐水冲洗。口服中毒者用清水、2%碳酸氢钠溶液（敌百虫忌用）或1∶5000高锰酸钾溶液（对硫磷忌用）反复洗胃，直至回收液体清澈、无异味为止。洗胃后给硫酸钠导泻，必要时灌肠，促使进入肠道的毒物尽快排出。

2. **特效解毒药的使用** 确诊后，在迅速清除毒物的同时应尽早使用胆碱酯酶复活药和抗胆碱药治疗。

（1）胆碱酯酶复活药 为肟类化合物，可与磷酰化胆碱酯酶中的磷结合，促使其与胆碱酯酶的酯解部位分离，从而恢复胆碱酯酶的活力。对已老化的胆碱酯酶无效，中毒后应尽早（3天内）、足量使用。该类药解除烟碱样作用明显。常用药物有氯磷定、碘解磷定、双复磷等。①氯磷定：既可静脉注射又能肌内注射，毒副作用较小，1997年WHO将氯磷定推荐为急性有机磷农药中毒的首选肟类复活药。用法：轻、中度中毒分别为 0.5g、0.75g，肌内注射或稀释后缓慢静脉注射，必要时 2 小时后重复给药；重度中毒 1.0~2.0g 肌内或稀释后缓慢静脉注射，以后根据病情每 1~4 小时给药 1 次，每天不超过 10g，全血胆碱酯酶活力达 40%~60% 可停药。②碘解磷定：轻、中度中毒用量分别为 0.4g、0.8~1.2g，稀释后缓慢静脉注射，必要时 2 小时后可重复；重度中毒 1.0~1.6g，稀释后缓慢静脉注射，半小时后可重复 0.6~0.8g，以后每小时用 0.4g 静脉滴注，6 小时后好转，可停药观察。③双复磷：轻度中毒 0.125~0.25g，肌内注射，必要时每 2~3 小时重复 1 次；中度中毒 0.5g，肌内注射或稀释后静脉注射，2~3 小时后可重复 0.25g，以后每次 0.25g，酌情用药 1~3 次；重度中毒 0.5~0.75g，稀释后静脉注射，半小时后可重复 0.5g，以后每 2~3 小时给药 1 次，共 2~3 次。

氯磷定和碘解磷定对甲拌磷、对硫磷、内吸磷、甲胺磷等中毒的疗效好。双复磷对敌敌畏及敌百虫中毒效果较好。

（2）抗胆碱药　阿托品、山莨菪碱均属周围作用较强的抗胆碱药，但对缓解中毒者的呼吸肌麻痹作用有限，而中枢性抗胆碱药苯那辛、开马君、东莨菪碱等消除有机磷农药中毒的中枢神经系统症状作用较强。

临床上常选用阿托品，阿托品对缓解毒蕈碱样症状和对抗呼吸中枢抑制有效，但对缓解烟碱样症状和恢复胆碱酯酶的活力无效。阿托品的用法：轻度中毒 2~4mg，皮下或肌内注射，1~2 小时重复给药；中度中毒 5~10mg，静脉注射，之后每半小时静脉注射 1~2mg；重度中毒 10~20mg，静脉注射，以后每 10~30 分钟静脉注射 2~5mg，直至毒蕈碱样症状明显好转或出现阿托品化。阿托品化的表现为：瞳孔较前扩大、口干、皮肤干燥、颜面潮红、肺部啰音消失以及心率增快（重度中毒病人用阿托品后，肺部啰音消失，为最主要的阿托品化指征）。达阿托品化后，应逐渐减量，不应突然停药，以防病情反复。一般维持用药至症状、体征基本消失 24 小时后，病情无变化才能考虑停药观察。阿托品的持续用药时间一般为 3~7 天。

阿托品的治疗量与中毒量接近，治疗中如出现瞳孔散大、狂躁不安、谵妄、抽搐、高热、心动过速、尿潴留等，提示阿托品中毒。应立即停用阿托品，补液、利尿，促进排泄。症状重者用毛果芸香碱每次 5~10mg，皮下注射，15~30 分钟重复；狂躁不安或抽搐者给地西泮（安定）10~20mg 肌内注射；高热者物理降温或冬眠疗法。

3. 对症治疗　有机磷农药中毒的主要死因是呼吸衰竭，其产生原因包括肺水肿、呼吸肌瘫痪、呼吸中枢衰竭及脑水肿等，因此对症治疗非常重要。应保持呼吸道通畅，给氧，必要时呼吸机机械通气；肺水肿可用阿托品；脑水肿选用脱水剂和肾上腺皮质激素；危重病人使用输血或换血疗法；注意维持水、电解质和酸碱平衡。为避免病情复发，中毒症状缓解后，逐步减少解毒药用量，症状消失后停药，停药后至少观察 3~7 天。

## 复习思考

### 一、选择题

1. 急性一氧化碳中毒最具特征的表现是

    A. 昏迷　　　　　　　　B. 头痛、头晕　　　　C. 心律失常

    D. 皮肤黏膜呈樱桃红色　E. 瘫痪

2. 急性中毒抢救不正确的是

    A. 立即脱离毒物　　　　B. 清除未被吸收毒物　C. 对症处理

    D. 清除体内未被吸收毒物　E. 不必使用特殊解毒剂

### 二、简答题

1. 急性中毒的治疗原则有哪些？

2. 为何抢救一氧化碳中毒的首要措施是立即将病人撤离中毒环境？

3. 有机磷农药中毒的主要表现有哪些？

### 三、病例分析

女性，30岁，农民。因与家人生气口服 20mL 敌敌畏 1 小时后入院。体检：体温 36℃，脉搏 80 次/分，呼吸 26 次/分，血压 100/60mmHg，呼之不应，面色苍白，皮肤湿冷，呼气有大蒜味，面部肌肉抽动，瞳孔针尖大小，等圆。两肺可闻湿啰音。腹软，肝脾未触及。实验室检查：白细胞 $17.2×10^9$/L，中性粒细胞百分比 89%，血红蛋白 138g/L。全血胆碱酯酶活力 28%。

问题：1. 初步诊断及诊断依据。

      2. 如何抢救治疗？

扫一扫，知答案

扫一扫，看课件

**模块十二**

# 外科学基础

【学习目标】

1. 掌握无菌术、灭菌法、消毒概念；手术人员和病人手术区的准备；手术中的无菌原则。

2. 熟悉常用灭菌剂及消毒剂使用方法；手术室空气的消毒方法。

3. 了解手术室设置及管理。

## 项目一　无菌术

微生物普遍存在于人体和周围环境中，可通过空气、接触等多种途径进入伤口或组织，引起感染。无菌术就是针对这些感染途径所采取的一系列综合预防措施。它主要通过各种无菌设施、设备，利用除菌、消毒、灭菌技术，遵守无菌操作规范及管理制度等环节控制来实现的。无菌术是外科的一项最基本、最重要的操作规范，为实施外科手术的基础，是手术成功的重要条件。

灭菌是指杀灭一切微生物的方法，而消毒是指杀灭病原微生物和其他有害微生物，但不一定能杀死细菌芽孢的方法。消毒和灭菌所用的物理方法有高温、火烧、紫外线、电离辐射等，其中以高温蒸汽灭菌应用最为普遍。消毒和灭菌所用化学制剂的种类很多，如碘伏、酒精、碘酒、甲醛、环氧乙烷及戊二醛等，多用于手术野、术者手臂皮肤、不耐高温的器械物品以及手术环境的准备。理想的消毒灭菌药物应能杀灭细菌、芽孢、真菌等一切能引起感染的微生物而不损害正常组织。无菌术有关的操作规则和管理制度则是采取相应的措施防止已经灭菌和消毒的物品、已行无菌准备的手术人员或手术区再被污染。

## 一、手术室管理

### （一）手术室的环境和要求

手术室是医院的重要组成部分，是外科病人的主要诊治场所。手术室应设在安静、清洁、便于和相关科室（手术科室、血库、检验科、影像诊断科、病理诊断科等）联络的位置。

一个手术间的面积一般为 $30 \sim 40m^2$，特殊手术间如体外循环手术间约 $60m^2$，小手术间 $20 \sim 30m^2$。墙角呈圆形，易于清洗。手术室划分为限制区、半限制区和非限制区。限制区包括无菌手术间、刷手间等，工作人员在限制区内应带好口罩和帽子；半限制区设污染手术间、准备间、内镜室、石膏间等；非限制区在外侧，一般设在入口近处，属污染区，设更衣室、医护办公室、医护人员休息室、资料室、电视教学教室、值班室等。

### （二）手术室空气的净化及消毒

1. **手术室空气净化**　经高效过滤器净化处理手术室的空气称为完全净化手术室。分为普通空调系统和层流空调系统，后者是最理想、最高效的空气净化方法。但这些技术只能保证空气的相对无菌，并不能杀灭吸附在手术间物品表面的细菌，且造价高，基层医院目前常用的仍是紫外线照射和化学气体熏蒸法。

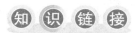

### 层流手术室

层流空调技术就是使外界空气经过滤装置流线平行、流速均匀、方向单一流向手术间，滤过的空气所含微粒（包括微生物）可在 35 个/L 以下，并提供适宜的温、湿度。手术室净化级别根据每立方英尺大于或等于 $0.5\mu m$ 空气灰尘粒子数的多少，一般分为 100 级、1000 级、10000 级、100000 级四种，数字越高，其净化级别就越低。

2. **手术室空气的消毒**

（1）**紫外线消毒法**　照射距离<2m，照射功率>$1W/m^3$，照射时间>30 分钟。近年使用的紫外线臭氧空气消毒机，具有空气过滤、活性炭过滤网、负离子净化空气和紫外线消毒、臭氧及光触媒等消毒功能，方便有效。

（2）**乳酸熏蒸法**　$100m^3$手术间用 80% 乳酸 12mL 再加等量的水倒入烧杯，点燃酒精灯加热，待蒸发完后熄火。加热后所产生的气体能杀灭空气中细菌，加热后手术间要封闭 1 小时。

（3）过氧乙酸熏蒸法　如手术室被特殊感染后宜选用过氧乙酸熏蒸，按每立方米的手术室空间 1mg 过氧乙酸，加水稀释成 3%～5% 的溶液，加热蒸发后密闭手术室 2 小时。

## 二、手术物品的准备

### （一）物理灭菌法

1. 高压蒸汽灭菌法　这是最普遍的灭菌方法，其特点是穿透力强，灭菌效果可靠，能杀灭所有的微生物。多用于金属器械、玻璃、搪瓷、敷料、橡胶类、药物等能耐受高温的物品灭菌。

目前，在国内广泛应用的为下排气式灭菌器，它是由一个具有两层壁的能耐高压的锅炉所构成，蒸汽进入消毒室内，积聚而产生压力。下排气式高压蒸汽灭菌器的灭菌条件是压力 104.0～137.3kPa，温度 121～126℃，在此状态下维持 30 分钟，即能杀死包括芽孢在内的一切微生物，达到灭菌的目的。近些年来使用的预真空式灭菌器，是先将灭菌器抽成真空，然后将蒸汽输入灭菌器内，这样可使蒸汽均匀分布到消毒器内。其灭菌条件是蒸汽压力 170kPa，消毒温度 133℃，5 分钟就能达到灭菌效果，具有速度快、效果好的特点。

高压蒸汽灭菌法的注意事项：①高压蒸汽灭菌器应有专人负责，定期检查、监测，以防发生意外。②灭菌包裹大小适中，松紧适宜，体积不超过 40cm×30cm×30cm，布类物品应放在金属类物品之上。③瓶装液体灭菌时，要用纱布包扎瓶口，如用橡皮塞，应插入针头排气，易燃和易爆炸物品禁用高压蒸汽灭菌法，锐利器械如刀、剪，用此法灭菌可使其变钝，也不宜用此法灭菌。④包内和包外各贴一条灭菌指示带，指示纸带上的白色条纹均匀变黑，表示已达灭菌的要求。⑤已灭菌的物品应做消毒时间标记，以便识别，并与未灭菌的物品分开放置。⑥物品灭菌后，在干燥和不开包的情况下，最长可保留 1 周。

2. 煮沸灭菌法　本法适用于金属器械、玻璃及橡胶类等物品，温度达到 100℃ 后，持续 15～20 分钟，一般细菌可被杀灭，但芽孢至少需要煮沸 1 小时才能杀灭。如在水中加碳酸氢钠，制成 2% 碱性溶液，沸点可提高到 105℃，消毒时间缩短至 10 分钟，并可防止金属物品生锈。海拔高度每增高 300m，应延长消毒时间 2 分钟。由于此方法消毒时间长、效果差，现已经很少使用。

3. 火烧法　将器械放在搪瓷或金属盆中，倒入 95% 酒精少许，点火直接燃烧，受热要均匀，温度不宜太高。此方法可使锐利器械变钝、退钢、失去光泽，所以只在紧急情况下应用。

4. 紫外线法　适用于手术室、换药室和隔离病房等环境的灭菌。通过直接照射杀灭悬浮于空气中和依附于物体表面的微生物，如细菌、真菌、支原体和病毒等。

### （二）化学消毒法

化学消毒法用于不能耐受高温的物品，如内腔镜、电线、导管、精密仪器等。

1. **2%戊二醛溶液**　属高效化学灭菌剂，对真菌、病毒、细菌都具有杀灭作用，浸泡30分钟可以达到消毒的效果，浸泡10小时可以灭菌。

2. **75%酒精**　属中效化学消毒剂，用于橡胶、丝线物品等的消毒，浸泡30分钟达到消毒效果；由于酒精挥发性较大，应每周过滤并核对浓度一次。

3. **2.5%碘酊**　属高效化学灭菌剂，碘可使菌体蛋白变性，使微生物死亡。常用于皮肤消毒，因刺激性较大，不能用于会阴、面部及小儿皮肤，也不能用于黏膜和创面。对金属器械有腐蚀性，不能用来浸泡器械。

4. **0.5%碘伏**　属中高效化学灭菌剂，碘吸附在皮肤黏膜上逐渐释放碘，能维持较长的杀菌时间。药液性能稳定、杀菌能力强、对皮肤刺激性小，被广泛用于皮肤、黏膜、创面等部位的消毒。

5. **过氧乙酸**　可以杀灭肝炎病毒、结核杆菌、真菌等。常用于医疗用品和生活用品的消毒，0.1%的溶液用于环境喷洒，0.2%~0.5%的溶液用于肝炎、结核感染的物品浸泡。对眼睛、皮肤和上呼吸道有强烈刺激作用，吸入后可引起喉及支气管痉挛、咳喘、头痛、恶心等不适；过氧乙酸具有易爆炸性；高浓度的过氧乙酸有腐蚀性。

6. **环氧乙烷**　是高效化学杀菌剂。具有杀菌力强、穿透力好、不损害物品的优点。用于纸张、塑料、内镜、导线等物品的消毒。易燃，遇高温、明火有引起燃烧、爆炸的危险。

注意事项：①应根据消毒物品的种类及病原微生物的特性，选择合适的消毒剂，并严格掌握消毒剂的有效浓度、消毒时间及使用方法。②浸泡前，要擦净器械上的油脂，有轴节的器械，轴节应张开，要消毒的物品必须全部浸入溶液中。③使用前需用灭菌盐水将药液冲洗干净，以免组织受到药液的刺激。④消毒剂应定期检测浓度，按有效期限及时更换，挥发性大的消毒剂应加盖。

### 三、 手术人员的准备

手术人员的准备工作包括一般准备，手和手臂皮肤的准备，以及穿无菌手术衣、戴无菌手套等。

**（一）一般准备**

手术人员进手术室时前，在更衣室换穿手术室专用鞋和清洁手术衣，以免将外部灰尘带入手术室内。取下手上的饰物，修剪指甲，并除去甲缘下积垢。戴好口罩及帽子。口罩要盖住鼻孔，帽子要盖住全部头发。洗手衣下襟扎在裤内，上衣袖口平上臂上1/3。急性上呼吸道感染、面颈部及手臂有外伤或感染者一般不能参加手术。

**（二）手和手臂皮肤准备**

手和手臂皮肤的准备称为洗手法，包括洗手和药液消毒。其目的是清除手和手臂皮肤表面的暂居细菌及部分常驻细菌，防止术后感染。肥皂洗手法（肥皂刷手酒精浸泡法）已沿用多年，近年来，多数医院开始应用新型消毒剂消毒手、手臂。现将手、手臂皮肤准备常用的几种方法介绍如下：

1. **肥皂刷手法**　首先进行一般性洗手，用肥皂搓洗指、手掌、手背及前臂、肘部和上臂下 1/2 处的皮肤，用流水将皂沫冲净，然后用清洁小毛巾擦干。再取无菌洗手刷，蘸灭菌肥皂乳刷洗手和手臂，从指尖至肘上 10cm 处，双手交替自远端到近端上行刷洗。刷洗时适当用力，不得遗漏任何部位，特别是甲缘、甲沟，刷手臂时，保持各指屈曲，使皮纹消失。刷洗约 3 分钟。刷洗完毕后，用流水冲净手和手臂上的皂沫，冲洗时略屈肘，双手抬起朝上，肘部在下，不得使肘部的水流向手部。再取一把无菌刷蘸灭菌肥皂乳刷洗，方法同上。连续刷洗 3 遍共约 10 分钟。取一条无菌小毛巾对折成三角形，将底边放于一手腕部，尖端指向手部，另一手抓住下垂两角，拉紧毛巾旋转，逐渐向上移动至肘上擦干手及手臂。再将小毛巾翻面对折，用同样的方法擦干另一手臂。不得将小毛巾向手部倒退移动，抓巾的手不能接触小毛巾已使用过的部分。最后将手和手臂浸泡在盛有 75% 酒精的泡手桶内 5 分钟，浸泡范围应超过肘上 6cm。注意手及手臂不可触及桶边和未经消毒灭菌的物品，否则，应重新洗手。

2. **消毒液外科洗手**　先用肥皂乳彻底清洗双手，前臂至肘上 10cm，清水冲净后，用消毒液继续刷洗，以指尖、指缝、手掌、手背、手腕、前臂、肘部、上臂的顺序，采取分段刷洗，双臂交替刷洗 2~3 分钟后，清水冲净，无菌巾擦干，最后在双手及手臂上涂抹消毒液，稍干后即可穿手术衣、戴手套。注意双手始终保持拱手位。

**（三）穿无菌手术衣、戴无菌手套**

1. **穿无菌手术衣**

（1）**传统式手术衣**　在无菌手术衣包中取出无菌手术衣，找比较宽敞的地方穿手术衣。以双手将手术衣微展，辨认手术衣的衣领端，提住衣领，将手术衣充分抖开。将手术衣向空中轻抛，乘势将两手插入衣袖中，两臂前伸，避免接触其他物品。由巡回护士从背后、衣领的内面拉好袖口，使穿衣者双手露出，同时系住后带，然后穿衣者将两手交叉提起腰带递向背后，仍由巡回护士接过系好（图 12-1）。

（2）**旋转式无菌手术衣**　旋转式无菌手术衣穿衣法基本同穿传统无菌手术衣，不同的是当双手插入衣袖，两臂前伸，由巡回护士从穿衣者背后、衣领的内面用手协助拉好袖口，使穿衣者双手露出系好后带后，穿衣者先戴无菌手套，手套戴好后将系在手术衣前面的腰系带解开，递给护士，然后旋转身体，从另一侧将腰系带接过自己系好。旋转式手术衣的后页盖住穿衣者的身后部分使其背后亦无菌（图 12-2）。

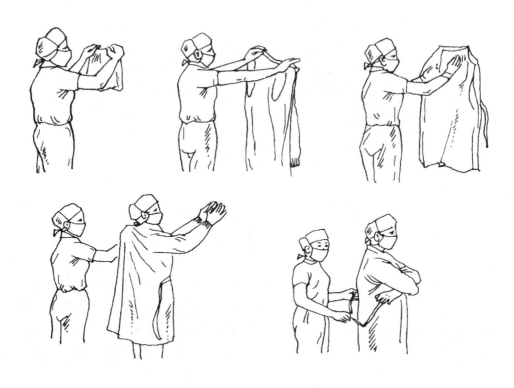

图 12-1　穿传统式无菌手术衣

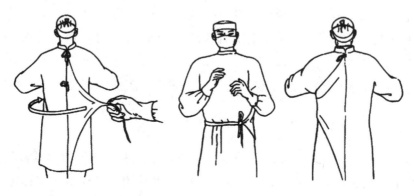

图 12-2　穿旋转式无菌手术衣

2. 戴无菌手套　其原则是没有戴无菌手套的手，只能接触手套内面，已戴手套的手只能接触手套外面，不可触碰手臂皮肤。具体方法是：用左手自手套夹内捏住手套套口翻折部，将手套取出。先用右手插入右手手套内；再用已戴好手套的右手指插入左手手套的翻折部，帮助左手插入手套内；将已经带好的手套的翻折部分翻向上，盖住手术衣的袖口（图 12-3）。连台手术，先洗净手套上的血污，由他人解开背带及衣领带，先脱手术衣，再脱手套。再用蘸有碘伏的纱布块涂擦手、臂后穿手术衣。

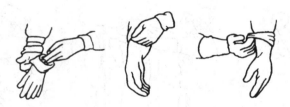

图 12-3　戴无菌手套

## 四、 病人手术区的准备

### （一） 备皮

指的是在手术及麻醉的相应部位剃除毛发并进行体表清洁的手术准备。主要目的是利于术区更深入彻底的消毒，减少外科术后感染的发生率。备皮时先检查手术区皮肤是否完整，有无破损、皮疹、感染等。然后用温水与肥皂擦洗皮肤上的污垢及油脂，剃除手术和麻醉区域一定范围内的毛发。对骨、关节手术区域的皮肤准备更为严格，一般在手术前3日开始准备，每天用0.5%碘伏消毒，且用无菌治疗巾包扎。嘱病人沐浴、洗头、修剪指（趾）甲，更换清洁衣裤。

### （二） 手术体位

手术时病人需要摆置一定的体位，其目的是既要使术野充分暴露，利于手术操作，又要使病人尽可能舒适，防止受压而引起血管和神经损伤，有利于呼吸和循环。

一般采取水平的仰卧位，用于头部、颈部、乳腺、腹部等手术；侧卧位则适用于胸部、肾、脊柱手术；截石位适用于肛门、直肠、尿道、阴道等部位手术；俯卧位用于后胸、脊柱、腿部手术。

### （三） 手术区皮肤消毒

外科、妇科手术及黏膜、婴幼儿皮肤、面部皮肤、肛门、外生殖器部位的手术用0.5%碘伏消毒，涂擦2遍。在植皮时，供皮区的消毒只用酒精涂擦2遍即可。骨科或胸科手术对无菌要求较高，用2.5%碘酊涂擦皮肤，待碘酊干后，以70%酒精脱碘2次，第一次脱碘时应留一个边缘。

不同的手术有严格的消毒范围，但至少距离切口15cm。消毒顺序由手术区中心部向四周涂擦，如为感染伤口或肛门处手术，则应自手术区外周向感染伤口或会阴肛门处消毒。已经接触污染部位的消毒棉球，不应再返回擦清洁处。

### （四） 手术区铺无菌单

手术区消毒后，铺无菌单。铺无菌单的目的是除显露手术切口所必需的皮肤区以外，遮盖住其他部位，以避免手术中的污染。

1. 手术区周围要有 4~6 层无菌单覆盖，外周最少 2 层。小手术仅盖一块孔巾即可。

2. 已铺下的无菌单只能向外移动，不能向内移动。

3. 在铺第一层 4 块手术巾时，如未穿手术衣应首先铺对侧，然后铺上下侧，最后铺近侧；穿手术衣后，则首先铺近侧，再铺上下侧，最后铺对侧。

### 五、 手术中的无菌操作原则

无菌技术是预防切口感染、减少术后并发症的关键。由于手术时间长、涉及人员多、操作环节多，在术中更容易使无菌状态遭到破坏，所有参与人员应充分理解无菌操作的内涵，在手术操作中更好地执行无菌技术。

1. 无菌范围。无菌手术衣的无菌范围仅限于前身的肩平面以下，腰平面以上及袖口到肘上的 10cm。手术台、器械台平面以上是无菌区，台面以下视为有菌区。手术人员一经刷手，手臂就不准再接触未经消毒的物品。手术人员在穿好手术衣后，双手及前臂始终保持在腰平面以上，肘部内收，靠近前胸的姿势，双手不能叉腰或交叉放于腋下。

2. 在手术开始时、关闭切口前及手术完毕后均应清点器械和敷料，记录器械和敷料，核对器械、敷料数无误后，才能关闭切口，以防异物遗留腔内，产生严重后果。

3. 手术物品有下列情况者，应视为有菌：①在非限制区内的灭菌敷料。②无菌包破损或潮湿。③无菌包坠落在地面上。④灭菌有效时间及效果不能肯定。⑤怀疑无菌物已被污染。

4. 手术室门窗应关闭，限制非必要人员进出，尽量减少在手术间内走动。参观人员应距术者 30cm。

5. 手术进行中，如手套被撕破或被缝针、锐利器械刺破，应立即更换。针和器械也不可再用。

6. 与另一手术人员换位时，应先退后一步，转过身，背对背地转到另一位置上，另一位手术人员向这边直接移动。

7. 传递器械应从手术人员的胸前传递，也可以在手术人员的手臂下传递，但不可在手术台面以下、后背及头部传递。

8. 皮肤切开和缝合之前，应用 75% 酒精或碘伏涂擦皮肤一次。

9. 切开空腔器官之前应用纱布保护周围组织，已污染的器械和物品不可重复在无菌区应用。

# 项目二　体液平衡失调的处理

【学习目标】

1. 掌握水钠失衡的特点、临床表现及治疗；低血钾、代谢性酸中毒的原因、诊断及治疗。

2. 熟悉体液失衡的液体疗法；高血钾的原因、诊断及治疗。

3. 了解正常体液平衡与调节。

体液的主要成分是水、电解质，广泛分布于细胞内外，且具有相对稳定的酸碱度。这些体液的比例既维持相对恒定，又可不断转变，各部位体液之间处于动态平衡，其内的水与电解质也处于动态平衡，这种平衡状态，很易受外界或机体内部因素的影响，导致代谢紊乱，即体液平衡失调。

## 一、正常成人的体液平衡与调节

### （一）水的平衡

正常成年男性体液量占体重的60%，成年女性的体液量占体重的55%。体液可分为细胞内液和细胞外液，细胞内液占体重的40%，细胞外液占体重的20%。细胞外液包括血浆和组织间液，血浆占体重的5%，组织间液占体重的15%。细胞间液分为功能性细胞间液和非功能性细胞间液。功能性细胞间液可以迅速和血管内液体或细胞内液进行交换，维持体液平衡。而脑脊液、关节液及消化道分泌液等属非功能性细胞间液，构成第三间隙，在维持体内体液平衡上起的作用很小，但在病理情况下，第三间隙积液增多也会导致体液失衡。

正常成人24小时水的摄入量和排出量是相对稳定的，均为2000~2500mL（表12-1）。尿液、粪便则为显性失水，成人每天经肾脏排出的固体代谢产物至少需要500mL尿液稀释，一般成人每日尿量应维持在1500mL左右。正常成人每天分泌胃肠消化液约8.2 L，多数被胃肠道吸收，仅有150mL随粪便排出，皮肤和呼吸蒸发的水是不可见的，称为非显性失水。

表 12-1　正常成人 24 小时水的出入量

| 途径 | 摄水量（mL） | 途径 | 排水量（mL） |
|---|---|---|---|
| 饮水 | 1000~1500 | 肺呼吸 | 350 |
| 食物 | 700 | 皮肤蒸发 | 500 |
| 内生水 | 300 | 尿 | 1000~1500 |
| | | 粪便 | 150 |
| 总量 | 2000~2500 | 总量 | 2000~2500 |

## （二）电解质的平衡

1. 电解质体内的分布　几种重要的电解质在体内的分布（表 12-2）。

表 12-2　几种重要的电解质在体内的分布（单位：mmol/L）

| | | $Na^+$ | $K^+$ | $Mg^{2+}$ | $Cl^-$ | $HCO_3^-$ | 蛋白质 |
|---|---|---|---|---|---|---|---|
| 细胞内液 | | 10 | 150 | 40 | 3 | 7 | 45 |
| 细胞 | 组织间 | 145 | 5 | 1 | 103 | 27 | 0.1 |
| 外液 | 血容量 | 142 | 5 | 1 | 103 | 24 | 14 |

2. 几种重要的电解质

（1）$Na^+$　主要存在于细胞外液，占细胞外液中阳离子总数的 90% 以上，主要作用是维持细胞外液渗透压和容量，还能维持神经-肌肉的兴奋性。正常成人每日需要钠 5~9g，相当于生理盐水 500~1000mL。钠离子代谢特点是：多吃多排，少吃少排，不吃不排。

（2）$K^+$　为细胞内液中的主要阳离子，全身钾离子总量的 98% 在细胞内。钾离子能增加神经-肌肉的兴奋性，维持细胞的正常代谢；成人每日需钾 2~3g，相当于 10% 氯化钾 20~30mL。钾离子代谢特点是：多吃多排，少吃少排，不吃也排，主要由肾脏排泄。

（3）$Ca^{2+}$　是细胞功能的重要调节物质，可降低毛细血管、细胞膜的通透性和神经-肌肉的兴奋性，参与肌肉收缩、凝血等过程。

（4）$Mg^{2+}$　是细胞内多种酶的激活剂，对参与糖、蛋白质代谢，降低神经-肌肉应激性有重要作用。

3. 渗透压平衡　渗透压是溶质微粒在水中的吸水能力。渗透压的高低与溶质的颗粒数成正比。体液中水是由渗透压低的间隙流向渗透压高的间隙。由于晶体（无机盐、葡萄糖等）颗粒小，能自由通过毛细血管壁，故水在血浆和组织间液之间可自由交换，使两侧晶体渗透压相当。血浆内蛋白质不能透过毛细血管壁，它产生的胶体渗透压对维持血管内的水分起着重要作用。正常人的血浆总渗透压为 280~320mOsm/L，低于 280mOsm/L 为低渗，高于 320mOsm/L 为高渗。

（三）酸碱的平衡

酸的来源是三大物质代谢的终产物及中间产物，如乳酸、酮体、脂肪酸、氨基酸、柠檬酸、苹果酸等。而碱的来源是瓜果、蔬菜中的 $Na_2CO_3$ 及柠檬酸盐，属于强碱弱酸盐。

正常情况下人体通过体液的缓冲系统、肺的呼吸和肾的调节作用，维持体液的 pH 值为 7.35~7.45。血液中 $HCO_3^-/H_2CO_3$ 是最重要的一对缓冲物质。维持 $HCO_3^-/H_2CO_3 = 20/1$，此时 pH 值 = 7.4。肺可以排出体内挥发性酸（$H_2CO_3$）。肾是调节酸碱平衡最重要器官，通过排 $H^+$ 和 $NH_3^+$，重吸收 $Na^+$ 和 $HCO_3^-$ 来调节，排出固定酸和过多的碱性物质，维持血浆 $HCO_3^-$ 浓度的稳定。

## 二、 水和钠的代谢失调

在细胞外液中，水和钠的关系密切，因此，缺水和（或）丢失钠均可发生代谢紊乱。不同原因引起的水和钠的代谢紊乱，程度上可能不同。根据缺水和缺钠导致细胞外液渗透压的改变分为高渗性缺水、低渗性缺水、等渗性缺水。

### 等渗性缺水

等渗性缺水（isotonic dehydration）又称急性缺水或混合性缺水，水和钠等比例地丧失，血清钠大致正常，故称等渗性缺水。由于丧失的液体为等渗，丢失的主要是细胞外液。其主要因素是消化液的急性丧失，如肠外瘘、大量呕吐、腹泻等；体液向第三间隙转移，如腹腔内感染渗出、肠梗阻的肠腔内潴留、烧伤肿胀及水疱等。

【临床表现】

主要表现是既有缺水的表现又有缺钠表现，如口渴、尿少、乏力、恶心、头晕、血压下降等（表 12-3）。

表 12-3  等渗性脱水程度的判断

| 程度 | 主要症状 | 失水占体重之比（%） |
|------|----------|---------------------|
| 轻度 | 口渴、尿少 | 2~4 |
| 中度 | 口渴，皮肤干皱，眼窝凹陷，尿少且比重高，精神萎靡，脉搏细速，肢端湿冷，血压下降 | 4~6 |
| 重度 | 除以上症状外，还有神志不清、高热、惊厥、躁动、休克、昏迷 | ≥6 |

【诊断】

依据病史中的急性发病，大多有消化液或其他体液的大量丧失。实验室检查可发现有血液浓缩现象，包括红细胞计数、血红蛋白量和血细胞比容均明显增高；血清 $Na^+$、$Cl^-$

等一般无明显变化；尿比重增高。

【治疗】

治疗包括：①治疗原发病，消除引起等渗性缺水的病因，缺水才容易纠正。②液体选择，纠正细胞外液减少，可补充平衡盐溶液，常用的平衡盐溶液是碳酸氢钠和 0.9% 的氯化钠溶液（1.25% 碳酸氢钠溶液和 0.9% 氯化钠溶液之比为 1∶2）的混合液，补液量较小时也可用 0.9% 的氯化钠溶液，使血容量得到尽快补充。0.9% 的氯化钠溶液中的 $Cl^-$ 含量为 154mmol/L，比血清 $Cl^-$ 含量（103mmol/L）高，大量输入会导致 $Cl^-$ 过高，会引起高氯性酸中毒。③补充量，按失水占体重的百分比来估计，当日只补充估计量的 1/2，其中补水（5%~10% 葡萄糖溶液）和补盐（0.9% 氯化钠溶液或平衡液）各半，首先所输注的液体应该是含钠的等渗液，如果输注不含钠的葡萄糖溶液则会导致低钠血症。

## 高渗性缺水

高渗性缺水（hypertonic dehydration）又称原发性缺水，缺水多于缺钠，故血清钠增高。细胞外液的渗透压升高可使细胞内液移向细胞外间隙，导致细胞内液也减少，故此种脱水的调节能力较强，血容量影响较小。其原因主要有水摄入不足，如高温环境下饮水不足、长期禁食、食管梗阻、昏迷等；水排出过多，如气管切开、高热、呼吸增快、烧伤暴露疗法或应用渗透性利尿药。

【临床表现】

主要是以缺水为主。根据缺水多少高渗性脱水可分为轻、中、重三度。有缺水病史和口渴、皮肤弹性差、眼窝凹陷等临床表现。

【诊断】

依据病史中的发病因素和临床表现，实验室检查红细胞计数、血红蛋白量、血细胞比容轻度升高，尿比重高，血清钠浓度在 150mmol/L 以上（表 12-4）。

表 12-4 高渗性脱水程度的判断

| 程度 | 主要症状 | 失水量占体重之比（%） |
|---|---|---|
| 轻度 | 口渴 | 2~4 |
| 中度 | 严重口渴，皮肤弹性差，眼窝凹陷，尿少且比重高，精神萎靡 | 4~6 |
| 重度 | 除以上症状外，有神志不清、高热、惊厥、抽搐、昏迷 | ≥6 |

【治疗】

首先去除病因，对于不能口服者可静脉输注 5% 葡萄糖溶液。补充已丧失液体量的估算方法是根据临床表现估计缺水程度：轻度按体重的 2%~4%，中度按体重的 4%~6% 计算；高渗性缺水者也有缺钠，钠和水的比例以 1：（4~5）较适宜。

## 低渗性缺水

低渗性缺水（hypotonic dehydration）又称慢性缺水或继发性缺水。失钠多于失水，故血清钠低，细胞外液呈低渗状态，对血容量的影响较大，容易出现休克。主要病因有胃肠道消化液持续大量丢失，如反复呕吐、胃肠减压以致钠随着大量消化液而丧失，补液时未注意钠的补入；长时间应用排钠利尿剂。

【临床表现】

除失水的症状，主要特点是较早出现低血容量的表现，如直立性低血压、尿量减少、休克。

【诊断】

有上述的体液丢失病史和临床表现，实验室检查血钠浓度低于 135mmol/L，尿比重常在 1.010 以下，尿 $Na^+$ 和 $Cl^-$ 明显减少。

【治疗】

积极处理致病原因。针对低渗性缺水时细胞外液缺钠多于缺水的血容量不足的情况，应静脉输注含盐溶液或高渗性盐水。

## 三、 电解质的代谢失调

## 低钾血症

低钾血症（hypokalemia）是最常见的电解质紊乱，血清钾的正常值为 3.5~5.5 mmol/L。低于 3.5 mmol/L 则为低钾血症。

由于钾的代谢具有不吃也排的特点，临床上较易出现低钾血症。常见原因有钾摄入不足，如禁食、食入量不足；钾丢失过多，如呕吐、持续胃肠减压、肠瘘等；利尿药的使用；钾向组织内转移，如大量输注葡萄糖和胰岛素，或代谢性碱中毒时。

【临床表现】

1. 神经-肌肉兴奋性的改变　骨骼肌兴奋性下降，出现肌肉无力、腱反射减弱或消失、呼吸困难，甚至软瘫；平滑肌兴奋性下降，出现恶心、呕吐、腹胀、尿潴留；心肌的兴奋性提高，出现心悸、心动过速、心律不齐、严重时发生室颤。

2. 心电图改变　心电图改变是早期出现 T 波降低、变宽、双相或倒置，随后出现 ST 段降低、QT 间期延长，低血钾典型的心电图表现是 U 波的出现。

【诊断】

有低血钾的病史和临床表现，检验血清钾<3.5mmol/L 和心电图检查有助于诊断。

【治疗】

血清钾不能客观反映体内缺钾的情况，所以依据检验结果来计算补钾量的方法是不可取的。通常采取分次补钾，边治疗边观察的方法。口服钾是安全有效的方法，富含钾的食物有蛋、肉、牛奶和新鲜水果。对于不能进食病人要采取静脉补钾，静脉补钾要注意以下几点：①对无尿和少尿的病人先恢复血容量，待尿量超过 35mL/h 后，才能经静脉补钾。②静脉滴注液含钾浓度不超过 0.3%，钾浓度过高可抑制心肌，造成心跳骤停，且对静脉刺激性大，病人不能忍受，且有引起血栓性静脉炎的可能。③速度每分钟不宜超过 60 滴，严禁将 10%氯化钾行静脉推注。④每日补充氯化钾 3g，严重腹泻、幽门梗阻引起呕吐、急性肾衰多尿期等严重缺钾病人，每日补充氯化钾可以增加到 6g。

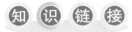

### 大量滴注葡萄糖液为什么会出现腹胀

大量滴注葡萄糖导致糖原合成增加，细胞外 $K^+$ 进入细胞内引起低钾血症，此外，血液稀释后肾排 $K^+$ 也增加。低血钾时，因平滑肌兴奋性下降，胃肠蠕动减慢，故产生腹胀。

### 高钾血症

血清钾超过 5.5 mmol/L 称高钾血症（hyperkalemia）。

血清钾升高时主要影响神经-肌肉兴奋性，有引起心脏停跳的危险。常见的原因有大量输保存期较久的库存血、补钾过多等；钾由细胞内转出到细胞外，当酸中毒、挤压伤、溶血、感染时钾离子从细胞内转移到细胞外;急性肾衰竭的少尿、无尿期钾的排泄障碍。

【临床表现】

1. 神经-肌肉兴奋性改变 骨骼肌兴奋性上升,出现手足麻木和异常感觉。高钾血症抑制心肌,使其自律性、传导性、收缩性下降,造成心搏徐缓、心跳无力,甚至心跳停止在舒张末期。

2. 心电图改变 早期 T 波高而尖,QT 间期延长,随后出现 QRS 波群增宽,PR 间期延长。

【治疗】

一旦发生高钾血症,应尽快处理原发病和改善肾功能,还应选择以下治疗,迅速使钾离子暂时转入细胞内:①静脉滴注 5% 碳酸氢钠 100~200mL 或用 25% 葡萄糖溶液 100~200mL,每 3~4g 葡萄糖加入 1U 胰岛素静脉滴注。②维护肾功能,如透析疗法。③对抗心律失常,可静脉注射 5% 氯化钙 5mL 或 10% 葡萄糖酸钙 20mL。

### 四、 酸碱平衡的失调

过多的酸或碱超过人体的调节能力即导致酸碱失衡,血清 pH 值低于 7.35 为酸中毒,大于 7.45 为碱中毒。按其发生原因可分为代谢性和呼吸性,因代谢因素使体内酸碱过多或过少,造成血中〔$HCO_3^-$〕原发性增高或降低,称为代谢性碱中毒或酸中毒;因呼吸功能的变化导致血中〔$H_2CO_3$〕原发性增高和降低,称为呼吸性酸中毒或碱中毒。以上是最基本类型,此外,在疾病发展过程中还有酸碱失调的混合型。

## 代谢性酸中毒

代谢性酸中毒(metabolic acidosis)是临床最常见的酸碱失调的类型。

由于酸性物质的集聚或产生过多,或 $HCO_3^-$ 的丢失过多而引起。其主要原因有:①碱性物质丢失过多,见于腹泻、消化道瘘、胃肠减压而大量丢失 $HCO_3^-$。②产酸过多,休克、创伤、糖尿病以及心肺复苏后组织缺血缺氧,可使丙酮酸及乳酸大量产生,发生乳酸性酸中毒。③排酸障碍,肾功能不全,不能有效将 $H^+$ 排出体外。代谢性酸中毒时氧合血红蛋白离解曲线右移,提高了血红蛋白携氧能力,此时即使血氧含量和氧饱和度稍低,组织也不易缺氧。

【临床表现】

1. 代谢性酸中毒突出的表现是呼吸深而快(为机体代偿经肺增加 $CO_2$ 排出的表现),

有的呼气中可带酮味。

2. 心血管系统因酸中毒时 H⁺离子浓度升高，抑制心肌收缩能力，病人心率快、心音弱、血压低。H⁺离子浓度升高，可使毛细血管扩张，口唇樱红色，面部潮红。

3. 中枢神经系统，有感觉迟钝、疲乏、眩晕、嗜睡，严重者神志不清或昏迷。

【诊断】

有相应的病史及临床表现，应考虑有无代谢性酸中毒。实验室检查，血 $pH<7.35$，［$HCO_3^-$］低于 23mmol/L，$PaCO_2$ 低于 40mmHg，BE<-3mmol/L。

【治疗】

积极治疗原发病是纠正代谢性酸中毒的关键。另外，扩充血容量，发挥肾脏调节酸碱平衡的能力，较轻的酸中毒（$CO_2CP>16$mmol/L）可自行纠正，一般不需应用碱性溶液治疗。较重时应用 5%碳酸氢钠 100~250mL 静滴，再测 $HCO_3^-$ 或 $CO_2$ 结合力后酌情补充，一般先输入计算量的 1/2，边治疗边观察，视病人纠正程度再决定是否继续输入计算量的余下部分。

## 代谢性碱中毒

代谢性碱中毒（metabbolic alkalosis）是体内 $HCO_3^-$ 增加，血 pH 大于 7.45。

由于体内 H⁺的丢失或 $HCO_3^-$ 增多而引起。具体原因：①酸性物质丢失过多，如严重呕吐、长期胃肠减压等，使胆汁、胰液、肠液中的 $HCO_3^-$ 未能充分被胃液的盐酸中和，吸收后使血中 $HCO_3^-$ 浓度增高，导致碱中毒。②低血钾，K⁺从细胞内进入细胞外，而 Na⁺和 H⁺进入细胞内，引起细胞外碱中毒。③碱性物质输入过多，如输入过量的碳酸氢钠、全胃肠道营养等。代谢性碱中毒时氧合血红蛋白离解曲线左移，使氧不易释放，此时虽然血氧含量和氧饱和度正常，但组织仍然存在缺氧。

【临床表现】

呼吸出现代偿性浅慢。中枢神经症状可出现谵妄、精神错乱或嗜睡，严重时发生昏迷。

【诊断】

血气分析显示血 pH 值和 $HCO_3^-$ 增高，也可能存在血 K⁺或 Cl⁻减少，据此可以诊断。

【治疗】

首先应积极治疗原发疾病，充分扩充血容量，发挥肾脏调节酸碱平衡的能力。对丧失胃液所致的代谢性碱中毒，可输注等渗盐水，既恢复了细胞外液量，又补充 $Cl^-$，可纠正轻症低氯性碱中毒。另外，碱中毒时几乎都同时存在低钾血症，故要同时补给氯化钾。

## 呼吸性酸中毒

呼吸性酸中毒（respiratory acidosis）系指肺泡通气及换气功能减弱，不能有效排出体内生成的 $CO_2$，使体内 $CO_2$ 蓄积造成 $PaCO_2$ 增高，血 pH 低于 7.35 的酸碱平衡失调状态。

常见病因有：①呼吸道因素，如窒息、上呼吸道分泌物或异物阻塞、血气胸、急性肺水肿、支气管痉挛、喉痉挛。②医源性因素，如全身麻醉过深、镇静剂过量、呼吸机使用不当等。③慢性阻塞性肺部疾病，如肺气肿等。④病人术后胸腹部伤口疼痛、腹胀等因素，也可使换气量减少。

【临床表现】

病人有胸闷、气促、呼吸困难、发绀，严重者血压下降、谵妄、昏迷。

【诊断】

血气分析显示血 pH 值降低，血 $PaCO_2$ 增高，$CO_2CP$ 由于代偿也略增高。

【治疗】

尽快治疗引起呼吸性酸中毒的病因，改善肺泡通气功能，迅速排出蓄积的 $CO_2$。必要时可行气管插管或气管切开，使用呼吸机以改善换气。因呼吸机使用不当引起时，应调整呼吸机频率、压力和容量。至于慢性肺部疾病引起者可针对性地采取控制感染、扩张小支气管、促进排痰等措施，改善换气功能和减轻酸中毒程度。

## 呼吸性碱中毒

呼吸性碱中毒（respiratory alkalosis）是肺通气过度，体内生成的 $CO_2$ 排出过多，引起血 $PaCO_2$ 降低、血 pH 值大于 7.45 的酸碱平衡失调状态。

甲状腺危象、感染、高热、癔症、中枢神经系统疾病、低氧血症、轻度肺水肿、肺栓塞、肝功能衰竭和呼吸机使用不当等都可引起呼吸性碱中毒。急性呼吸窘迫综合征的早期常有呼吸性碱中毒。

【临床表现】

呼吸性碱中毒无典型表现。有出现呼吸急促、心率加快、手足麻木、抽搐者。

【诊断】

血气分析显示血 pH 值增高，$PaCO_2$ 降低，$CO_2CP$ 由于代偿略降低，结合病史可作出诊断。

【治疗】

积极治疗原发病。用面罩或纸袋罩住口鼻，以增加呼吸道无效腔，减少 $CO_2$ 呼出。如系呼吸机使用不当所造成的通气过度，应调整呼吸频率及潮气量。处理手足抽搐者可静脉推注 10% 葡萄糖酸钙。

## 五、 体液平衡失调的治疗

液体疗法是指通过补液来防治体液平衡失调和供给营养物质的方法。液体疗法主要包括三个方面：液体总量（补多少）、液体种类（补什么）、补液方法（怎么补）。

1. **液体总量** 病人住院 24 小时的补液量是纠正体液失衡的关键，包括三部分：

（1）日需量 指每日生理需要量，成人每日需要量 2000～2500mL（35～40mL/kg），其中生理盐水 500～1000mL，其余补给 5%～10% 葡萄糖溶液。

（2）1/2 既往损失量 指病人从发病到就诊时已经丧失的体液量。要考虑到水、电解质、酸碱的失衡量，依据脱水原因和表现判定失水的性质，由脱水表现来判定脱水的程度，从而决定补充量。由于机体本身有调节体液的能力，所以第一日补液时，一般补估算损失总量的 1/2。

（3）继续损失量 亦称额外损失量。指治疗过程中继续丢失的体液量，如呕吐、高热、腹泻、瘘、渗液、出汗和各种管道引流液。额外损失量的补液原则是"丢多少，补多少；丢什么，补什么"。体温升高 1℃，每日每 kg 体重额外补充水 3～5mL；气温在大于 32℃时每升高 1℃，每日每 kg 体重额外补充水 3～5mL；出汗量量出为入，如出汗湿透一身衬衣裤时约丢失水 1000mL；对于气管切开的病人，呼吸丢失水是正常人的 2～3 倍，所以气管切开的成人病人应额外补充水 800～1000mL。腹泻、瘘、渗液和各种管道引流液，量出为入，以补充盐为主。

2. **液体种类** 根据体液失衡的性质，依据"丢什么，补什么"的原则，选用电解质、非电解质、胶体和碱性溶液。

（1）日需量 成人每日需要 10% 葡萄糖 1500～2000mL，钠 5～9g，钾 2～3g。

（2）既往损失量 根据脱水的性质补液，如高渗性脱水给 5% 葡萄糖溶液为主，以后再给予盐，糖与盐之比大约为 3：1；等渗性脱水补给盐和糖各半量；低渗性脱水以盐为

399

主，必要时给予高渗性盐水。如有缺钾则补充氯化钾，有酸中毒则给予碱性溶液。

（3）继续损失量　根据实际丢失的液体成分补充，发热、出汗及气管切开病人补充5%葡萄糖等渗溶液。如呕吐、渗出则补充0.9%盐水或平衡盐液。

3. 补液方法　先计算总量，再安排补液顺序。补液原则是：先盐后糖、先晶后胶、先快后慢、见尿补钾、液种交替，并根据病人的具体情况适当调整。

（1）先盐后糖　一般情况下，先输入电解质溶液，后补葡萄糖溶液。因为输入电解质溶液可以迅速有效地提高细胞外液的渗透压，利于恢复细胞外液的容量，但对于高渗性脱水病人则应先输入葡萄糖溶液。

（2）先晶后胶　晶体溶液有稀释血液和扩容作用，改善微循环，目前首选平衡盐液。胶体溶液能够维持胶体渗透压，扩容作用缓和而持久。

（3）先快后慢　对于明显脱水的病人，早期补液要快，以便迅速补充体内所缺的水和钠，脱水情况好转后应减慢补液速度，以免加重心肺负担。一般一日的补液量宜在12~15小时之内输入，第一个4~5小时输入1/2量，其余时间输入另1/2。

（4）见尿补钾　尿量达到35mL/h才可补钾，以免因肾功能障碍而引起高血钾。但在手术后和严重创伤的病人，因组织细胞的破坏，细胞内释放大量的钾离子，一般2~3日内不需补充钾。

（5）液种交替　液体种类和量多时，各类液体要交替输入，如盐类、糖类、胶体类、酸碱类等，有利于人体的代偿和调节，以免较长时间输入一种液体，人为造成体液失衡。

# 项目三　麻　醉

【学习目标】

1. 掌握麻醉前用药目的及药物类型；局麻药中毒的表现及预防。
2. 熟悉各种局部麻醉和椎管内麻醉的适应证、禁忌证及并发症。
3. 了解椎管内麻醉及全身麻醉方法。

麻醉学（anesthesiology）是研究消除病人手术疼痛，保证病人安全，为手术创造良好条件的一门科学，是临床医学的重要组成部分。

当前，麻醉工作已经涉及控制呼吸、低温麻醉、体外循环、控制性降压等内容，使心内直视手术、脏器移植等尖端手术得以开展，从而推动了外科的发展。另外，危重病人的监测治疗、急救复苏、疼痛治疗等都属于麻醉学的范畴。

根据麻醉的作用部位和所用药物不同，将麻醉分为两大类：

1. **局部麻醉** 局部麻醉指麻醉药作用于周围神经系统，使相应区域的痛觉消失、运动障碍。包括表面麻醉、局部浸润麻醉、区域阻滞麻醉、神经阻滞麻醉、椎管内阻滞麻醉（蛛网膜下腔麻醉和硬膜外腔麻醉）。

2. **全身麻醉** 全身麻醉指麻醉药作用于中枢神经系统，病人的意识和痛觉消失、肌肉松弛、反射活动减弱。包括吸入麻醉、静脉麻醉等。

## 一、 麻醉前准备

1. **心理准备** 即将手术的病人普遍存在焦虑和恐惧，根据病人和家属的心理状况，采取适当的心理指导，使病人和家属对手术有正确的认识，减轻焦虑和恐惧，增强信心，以最佳心态接受并配合麻醉。

2. **提高机体对麻醉的耐受力** 改善营养，调整水、电解质及酸碱代谢失衡，纠正贫血及低蛋白血症，提高机体的耐受力，以减少术中意外和术后并发症。

3. **麻醉前常规准备**

（1）禁饮食 术前禁食水可以预防全麻时呕吐而引起的误吸，减轻术后腹胀，也利于胃肠道功能的恢复。成人择期手术麻醉前禁食 12 小时、禁饮 4 小时，乳婴儿于麻醉前 4 小时内禁饮和哺食。

（2）局麻药过敏试验 使用局麻药普鲁卡因的病人，在麻醉前应进行皮肤过敏试验。

（3）麻醉前用药 目的是减轻病人的紧张和恐惧；防止局麻药中毒；减少呼吸道腺体分泌，保持呼吸道通畅，以防误吸；消除因麻醉或手术引起的不良反射，如迷走神经反射，预防麻醉意外。常用药物有：①巴比妥类药，具有镇静、催眠和抗惊厥作用，对预防局麻药毒性反应有一定效果，常用药为苯巴比妥（鲁米那），成人剂量为 0.1~0.2g，肌内注射。②抗胆碱药，具有抑制腺体分泌、解除平滑肌痉挛和迷走神经兴奋作用，阿托品成人用量为 0.01~0.02mg/kg，肌内注射。

## 二、 局部麻醉

局部麻醉具有操作简单、费用低、安全性好的优点，根据麻醉药的作用部位可分为表面麻醉、局部浸润麻醉、区域阻滞麻醉、神经阻滞麻醉等。

（一）局麻药物

1. **酯类** 此类药物在血浆内被胆碱酯酶分解，其代谢产物可成为半抗原，故可引起过敏反应。

（1）普鲁卡因 其毒性小、麻醉效能较弱、黏膜穿透力很差，一般只适用于局部浸润麻醉，成人一次限量为 1000mg。

（2）氯普鲁卡因　为普鲁卡因的氯化同类局部麻醉药，较普鲁卡因麻醉效能强、起效快，一次最大用量1000mg，可用于局部浸润麻醉、神经阻滞麻醉等。

2. 酰胺类　此类药物在肝内被肝微粒体氧化酶和酰胺酶分解，不形成半抗原，故极少引起过敏反应。

（1）利多卡因　组织弥散性能和黏膜穿透性能均强，可用于神经阻滞麻醉、表面麻醉、局部浸润麻醉等局麻方法。成人一次限量黏膜麻醉为100mg，局部浸润麻醉和神经阻滞麻醉为400mg。

（2）布比卡因　较利多卡因毒性大、麻醉效能强，多用于神经阻滞、蛛网膜下腔阻滞和硬膜外腔阻滞，很少用于局部浸润麻醉。成人一次限量150mg。

（3）罗哌卡因　是一种新的酰胺类局麻药物，作用强度类似布比卡因，多用于神经阻滞和硬膜外腔阻滞。成人一次限量150mg。

（二）常用局麻方法

1. 表面麻醉　是将穿透力强的局麻药施用于黏膜表面，阻滞黏膜下神经末梢的麻醉方法，也称黏膜麻醉。1%～2%利多卡因用于鼻、咽喉等部位的手术，也可用于眼、尿道及食管等部位的内镜检查。

2. 局部浸润麻醉　是将局麻药注射于手术区域的组织内，阻滞其中的神经末梢的麻醉方法。常用0.5%普鲁卡因、0.25%～0.5%利多卡因。

局部浸润麻醉操作时注意：①分层注射，注射前先在皮内推注少许麻醉药液形成皮丘，再经皮丘刺入，分层注射麻醉药。②注药前回吸，以防误入血管。③对于头、颈、面及血管丰富的部位，在局麻药液内加入肾上腺素2.5μg/mL，可以延缓局麻药的吸收、预防毒性反应、保障术野清晰，但老年人、高血压患者和四肢末梢手术者不宜加用肾上腺素。

3. 神经阻滞　使用穿透力强的麻醉药注入神经干、神经丛的周围，阻滞神经冲动的传导，使其所支配区域产生麻醉的方法。常用2%利多卡因和1%罗哌卡因，阻滞的方法有颈丛神经阻滞、臂丛神经阻滞和肋间神经阻滞、指（趾）神经阻滞，阻滞相应的神经分布范围。

（三）局麻药的毒性反应

局麻药进入血液循环超过机体的耐受极限，就可发生药物毒性反应，是局麻药特有的反应。

1. 常见原因　①一次用量超过病人的耐受量。②误注血管内。③作用部位血供丰富，局部吸收过快。④体质衰弱、特殊体质等原因而耐受力降低。

2. 临床表现　烦躁不安、多言、寒战，继而出现面部和四肢肌肉震颤、抽搐甚至惊厥，呼吸困难、缺氧、呼吸和循环衰竭。

3. 急救　立即停止用药，吸入氧气，对轻度毒性反应病人可用地西泮0.1mg/kg肌注或静注，此药有预防和控制抽搐作用。

4. 预防 ①麻醉前镇静药的使用是预防局麻药中毒的关键。②严格掌握一次限量。③注药前回吸，防止注入血管。④血液循环丰富的部位，可在局麻药中加入肾上腺素，用量较大时使用其最低有效浓度。⑤据病人具体情况或用药部位酌减剂量。

### 三、 椎管内麻醉

椎管内麻醉是将局麻药注入椎管内的不同腔隙，阻断部分脊神经支配区域感觉的麻醉方法。根据药物注入椎管内腔隙的不同，分为硬膜外阻滞麻醉（含骶管阻滞麻醉）、蛛网膜下腔阻滞麻醉（简称腰麻）。其优点是病人保持清醒、镇痛效果确切，且有一定的肌肉松弛作用，但血压下降、恶心呕吐、呼吸抑制等不良反应较明显。

#### （一）蛛网膜下腔阻滞

蛛网膜下腔阻滞因穿刺部位在腰部又称腰麻，是将局麻药注入蛛网膜下腔，阻滞部分脊神经的传导功能，使其所支配区域产生麻醉作用的方法。

1. 适应证 此麻醉方法因一次性注药，只适用于 2~3 小时以内的下腹部、盆腔、下肢及肛门、会阴部手术。

2. 禁忌证 ①中枢神经系统感染，如脑膜炎、颅内压增高。②穿刺部位皮肤感染，包括真菌感染。③心血管功能代偿不足。④精神病或小儿等不合作的病人。

3. 麻醉方法 腰麻常用的麻醉药为 1%利多卡因、0.5%罗哌卡因 3mL。取侧卧、低头、弓腰、抱膝姿势，使棘突间隙张开以利穿刺，选择 $L_3 \sim L_4$ 或 $L_4 \sim L_5$ 间隙为穿刺点穿刺，在 15 秒左右，注入上述局麻药（图 12-4）。

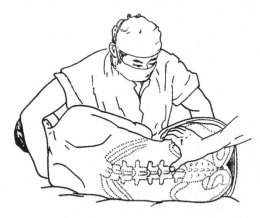

图 12-4 脊柱穿刺的体位

4. 并发症

（1）血压下降和心动过缓 血压下降是腰麻的常见并发症，当出现低血压时快速静脉输入 50%的葡萄糖 100~200mL，以扩充血容量；肌注麻黄碱 30mg，收缩血管提升血压；麻醉平面超过 $T_4$ 时，可出现心动过缓，应立即静注阿托品 0.25~0.5mg。

（2）呼吸抑制　因麻醉时腹肌及肋间肌无力引起，麻醉平面愈高，麻醉深度愈深，呼吸抑制愈严重。其症状为胸闷气短，咳嗽无力，说话费力，严重者可出现紫绀，视程度给予面罩吸氧或辅助呼吸。

（3）恶心呕吐　迷走神经亢进使胃肠蠕动增强、低血压、手术牵拉腹腔内脏均可以引起恶心呕吐。应针对不同原因采取不同治疗措施。

（4）腰麻后头痛　主要原因是蛛网膜下腔麻醉，脑脊液从穿刺孔漏入硬膜外腔，致颅内压下降引起血管性头痛。多发生于腰麻后 1~3 天，坐起或站立时加重，平卧后减轻或消失。所以腰麻病人手术后应去枕平卧 6 小时，应采用圆锥形非切割型细穿刺针（26G），同时避免反复多次穿刺，术后变换体位时宜缓慢。

（5）尿潴留　是因局麻药在支配膀胱的骶神经处潴留引起，常见于肛门、会阴或下腹部手术，可针刺足三里、三阴交、关元等穴位，热敷下腹部膀胱区，新斯的明 0.3mg 足三里穴位注射，必要时导尿。

（二）硬脊膜外腔阻滞

硬脊膜外腔阻滞（epidural block）是将局麻药注入硬脊膜外腔，阻滞部分脊神经，使其支配区域产生麻醉作用的方法。

1. 适应证　因为此种麻醉方法是将药物经留置导管注入硬脊膜外腔，故不受时间限制，常用于横膈以下的各种腹部和下肢手术。

2. 禁忌证　对中枢神经系统疾病、休克、穿刺部位皮肤感染、脊柱严重畸形或结核、凝血机制障碍等病人均为禁忌。对心血管系统的影响相对蛛网膜下腔麻醉较小。

3. 麻醉方法　硬脊膜外腔阻滞常用的麻醉药为 2% 利多卡因、1% 罗哌卡因或 0.5% 布比卡因 15mL。根据手术的部位选择穿刺点，一般硬膜外阻滞的范围可达到 4~5 个脊神经的支配范围。取侧卧、低头、弓腰、抱膝姿势，使棘突间隙张开以利穿刺。进入硬膜外腔后留置导管，退出穿刺针，麻醉中通过导管随时追加剂量（图 12-5）。

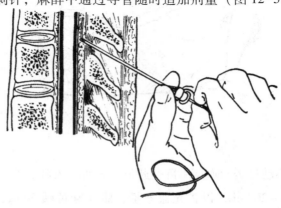

图 12-5　硬膜外麻醉

4. 并发症 硬膜外麻醉也会出现呼吸抑制、恶心呕吐、血压下降等状况，但比蛛网膜下腔麻醉影响小。

（1）全脊髓麻醉 是硬膜外麻醉中最危险的并发症，原因是误将过量的局麻药注入蛛网膜下腔，引起全脊髓及脊神经根的阻滞，结果造成血压下降、呼吸抑制，进而呼吸和心跳停止。给药后密切观察病人的血压、呼吸，一旦发生全脊髓麻醉后，立即给氧，气管内插管，施行辅助呼吸或人工呼吸，提升血压。心跳停止时则要立即按心肺复苏处理。

（2）硬膜外脓肿 其特点是背部疼痛，同时有神经根受刺激的放射性疼痛，脓肿部位的棘突有叩击痛和压痛，数日或数周后出现全身症状。

（3）截瘫 由于神经损伤所致。病人可出现运动无力、感觉减退等表现。

## 四、 全身麻醉

将麻醉药通过吸入、静脉、肌内注射进入人体内，使中枢神经系统抑制，临床表现为神志消失、全身痛觉丧失、遗忘、反射抑制和一定程度的肌肉松弛，称全身麻醉。包括吸入全麻、静脉全麻。

### （一）全麻药物

1. 吸入全麻药

（1）七氟烷 麻醉效能较强，用于麻醉诱导和维持。可导致颅内压升高，对呼吸的抑制作用较强，但对呼吸道无刺激性，面罩吸入诱导时呛咳和屏气的发生率很低。麻醉诱导和苏醒更迅速。

（2）地氟烷 麻醉效能较弱，用于麻醉诱导和维持。因对循环功能影响较小，对心脏手术或心脏病病人行非心脏手术的麻醉更为有利。其诱导和苏醒迅速，也适用于门诊手术病人的麻醉。

（3）异氟烷 麻醉效能强，可用于麻醉诱导和维持，诱导和苏醒快。

（4）恩氟烷 麻醉效能较强，麻醉诱导速度较快，可用于麻醉诱导和维持。对中枢神经系统和心肌收缩力有抑制作用，对外周血管有轻度舒张作用，可引起血压下降和心率增快，对呼吸的抑制作用较强，可表现为潮气量降低，呼吸增快。

2. 静脉全麻药

（1）氯胺酮 具有较强的镇痛作用，肌内注射后约5分钟起效，能维持45分钟。可用于全麻诱导，剂量为1~2mg/kg静注。常用于小儿基础麻醉，肌注5~10mg/kg。主要副作用有幻觉、噩梦及精神症状，也可出现眼压和颅内压升高。

（2）异丙酚（丙泊酚） 具有镇静、催眠作用，有轻微镇痛作用。起效快，静脉注射 1.5～2mg/kg 后 30～40 秒病人即入睡,维持时间仅为 3～10 分钟。用于全麻静脉诱导、复合麻醉维持、门诊手术的麻醉。

(3)依托咪酯 为短效催眠药,无镇痛作用。起效快,静脉注射后约 30 秒病人意识即可消失,1 分钟时脑内浓度达峰值。主要用于全麻诱导,适用于年老体弱和危重病人的麻醉,一般剂量为 0.15～0.3mg/kg。

3. 全麻辅助用药 应用一些辅助药物以加强麻醉效能,其本身并无麻醉作用,但可减少麻醉药物的用量,从而使麻醉更平稳,安全性更高,常用药物有以下几种:①咪达唑仑(咪唑安定),具有较强的镇静、催眠、抗焦虑、抗惊厥及降低肌张力作用,可作为麻醉前用药、麻醉辅助用药,也常用于全麻诱导。②芬太尼,镇痛作用为吗啡的 100 倍,持续 30 分钟。麻醉剂量(30～100μg/kg)使用稳定,很少引起低血压,可用于心血管手术的静脉复合全麻。③泮库溴铵(潘可罗宁),肌松作用强,便于手术操作,减少深麻醉对病人的生理影响,起效时间为 3～6 分钟,作用时间 100～120 分钟,临床可用于全麻时气管内插管和术中维持肌肉松弛。④阿曲库铵(卡肌宁),作用时间短,起效时间为 3～5 分钟,临床作用时间为 15～35 分钟,临床用于全麻气管内插管和术中维持肌松弛。

(二)全麻方法

1. 吸入麻醉 经呼吸道吸入一定浓度的吸入麻醉药,以维持适当的麻醉深度。挥发性麻醉药的麻醉性能强,吸入后病人意识、痛觉消失,能单独维持麻醉,必要时可加用肌松药。

2. 静脉麻醉 选择镇痛药和镇静药配合,静脉给药维持适当麻醉深度,仅适用于全麻诱导和短小手术。

3. 复合全身麻醉 是静脉和吸入麻醉相互取长补短结合完成麻醉,减少了并发症、提高术中安全性,复合麻醉在临床上得到越来越广泛的应用。

(三)全麻并发症

1. 舌后坠 是全麻后最常见的并发症,可托起下颌或放置口咽通气道使呼吸道通畅。

2. 喉痉挛 在手术中可以加深麻醉或给肌松药,再行气管插管。在病房中经面罩加压给氧或经环甲膜穿刺给氧,严重者行气管切开。

3. 呕吐与误吸 通常发生在麻醉诱导期和苏醒期,饱食后的急症病人、肠梗阻病人、小儿更容易出现。一旦发生误吸,应立即头低位,偏向一侧,以防呕吐物进入呼吸道,并清除口咽部的呕吐物。全麻未醒的病人常规的体位是去枕平卧,头偏向一侧。

# 项目四 休 克

【学习目标】
1. 掌握休克各期的临床表现及治疗原则。
2. 熟悉休克的监测指标。
3. 了解休克分类，几种常见休克的原因、表现及治疗。

## 一、概要

休克（shock）是各种严重致病因素引起的有效循环血量锐减，导致微循环灌注障碍，组织和脏器缺氧，代谢障碍和细胞受损为特征的综合征。其典型表现为神志淡漠、面色苍白、皮肤湿冷、脉搏细速、呼吸浅快、血压下降、尿量减少。

【病因及分类】

休克的种类很多，分类也不统一，最常用的分类方法是按病因分类。

按血流动力学变化可分为以下四类：

1. **低血容量性休克** 包括失血、失液、烧伤、毒素、炎性渗出等。

2. **心源性休克** 包括急性心肌梗死、心力衰竭、严重心律失常、室间隔破裂等，即所谓心脏泵衰竭。

3. **血流分布性休克** 包括感染性、神经源性、过敏性、内分泌性等。临床上可见高排低阻、低排高阻、低排低阻等类型。

4. **阻塞性休克** 包括腔静脉压迫、心包压塞、心房黏液瘤、大块肺栓塞、张力性气胸、动脉瘤分离等。

由于休克病因不同，可同时具有两种以上血流动力学变化，如严重创伤的失血和剧烈疼痛引起的休克，可同时具有血流分布异常及低血容量，并随病情发展而发生变化，故休克的分型只是相对的，是可变的。

尽管发生休克的病因各不相同，但组织有效灌流量减少是不同类型休克的共同特点。保证组织有效灌流的条件是：①正常的心泵功能。②足够数量及质量的体液容量。③正常的血管舒缩功能。④血液流变状态正常。⑤微血管状态正常。

【病理生理】

不同原因引起的休克发展到一定阶段时，均存在着有效循环血容量减少、组织灌注不足以及产生大量炎症介质等病理生理改变。

1. 微循环收缩期　休克发生后微循环血量锐减，血管内压下降，通过应激反应，体内释放出大量的儿茶酚胺，引起周围小血管及微血管、内脏小血管及微血管的平滑肌包括毛细血管前括约肌强烈收缩，临床表现为皮肤苍白、湿冷、脉细数、尿量减少。此期为休克的早期，亦称休克的代偿期。

2. 微循环扩张期　循环血量进一步减少时，组织因灌流量不足而发生缺氧，迅速产生大量酸性物质如丙酮酸及乳酸等，导致微血管平滑肌对儿茶酚胺反应性下降，微静脉血流缓慢而致微循环瘀滞现象，大量血液潴留于毛细血管内，持续的缺氧使组胺大量产生，进一步加重已处于关闭状态的毛细血管网扩大开放范围，从而使回心血量进一步减少，亦称休克的失代偿期。

3. 微循环衰竭期　休克状态仍未能得到有效控制，病情进一步发展，且毛细血管内血液黏稠度增加，毛细血管壁受损，微循环内形成大量微血栓，造成所谓的病理性血管内凝血，组织器官由于细胞缺氧损害而发生的自溶导致这些组织血管发生器质性损害，此时已进入休克的晚期，即微循环衰竭期（DIC 期）。

4. DIC 引起内脏器官继发性损害　继发纤维蛋白溶解系统激活，出现严重的出血倾向。溶酶体的破裂，使器官组织坏死，血管内溶血，加重缺血。

5. 体液代谢改变　休克时体内儿茶酚胺增多，微动静脉吻合支开放，使血流绕过毛细血管加重了组织灌流障碍的程度。此外，组胺、激肽、前列腺素、内啡肽、肿瘤坏死因子等体液因子在休克的发展中发挥不同的致病作用。此外，由于血液灌流量不足通过一系列复杂的过程导致细胞破坏自溶，并引起心肌收缩力下降，加重血流动力学障碍。

【临床表现】

按照休克的病理过程可将休克的临床过程分为：休克早期、休克期及休克晚期，休克各期是一个连续性的病理过程，没有明确的分界。

1. 休克早期　在早期有效循环血量的减少启动机体的代偿机制，病人的中枢神经系统兴奋性提高，交感肾上腺轴兴奋。病人表现为焦虑烦躁、皮肤苍白、手足湿冷、呼吸急促，心率>90 次/分，血压多正常或轻度上升，脉压<30mmHg，尿量<30mL/h。此期，如及时发现，正确处理，休克容易得到纠正。否则，病情继续发展，进入休克期。

2. 休克期　此期血容量进一步减少，血流缓慢。表现为表情淡漠，反应迟钝，呼吸急促，脉搏细速，血压下降，收缩压≤90mmHg、脉压<20mmHg，表浅静脉塌陷，尿量<

20mL/h，甚至无尿。

3. 休克晚期　此期可发生 DIC 和重要脏器严重受损，是休克致死的主要原因。临床上可出现面色青灰、皮肤花斑、收缩压<60mmHg 或测不出、嗜睡或昏迷、无尿、潮式呼吸、酸中毒等表现。

【诊断】

根据病史和临床表现，休克的诊断一般不难，关键在于早期识别休克，及时进行抢救。其诊断要点是：病人出现面色苍白、皮肤黏膜发绀、四肢冰冷、外周静脉塌陷、反应迟钝、神志淡漠，收缩压＜90mmHg、脉压＜20mmHg，脉搏细速（＞100 次/分），尿量<25mL/h。

【监测】

休克监测不仅可以了解病情变化和对治疗的反应，也为调整治疗方案提供客观依据。

1. 一般监测

（1）意识状态　意识是反映休克的一项敏感指标，是脑组织血液灌流和全身循环灌注状况的反映。如神志清楚，对外界的刺激能正常反应，说明循环血量基本足够；相反，若表情淡漠、不安、谵妄或嗜睡、昏迷，说明脑循环灌注不良。

（2）血压、脉压、脉搏　维持稳定的血压在休克治疗中十分重要，但血压并不是反映休克程度最敏感的指标，其在休克中受到许多因素的影响。脉压是休克病人最早表现之一，脉压缩小（<30mmHg），说明血管处于痉挛状态。脉搏增快多出现在血压下降之前，是休克的早期诊断指标。血压尚较低，但脉率已恢复且肢体温暖者，常表示休克趋向好转。常用脉率/收缩压（mmHg）计算休克指数，帮助判定休克的有无及轻重，指数为 0.5 者提示无休克、>1.0~1.5 为有休克、>2.0 为严重休克。

（3）皮肤色泽、浅静脉充盈　休克时，面色苍白，皮温降低，出冷汗，常提示微血管收缩。病人皮肤由苍白转为发绀，提示病人微循环瘀滞。由发绀转为皮下瘀血点、瘀血斑，提示弥漫性血管内凝血。浅静脉充盈提示血容量充足，微循环改善；浅静脉萎瘪示血容量不足，微循环未改善。

（4）尿量　是反映肾血液灌注情况的最灵敏的客观指标，对疑有休克或已确诊者，应观察每小时尿量，必要时留置导尿管。尿量<25mL/h、比重增加者，表明仍存在肾血管收缩和供血量不足；尿量<20mL/h 时，比重低且恒定在 1.010 左右，尿中有管型，常提示有急性肾衰竭；当尿量维持在 30mL/h 以上时，则休克已纠正。

2. 特殊监测　主要是以下血流动力学监测项目：

（1）中心静脉压（CVP）测定　是指接近右心房的腔静脉压力，正常值为 5~10cmH_2O。

主要反映血容量和右心室功能，有助于鉴别是心功能不全还是血容量不足引起的休克（图12-6）。

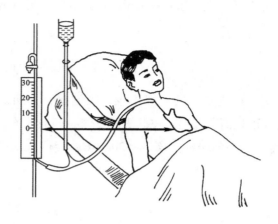

图 12-6　中心静脉压的监测

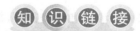

**中心静脉压**

　　是指右心房及胸腔内上、下腔静脉的压力，正常中心静脉压为 $6\sim12cmH_2O$。中心静脉压测量的临床意义为：它与右心室充盈压成正比，中心静脉压轻度升高超过 $15cmH_2O$，则提示心功能不全，中心静脉压明显升高，超过 $20cmH_2O$，则表示为充血性心衰；血压低，中心静脉压低，表示血容量不足，应增大补液量；血压低，中心静脉压正常，可能只有轻度血容量不足，需少量补液。

　　（2）心排出量（CO）和心脏指数（CI）　CO 是心率和每搏排出量的乘积，成人 CO 的正常值为 $4\sim6L/min$；单位体表面积上的心排出量称心脏指数（CI），正常值为 $2.5\sim3.5L/（min\cdot m^2）$。

　　（3）动脉血乳酸盐测定　休克病人组织灌注不足可引起无氧代谢和高乳酸血症，无氧代谢是休克病人的特点。此监测有助于估计休克及复苏的变化趋势，是一项重要的监测项目。正常值为 $1\sim1.5mmol/L$。

　　（4）DIC 的检测　对疑有 DIC 的病人，当下列五项检查中出现三项以上异常，结合临床上有休克及微血管栓塞的表现及出血倾向时，便可诊断 DIC：①血小板计数低于 $80\times10^9/L$。②凝血酶原时间比对照组延长 3 秒以上。③血浆纤维蛋白原低于 $1.5g/L$。④3P（血浆鱼精蛋白副凝）试验阳性。⑤血涂片中破碎红细胞超过 2% 等。

【治疗】

休克治疗的原则是尽早去除病因，尽快恢复有效循环血量，纠正微循环障碍，恢复机体的正常代谢。同时要维护重要脏器功能，防止继发多器官功能障碍。

1. 尽快控制出血、感染等原发病因　适当止痛，固定，采取休克体位（头和躯体抬高 20°～30°、双下肢抬高 15°～20°），保持呼吸道通畅，给氧。建立 2 条静脉通路以利于输液、用药及监测；留置导尿；注意保暖。

2. 恢复有效循环血量　根据监测指标决定补充液体的质、量及速度。先采用晶体液和胶体液，晶体液首选平衡盐，胶体液首选血浆，必要时输成分血，也有用 3%～7.5%高渗盐溶液进行休克复苏治疗。

3. 积极处理原发病　一般在休克状态稳定后及时手术处理原发病变，但情况不允许时，要一边抗休克治疗一边急症手术。

4. 纠正酸中毒　在代谢性酸中毒时，注意因过度换气导致呼吸性碱中毒，故休克早期不主张使用碱性药物。酸中毒的最后纠正依赖于休克的根本好转。成人休克中度以上一般应补充 5%碳酸氢钠，可根据公式计算使用剂量。

5. 应用血管活性药物　在补足血容量情况下，适当应用血管活性药物以迅速提高血压，改善各脏器的血流灌注。

6. 其他药物应用　出现 DIC 征象时，应及时用肝素治疗，还可用抗纤维蛋白溶解药物防止纤维蛋白溶酶形成。皮质类固醇一般应用于感染性休克、休克合并 ARDS 等。

7. 维护重要脏器功能　休克是一个序贯性连续发展的病理过程，在休克发展至一个或多个器官功能不全（MODS）或衰竭（MOF）时，治疗非常困难，病死率很高。故在休克治疗的早期就应该十分注意重要脏器功能支持，即使是休克合并 3 个器官以下的脏器衰竭，在有效治疗措施下，加强内脏功能支持，也可能使部分病人生存。

## 二、 低血容量性休克

低血容量性休克（hypovolemic shock）是外科病人中最为常见的休克类型。常因大量出血或体液丢失，或液体滞留在第三间隙，导致有效循环量降低而引起，包括失血性休克和损伤性休克。

**失血性休克**

【概要】

失血性休克（hemorrhagic shock）在外科休克中最常见，多见于创伤、肝脾破裂、上消化道出血等因素引起血容量减少，心脏前负荷减少，心搏出量减少所致。其严重程度和出血量、出血速度、机体代偿能力等因素有关，正常人失血量达到25%时就可以发生休克。

【失血量的估计】

1. 休克指数（脉搏/收缩压）　正常值为0.45，休克指数为1，失血约1000mL；指数为2，失血约2000mL。

2. 收缩压　收缩压在10.7kPa（80mmHg）以下，失血相当于1500mL以上。

【治疗】

主要包括止血、补充血容量和积极处理原发病几个方面。止血是制止休克发生和发展的重要措施，注意要几个方面同时抓紧进行，以免病情继续发展引起器官损害。

1. 扩容　成人可在开始的1~2小时内静脉注入平衡液1000~2000mL（20~40mL/kg），然后按血压回升及尿量情况安排输液量，并根据治疗反应，再决定新鲜全血或右旋糖酐用量。输入液体的量应根据病因、尿量和血流动力学进行评估，临床上常以血压结合中心静脉压的测定指导补液。

2. 止血　对失血性休克病人进行积极止血处理极为重要，否则休克不易被纠正。临时应用有效止血措施，如指压法控制体表动脉大出血、三腔气囊管压迫控制门脉高压食管静脉曲张破裂大出血等。对于肝脾破裂、急性活动性上消化道出血等病例，应在保持血容量同时积极进行手术准备，及早施行手术止血。

## 损伤性休克

【概要】

损伤性休克（traumatic shock）见于严重的外伤，如大血管破裂、复杂性骨折、挤压伤或大手术等。受损机体内可出现组胺、蛋白酶等血管活性物质，引起微血管扩张和通透性增高，致有效循环血量进一步降低。另外，创伤可刺激神经系统，引起疼痛和神经-内分泌系统反应，影响心血管功能。所以创伤性休克的病理情况比较复杂。

【治疗】

由于创伤性休克也属于低血容量性休克，故其急救也需要扩张血容量，与失血性休克时基本相同。但由于损伤可有血块、血浆和炎性渗液积存在体腔和深部组织，必须详细检查以准确估计丢失量。创伤后疼痛刺激严重者需适当给予镇痛镇静剂；妥善临时固定（制动）受伤部位；对危及生命的创伤如开放性或张力性气胸、连枷胸等，应进行必要的紧急处理。手术和较复杂的其他处理，一般应在血压稳定后或初步回升后进行。

## 三、 过敏性休克

【概要】

过敏性休克是外界某些抗原性物质进入已致敏的机体后，通过免疫机制发生的一种变态反应。其特点是反应迅速、强烈。

【临床表现】

在致病因素作用下血压急剧下降到 80/50mmHg 以下，常伴有：①皮肤潮红、瘙痒、荨麻疹和（或）神经血管性水肿。②胸闷、气急、喘鸣、憋气、紫绀、窒息。③心悸、出汗、脉速而弱、肢冷、血压下降、脉搏消失，乃至测不到血压。④烦躁不安和头晕，随着病情的加重，可发生意识不清或完全丧失。

【急救】

①立即脱离可疑的过敏源。②0.1%肾上腺素，是救治过敏性休克的首选药物，先皮下注射 0.5mL，接着进行静脉穿刺注入 0.1~0.2mL，在病程中可重复应用数次。③抗过敏，异丙嗪 25~50mg，静脉注射地塞米松 10~20mg。④补充血容量，首选补入平衡液 500mL，快速滴入，然后给予 5%的葡萄糖。

## 四、 感染性休克

【概要】

感染性休克（septic shock）是由脓毒症引起的低血压状态，又称为脓毒性休克。脓毒症（sepsis）是机体对严重感染的全身反应，本质上是炎症介质引起的全身效应。导致重症感染的各种致病菌如革兰阴性菌、革兰阳性菌、真菌、病毒等均可导致感染性休克。

感染性休克可分为两型：①低排高阻型，外周血管收缩，微循环瘀滞，大量毛细血管渗出致血容量和心排出量（CO）减少，病人皮肤湿冷，又称冷休克。②高排低阻型，外周血管扩张、阻力降低，CO 正常或增高，病人皮肤比较温暖干燥，又称暖休克。"暖休克"较少见，是部分革兰阳性杆菌感染后的休克早期表现；"冷休克"则多见，是革兰阴性杆菌感染所致的休克和革兰阳性杆菌感染休克后期的表现。

【临床表现】

感染性休克的临床表现（表 12-5）：

表 12-5　感染性休克的临床表现

| 临床表现 | 冷休克（高阻力型） | 暖休克（低阻力型） |
| --- | --- | --- |
| 神志 | 躁动、淡漠或嗜睡 | 清醒 |
| 皮肤色泽 | 苍白、紫绀或花斑紫绀 | 淡红或潮红 |
| 皮肤温度 | 湿冷或冷汗 | 比较温暖、干燥 |
| 毛细血管充盈时间 | 延长 | 1~2 秒 |
| 脉搏 | 细速 | 慢、搏动 |
| 脉压（kPa） | <4 | >4 |
| 尿量（每小时） | <25mL | >30mL |

【治疗】

积极控制感染是控制休克的根本，在休克未纠正以前，应着重治疗休克，同时治疗感染；在休克纠正后，则应着重治疗感染。

1. 补充血容量　感染性休克病人除广泛微循环开放和血液瘀滞必须超过正常量补液外，还要考虑感染炎性渗出、呕吐、肠麻痹肠内液体增多，以及高热出汗、不能进食等因素导致体液的额外丢失，也包括电解质的丧失。

2. 控制感染　主要措施是应用抗感染药物和处理原发感染灶。对病原菌尚未确定的病人，可根据临床判断最可能的致病菌种应用抗感染药，或选用广谱抗感染药。原发感染病灶的存在是发生休克的主要原因，应尽早处理，才能纠正休克和巩固疗效。

3. 纠正酸碱失衡　感染性休克的病人，常伴有严重的酸中毒且发生较早，需及时纠正。一般在补充血容量的同时，经另一静脉通路滴注 5% 碳酸氢钠，并根据动脉血气分析结果，再行补充。

4. 心血管药物的应用　经补充血容量，纠正酸中毒，休克仍未见好转时应采用血管扩张药治疗。感染性休克时，心功能常受损害，改善心功能可给予强心苷。

5. 皮质激素治疗　糖皮质激素能降低外周血管阻力、改善微循环；增强心肌收缩力、增加心搏血量；维持血管壁、胞膜和溶酶体膜的完整性与稳定性；维持肝脏线粒体的正常氧化磷酸化过程和肝酶系统的功能；拮抗内毒素、减轻毒血症。皮质激素治疗对感染性休克有较好的作用，应尽早使用，剂量要大，一般用 2~3 天即可撤除。

# 项目五  外科感染

【学习目标】

1. 掌握外科感染的分类、临床表现及治疗原则；破伤风的临床表现、鉴别及治疗方法。

2. 熟悉常见浅表软组织感染的临床表现及治疗方法。

3. 了解脓毒症的表现、诊断及治疗。

## 一、 概要

外科感染（surgical infection）是指需要外科治疗的感染性疾病和发生在创伤、手术、介入性诊疗操作后并发的感染。外科感染的特点是：①常由几种细菌混合感染引起，尤其是需氧菌与厌氧菌的混合感染。②常有明显的局部症状和体征。③常与损伤、手术创伤和有创性检查有关。④常需手术治疗或换药处理，愈合后形成瘢痕组织。

【分类】

1. 按致病菌特性分

（1）非特异性感染（nonspecific infection）  也称化脓性感染，外科感染大多属于此类。其特点是：同一种致病菌可引起不同的化脓性感染，而不同的致病菌又可引起同一种化脓性感染；有化脓性炎症的共同特征，即红、肿、热、痛和功能障碍；防治原则基本相似。

（2）特异性感染（specific infection）  一种细菌只可以引起一种疾病，一种疾病也只有一种细菌而引起。如结核杆菌引起结核病，伤后感染破伤风梭菌或产气荚膜梭菌所致破伤风或气性坏疽等。

2. 按病变病程分  ①急性感染，病程在3周以内者，大多数非特异性感染属于此类。②慢性感染，超过2个月或更久者。③亚急性感染，病程3周~2个月，部分为急性感染迁延而致。

3. 按感染发生的情况分  ①条件性感染，平常为非致病或致病力低的病原菌，由于数量增多或人体免疫力下降而引起的感染。②二重感染，又称为菌群交替症，在使用广谱抗生素或联合使用抗感染药物治疗过程中，原来的致病原菌被抑制，但耐药菌株大量繁殖。③医院内感染，住院病人在医院内获得的感染，包括在住院期间发生的和在医院内获得出院后发生的感染。

【病因】

外科感染可由病原微生物和寄生虫引起，微生物以细菌最常见，其次有病毒和真菌等，其中外源性感染菌来自周围环境，致病力强，如金黄色葡萄球菌、溶血性链球菌、结核杆菌、厌氧梭状芽孢杆菌等，内源性感染菌为来自体内的条件致病菌，正常情况下，寄居在皮肤、口鼻咽腔、肠管、阴道、尿道等部位，一般情况下不致病，甚至有益无害，使微生物、宿主、环境三者保持生态平衡。在生态失调时，如致病微生物的数量与毒力增加或机体免疫力下降，可引起感染。外科感染虽由致病微生物侵入人体所引起，其发生和发展与致病微生物和机体免疫力有密切关系。

【临床表现】

1. 局部表现　急性炎症主要表现为红、肿、热、痛、功能障碍，慢性炎症疼痛轻、局部肿胀或硬节肿块，浅表脓肿有波动感。

2. 全身表现　感染轻微无全身症状。感染较重，常有发热、头痛、全身不适、乏力、食欲减退、呼吸和心率加快、血象紊乱、尿少、休克、MOSF等。

【治疗】

1. 局部疗法

（1）患部休息、固定　对感染的肢体可抬高，必要时，可用夹板或石膏绷带固定，有利于静脉的回流，减轻疼痛，使炎症局限化或消肿。

（2）物理疗法　有改善局部血液循环、散瘀消肿、加速感染局限化之功效；感染的初期，当软组织肿胀剧痛时，宜使用冷敷；感染的后期可应用温热疗法使改善局部血运，利于炎症的消散吸收。

（3）中药外用　有改善局部血液循环，散瘀消肿，加速感染局限化，以及促使肉芽生长等作用。新鲜蒲公英、紫花地丁、马齿苋、败酱草等捣烂外敷，在浅部感染初期有效；金黄散、玉露散、双柏散等适用于感染初期或中期；千捶膏、鱼石脂软膏，有去腐提脓的作用，常用于感染中期；已破溃后可用生肌散、红油膏等。

（4）切开排脓　成脓后或全身中毒症状明显者，可切开减压、引流，以减轻局部和全身症状，阻止感染继续扩展。

2. 抗感染药物的应用　对较轻或较局限的感染，可不用抗感染药物；治疗最初阶段，缺乏致病菌的详细资料，抗感染药物选择是经验性的，先按临床诊断、脓液性状估计致病菌种类，选择适当抗生素，如果2~3日后疗效仍不明显，则应依据血液、脓液细菌培养和药敏试验的结果选用抗生素。用药方案实施以后，应在 72 小时后评定其效果，不应频繁更换抗感染药物。对较轻或较局限的感染，可口服或肌内注射法给药；对严重的感染，应从静脉途径给药。一般体温正常、全身情况和局部感染灶好转后 3~4 天，即可考虑停药。但严重的全身感染，如脓毒症，则应在 1~2 周后停药。

3. 改善全身状态　主要用于感染较重，特别是全身性感染的病人，目的是改善全身情况和增加免疫力。给予高热量和易消化的饮食，补充多种维生素，尤其是维生素 C 和 B 族维生素；有贫血或免疫力低下者应少量多次输新鲜血或白蛋白；对严重感染，可应用肾上腺皮质激素。

## 二、 软组织的急性化脓性感染

软组织的急性化脓性感染是指发生于皮肤、皮下组织、淋巴管和淋巴结、肌间隙及其周围的疏松结缔组织间隙等处软组织的急性外科感染。由常见的化脓性致病原菌引起。

### 疖

疖（furuncle）是单个毛囊及所属皮脂腺的急性化脓性感染，俗称疔疮。致病菌以金黄色葡萄球菌为主，好发于毛囊及皮脂腺丰富的部位，如头、面、颈、背、腋窝、腹股沟和会阴等处。

【临床表现】

局部红、肿、痛的小结节，数日后出现黄白色小脓栓。不同部位同时发生多处疖，或者在一段时间内反复发生疖，称为疖病，可能与病人的抗感染力较低（如有糖尿病）或者小儿营养不良相关。

【治疗】

起初红肿阶段，可先选用热敷、中西药物外敷或理疗；见脓点或有波动感时，用针头、刀尖将脓栓剔出。面部特别是上唇周围和鼻部（鼻根部和两侧口角之间的区域称危险三角区）的疖，若被挤压可引起化脓性海绵窦静脉炎。

### 痈

痈（carbuncle）是邻近的多个毛囊及所属皮脂腺的急性化脓性感染，属于中医学的"疽"的范畴。致病菌以金黄色葡萄球菌为主，部分中老年病人发病和糖尿病有关。

【临床表现】

感染常从一个毛囊底部开始，沿阻力小的脂肪柱蔓延至深筋膜，并向四周扩散。痈呈一片稍隆起的紫红色浸润区，质韧，界限不清，中央部的表面有多个脓栓，破溃后呈蜂窝状。可有畏寒、发热和全身不适，延误治疗易导致脓毒症。发生在上唇的痈容易引起颅内化脓性感染。

【治疗】

及早应用抗感染药物，已出现多个脓点、表面呈紫褐色或已破溃流脓，应及时切开引流，一般用"十"字或双"十"字形切口，切口的长度要超出炎症范围。上唇痈禁忌切开，注意少说话和咀嚼，及早使用抗生素，可外用5%收敛液、3%过氧化氢溶液或0.1%洗必泰液等湿敷，夹去脓栓及分离坏死组织。

## 急性蜂窝织炎

急性蜂窝织炎（acute cellulits）是皮下、筋膜下、肌间隔或深部蜂窝组织的急性弥漫性化脓性感染。致病菌主要为溶血性链球菌，其次为金黄色葡萄球菌或厌氧菌。

【临床表现】

1. 皮下急性蜂窝织炎　可由皮肤或软组织损伤后感染引起，局部明显红肿、剧痛，边界不清，有时易引起脓毒症。

2. 筋膜下蜂窝织炎　常发生于上肢的前臂筋膜下、下肢的小腿筋膜下和阔筋膜下的疏松结缔组织中。其特征是患部热痛反应剧烈，患部组织呈坚实性炎性浸润。根据发病筋膜的局部解剖学特点而向周围蔓延，全身症状严重。

3. 新生儿皮下坏疽　新生儿的皮肤薄嫩，又易受压、受潮，不易保持清洁，故细菌容易从皮肤受损处侵入，引起感染。常由金黄色葡萄球菌引起，好发于背部、臀部，其特点是皮肤发红，坏死时变成灰褐色或黑色。

【治疗】

应用抗生素，病变进展后应及时切开引流，应充分切开皮肤、筋膜、腱膜及肌肉组织等以保证渗出液顺利排出，作好纱布引流。对捻发音性蜂窝织炎应及早行广泛切开引流，清除坏死组织，并用3%过氧化氢溶液或0.02%高锰酸钾液湿敷。

## 丹　毒

丹毒（erysipelas）是乙型溶血性链球菌感染皮内淋巴管网所致。

【临床表现】

丹毒的好发部位为下肢和面部。起病急，病人常有头痛、畏寒、发热。局部表现为片状红疹，颜色鲜红，中间较淡，边缘清楚，并略隆起光亮。手指轻压可使红色消退，但在压力除去后，红色即很快恢复，有烧灼样痛，不化脓。

【治疗】

休息，抬高患处；床旁隔离；使用抗生素，如青霉素等注射，疗程要长；局部可用50%硫酸镁湿热敷，也可涂敷金黄散或玉露散等，但不能切开。

## 急性淋巴管炎

金黄色葡萄球菌、溶血性链球菌等致病菌，从皮肤、黏膜破损处或邻近病灶，经组织的淋巴间隙进入淋巴管内，引起淋巴管及其周围组织急性感染，称急性淋巴管炎。

【临床表现】

细菌由足癣或皮损处侵及淋巴管后，可见一条或数条"红线"向心性延伸，伴发热、头痛、全身不适，所属淋巴结亦肿大、疼痛。

【治疗】

抬高患肢，局部用50%硫酸镁湿热敷或理疗，同时应积极治疗原发病灶。

## 急性淋巴结炎

急性淋巴结炎常由其他感染病灶，如口咽炎症、足癣、皮肤破损等感染的病原菌沿淋巴管侵及淋巴结而致。病原菌多为金黄色葡萄球菌或乙型溶血性链球菌。

【临床表现】

多发于颈部、颌下、腋下及腹股沟部。发炎的淋巴结肿大、疼痛并有触痛。少数病人脓肿可破溃出脓。实验室检查见血白细胞增高。

【治疗】

局部热敷、理疗，脓肿形成后应及时切开引流。有全身症状者应予抗生素治疗。

## 脓 肿

急性感染后，组织或器官内病变组织坏死、液化后，形成局限性脓液积聚，并有一完整脓壁，形成脓肿。致病菌多为金黄色葡萄球菌。脓肿常继发于各种化脓性感染，如急性蜂窝织炎、急性淋巴结炎、疖等，也可发生在局部损伤的血肿或异物存留处。此外，还可从远处感染灶经血流转移而形成脓肿。

【临床表现】

浅表脓肿，局部隆起，有红、肿、热、痛的典型症状，与正常组织分界清楚，压之剧痛，有波动感。深部脓肿，局部红肿多不明显，一般无波动感，但局部有疼痛和压痛，并在疼痛区的某一部位可出现凹陷性水肿。浅表脓肿，用粗针试行穿刺，抽出脓液，即是脓肿所在。深部脓肿，则需要辅助 B 超诊断。

【治疗】

脓肿形成后，应行切开引流。切开的原则是：成脓后切开；切口要充分；尽量沿着皮纹的方向切开；要保持引流通畅，较大脓腔要将手指伸入脓腔，分开间隔。

## 三、全身性感染

【概要】

脓毒症是有全身炎症反应，如体温、循环、呼吸等明显改变的外科感染的统称。当脓毒症合并有器官灌注不足表现，如低氧血症、乳酸酸中毒、少尿、急性神志改变等，则称为脓毒综合征。菌血症是脓毒症中的一种，即血培养检出病原菌者，目前多指临床有明显感染症状的菌血症。

其常见于严重创伤、烧伤、休克、外科大手术后，可使病人处于应激状态而释放大量炎症性介质，如再次出现致伤因素，如出血、感染作用于靶细胞而引起所谓级联反应，导致感染，可引起脓毒症。各种化脓性感染，如弥漫性腹膜炎、胆道或尿路感染，甚至局限性感染均可引起脓毒症。

【临床表现】

起病急，病情重，发展迅速，体温可高达 $40 \sim 41℃$；头痛、头晕、食欲不振、恶心、呕吐、腹胀、腹泻、大量出汗、贫血、神志淡漠、烦躁、谵妄和昏迷；脉搏细速、呼吸急促困难，肝、脾大，严重者出现黄疸、皮下瘀血，病情发展可出现感染性休克。

白细胞计数明显增高，一般在 $20 \times 10^9/L$ 以上，核左移、幼稚型增多，出现毒性颗粒；代谢失调和肝、肾损害，尿中常出现蛋白、管型和酮体。

【治疗】

1. 原发感染灶的处理　首先明确感染的原发灶，行及时、彻底处理。清除坏死组织和异物、消灭死腔、脓肿引流等，应特别注意一些潜在的感染源和感染途径，并予以解决。如静脉导管感染时，拔除导管应属首要措施。

2. 应用抗感染药物　可根据原发感染灶的性质联合、足量应用有效的抗生素，再根据细菌培养及抗生素敏感试验结果，指导选用抗感染药物。对真菌性脓毒症，应尽量停用广谱抗生素，并全身应用抗真菌药物。

3. 支持疗法　补充血容量、输注新鲜血、纠正低蛋白血症等。

4. 对症治疗　控制高热，纠正水、电解质紊乱和维持酸碱平衡等。

## 四、 破伤风

【概要】

破伤风（tetanus）是指破伤风梭形杆菌侵入人体伤口，生长繁殖，产生大量毒素所引起的急性特异性感染。临床上以全身或局部肌肉持续性痉挛和阵发性抽搐为其特征，破伤风杆菌为革兰阳性梭状芽孢杆菌。

【临床表现】

1. 潜伏期　平均为 6~10 天，可短于 24 小时或长达 20~30 天，甚至数月。新生儿破伤风一般在断脐带后 7 天左右发病，俗称"七日风"。

2. 前驱期　乏力、头晕、头痛、咬肌紧张酸胀、烦躁不安、打呵欠等前驱症状。这些前驱症状一般持续 12~24 小时。

3. 症状期　典型的肌强烈收缩，最初是咬肌，顺次为面肌、颈项肌、背腹肌、四肢肌群、膈肌和肋间肌。开始感到咀嚼不便，张口困难，后牙关紧闭；面部表情肌群呈阵发性痉挛，病人有独特的"苦笑"表情。病程一般为 3~4 周。

【预防】

1. 伤口的处理　由于是厌氧菌，其生长繁殖需缺氧的环境。因此，避免创伤、科学接生、及时处理伤口等，都是重要的预防措施。创伤后早期彻底清创，刺伤、窄而且深的伤口不缝合，用 3% 过氧化氢溶液或 1/4000 高锰酸钾溶液冲洗，抑制厌氧菌的生长。

2. 被动免疫　伤后 12 小时内皮下注射破伤风抗毒素（TAT）1500U，伤口污染严重或已超过 12 小时，剂量可加倍。抗毒素易发生过敏反应，注射前必须进行皮内敏感试验。人破伤风免疫球蛋白无过敏反应，1 次注射后在人体内可存留 4~5 周，免疫效能是破伤风抗毒素的 10 倍以上，其预防剂量为 250~500U，肌内注射。

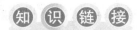

知 识 链 接

### 破伤风类毒素

　　破伤风杆菌产生的外毒素脱毒后，其免疫原性不变，起到对破伤风自动免疫的作用。类毒素也可与死疫苗混合制成联合疫苗，如小儿百白破三联疫苗，注射后可同时预防白喉、百日咳、破伤风三种疾病的发生。破伤风类毒素接种办法是皮下注射破伤风类毒素 3 次，每次间隔 3~6 周，第 1 次 0.5mL，后 2 次各为 1mL，称基础注射。一年后再注射 1mL，作为强化注射。以后每 5 年强化 1 次，每次 1mL，可使人体有足够免疫力。

【治疗】

　　治疗原则是消除毒素来源，中和游离毒素，控制和解除痉挛，保持呼吸道通畅和预防并发症的发生。

　　1. 一般护理　病人应严格病室隔离；医护人员及家属有伤口者，不能进入病室工作，不能探视病人；避免光、声、触动等刺激；操作应尽量安排在使用镇静剂 30 分钟后集中进行。

　　2. 伤口处理　清创、清除坏死组织和异物，也可以扩大伤口以利引流；局部可用3%过氧化氢溶液或 1/4000 高锰酸钾溶液冲洗，抑制厌氧菌的生长。伤口敷料应焚毁或单独特殊处理。

　　3. 中和游离毒素　常用破伤风抗毒素，用量是 1 万~6 万 U，用药前应行皮试，皮试阴性者，将破伤风抗毒素稀释于 5% 的葡萄糖溶液 500~1000mL 中缓慢滴入，也可伤口周围封闭破伤风抗毒素 1 万~2 万 U。人破伤风免疫球蛋白（TIG）在早期应用有效，剂量为3000~6000U，一般只用一次。

　　4. 控制痉挛　根据病情可交替使用镇静、解痉药物，以减少病人的痉挛和痛苦。可供选用的有苯巴比妥钠、地西泮、冬眠 1 号合剂等，依据病人病情变化调整药量和用药时间。

　　5. 应用抗生素　青霉素大剂量静脉滴注，可抑制破伤风梭菌，也可使用甲硝唑、替硝唑静脉滴注。

　　6. 注意防治并发症　主要是呼吸道的并发症，如窒息、肺不张、肺部感染。对抽搐频繁、药物又不易控制的严重病人，应尽早进行气管切开，以便改善通气，清除呼吸道分泌物，必要时可进行人工辅助呼吸。高压氧舱辅助治疗。防止发作时坠床、骨折、咬伤舌等，并预防压疮。

# 项目六 肿 瘤

【学习目标】
1. 掌握良恶性肿瘤的区别。
2. 熟悉肿瘤的分类、命名及常见表现。
3. 了解肿瘤的诊断措施、治疗原则及三级预防。

肿瘤（tumor）是机体细胞在各种始动与促进因素作用下产生的增生与异常分化所形成的新生物。近年来，城镇工业生产迅速发展，环境污染日趋严重，随着人类平均寿命延长，人口老龄化的进程加快，加之城市人口比例逐年增高，恶性肿瘤的危害性日益增加。近年统计资料显示，恶性肿瘤是男性第二位、女性第三位死因。全世界每年约有 900 余万人患恶性肿瘤。我国每年新发病例约 200 万，死亡约 140 余万人。我国最常见的恶性肿瘤，在城市依次为肺癌、胃癌、肝癌、肠癌与乳癌，在农村为胃癌、肝癌、肺癌、食管癌、肠癌。

【分类及命名】

根据肿瘤的形态学和肿瘤对机体的影响，将肿瘤分为良性、恶性和交界瘤三类。

1. 良性肿瘤　一般是部位加来源组织名称后加"瘤"字，例如来源于乳腺的纤维结缔组织的称为乳腺纤维瘤，来源于背部脂肪组织的称为背部脂肪瘤。

2. 恶性肿瘤　来源于上皮组织的称为癌（carcinoma），命名时在器官或来源组织之后加"癌"，如来源于肺鳞状上皮的恶性肿瘤称为肺鳞状细胞癌，来源于肺腺上皮的恶性肿瘤称为肺腺癌等。来源于间叶组织（包括纤维结缔组织、脂肪、肌肉、淋巴、骨等）发生的恶性肿瘤称为肉瘤（sarcoma），命名方式是在来源组织名称之后加"肉瘤"，例如纤维肉瘤、脂肪肉瘤、骨肉瘤等。

3. 交界性肿瘤　形态上属良性，但呈恶性生长，切除后易复发，显示出生物学上良性与恶性之间的特征，称为交界性或临界性肿瘤。以部位加组织或形态命名，如骨巨细胞瘤、黏膜乳头状瘤、腮腺混合瘤等。

【病因】

1. 外界因素　通过流行病学的调查及临床观察发现环境与行为对人类恶性肿瘤的发

生有重要影响，估计约80%以上的恶性肿瘤与环境因素有关，机体的内在因素在肿瘤的发生、发展中也起着重要作用。外界因素包括化学性、物理性、生物性因素和多种不良的慢性刺激。如3，4-苯并芘、3-甲基胆蒽及9，10-二甲苯蒽等存在于石油、沥青、煤焦油中，与肺癌的发生有密切关系；联苯胺、4-氨基联苯与印染、油漆和橡胶工人的膀胱癌有关；食物中亚硝胺类易致食管癌、胃癌、直肠癌；X线、紫外线照射易致皮肤癌；霉变的粮食含有大量的黄曲霉素可诱发肝癌；乙肝病毒也易致肝癌。

2. 内在因素　包括遗传、内分泌、免疫等致癌因素。肿瘤有遗传倾向性，即遗传易感，如结肠息肉病、乳癌、胃癌等；激素紊乱与乳腺癌、甲状腺癌有关；免疫功能缺陷也是恶性肿瘤发生的基础。

近年来分子生物学的发展，特别是对癌基因和肿瘤抑制基因的研究表明，肿瘤是基因病。引起DNA突变的各种环境与遗传的致癌因子可能以协同的或者连续的方式，激活癌基因或灭活肿瘤的抑制基因，使细胞发生转化、增生、突变，从而形成恶性肿瘤。

【病理】

良性肿瘤和恶性肿瘤在生物学特点上有明显不同，其区别为（表12-6）：

表12-6　良、恶性肿瘤的区别

| 特征 | 良性 | 恶性 |
| --- | --- | --- |
| 生长速度 | 缓慢 | 迅速 |
| 细胞分化程度 | 异型性小，近似正常细胞 | 分化不好，异型性大 |
| 包膜 | 有完整包膜 | 无包膜 |
| 生长方式 | 膨胀性 | 浸润性 |
| 活动度 | 大 | 较差或固定 |
| 与周围组织界限 | 清楚 | 不清楚 |
| 转移 | 无 | 易发生 |
| 复发 | 无或极少 | 易复发 |
| 对机体的危害 | 一般是压迫和堵塞，影响小 | 严重 |

恶性肿瘤具有浸润性生长的生长方式，可以通过多种途径扩散至身体其他部位，其转移途径有：①直接蔓延，肿瘤细胞自原发病灶向组织周围扩散，如直肠癌、子宫颈癌可侵犯骨盆壁。②淋巴转移，癌细胞经淋巴向远处淋巴结转移，少数癌细胞呈跳跃式转移至远处淋巴结。③血行转移，是肉瘤的主要转移途径，四肢的肉瘤细胞经循环进入肺，门脉系统的癌细胞流入肝，血行转移的脏器最常见的是肺，其次是肝。④种植转移，是胸腹腔肿瘤晚期的转移方式，肿瘤细胞间黏附力较差，易脱落，脱落的癌细胞在体腔内黏附生长，如胃癌穿透胃壁浆膜后，可种植到大网膜、腹膜、卵巢等处。

恶性肿瘤的分期目前广泛采用的是国际抗癌联盟提出的 TNM 分期法。对恶性肿瘤进行统一分期，以便于设计治疗方案、评价疗效和判断预后。T 代表原发肿瘤（tumor），N 代表淋巴结（node），M 为远处转移（metastasis）。在字母后标以 0～4 的数字表示肿瘤的发展程度，0 表示无，数字越大表明该肿瘤的该项评价指标发展越高。其中指标 "M" 只有 "0" 和 "1"。TNM 的不同组合，表示不同的临床分期。各种肿瘤的 TNM 分期具体标准，是由各专业会议协定的。

【临床表现】

1. 局部表现

（1）肿块　良性肿瘤生长较慢，肿块界清、表面光滑、活动度良好。恶性肿瘤增长快，肿块表面凸凹不平，与周围组织粘连而不易推动。深部组织肿瘤，引起压迫、阻塞，可出现临床表现。

（2）疼痛　常是中晚期恶性肿瘤的常见症状之一。初为隐痛、钝痛，常夜间明显，逐渐加重，昼夜疼痛难忍。

（3）坏死、出血　恶性肿瘤表面组织坏死，在局部出现局限性缺损。溃疡呈火山口状或菜花状，边缘可隆起外翻，基底凹凸不平，质韧，易出血。发生于消化道、呼吸道及泌尿生殖道的肿瘤，一旦肿瘤向腔内溃破或并发感染时，可出现血性、黏液血性或腐臭的分泌物，表现为血痰、黏液血便、血性白带；大量出血时，表现为呕血、咯血或便血等。

2. 全身改变　当恶性肿瘤发展到一定程度有全身表现：乏力、消瘦、发热、贫血、恶病质、副肿瘤综合征等。

【诊断】

1. 病史与查体

（1）病史　对于中年以上人群的肿块、疼痛、血性分泌物、进行性消瘦等应高度警惕。结合肿块部位、年龄、病程、个人史及既往史，询问可能的原因。了解病人职业、生活环境、有无吸烟等嗜好，有无化学致癌物接触史及癌症家族史等。

（2）查体　肿瘤诊断的重要部分，应在全面、系统检查基础上，再结合病史进行重点器官的局部检查。包括肿瘤部位、肿瘤性状、区域淋巴结和转移灶的检查。

2. 实验室检查

（1）酶学检查　肿瘤组织中某些酶活性增高，可能与生长旺盛有关；有些酶活性降低，可能与分化不良有关。实验室酶学检查对肿瘤有重要辅助诊断作用。如肝癌病人血中 γ-谷氨酰转肽酶、碱性磷酸酶、乳酸脱氢酶可升高；骨肉瘤时碱性磷酸酶活性增强而酸性磷酸酶活性减弱；前列腺癌时酸性磷酸酶可升高；肺鳞状细胞癌的脂酶活性随分化程度降低而减弱等。

（2）免疫学检查 由于癌细胞的新陈代谢与化学组成都与正常细胞不同，可出现新的抗原物质。有些恶性肿瘤组织细胞的抗原组成与胎儿期相似，如原发性肝癌病人血清中出现的甲种胎儿球蛋白（AFP），AFP 的特异性免疫检查测定方法是肝癌最有诊断价值的指标；结肠癌的血清癌胚抗原（CEA）；胃癌的胃液硫糖蛋白（FSA）、胃癌相关抗原（GCAA）可作为诊断参考。

（3）肿瘤标记物 理化致癌物导致细胞癌变后的细胞产物，病毒介导在正常细胞产生的表达特异的分子标记，体细胞或生殖细胞突变的表达产物。

3. 器械检查

（1）内窥镜检查 空腔脏器或位于某些体腔的肿瘤，多有相应的内窥镜检查，可以取病理组织行病理检查确定性质。

（2）影像学检查 包括 X 射线透视、摄片、造影、断层扫描、超声波、放射性核素扫描及选择性血管造影等，为肿瘤提供确切的定位诊断。

（3）病理学检查 是目前确诊肿瘤最直接、最可靠的依据，包括细胞学检查和活体组织检查。①细胞学检查，由于肿瘤细胞较正常细胞容易从原位脱落，可用各种方法取得瘤细胞和组织颗粒，鉴定其性质。②活体组织检查，通过各种内窥镜活检钳取肿瘤组织或施行手术切取，是确定肿瘤诊断及病理类型准确性最高的方法。

【治疗】

恶性肿瘤具体的治疗方法很多，有手术、放射线（放疗）、化学药物（化疗）、免疫（生物治疗）、内分泌以及中医中药等多种方法，采取以手术为主的综合治疗方案效果最佳。

1. 手术治疗 是治疗恶性肿瘤最重要的方法，尤其对早、中期恶性肿瘤应作为首选的治疗方法。某些早期恶性肿瘤经手术可彻底切除。良性肿瘤和交界性肿瘤仅进行肿瘤完整切除。恶性肿瘤的手术方式有两种：①根治性手术，适用于早、中期病例，包括原发癌所在器官部分或全部以及连同周围正常组织和区域淋巴结整块切除。②姑息手术，适用于癌症晚期，并已有远处转移及肿块无法切除者，通过手术可解除或减轻症状，延长生命，减轻病人痛苦，提高生存质量，如胃癌晚期伴幽门梗阻者行胃-空肠吻合术，食管癌病人实施胃造瘘等。

2. 化学药物治疗 主要适用于中、晚期恶性肿瘤或辅助手术治疗。临床常用的化疗药物种类很多，按作用原理分为：①细胞毒素类药物，烷化类、氮芥及其衍生物，干扰细胞增殖，导致细胞死亡，如环磷酰胺、氮芥等。②抗生素类，干扰细胞代谢从而破坏肿瘤细胞生长，常用药有丝裂霉素、阿霉素、表阿霉素等。③抗代谢类药物，对核酸代谢物与酶结合反应的相互竞争作用，影响 DNA 和蛋白质合成，有氟尿嘧啶、巯基蝶呤等。④生物碱类药，抑制细胞有丝分裂，常用药有长春新碱等。⑤激素类药物，改变细胞内环境而影响肿瘤生长，如性激素、肾上腺皮质激素等。

按其对细胞增殖周期的影响，可分为：①周期非特异性药物，即对增殖周期各阶段起作用药物，如氮芥、环磷酰胺、噻替哌、阿霉素等。②周期特异性药物，即仅增殖某阶段起作用药物，如甲氨蝶呤对 S 期细胞有效，长期新碱对 M 期细胞有效。不同的增殖周期细胞对化疗药物敏感性不同，$G_1$期、$G_2$期、M 期对细胞周期非特异性药物较敏感，S 期细胞对细胞周期特异性药物敏感，而 $G_0$期细胞对任何药物几乎不起反应。

抗癌药物一般需要静脉点滴，因化疗药有发疱性，在输入过程中要防止药液外渗而造成局部组织损害，如有渗漏应停止输注，连接注射器回抽；用 1% 利多卡因局部封闭，每日封闭连续 3 天；局部冰敷或冷敷，以降低化疗药的活性。

化疗的副反应：①化学药物在杀伤肿瘤细胞的同时，也杀伤体内增殖较快的正常细胞，尤其是骨髓，当白细胞$<3\times10^9$/L、血小板$<100\times10^9$/L 时，应停止化疗。②消化道反应，如恶心、呕吐、腹泻、口腔溃疡、畏食等。③毛发脱落、并发感染等。

3. 放射治疗　治疗方法有外照射（用治疗机）与内放射（组织内插植镭针），外照射用于浅表肿瘤的治疗，内照射是用 X 线、$^{60}$Co 及粒子加速器用于体内肿瘤的放疗。各种肿瘤对放疗敏感程度不一，分高度敏感、中度敏感、低度敏感三类：①高度敏感类，如淋巴系统肿瘤、性腺肿瘤、多发性骨髓瘤等。②中度敏感类，如鼻咽癌、食管癌、乳腺癌、肺癌、宫颈癌等。③低度敏感类，如胃肠道腺癌、软组织肉瘤等。

放疗的副作用：照射部位皮肤损害，出现红斑、灼痛、充血、水肿、水疱和糜烂；照射面积大、时间长可有骨髓抑制；另外，也有消化道反应，出现恶心、呕吐、腹泻等症状。

知识链接

### 三维适形放疗

三维适形放疗是利用 CT 图像重建三维的肿瘤结构，用先进的多叶光栅，根据不同视角靶区形状，在加速器机架旋转时变换叶片的方位调整照射野，使高剂量区剂量分布的形状在立体三维方向上与靶区形状相一致。三维适形放疗使肿瘤靶区剂量大大提高，在照射肿瘤的同时，最好的保护肿瘤周围的正常组织，减少了放射合并症，提高病人的生存质量。

4. 介入治疗 在 B 超或 X 线设备的导引下，经血管或某些腔隙插入穿刺针、导丝等，达到肿瘤前端血管或肿瘤体内，而后注射化疗药物或其他物质进行栓塞或灌注，以达到杀灭肿瘤细胞的目的。具有损伤小、恢复快、效果好的优点，在最大程度上保护正常器官。

5. 免疫疗法 分为特异性免疫和非特异性免疫两种方法。特异性免疫是用病人的肿瘤切除标本，经化学药物或放射线等处理后，制成细胞悬液或匀浆，加完全或不完全佐剂成瘤苗，进行自体或异体主动免疫。非特异性免疫是应用卡介苗、短棒杆菌、干扰素、白细胞介素等提高机体的免疫力，提高机体抗癌能力。

6. 内分泌治疗 肿瘤的内分泌治疗是通过药物、手术、放疗等手段改变病人体内激素平衡，达到稳定、控制，甚至消灭肿瘤的目的。可应用激素治疗的肿瘤有：乳腺癌、前列腺癌、子宫内膜癌、甲状腺癌等。

7. 中医中药 应用扶正祛邪，改善机体状况，提高机体的免疫力。在手术后或放疗、化疗中服用补阳益气、生津养血剂，可以减轻放、化疗的毒副作用。

【预防】

1. 一级预防 指消除或减少致癌因素，如不吸烟，不酗酒，不吃高脂、高糖、高热量饮食，不吃发霉变质的食品，少吃腌制的食品，尽量避免曝晒，保持乐观的情绪等。

2. 二级预防 指早发现、早诊断、早治疗，治疗癌前病变，对高发地区及高危人群定期普查。世界卫生组织专家提出了恶性肿瘤的 10 个早期征兆：身体出现硬结或肿块、食管有异物感、持续性消化不良、干咳或痰中带血、原因不明的大便带血、无痛性血尿、不规则阴道出血、久治不愈的溃疡、原因不明的体重减轻或低热等都是癌症的早期信号。二级预防的目的是提高对恶性肿瘤的治愈率，降低死亡率。

3. 三级预防 即对已经确诊的癌症病人进行积极的医学治疗，减少并发症，促进康复，采取一切措施减少病人的痛苦，延长生命，改善生存质量。世界卫生组织提出了三级止痛阶梯治疗方案：①最初用非吗啡类药，效果不明显时追加吗啡类药，仍不明显时换为强吗啡类药或考虑药物以外的治疗。②从小剂量开始，视止痛效果逐渐增量。③口服为主，无效时直肠给药，最后注射给药。④定期给药。

## 复习思考

### 一、选择题

1. 细胞内外液渗透压的平衡主要靠哪一物质的移动来维持
   A. $Na^+$                    B. $K^+$                    C. $Cl^-$

D. 葡萄糖 E. 水

2. 决定细胞外液渗透压的主要因素是

A. 白蛋白 B. 球蛋白 C. $Na^+$

D. $K^+$ E. 尿

3. 低钾血症时补钾应遵守

A. 一般口服，严重病人必要时可静脉推注

B. 血清钾<4mmol/L 时应静脉补钾

C. 如血清钾恢复慢，应加大剂量加快滴注速度

D. 每日尿量>500mL 时才允许静脉滴注补钾

E. 补钾 3 天应停止以免发生高钾

4. 正常成人的每天最低尿量为

A. 1000mL B. 800mL C. 500mL

D. 300mL E. 100mL

5. 等渗性脱水如未经处理可转变为

A. 低渗性脱水 B. 高渗性脱 C. 低钠血症

D. 低钾血症 E. 水中毒

6. 哪一类水、电解质失衡最容易发生休克

A. 低渗性脱水 B. 高渗性脱水 C. 等渗性脱水

D. 水中毒 E. 低钾血症

7. 诊断代谢性酸中毒最具价值的临床症状是

A. 疲乏、眩晕、嗜睡

B. 感觉迟钝或烦躁

C. 呼吸深而快，呼气中带有酮味

D. 心率加快，血压偏低

E. 神志不清或昏迷

8. 局麻药中毒反应的原因中，下列哪一项是错误的

A. 超过一次最大剂量

B. 危重、虚弱、不能耐受通用剂量的病人

C. 对局部麻醉药过敏

D. 麻醉药误入血管

E. 局部麻醉药内未加入肾上腺素，因此吸收加快

9. 手术前常规禁食的主要目的

A. 避免胃膨胀而妨碍手术

B. 防止术期呕吐及误吸

C. 防止术后腹胀

D. 防止术后肠麻痹

E. 防止术后便秘

10. 手术后早期离床活动的目的，下列哪项是不正确的

A. 预防肺部并发症　　　B. 预防下肢静脉血栓形成　　C. 减少腹胀和尿潴留

D. 减少感染扩散　　　　E. 促进切口愈合

11. 关于休克的预防，下列哪项是错误的

A. 骨折要固定　　　　　B. 及时补充血容量　　　C. 尚未确认的急腹症要止痛

D. 严重体液失衡要纠正　E. 严重感染要控制

12. 面部"危险三角区"疖的最危险并发症

A. 容易引起眼球感染　　B. 毒血症　　　　　C. 面部蜂窝织炎

D. 引起海绵状静脉窦炎　E. 容易形成痈

13. 下列良性肿瘤的特点中，哪项是错误的

A. 细胞分化程度高

B. 多呈膨胀性生长，不发生转移

C. 永不威胁生命

D. 有包膜，与周围组织分界明显

E. 少数可恶变

14. 恶性肿瘤诊断中正确性最高的

A. 症状和体征

B. 有关的化验阳性

C. X 线检查

D. 应用新技术的特殊检查

E. 病理检查

二、简答题

1. 举例说明引起代谢性酸中毒的原因有哪些？

2. 严重高钾血症对心脏最严重的危害是什么？

3. 试述休克时的微循环变化。

4. 简述麻醉前用药目的及常用药物？

5. 恶性肿瘤的转移途径？

三、病例分析

1. 男性，35 岁，体重 60kg，肠梗阻反复呕吐 2 天，伴尿少、恶心、呕吐、乏力。查

体：脉搏 110 次/分，血压 85/60mmHg，体温 36.3℃。皮肤黏膜未见黄染，眼窝深陷，皮肤弹性差，肢端厥冷。血 $Na^+$ 140mmol/L。

  问题：（1）当前诊断是什么？

     （2）如何进行补液治疗？

  2. 男性，30 岁，从三楼跌下左腹部跌伤，左 6、7、8 肋骨骨折，脾破裂、肠破裂。入院时精神紧张。体温 38.5℃，面色苍白，肢端冰冷，脉搏细速，110 次/分，血压 130/100mmHg，尿量减少。

  问题：当前的诊断？作何进一步检查？抢救措施是什么？

扫一扫，知答案

扫一扫，看课件

模块十三

# 损伤与创伤

## 项 目 一 损 伤

【概要】

损伤（injure）是指致伤因素作用于机体所造成的组织结构完整性的破坏或功能障碍。根据致伤原因的不同损伤可以分为：机械性损伤、物理性损伤、化学性损伤和生物性损伤。在外科损伤中以机械性损伤最为常见，在此对机械性损伤即创伤（trauma）进行说明。

【临床表现】

（一）创伤的分类

1. 按致伤因素分类 可分为烧伤、冻伤、挤压伤、刃器伤、火器伤、冲击伤、毒剂伤、核放射伤及复合伤等。

2. 按受伤部位分类 一般分为颅脑伤、颌面部伤、颈部伤、胸背部伤、腰腹部伤、骨盆伤、脊柱脊髓伤、四肢伤和多发伤等。

3. 按伤后皮肤完整性分类 皮肤完整无伤口者称闭合伤。有皮肤破损者称为开放伤。在开放伤中，根据伤道类型分为盲管伤和贯通伤。

4. **按伤情轻重分类** 分为轻、中、重伤。轻伤时伤者无生命危险，或只需小手术者；中等伤时伤者一般无生命危险，但丧失作业能力和生活能力，需较大手术；重伤指伤者有生命危险或治愈后有严重残疾。

临床为估计创伤的严重程度，指导合理的治疗，评价治疗效果，采用创伤评分。目前常用评分量表有院前指数、创伤指数、损伤严重度评分和简明损伤定级等。

**（二）创伤的病理变化**

创伤后局部出现炎症反应，借此清除坏死组织、杀灭细菌及修复组织。此外，创伤后神经内分泌活动出现改变并进而引发系列的机体功能和代谢改变，动员机体的代偿能力。

**（三）组织修复和创伤愈合**

1. **组织修复** 理想的修复是组织缺损完全由原来性质的细胞修复，恢复原有结构和功能，称为完全修复。创伤后组织损伤一般是由其他性质细胞（常是成纤维细胞）增生替代来完成，称为不完全修复。

2. **基本过程** 创伤后立即发生局部炎症反应，持续3~5天，可清除损伤或坏死的组织，为组织修复奠定基础。随后新的基质和毛细血管生成，构成新生肉芽组织。新生的组织进一步改构和重建以达到结构和功能的要求。

3. **创伤愈合** ①一期愈合：以原来的细胞修复为主，过程迅速，结构和功能恢复良好。②二期愈合：以纤维组织修复为主，结构和功能受到不同程度的影响

4. **影响创伤愈合的因素** ①局部因素：伤口感染；损伤范围大、坏死组织多；异物存留；局部血液循环障碍；处置不当。②全身因素：常见有营养不良、免疫功能低下及全身性严重并发症等。

**（四）主要并发症**

1. **感染** 多见于开放性创伤后，闭合性创伤如累及消化道或呼吸道，也容易发生感染。初期可为局部感染，重者可迅速扩散成全身性感染。

2. **休克** 早期常为失血性休克，后期可出现感染性休克。

3. **脂肪栓塞综合征** 常见于多发性骨折，主要病变部位是肺，可导致呼吸功能障碍，严重的栓塞可导致死亡。

4. **应激性溃疡** 发生率较高，多发生于胃、十二指肠，小肠和食管也可发生。溃疡可为单发或多发，有的可深至浆膜层，甚至穿孔。

5. **凝血功能障碍** 由于凝血物质大量消耗，抗凝系统活跃，以及低体温和酸中毒导致。常表现为出血倾向。临床将凝血功能障碍、低体温和酸中毒称为"死亡三联症"，是重症创伤死亡的重要原因之一。

6. **器官功能障碍** 创伤后大量组织坏死，造成机体严重而持久的炎症反应，加之休克、应激、免疫功能紊乱等全身因素的作用，易发生肾、肺、肝、心等内脏功能障碍甚至

衰竭。

【实验室及其他检查】

（一）实验室检查

1. 常规检查　红细胞计数和血细胞比容可判断失血情况；白细胞计数和分类情况有助于判断感染情况；尿常规可提示泌尿系统损伤；电解质检查可了解水、电解质和酸碱平衡是否紊乱；对疑有肾脏损伤者，可进行肾功能检查；疑有胰腺损伤时，应进行血或尿淀粉酶测定等。

2. 穿刺和导管检查　诊断性穿刺是一种简单、安全的辅助方法，阳性时能迅速确诊，但阴性时不能完全排除损伤的可能性，需注意区分假阳性和假阴性。

（二）影像学检查

1. X线平片检查　对骨折伤员可明确骨折类型；胸腹部损伤时，可明确是否有气胸、血气胸或腹腔积气等；判断部分异物的大小、形状和位置等。

2. 超声检查　可发现胸、腹腔的积血和肝、脾、肾包膜内破裂等。

3. 选择性血管造影　可帮助确定血管损伤和某些隐蔽的器官损伤。

4. CT检查　可以更好地判断骨折情况，并对脑、肝、脾、肾等脏器损伤的判断更加准确。

【诊断及鉴别诊断】

诊断创伤主要是明确损伤的部位、性质、程度、全身变化及并发症，诊断的基本方法有：

（一）了解受伤史

1. 受伤情况　了解致伤原因，可明确创伤类型、性质和程度。

2. 伤后表现　神经系统损伤应了解意识情况、肢体瘫痪与否等；胸部损伤应了解是否有呼吸困难及咯血等；腹部损伤应了解最先疼痛的部位，疼痛的程度和性质及疼痛范围等情况。此外，还应了解伤后的处理情况，包括现场急救，所用药物及采取的措施等。

3. 伤前情况　了解伤者有无影响伤情评估、影响组织修复和愈合的基础疾病，了解伤者有无药物过敏史等。

（二）体格检查

1. 一般检查　注意生命体征、意识状态、面容、体位姿势等。

2. 全身系统检查　按顺序检查头部、胸部、腹部、脊柱、骨盆、肢体、神经和血管。特别要注意检查原发损伤部位以及损伤部位附近的内脏。

3. 伤口检查　对于开放性损伤，必须仔细观察伤口或创面大小、形状、深度、边缘及污染情况；出血的性状、有无异物存留及伤道位置等。

【治疗】

（一）院前急救

急救的目的是挽救生命和稳定伤情，为转送和后续治疗创造条件。其基本原则是先救命，后治伤。常用的急救技术主要有：

1. 复苏　确定心跳、呼吸骤停时，应立即实施徒手心脑肺复苏，电除颤和给氧，紧急时可开胸心脏按压。

2. 通气　如发现伤者面色及口唇青紫发绀、呼吸困难、有痰鸣音时，可判断为呼吸道阻塞。此时必须马上予以通气。常用的方法有：①手指掏出致阻塞异物。②舌根后坠及昏迷者用双手抬起两侧下颌角。③在情况特别紧急，或上述两项措施不见效时，可行环甲膜穿刺或环甲膜切开，操作时注意避免损伤食管。④气管插管。⑤气管切开。呼吸道通畅后，将伤者头偏向一侧或取侧卧位。

3. 止血　常用的止血方法有指压法、加压包扎法、止血带法和填塞法等。①指压法：是用手指压迫动脉经过骨骼表面的部位，止血效果有限且难以持久，应适时改用其他法。②加压包扎法：最为常用。将敷料置于伤口，再以绷带加压包扎。包扎的压力要均匀，范围要足够，包扎后将伤肢抬高。③止血带法：一般用于四肢大出血且加压包扎无法止血时。止血带的位置应靠近伤口的最近端。局部充气式止血带副作用小，在紧急情况下，也可使用橡皮管、三角巾或绷带等，但应在止血带下放好衬垫物，避免损伤神经。禁止使用细绳索或电线等充当止血带。使用止血带应注意：松紧适中，以能止住出血为度；时间一般不应超过 4 小时，每 1 小时放松 1~2 分钟；使用止血带的伤员必须有显著标志，并注明开始使用时间；松解止血带之前，需先补充血容量，备好止血器械，再行松解。④填塞法：用于肌肉、体腔内、骨断端渗血。先用数层大的无菌纱布铺盖伤口，用纱布卷或绷带充填其中，再加压包扎。

4. 包扎　包扎的目的是减少污染、保护伤口、压迫止血、固定骨折和止痛。最常用的材料是绷带、三角巾和四头带，也可用干净毛巾、衣服等替代。绷带常用于四肢和头部包扎，包扎时要掌握绷带的起点、止点、着力点和走行方向。三角巾可用于身体不同部位的包扎，但包扎不牢固也不利于加压。四头带常用于胸、腹部伤包扎。包扎时，动作要轻巧，要牢靠且松紧适中，不能影响肢体血液循环，包扎敷料应超出伤口边缘 5~10cm，遇有外露污染的骨折断端或腹内脏器不可轻易还纳。

5. 固定　骨关节损伤和较重的软组织损伤都需要及时固定。固定可以减轻疼痛，避免二次损伤，并有利于防治休克和转运。固定前应尽可能矫正畸形，将伤肢置于适当位置再固定。常用支持物有夹板、树枝、木板等。固定范围一般应包括骨折处远、近端各一个关节，要牢靠且松紧适中。支持物不可与皮肤直接接触，应加以衬垫。必要时采用自体固定，如将上肢固定于胸廓上，受伤的下肢固定于健肢上。有伤口出血者，应先止血并包扎，再固定。

6. 搬运　多采用担架或徒手搬运。搬运时需注意避免加重伤者痛苦或出现继发损伤。特别是脊柱损伤的伤者搬运时，必须保持伤处稳定，切勿弯曲或扭动。搬运昏迷伤者时需将头偏向一侧或采用侧卧位，以保持呼吸道通畅。

（二）入院救治

1. 判断伤情　根据创伤分类及评分判断伤情，将伤者分为三类：第一类为致命性创伤，如大出血、窒息、张力性气胸等。对此类伤者，需在复苏的同时及时手术。第二类为生命体征较为平稳的伤者，需在严密观察和治疗的同时作好手术准备，如病情恶化，需及时手术。第三类为潜在性创伤，需要密切观察，并行进一步的检查。

2. 呼吸支持　维持呼吸道通畅，必要时行气管插管或气管切开，并及时给氧。对胸部损伤的伤者可采用胸腔闭式引流、肋骨牵引等方法来保证呼吸通畅。

3. 循环支持　尽快恢复有效循环血容量，建立多条静脉输液通道，必要时可行深静脉穿刺或周围静脉切开插管。如有心包填塞应立即行心包穿刺。如有髂静脉或下腔静脉损伤以及腹膜后血肿者，禁止从下肢静脉补液，以免加重出血。

4. 密切观察　严密注视伤情变化，特别是生命体征的监测，发现病情变化，应及时处理。

5. 预防感染　彻底清创，严格无菌术操作，及时合理使用抗感染药物，伤后 2~6 小时内使用抗感染药可预防感染。开放性创伤需加用破伤风抗毒素。

6. 镇静止痛和心理治疗　在不影响病情观察的情况下选用药物镇静止痛，常用药物为哌替啶和吗啡。由于伤者可有恐惧、焦虑等，甚至个别可发生创伤后应激障碍（PTSD），故心理治疗很重要。

7. 支持治疗　维持水、电解质和酸碱平衡，保护重要脏器功能，并给予营养支持。

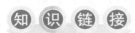

**创伤后应激障碍**

创伤后应激障碍（PTSD）是人在经历生命遭到威胁、严重物理性伤害、身体或心灵上受胁迫等重大创伤后，心理状态失调所致，而非伤者原本心理状态有问题。其核心症状为重新体验症状、回避症状和警觉性增高症状。如不能得到及时治疗，严重影响伤者回归正常社会生活。

# 项目二 清创术

【学习目标】
1. 掌握清创术的操作要领。
2. 熟悉伤口的分类和愈合。
3. 了解清创术的概念和目的。

【概要】

**（一）清创术的概念**

清创术是指利用清创的方法，对开放损伤的污染伤口进行清洗，控制伤口出血，清除污染坏死组织和异物，减少伤口污染，甚至使其转变为清洁伤口，利于下一步的处理。通过清创术，可以清除感染源，改善局部血运，为伤口修复创造条件。

**（二）伤口的分类**

根据伤口情况不同，可以分为清洁伤口、污染伤口和感染伤口。清洁伤口很少见，如污染伤口未及时处理，在 8 小时后一般转为感染伤口。

**（三）清创术操作**

1. 清创时限，伤后 6~8 小时内为佳。伤口污染较轻，不超过伤后 12 小时者，头面部伤口，一般在伤后 24~48 小时内，均可争取清创后一期缝合。如天气炎热，伤者体质差，伤口污染重，清创时限应提前，反之可延长。如伤后使用抗生素，清创时限可延长。

2. 清创前准备，术者充分了解伤情，制定合理麻醉和手术方案，并取得家属和病人的理解同意。如有休克等合并症可以先行处理合并症再清创，伤口污染较重可先使用抗生素，适当使用镇痛药。

3. 清创的步骤。①选择合适的麻醉：上肢清创可用臂丛麻醉，下肢清创可用硬膜外麻醉。②皮肤清洗：用无菌纱布覆盖伤口，局部备皮，用酒精或乙醚擦去皮肤油污。术者常规洗手、戴手套，更换覆盖伤口的纱布，用软毛刷蘸消毒皂水刷洗皮肤，并冲净。更换毛刷再刷洗一遍，最后用消毒纱布擦干。两遍刷洗共约 10 分钟。③伤口清洗：去除覆盖伤口的纱布，以过氧化氢溶液、生理盐水冲洗伤口，除去伤口内的污物、血凝块和异物。擦干皮肤，常规消毒皮肤后铺巾准备手术。术者重新洗手，穿衣、戴手套。④伤口处理：切除伤口不整齐的皮肤边缘 1~2mm 和失去活力部分。若伤口过小，应扩大切口充分暴露。彻底止血，尽量取净伤口内的异物，并由浅入深仔细清除坏死组织，注意保留神经、肌腱、韧带、较大骨块等的组织结构，但关节囊内的小游离骨片必须彻底清除。如有重要血管、肌腱和神经损伤，需行吻合或修补。⑤缝合伤口：伤口清创后再用无菌盐水冲洗，由深层向浅层按解剖层次进行缝合，注意避免遗留死腔。浅表伤口一般不必放置引流物。伤口深，损伤范围大且重，以及污染重的伤口和可能存在死腔时，应放置引流物。如伤口污染过重无法彻底清创或是狗咬伤的伤口，在清创后暂不缝合，待伤口条件许可行二期缝合。

4. 术后给予破伤风抗毒素或破伤风免疫球蛋白，并根据伤情给予合适的抗生素预防感染。

5. 引流物在 24~48 小时后，根据分泌物的情况决定是否取出。

**知 识 链 接**

很多研究发现，蛆可以去除坏死组织、清除细菌、缩小创面、促进愈合。目前美国有部分医院正在开展使用蛆进行生物清创。这种方式的优点是快速、耐受性好、可提高组织的氧化作用。一些新的临床实验表明，该方式能用于治疗糖尿病足溃疡以及褥疮。

# 项目三  烧  伤

【学习目标】
1. 掌握烧伤面积的估算方法、烧伤创面的处理方法；烧伤的补液原则。
2. 熟悉烧伤深度和严重程度的分类。
3. 了解烧伤的原因和常见并发症。

【概要】

烧伤最早是指由于高温热力引起的组织损伤，后来发现在因电流、某些化学物质和放射线等造成的组织损伤与高温热力引起的组织损伤类似，因此也将其归入烧伤。烧伤的特点是发生率高、伤情重而复杂、病理生理变化剧烈而复杂、合并症多而严重、致残致死率高。其死亡的主要原因是感染和多器官衰竭。

【临床表现】

（一）局部表现

1. 烧伤部位剧烈疼痛，但烧伤严重时疼痛可不明显。

2. 根据烧伤的深度不同，烧伤部位出现红肿、水疱、皮肤坏死。

3. 烧伤部位的功能障碍，如气管烧伤后的呼吸障碍、食管烧伤后的吞咽障碍、肢体烧伤后的活动障碍等。

（二）全身表现

1. 休克　烧伤后，体液从创面大量丢失，导致低血容量性休克。伤者的体液渗出在伤后 6~12 小时最为剧烈，持续 24~48 小时。烧伤面积越大、越深，休克发生越早、越严重，特重烧伤在伤后 2~4 小时即可出现。伤者出现心率快、脉搏细；血压低、脉压小；呼吸浅快；顽固性口渴；烦躁不安；尿量减少；四肢厥冷；恶心、呕吐等。

2. 败血症　因创面感染未能得到及时控制，或是休克致肠黏膜溃疡后屏障功能丧失，肠内细菌过度繁殖，致细菌通过肠黏膜并播散至全身。

（三）呼吸道损伤

常发生在相对封闭环境下，因吸入含有大量腐蚀性化学性物质的烟雾所致。主要表现有口鼻、面部和颈部的深度烧伤，声音嘶哑，呼吸道刺激症状，肺部哮鸣音等。

（四）并发症

1. 感染　常发生于烧伤后 3~10 天，常见的致病菌有大肠杆菌、绿脓杆菌、葡萄球菌等。如果局部感染未能及时得到控制，可发展成为败血症。

2. 营养不良　烧伤后营养摄入不足，以及机体高代谢状态所致。

3. 多器官功能衰竭　是烧伤病人最危险的并发症。主要由于毒素吸收、缺血再灌注损伤、肠黏膜屏障功能减退以及机体高代谢状态导致。

【实验室及其他检查】

（一）实验室检查

1. 重度烧伤早期血常规检查红细胞计数、血红蛋白量和红细胞压积明显增高。败血症时，白细胞总数常在 $10~25\times10^9/L$，中性粒细胞百分比达 85% 以上，并可见中性核左移及中毒颗粒。

2. 电解质检查可见血清 $Na^+$ 升高、$Cl^-$ 降低，酸中毒时 $K^+$ 升高。

3. 早期烧伤可以仅有血尿素氮升高而血肌酐正常或轻度升高，当肾功能衰竭时，血尿素氮和血肌酐均明显升高；血气分析可见代谢性酸中毒表现。

4. 尿量减少和尿比重增高。

（二）其他检查

1. 胸部 X 线检查　吸入性烧伤中，胸部 X 线片可表现为支气管狭窄、肺水肿。

2. 心电图检查　电击伤时可有室颤甚至心脏停搏。

3. 纤维支气管镜　镜下可见气道黏膜充血、水肿或是坏死、剥脱，是诊断吸入性损伤最准确的方法。

【诊断及鉴别诊断】

烧伤病人结合其病史和临床表现诊断并不困难。烧伤病人需要准确判断烧伤面积、深度和严重程度，对了解烧伤的严重程度、制定治疗方案和判断预后有重要影响。

（一）烧伤面积估计

1. 手掌法　伤者的手掌五指并拢时，手掌加手指面积相当于自身体表面积 1%，适用于较小面积的计算。

2. 新九分法　见表 13-1。

表 13-1 中国烧伤面积新九分法

| 部位 | | 占成人体表面积比例 | | 占儿童体表面积比例 |
|---|---|---|---|---|
| 头 | 发部 | 3% | | |
| | 面部 | 3% | 共占 9% | 9+（12-年龄）% |
| | 颈部和项部 | 各占 1.5% | | |
| 双上肢 | 双上臂 | 7%×2 | 共占 9%×2=18% | 2×9% |
| | 双前臂 | 6%×2 | | |
| | 双手 | 5%×2 | | |
| 躯干部 | 躯干前部 | 13% | 共占 9%×3=27% | 3×9% |
| | 躯干后部 | 13% | | |
| | 会阴部 | 1% | | |
| 双下肢 | 双侧臀部 | 2.5%×2 | 共占 9%×5+1%=46% | 46-（12-年龄）% |
| | 双大腿 | 10.5%×2 | | |
| | 双小腿 | 6.5%×2 | | |
| | 双足 | 3.5%×2 | | |

（二）烧伤深度

采用三度四分法，即 I 度、浅 II 度、深 II 度、III 度。I 度及浅 II 度烧伤称浅度烧伤，深 II 度和 III 度烧伤为深度烧伤（表 13-2）。

表13-2 烧伤深度

| 烧伤深度 | 受累组织 | 痛觉 | 局部表现 | 愈合情况 |
|---|---|---|---|---|
| Ⅰ度烧伤 | 表皮层 | 明显 | 红、肿、热，无水疱 | 3~7日痊愈，不留瘢痕，色素沉着时间短 |
| 浅Ⅱ度烧伤 | 表皮生发层和真皮乳头层 | 剧烈 | 红、肿明显，水疱大小不等，内有淡黄澄清液体 | 1~2周愈合，一般不留瘢痕，留有色素沉着 |
| 深Ⅱ度烧伤 | 真皮乳头层以下 | 迟钝 | 水疱小，张力高，创面红白相间 | 3~4周愈合，留有瘢痕，留有色素沉着 |
| Ⅲ度烧伤 | 皮肤全层，甚至达肌肉、骨骼 | 消失 | 无水疱，创面发白或有焦痂，可见树枝状栓塞血管 | 3~4周痂皮脱落 |

## （三）烧伤严重程度分类

烧伤严重程度分类见表13-3。

表13-3 烧伤严重程度分类

| 严重程度 | Ⅱ度烧伤面积 | Ⅲ度烧伤面积 | 合并伤 |
|---|---|---|---|
| 轻度 | ≤9%（儿童为5%） | 无 | 无 |
| 中度 | 10%~29%（儿童为6%~15%） | ≤9%（儿童为5%） | 无 |
| 重度 | 30%~49%（儿童为16%~25%） | 10%~19%（儿童为6%~10%） | 休克、复合伤、化学中毒、吸入性损伤 |
| 特重 | 50%以上 | >20% | 有 |

【治疗】

## （一）现场急救

1. 迅速去除致伤原因　尽快扑灭火焰，脱去着火或浸有热液的衣物。

2. 妥善保护创面　使用干净敷料简易包扎，避免使用有色药物涂抹。

3. 保持呼吸道通畅　必要时可以采用气管切开。

4. 其他处置　安慰鼓励病人；处理合并损伤；合理使用镇痛药物；保证生命体征平稳等。

## （二）入院后治疗

1. 抗休克。小儿烧伤面积大于10%，成人烧伤面积大于15%，就可能发生休克，应尽快补液。

（1）伤后第一个24小时的补液量为基础水分（成人为2000mL，儿童为70~100mL/kg）加上成人每kg体重、每1%Ⅱ度及Ⅲ度烧伤面积补给胶体和电解质溶液各0.75mL，幼儿为各1mL。在伤后8小时内输入一半，其余在伤后第2~3个8小时输入。成人烧伤面积小于20%、儿童浅烧伤面积小于10%者，可口服烧伤饮料。

（2）伤后第二个24小时的补液量为第一个24小时实际输入的胶体液和电解质液总量

的一半，再加上第一个 24 小时的基础水量。

（3）补液原则为先快后慢、先盐后糖、先晶后碱、见尿补钾、适时补碱。补液量和速度需要根据尿量、病人精神状态、中心静脉压、心排出量的变化而进行调整。

2. 监测病情变化，出现以下情况说明补液有效：

（1）尿量　成人应达每小时 30~50mL，儿童每小时 20mL，婴幼儿每小时 10mL。

（2）神志　病人神志清楚，无烦躁不安，无明显口渴，说明休克好转。

（3）脉搏　成人应在 120 次/分以下，儿童 140 次/分以下。

（4）血压　收缩压维持在 90mmHg 以上，脉压在 20mmHg 以上。

（5）中心静脉压　维持在 5~12cmH$_2$O，过高提示补液量过多过快或有心力衰竭，过低提示补液量不足。

（6）血气分析　维持动脉血氧分压、二氧化碳分压及 pH 接近正常水平。

3. 创面处理主要有以下方式：

（1）烧伤创面处理原则　减轻疼痛、预防感染、保留残存组织、去除坏死组织、促进创面愈合、尽早植皮消除创面。

（2）烧伤创面处理方法　①小面积的四肢及躯干部Ⅰ度、Ⅱ度烧伤后，先使用 1：1000 苯扎溴铵或 1：2000 氯己定清洗创面和周围的健康皮肤，保留浅Ⅱ度烧伤的水疱皮，水疱较大者可用无菌注射器引流，清除深Ⅱ度烧伤的水疱皮。油纱布覆盖创面，无菌敷料外包扎。敷料若未浸湿，则 3 天后换药。此后除非敷料浸湿、有异味或有感染迹象，不必经常换药。如创面已感染，应勤换敷料，清除脓性分泌物，保持创面清洁。②在头面部、会阴部烧伤，大面积或Ⅲ度烧伤，以及有铜绿假单胞菌或真菌感染的创面，可使用暴露疗法。清创后，将创面暴露，伤者置于室温 30~32℃ 的烧伤病房，注意拭干创面渗液，定时翻身。③焦痂处理，面颈部、会阴部及Ⅲ度烧伤未能采用切痂的部位，采用自然脱痂法，待焦痂自然分离脱落，基底长出肉芽组织后，再行清创植皮。烧伤面积不超过 50%、Ⅲ度烧伤不超过 20% 的病人，可采用手术切痂法，在伤后 3~5 天，切痂后立即植皮。对烧伤总面积超过 50%、Ⅲ度烧伤超过 20% 的病人应分期切痂植皮。

4. 使用有效抗生素和破伤风抗毒素。

5. 积极治疗严重吸入性损伤，采取有效措施防治脏器功能障碍。

6. 实施早期救治与功能恢复，重建一体化理念，重视心理、外观和功能的恢复。

7. 对呼吸功能不全或面罩给氧无效者，要加压给氧或使用呼吸机。

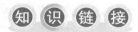

知 识 链 接

　　　　电击伤是指一定量的电流流经人体，造成局部或全身损伤和功能障碍，甚至死亡。电击伤的局部表现为通电进出口和通电路径上的组织烧伤，入口损伤重于出口损伤，低压电击伤出入口均为一个，高压电击伤入口一处而出口可有多处。全身表现为中枢神经系统抑制和心脏电活动异常（如室颤或心脏停搏）。

# 项目四　冻　伤

【学习目标】
1. 掌握冻伤的临床表现。
2. 掌握冻伤的处理原则。
3. 了解冻伤的分类。

【概要】

冻伤是指因低温寒冷侵袭引起的损伤，可以分为两类：一类是非冻结性冻伤，是由于 0～10℃ 的低温加上潮湿环境导致的，如冻疮、战壕足、水浸手等；一类是冻结性冻伤，是由于 0℃ 以下的低温造成，又可以分为局部冻伤和全身冻伤。

【临床表现和诊断】

（一）非冻结性冻伤

手足、耳郭、鼻部等部位较为常见，受损部位常先有寒冷感和针刺样疼痛感，皮肤苍白，有时可起水疱。水疱破溃后创面发红，有渗液，如感染后创面糜烂形成溃疡。以后遇寒冷潮湿环境时在同一部位极易复发。

（二）冻结性冻伤

局部性冻伤在冻融前损伤程度难以判断，根据复温后损伤深度不同，可以分为三度：

1. Ⅰ度冻伤　损伤在表皮，受损部位皮肤红肿，自觉痒、热、痛，症状数日后消失，愈合后不留瘢痕。

2. Ⅱ度冻伤　损伤达真皮层，损伤部位皮肤红肿加重，可有水疱，水疱内含有血清样或血性液体。局部痛感明显，但触觉和冷热觉减退。1～2 天后水疱内液体吸收，形成痂皮，如无感染，2～3 周后痂皮脱落痊愈，一般不留瘢痕。

3. Ⅲ度冻伤　损伤达皮肤全层甚至深达皮下组织、肌肉、骨骼，严重者导致肢体坏死。开始时，有的损伤部位出现血性水疱，随后皮肤逐渐变黑坏死，也有的损伤部位皮肤发白随后逐渐坏死，一般为干性坏死，如有广泛血栓形成、感染时，可出现湿性坏死。

全身性冻伤开始时有寒战、苍白、发绀、疲乏、无力、打呵欠等表现，继而出现肢体僵硬、幻觉或意识模糊，甚至昏迷、心律失常、呼吸抑制、心跳呼吸骤停。常合并肺水肿、急性肾衰竭，其他器官也可发生功能障碍。

【治疗】

（一）非冻结性冻伤

冻伤局部每日可用温水或中草药液浸泡或湿敷多次，并涂擦冻疮药。已破溃感染者，用凡士林纱布或抗感染药膏纱布包扎，定时换药。必要时使用抗感染药物。

（二）冻结性冻伤

1. 急救和复温　迅速脱离低温环境和冰冻物体。衣服、鞋袜等冻结不易解脱者，可立即用温水（40℃左右）使冰冻融化后脱下或剪开，勿用火炉烘烤。用40~42℃恒温水浸泡肢体或浸浴全身，时间为5~7分钟，最长不超过20分钟，浸泡至局部感觉恢复、转红即可。全身冻伤复温时，待肛温回复到32℃左右，即应停止继续复温。对心跳呼吸骤停者要施行心脑肺复苏术。

2. 局部冻伤的治疗　Ⅰ度冻伤创面保持清洁干燥，数日后可治愈。Ⅱ度冻伤在复温后，创面干燥者可用软干纱布包扎。有较大的水疱者，在引流后，用干纱布包扎或涂冻伤膏后暴露。创面已感染者局部使用抗生素，采用包扎或半暴露疗法。Ⅲ度冻伤多用暴露疗法，保持创面清洁干燥，待坏死组织边界清楚时予以切除。若出现感染，则应充分引流，对并发湿性坏疽者，常需截肢。

3. 冻伤的全身治疗　全身性冻伤或是严重的局部冻伤需要全身治疗，常见措施有：①及时补液，防治休克。②保证呼吸通畅，维持呼吸功能。③注射破伤风抗毒素。④使用低分子右旋糖酐、罂粟碱等改善血液循环，也可选用活血化瘀的中药，或施行交感神经阻滞术。⑤使用抗生素防治感染。⑥补充高热量、高蛋白和高维生素食物。⑦观察有无脑损伤和肾功能衰竭。

【预防】

1. 寒冷季节注意防寒、保暖、防湿。衣着温暖不透风，保持衣物、鞋袜等干燥，潮湿者及时更换。

2. 外露部位适当涂抹防冻疮药或油脂，特别注意手、足、耳、鼻等部位。

3. 严寒环境中要适当活动，进入低温环境工作以前，可进适量高热量饮食。

4. 对可能遭遇酷寒人员，应事先进行耐寒训练，如行冷水浴、冰上运动等。

# 项目五　毒蛇咬伤

【学习目标】
1. 掌握毒蛇咬伤的急救原则。
2. 熟悉毒蛇咬伤的临床表现。
3. 了解毒蛇咬伤后的实验室检查变化。

【概要】

毒蛇咬伤南方多见，我国有五十余种毒蛇，剧毒蛇有十余种。毒蛇咬伤后，蛇毒进入体内引起严重中毒。蛇毒有神经毒、血液毒素和混合毒。

【临床表现】

毒蛇咬伤后，局部伤处疼痛，肿胀迅速蔓延，局部淋巴结肿大，皮肤出现血疱，甚至局部组织坏死。全身虚弱，肌肉震颤，肢体软瘫，腱反射消失，或是恶寒发热，烦躁不安，头晕目眩，言语不清，甚至呼吸抑制，最后出现循环呼吸衰竭。部分伤者伤后可因广泛的毛细血管渗漏引起肺水肿、低血压、心律失常，皮肤黏膜及伤口出血，出现肾功能不全甚至多器官衰竭。

【实验室及其他检查】

实验室检查可见血小板、纤维蛋白原减少，凝血酶原时间延长；血肌酐、尿素氮升高；肌酸磷酸激酶增加；肌红蛋白尿等。

【治疗】

1. 急救措施　蛇咬伤后应避免剧烈活动，现场立即以布带等物捆绑伤口的近心端，松紧度以能够使被绑扎的远端肢体动脉搏动稍微减弱为宜。捆绑后每半小时松开一次，每次1~2分钟。使用0.05%高锰酸钾液或3%过氧化氢冲洗伤口，拔出残留的蛇牙。切开伤口或以三棱针刺开皮肤，抽吸毒液。蛋白酶2000~6000U加入0.05%普鲁卡因或注射用水10~20mL中，封闭伤口外周或近侧，必要间隔12~24小时可重复。

2. 解毒药物

（1）蛇药　可以口服、局部敷贴或静脉注射蛇药。常用季德胜蛇药、七叶一枝花、半边莲、八角莲等。

（2）抗蛇毒血清 有单价和多价两种，对于已知蛇类咬伤可用针对性强的单价血清，否则使用多价血清。使用前应行过敏试验，阳性者采用脱敏法注射。

3. 其他疗法 常规使用抗感染药物，并注射破伤风抗毒素。注意补液，必要时输注血浆、浓缩红细胞。出现呼吸困难者给予吸氧，必要时行气管切开或用呼吸机辅助呼吸。注意保护各脏器功能。针对出血倾向、休克、肾功能不全、呼吸麻痹等症状，采取相应对症治疗措施。治疗中应避免使用中枢神经抑制剂、肌松弛剂、肾上腺素和抗凝剂。

# 项目六 颅脑损伤

【学习目标】

1. 掌握颅脑损伤的临床表现和诊断依据。
2. 熟悉颅脑损伤的分类和治疗原则。
3. 了解颅脑损伤的致伤原因。

【概要】

颅脑损伤较为常见，仅次于四肢伤，主要因交通事故、坠落或是战时的火器伤造成。其死亡率和致残率高居身体各部位损伤之首。根据暴力作用方式的不同，颅脑损伤分成直接损伤和间接损伤。

1. 直接损伤时，如头部受暴力后突然运动造成的损伤为加速伤，损伤发生在着力部位称为着力伤。如运动的头部受暴力后突然静止造成的损伤为减速伤，损伤不仅发生于着力部位，也常发生于着力部位的对侧，称为对冲伤。如头部受挤压力作用导致颅骨发生严重变形而造成的损伤，称为挤压伤。

2. 间接损伤时，如外力经脊柱传导，可引起颅底骨折和脑损伤。如外力经躯干传导，头部运动落后于躯干，颅颈之间发生快速的过伸或过屈，或先伸后屈，有如挥鞭样动作，造成延髓与脊髓连接部的损伤，称为挥鞭伤。如胸部突然遭受挤压时，胸腔压力升高，经上腔静脉传递至该静脉属支，导致上胸、肩颈、头面部皮肤黏膜和脑组织发生弥散点状出血，称为创伤性窒息（traumatic asphysia）。

颅脑损伤时采用格拉斯哥昏迷评分来判定其严重程度，轻型：13~15分，伤后昏迷时间<20分钟；中型：9~12分，伤后昏迷20分钟~6小时；重型：3~8分，伤后昏迷>6小时，或在伤后24小时内意识恶化并昏迷>6小时（表13-4）。

表13-4 格拉斯哥评分表

| 运动反应 | 计分 | 言语反应 | 计分 | 睁眼反应 | 计分 |
|---|---|---|---|---|---|
| 按吩咐动作 | 6 | 正确 | 5 | 自动睁眼 | 4 |
| 定位反应 | 5 | 不当 | 4 | 呼唤睁眼 | 3 |
| 屈曲反应 | 4 | 错乱 | 3 | 刺痛睁眼 | 2 |
| 过屈反应（去皮层） | 3 | 难辨 | 2 | 不睁眼 | 1 |
| 伸展反应（去脑） | 2 | 不语 | 1 | | |
| 无反应 | 1 | | | | |

【临床表现、诊断及治疗】

颅脑损伤根据其损伤部位不同可以分为头皮损伤、颅骨损伤、脑损伤。

（一）头皮损伤

1. 头皮血肿（scalp hematoma） 头皮受暴力打击后，血管破裂但头皮保持完整，形成血，分为三类，见表13-5。较小的血肿一般不需要处理，可自行吸收。较大的血肿，应在严格皮肤准备和消毒下穿刺抽吸，再加压包扎。对已有感染的血肿，需切开引流。

表13-5 头皮血肿的表现

| 血肿类型 | 血肿部位 | 血肿范围 | 血肿硬度 |
|---|---|---|---|
| 皮下血肿 | 皮下组织 | 较局限，位于损伤部位中心 | 周围硬中央软，无波动感 |
| 帽状腱膜下血肿 | 帽状腱膜和骨膜之间 | 可蔓延至全头 | 较软，波动感明显 |
| 骨膜下血肿 | 颅骨和骨膜之间 | 边缘不超过颅缝 | 张力大，有波动感 |

2. 头皮裂伤（scalp laceration） 锐器所致的头皮裂伤创缘整齐、伤口较平直，大多数裂伤仅限于头皮，颅骨常完整。钝器所致的头皮裂伤创缘有挫伤痕迹，伤口多不规则，常伴颅骨骨折或脑损伤。

头皮裂伤的处理原则是尽早清创缝合，即使伤后达24小时，只要无明显感染迹象，仍可清创后一期缝合。清创时注意彻底清除异物，清理创缘，注意有无颅骨骨折和脑脊液或脑组织外溢。术后给予抗生素，并注射破伤风抗毒素。

3. 头皮撕脱伤（scalp avulsion） 头皮撕脱伤是最严重的头皮损伤，几乎全因头发被转动的机器卷入所致。头皮自帽状腱膜下间隙全层撕脱，有时还连同部分骨膜。伤后失血多，易发生休克。处理原则是及时缝合撕脱的头皮，补液防休克，使用抗生素和破伤风抗毒素。如皮瓣污染轻、血供好，清创后原位缝合并加压包扎，缝合时注意头皮血管的吻合。如皮瓣条件差，可以先行筋膜移植，再行游离植皮。如创面感染严重，则要创面持续换药，待肉芽组织条件许可后植皮。

## （二）颅骨骨折（fracture of skull）

在颅脑损伤中发生率为 15%~20%，按骨折形态可分为：线形骨折、凹陷骨折、粉碎骨折、洞形（穿入）骨折。按骨折部位可分为：颅盖骨折和颅底骨折。按骨折部位是否与外界相通可分为：闭合性骨折和开放性骨折。

颅骨 X 线平片可发现骨折线，CT 扫描可以显示颅骨骨折，并发现颅内积气和脑组织的损伤。结合外伤史、临床表现、X 线平片以及 CT 扫描检查可以明确诊断。

1. 颅盖骨折（fracture of skullcap）　骨折形态常为线形骨折和凹陷骨折，几乎均为颅骨全层骨折。凹陷骨折常因骨片陷入颅内损伤局部脑组织，导致出现相应的病灶症状和局限性癫痫，如并发颅内血肿，可产生颅内压增高症状。骨折刺破静脉窦可引起致命的大出血。

X 线平片或 CT 扫描显示线形骨折，骨折线多为单一，呈线条状或放射状。凹陷骨折的骨折片周边有呈放射状或环状的骨折线。婴幼儿颅骨质软，着力部位可出现乒乓球样凹陷。

线形骨折本身不需要处理。如凹陷骨折位于重要部位、凹陷深度>1cm 以及有脑组织或脑血管损伤症状时需要手术。

2. 颅底骨折（basal fracture）　颅底骨折大多由颅盖骨折延伸而来，少数可因头部挤压伤或作用于颅底水平的外伤所造成。颅底骨折绝大多数为线形骨折。颅底骨折的临床表现和骨折部位密切相关（表 13-6）。颅底骨折合并脑脊液漏时，给予抗生素治疗防止感染，不可堵塞或冲洗，不行腰穿，取头高位卧床休息，避免用力咳嗽、打喷嚏和擤鼻涕。绝大多数漏口会在 1~2 周内自行愈合。如超过 1 个月仍未停止漏液，可考虑行手术。

表 13-6 颅底骨折的临床表现

| 骨折部位 | 瘀血 | 耳鼻出血 | 脑脊液漏 | 神经损伤 | 其他 |
|---|---|---|---|---|---|
| 颅前窝 | 眼睑和球结膜 | 鼻出血 | 鼻漏 | 嗅神经 | 颅内积气 |
| 颅中窝 | | 耳鼻出血 | 鼻漏或耳漏 | 视神经、动眼神经、滑车神经、三叉神经、展神经、面神经、听神经 | 颞部肿胀 |
| 颅后窝 | 乳突和枕下部皮下、咽后壁黏膜下 | 舌咽神经、迷走神经、副神经、舌下神经 | 无 | 无 | 无 |

## （三）原发性脑损伤（primary cerebral injury）

原发性脑损伤是指外力作用于头部时立即发生的损伤，包括脑震荡、脑挫裂伤和弥漫性轴索损伤等。

1. 临床表现　其特点是伤后即刻发生的意识障碍，意识障碍程度和时间长短与损伤程度相关（表 13-7）。如继发脑水肿可引起病人死亡。

表 13-7 原发性脑损伤临床表现

| 损伤类型 | 意识障碍 | 神经体征 | 其他表现 |
|---|---|---|---|
| 脑震荡 | 时间不超过半小时，程度轻 | 无 | 逆行性遗忘，自主神经症状 |
| 脑挫裂伤 | 可长达数月甚至更长，程度较重 | 伤后立即出现与损伤部位相应的神经功能障碍或体征 | 头痛、恶心、呕吐，严重脑挫裂伤时出现颅内压增高症状 |
| 弥漫性轴索损伤 | 时间最长，程度最重 | 单侧或双侧瞳孔散大，广泛损伤者可有双眼向损伤对侧和向下凝视 | 颅内压正常但临床状况差，伤后持续植物状态 |

2. 辅助检查　头颅 CT 是目前最常应用最有价值的检查，可以明确显示脑挫裂伤的部位、范围和程度，脑震荡病人 CT 检查可无明显异常，弥漫性轴索损伤病人 CT 可显示脑组织正常或出血。脑挫裂伤时，腰椎穿刺可见血性脑脊液，但对颅内压明显增高的伤者应慎重。

3. 诊断　根据头部外伤史、典型的临床表现和头 CT 检查结果，诊断较脑震荡和脑挫裂伤明确。弥漫性轴索损伤目前较为公认的诊断标准是：①伤后持续昏迷（>6 小时）。②CT 显示脑组织正常或出血。③颅内压正常但临床状况差。④无明确脑结构异常的伤后持续植物状态。⑤后期弥漫性脑萎缩。

4. 治疗　脑震荡无须特殊处理，卧床休息 5~7 天，经适当镇静和心理治疗，一般 2 周内恢复，预后良好。

脑挫裂伤的治疗包括：①专人看护病人，密切观察意识、瞳孔、生命体征和肢体活动变化。②病人意识清楚时抬高床头 15°~30°，昏迷时取侧卧位或侧俯卧位。短期不能清醒者，行气管切开并使用呼吸机辅助呼吸。③早期采用肠道外营养，待肠蠕动恢复后，可采用鼻饲，长期昏迷者，可行胃造瘘术。④对躁动不安者应查明原因并行相应处理。体温高者可采用亚低温冬眠治疗。⑤使用抗生素防止感染。⑥使用神经营养药物、巴比妥类药物和高压氧治疗，以改善脑缺血缺氧，促进病人的苏醒和脑功能恢复。⑦脑水肿发生后，如病人清醒，颅内压增高较轻，先选用口服利尿药。如有意识障碍或颅内压增高症状较重者，选用甘露醇、异山梨醇、呋塞米等静脉或肌内注射，也可使用血浆、人血白蛋白静脉注射，以减轻脑水肿、降低颅内压。同时使用糖皮质激素口服或静脉注射。⑧当病人脱水治疗无效、意识障碍进行性加重、出现脑疝表现、CT 发现中线结构明显移位、脑室明显受压时，需要手术。手术方法包括脑挫裂伤灶清除、额极或颞极切除、颞肌下减压或骨瓣切除减压等。

弥漫性轴索损伤的治疗包括呼吸道管理、吸氧、低温，使用钙拮抗剂、糖皮质激素、脱水药物、巴比妥类药物等。如治疗中发现病情恶化，并有颅内血肿或严重脑水肿，应立即手术，清除血肿或行减压术。

**（四）继发性脑损伤**

继发性脑损伤是指受伤一定时间后出现的脑损害，主要有颅内血肿、脑水肿等。

颅内血肿是颅脑损伤中最常见最严重的继发损伤，如不能及时诊断处理，多因颅内压进行性增高，形成脑疝而危及生命。一般依据头部外伤史、典型的临床表现和特征性的CT检查结果可以明确诊断。

颅内血肿按症状出现时间分为急性血肿（3日内）、亚急性血肿（3日～3周）和慢性血肿（超过3周）。按部位则分为硬脑膜外血肿、硬脑膜下血肿和脑内血肿。

1. 硬脑膜外血肿 约占外伤性颅内血肿的30%，大多属于急性，小儿少见。多见于颞部、额顶部和颞顶部。其血肿来源主要是脑膜中动脉，或是颅内静脉窦、脑膜中静脉、板障静脉等。

硬脑膜外血肿的主要症状是进行性意识障碍，伤者可有中间清醒期。伤后立即出现原发脑损伤的症状和体征。此外，还有颅内压增高症状、生命体征改变。当形成脑疝后，可有瞳孔改变。幕上血肿时患侧瞳孔先缩小后散大；若脑疝继续发展，则双侧瞳孔散大。幕下血肿较少出现瞳孔改变，而容易出现呼吸紊乱甚至骤停。CT扫描显示为特征性的颅骨内板与硬脑膜之间的双凸镜形或弓形高密度影。

硬脑膜外血肿大部分采用手术治疗。手术适应证为：颅内压增高明显；CT扫描提示明显脑受压；幕上血肿量>40mL、颞区血肿量>20mL、幕下血肿量>10mL。

手术根据CT扫描所见，在相应部位采用骨瓣或骨窗开颅，清除血肿，妥善止血。对少数病情危急，来不及行检查者，应直接钻孔探查，再扩大成骨窗清除血肿，常在瞳孔散大侧颞部骨折线处钻孔。

如伤者病情稳定、无明显意识障碍，CT扫描所示血肿量小，中线结构移位<1cm者，可在密切观察病情的前提下，采用非手术治疗。常用措施有呼吸道管理、吸氧、低温，使用止血药、糖皮质激素、脱水药物等。

2. 硬脑膜下血肿 约占外伤性颅内血肿的40%，多属急性或亚急性型，也有慢性硬脑膜下血肿。急性或亚急性型硬脑膜下血肿出血来源主要是脑皮质血管，大多由对冲性脑挫裂伤所致，称为复合型硬脑膜下血肿。另一种是由于桥静脉或静脉窦撕裂所致，可不伴有脑挫裂伤，称为单纯型硬脑膜下血肿。

急性和亚急性硬脑膜下血肿伤者意识障碍进行性加重，急性复合型血肿伤者多无清醒期，亚急性或单纯型血肿则多有中间清醒期。伤后立即出现原发脑损伤的症状和体征表现。此外，有颅内压增高症状及生命体征改变。脑疝后有瞳孔变化，急性复合型血肿的瞳孔变化出现得更早。

慢性硬脑膜下血肿进展缓慢，病程较长，可为数月甚至数年。临床表现可分为以颅压增高症状为主、以局灶症状为主、以智力和精神症状为主三类。

CT扫描可见急性或亚急性硬脑膜下血肿显示为脑表面新月形高密度、混杂密度或等密度影，多伴有脑挫裂伤；慢性硬脑膜下血肿显示为脑表面新月形或半月形低密度或等密度影。

急性和亚急性硬脑膜下血肿的治疗原则与硬脑膜外血肿类似。但如没有 CT 检查结果行探查时，在着力部位和对冲部位均应钻孔探查。症状明显的慢性硬脑膜下血肿首选钻孔置管引流术。

3. 脑内血肿　较为少见，常位于对冲伤处，少数位于着力部位。脑内血肿有两种类型：浅部血肿，多由于脑皮质血管破裂所致，常与硬脑膜下血肿同时存在，多位于额极、颞极及其底面；深部血肿，多由于脑深部血管破裂所引起，脑表面无明显挫裂伤，很少见。

脑内血肿与复合型硬脑膜下血肿的症状很相似，CT 扫描显示为脑挫裂伤区附近或脑深部白质内类圆形或不规则高密度影。

脑内血肿的治疗与硬脑膜下血肿相同，一般是手术治疗，多采用骨瓣或骨窗开颅。对少数脑深部血肿，如颅压增高显著，病情进行性加重，也应考虑手术。

知 识 链 接

慢性硬脑膜下血肿好发于老年人，多有轻微头部外伤史。部分病人无外伤，可能与营养不良、维生素缺乏或血管性疾病等相关。该病进展缓慢，病程较长，可为数月甚至数年。临床表现可分为：以颅压增高症状为主，以局灶症状为主，以智力、精神症状为主的三类。出现颅压增高时行钻孔置管引流术。

# 项目七　胸部损伤

【学习目标】

1. 掌握气胸的分类、临床表现和处理原则；掌握胸腔闭式引流的适应证和拔管指征。

2. 熟悉肋骨骨折的分类、临床表现、诊断和治疗原则；熟悉血胸的临床表现、诊断和治疗原则。

3. 了解胸部损伤的类型。

胸部损伤常因车祸、挤压伤、摔伤和锐器伤所致，有时合并腹部损伤。根据胸膜腔是否与外界沟通，而分为闭合性和开放性两大类。

## 一、肋骨骨折

【概要】

肋骨骨折一般是暴力直接作用于肋骨导致。最常发生于第 4~7 肋骨。第 1~3 肋骨骨折时常合并锁骨、肩胛骨骨折和颈部、腋部血管神经损伤。第 8~12 肋骨骨折时需注意有无腹内脏器和膈肌损伤。

仅有一根肋骨骨折称为单根肋骨骨折。两根或两根以上肋骨骨折称为多发性肋骨骨折。每肋仅一处折断者称为单处骨折，有两处以上折断者称为双处或多处骨折。序列性多根多处肋骨骨折使局部胸壁失去肋骨支撑而软化，称为连枷胸，并出现反常呼吸运动。如胸壁皮肤软组织完整，不与外界相通，称为闭合性肋骨骨折，与外界相通，称为开放性肋骨骨折。

【临床表现】

肋骨骨折的临床表现主要有：①疼痛，在深呼吸、咳嗽或体位变化时加剧。②呼吸变浅、咳嗽无力，呼吸道分泌物增多、潴留，进而出现肺不张和肺部感染。连枷胸时有反常呼吸。③胸壁畸形，局部明显压痛，挤压胸廓时胸痛加重，甚至产生骨摩擦音。④骨折断端刺破胸膜、肋间血管和肺组织，导致血胸、皮下气肿、气胸，引起循环呼吸功能障碍。

【实验室及其他检查】

胸部 X 线片可显示肋骨骨折线并可发现有无血、气胸。

【治疗】

肋骨骨折处理原则为镇痛、局部固定、呼吸功能锻炼。

1. 镇痛　口服或肌内注射镇痛剂，连枷胸时可采用硬膜外镇痛、静脉镇痛、肋间神经阻滞和胸膜腔内镇痛等方法。

2. 局部固定　大部分肋骨骨折可采用胸带外固定，严重者可以采用肋骨牵引或是克氏针、钢丝内固定。

3. 呼吸功能锻炼　鼓励病人深呼吸，采用雾化、翻身拍背等方法协助病人排痰，鼓励病人早期下床活动，使用抗生素防治肺部感染，要求病人戒烟。

## 二、气胸

【概要】

气胸是指各种原因导致的胸膜腔破裂，气体进入胸膜腔。可分为闭合性气胸、开放性气胸和张力性气胸三类（表 13-8）。

【临床症状及体格检查】

气胸发生后，胸膜腔压力增加，伤侧肺萎陷，肺通气和换气功能降低，伤者出现呼吸困难。纵隔和气管在压力下向健侧移位，移位明显时导致健侧肺受压扩张受限，出现纵隔扑动（纵隔在吸气时移向健侧，呼气时移向伤侧）。体格检查时可见伤侧胸廓饱满，呼吸活动度降低，气管向健侧移位，伤侧胸部叩诊呈鼓音，呼吸音降低。张力性气胸可有纵隔气肿和颈胸部皮下气肿。

表 13-8　气胸的分类

| 气胸种类 | 伤口情况 | 胸膜腔压力 | 气管和纵隔移位程度 | 呼吸困难 |
| --- | --- | --- | --- | --- |
| 闭合性 | 伤口封闭 | 低于大气压 | 轻度移位 | 轻度 |
| 开放性 | 伤口开放，气体自由进出 | 约等于大气压 | 明显移位 | 明显 |
| 张力性 | 伤口开放，气体易进难出 | 高于大气压 | 明显移位 | 严重 |

【实验室及其他检查】

胸部 X 线检查可显示不同程度的肺萎陷和胸膜腔积气，纵隔移向健侧。

【治疗】

积气量少且发展缓慢的闭合性气胸，不需要特殊处理，积气一般在 1~2 周内自行吸收。积气量大的病人应进行胸膜腔穿刺，或行胸腔闭式引流术，排除积气，促使肺复张。

开放性气胸救治时要立即将开放性气胸变为闭合性气胸，并迅速转送至医院。随后给氧，补充血容量；清创、缝合胸壁伤口，并行胸腔闭式引流；给予抗生素，注射破伤风抗毒素，协助病人咳嗽排痰；必要时行开胸探查手术。

张力性气胸是可迅速致死的危急重症，应立即使用粗针头穿刺胸膜腔，并外接单向活瓣装置。在紧急时可外接剪有小口的柔软塑料袋、气球等，以排出胸膜腔内高压气体，并阻止外界空气进入。随后行胸腔闭式引流，并使用抗生素预防感染，同时注射破伤风抗毒素。如肺复张困难时，应考虑开胸探查或胸腔镜手术。

胸腔闭式引流：①适用于中、大量气胸，开放性气胸，张力性气胸；胸腔穿刺术治疗下肺无法复张者；需使用机械通气或人工通气的气胸或血气胸者；拔除胸腔引流管后气胸或血胸复发者；脓胸；开胸手术。②气胸引流一般在锁骨中线第2肋间隙、血胸在腋中线与腋后线间第6或第7肋间隙处穿刺。③术中注意钝性分离肌层，引流管经肋骨上缘置入，引流管的侧孔应深入胸腔内2~3cm。引流管置于水封瓶水面下3~4cm，水封瓶置于低于胸腔60~100cm处。④术后病人取半卧位，保持引流通畅，观察引流管内水柱波动情况；记录24小时引流液的量、颜色等性状；保证外界气体无法进入胸腔；防止引流管脱落；定期伤口换药并更换水封瓶，防止感染。⑤拔管指征为胸部呼吸音正常；24小时引流量<50mL且为淡黄色液体；X线检查显示肺复张、无胸腔积液和积气；引流管水柱无波动并除外引流管堵塞。⑥拔管时病人半卧或坐于床边，用力咳嗽数下，随后挤压引流管再将其夹闭；在病人深吸气并屏气时拔出引流管，立即使用凡士林纱布覆盖引流口。拔管后继续观察病人有无呼吸困难、皮下气肿等表现。

## 三、血胸

【概要】

胸膜腔内积血为血胸，如合并气胸则称为血气胸。积血主要来源于胸腔器官、胸内大血管及其分支。血胸可导致循环血量减少；压迫伤侧肺，减少呼吸面积；推移纵隔，压迫健侧肺影响静脉回流。当胸腔内迅速积聚大量血液并凝固，形成凝固性血胸。凝血块机化后形成纤维板，限制肺与胸廓活动，影响呼吸功能。如合并细菌感染会引起感染性血胸，称为脓血胸。

【临床表现及诊断】

血胸的临床表现与出血量、速度和个人体质有关，成人积血量小于0.5L为少量血胸，0.5~1L为中量血胸，大于1L为大量血胸。病人出现不同程度低血容量休克表现，并有呼吸急促、肋间隙饱满、气管向健侧移位、伤侧胸部叩诊浊音和呼吸音减低表现。胸部X线平片检查可见胸部片状高密度影和纵隔偏移，合并气胸者可见液平。胸膜腔穿刺抽出血液可明确诊断。

【治疗】

非进行性血胸可采用胸腔穿刺或胸腔闭式引流术治疗，并给氧，使用抗生素预防感染。出现以下征象提示存在进行性血胸，应及时行开胸探查手术：①持续脉搏加快、血压降低，或经补液血压仍不稳定。②胸腔闭式引流量每小时超过200mL并持续3小时。③红细胞计数、血红蛋白量和血细胞比容进行性降低。

凝固性血胸应待伤者情况稳定后尽早手术，可在伤后 2~3 天进行，手术清除血块，并剥除胸膜表面凝血块和机化形成的包膜。

具备以下情况应考虑脓血胸：①有畏寒、高热等感染的全身表现。②抽出胸腔积血 1mL 加入 5mL 蒸馏水，如感染则出现混浊或絮状物。③胸腔内积血的白细胞计数明显增加，红、白细胞比例达 100：1。④积血涂片和细菌培养发现致病菌。脓血胸应及时改善胸腔引流，排尽积血积脓。若效果不佳或肺复张不良，应尽早手术清除感染性积血，剥离脓性纤维膜。

## 四、 胸腹联合损伤

【概要】

胸腹联合损伤是指穿透性或钝性伤所致的创伤性膈肌破裂，有开放性和闭合性损伤两种。当膈肌破口较大时，腹腔脏器穿过膈肌，形成创伤性膈疝。胸腹联合损伤的暴力来自于第 4 肋平面至上腹部之间方向。根据其临床表现可分为：以胸部损伤表现为主；以腹部损伤表现为主；同时有胸部和腹部损伤表现；严重的休克表现，但胸部和腹部损伤表现不明显。

【诊断】

胸腹联合伤诊断比较复杂困难，膈肌损伤最易漏诊。开放性损伤应注意伤口部位及走行方向、深度，以便估计可能受伤的器官。闭合性损伤要了解暴力作用部位，注意可掩盖胸腹部脏器损伤的其他合并伤症状。胸、腹腔穿刺是胸腹联合伤常规检查方法。B 超检查能判断胸腹腔积血情况。X 线检查有助于诊断骨折、金属异物存留、气胸、纵隔气肿、肺萎陷和腹内空腔脏器破裂。CT 检查能进一步明确膈肌及内脏损伤情况。胸腔镜可用于病人情况较平稳，腹部体征不明确者。

【治疗】

胸腹联合伤的急救措施有：

（1） 及时封闭胸壁伤口。

（2） 确保呼吸道通畅，充分给氧，必要时予气管插管或气管切开及呼吸机辅助呼吸。

（3） 迅速建立多条静脉通道补液，维持有效循环容量。

（4） 作好手术准备。

（5） 有血气胸者在纠正休克的同时行胸腔闭式引流术。

（6）使用抗生素防止感染，开放伤使用抗破伤风毒素。

胸腹联合伤的后续治疗措施有：

（1）密切观察病情变化，监测生命体征。

（2）积极抗休克。

（3）如伤者休克无明显好转、腹膜炎加重，应手术探查。手术的目的是：①止血。②缝合空腔脏器的破裂孔道或切除严重损伤不能修补的脏器。③缝合膈肌，断绝胸腔和腹腔间的交通。④封闭胸腔伤口，解除呼吸功能紊乱。⑤去除坏死的组织及异物，减少细菌的污染。若胸、腹部均需手术时，切口应分别进行而不主张胸腹联合切口。手术方法需简，探查需细，时间需短。术中应先止血后修补，先清创缝合后包扎固定。

# 项目八 腹部损伤

【学习目标】

1. 掌握腹部损伤的诊断方法和处理原则。

2. 熟悉腹部损伤的临床表现和检查。

3. 了解腹部损伤的类型。

【概要】

腹部损伤较常见，发病率在平时约占各种损伤的 0.4% ~ 1.8%。损伤按是否穿透腹壁、腹腔是否与外界相通可分为开放性和闭合性。诊疗措施导致的腹损伤称医源性损伤。腹部损伤常有腹部脏器损伤，开放性损伤中易损脏器依次是肝、小肠、胃、结肠、大血管等；闭合性损伤中易损脏器依次是脾、肾、小肠、肝、肠系膜等。

【临床表现】

单纯腹壁损伤可表现为受伤部位疼痛，局限性腹壁肿胀、压痛，有时可见皮下瘀斑。如合并内脏挫伤，可有腹痛。

实质性脏器或大血管损伤主要表现为腹腔内（或腹膜后）出血，出现低血容量性休克。腹痛呈持续性，一般不剧烈，腹膜刺激征也并不严重。体征最明显处一般是损伤所在。但肝脏和胰腺损伤后胆汁和胰液漏出，可出现明显的腹痛和腹膜刺激征。

空腔脏器损伤的主要表现是弥漫性腹膜炎，出现胃肠道症状、全身性感染症状和明显的腹膜刺激征。腹膜刺激征的程度因脏器内容物不同而异，胃液、胆汁、胰液刺激最强，肠液次之，血液最轻。有时出现气腹征，而后因肠麻痹而致腹胀，严重时可发生感染性休克。出现睾丸疼痛、阴囊血肿和阴茎异常勃起时，提示腹膜后十二指肠破裂。

【实验室及其他检查】

（一）实验室检查

大量失血时，红细胞计数、血红蛋白量下降。腹内脏器损伤时有白细胞总数及中性粒细胞升高。胰腺损伤、胃肠道穿孔或十二指肠破裂穿孔时有血、尿淀粉酶升高。泌尿系损伤可见血尿。

（二）其他检查

1. B超　可以了解实质性脏器损伤的情况。

2. X线平片　可以了解有无气腹征、腹腔内出血以及是否合并骨折。

3. CT检查　可以明确了解脏器损伤范围和程度，特别是腹膜后脏器的损伤。

4. 血管造影　可用于实质性脏器损伤的检查。

5. 诊断性腹腔穿刺术和腹腔灌洗术　自脐和髂前上棘连线的中、外 1/3 交界处或经脐水平线与腋前线相交处穿刺。观察抽出液体的性状，必要时可行液体的涂片检查。抽不到液体并不能排除内脏损伤的可能，可重复穿刺，或改行腹腔灌洗术。

知 识 链 接

诊断性腹腔穿刺可有假阳性，如穿刺入腹膜后血肿时，可能误判为腹腔内出血，也能有假阴性，如出血量较少，或胃肠内容物溢出较少，穿刺时抽不出液体。此时，可向腹腔内注入一定量的液体，然后再引出，称为腹腔灌洗术。可根据灌洗液的变化初步判断损伤性质。

6. 诊断性腹腔镜检查　在检查损伤情况的同时可以手术治疗。

【诊断及鉴别诊断】

腹部损伤诊断时应先排除身体其他部位的合并伤，再确定有无腹部脏器损伤，分析脏器损伤的性质、部位和严重程度，最根本的是要明确有无剖腹探查指征。

开放性损伤要判断是否为穿透伤，出现腹膜刺激征或腹内组织、内脏自伤口突出提示为穿透伤。诊断时需要注意穿透伤的入口和出口位置、与伤道是否为直线。结合临床表现和相关的影像学检查，可以明确诊断。

闭合性损伤的诊断应注意有无合并损伤以及腹部内脏损伤。结合受伤史，临床表现以及相应的实验室和影像学检查可以帮助诊断。诊断性腹腔穿刺术和腹腔灌洗术有重要诊断意义。

伤者如出现下列情况之一，考虑有腹内脏器损伤：早期出现休克征象；腹部剧痛进行性加重并伴消化道症状；腹膜刺激征明显；气腹；出现移动性浊音；便血、呕血或血尿；直肠指诊发现前壁有压痛或波动感，或指套染血者。

【治疗】

（一）密切观察

每 15~30 分钟测定一次生命体征，每 30 分钟检查一次腹部体征。每 30~60 分钟检查一次红细胞数、血红蛋白和血细胞比容。必要时可重复进行诊断性腹腔穿刺或灌洗术、超声等。

（二）一般治疗

1. 体位　病人严格卧床，尽量减少搬动。合并休克时取休克体位，出现昏迷时头偏向一侧。

2. 抗休克　开放多条静脉通路，及时补充循环血量。

3. 胃肠减压　如有空腔脏器损伤或是准备剖腹探查手术，应行胃肠减压并暂禁食水，长时间胃肠减压时可行肠道外营养。

4. 抗感染　使用抗生素预防感染，开放损伤时需使用抗破伤风毒素。

5. 对症处理　在脏器损伤未明确之前，禁止使用镇痛药物，以防止掩盖病情变化。

6. 其他　积极处理合并损伤。

（三）剖腹探查术

1. 手术指征　①全身情况恶化。②腹膜刺激征进行性加重或范围扩大。③肠麻痹。④膈下有游离气体，或出现移动性浊音。⑤抗休克治疗无效。⑥消化道出血者。⑦腹腔穿刺抽出气体、不凝血、胆汁、胃肠内容物等。⑧直肠指诊有明显触痛。

2. 切口选择　腹部有开放伤时，利用原有伤口进行探查，不可扩大伤口去探查腹腔。闭合损伤时常用正中切口，术中可根据需要向上下延长或向侧方添加切口，甚至联合开胸。

3. 术中处理　开腹后应立即吸出积血，清除凝血块，迅速查明来源，进行处理。

探查次序为肝、脾、膈肌、胆囊，再从胃开始，依次探查十二指肠第一段、空肠、回肠、大肠以及其系膜。然后探查盆腔脏器，之后检查胃后壁和胰腺。如有必要，最后还应探查十二指肠二、三、四段。根据探查结果，原则上先处理出血性损伤，后处理穿破性损伤，反复冲洗腹腔，彻底清理污染物，恢复腹内脏器的正常解剖关系，放置引流后闭合切口。

# 项目九　泌尿系统损伤

【学习目标】

1. 掌握泌尿系统损伤的常见临床表现和诊断依据。
2. 熟悉泌尿系统损伤的治疗原则。
3. 熟悉泌尿系统损伤的部位。

【概要】

泌尿系统损伤大多是胸、腹、腰部或骨盆严重损伤的合并伤。在暴力的作用下，泌尿系统解剖结构被破坏，继而引发出一系列临床表现。以男性尿道损伤最多见，肾、膀胱次之。输尿管损伤多见于医源性损伤。泌尿系统损伤的主要表现为血尿和尿外渗。

【临床表现】

（一）尿道损伤

尿道损伤是泌尿系统最常见的损伤，尿道损伤多见于男性，特别是前尿道球部和后尿道膜部损伤最为多见。

前尿道损伤时，伤者出现疼痛、会阴血肿、排尿困难、尿道外口滴血、血尿和尿液外渗。后尿道损伤时，伤者出现腹部疼痛、肠鸣音减弱、排尿困难、尿外渗、会阴血肿、尿道口无血或少量出血，以及失血性休克的症状。

（二）肾损伤

肾损伤多见于成年男性，常伴有胸、腹部其他器官损伤。

浅表肾实质裂伤、小的包膜下血肿、肾挫伤等轻度肾损伤时，表现为肾血肿，无尿外渗。

肾实质深度裂伤、肾血管蒂损伤、肾粉碎伤等重度肾损伤时，伤者主要有血尿、肾绞痛、腰部及腹部疼痛、腰腹部肿块、发热、失血性休克等症状。需要注意的是血尿轻重有可能和损伤程度不一致。当伤者合并有其他损伤时，肾损伤症状可不明显。

（三）膀胱损伤

成人膀胱空虚时位于骨盆深处，受骨盆、盆底筋膜和肌肉保护，一般不易发生损伤，但当骨盆骨折，或膀胱充盈伸展超出耻骨联合至下腹部时，则会损伤。儿童的骨盆浅，膀胱稍有充盈即可突出至下腹部，故较易受到损伤。

膀胱壁轻度挫伤可仅有下腹部疼痛。少量终末血尿，短期内常自行消失。膀胱壁全层破裂时可出现休克、腹膜炎、尿瘘，体表皮肤常有肿胀、血肿和瘀斑。

（四）输尿管损伤

输尿管位于腹膜后间隙，周围组织对其有良好的保护，因此外界暴力所致的输尿管损伤很少见，多为医源性损伤。输尿管损伤后易被忽视。

常见症状有，会自行缓解和消失的血尿，血尿有无或轻重并不与输尿管损伤程度一致。此外，可有尿外渗，腰、腹痛，甚至腹膜刺激症状。

**知 识 链 接**

泌尿系统损伤后常见的并发症是尿瘘和尿路梗阻。如并发尿瘘可以行修补术，如并发尿路不完全梗阻时，可以行尿路扩张，如扩张无效或是梗阻严重甚至完全梗阻时，可以行松解术或是梗阻部位切除后的断端吻合术。

【实验室及其他检查】

（一）实验室检查

1. 尿液检查　血尿为诊断泌尿系统损伤的重要依据之一。

2. 氮质血症　膀胱破裂时可出现氮质血症。

（二）其他检查

1. 诊断性导尿　导尿可以检查尿道和膀胱是否损伤。

2. X 线检查　可以了解有无骨盆骨折、11～12 肋骨骨折。

3. 造影　常用尿道造影、膀胱造影、静脉尿路造影、肾动脉造影和逆行性肾盂造影。

4. B 超　可以了解有无肾脏损伤或其他脏器损伤。

5. CT 和 MRI　可以准确判断肾脏和膀胱的损伤。

【诊断及鉴别诊断】

病人有骑跨伤史、胸部腹部损伤史、泌尿系统器械检查或手术史，并出现相应的症状时，需要高度怀疑泌尿系统损伤的可能性。结合诊断性导尿以及相应的影像学特别是造影的检查，基本可以明确诊断。

【治疗】

（一）尿道损伤

1. 前尿道损伤的治疗　①症状较轻，尿道造影无尿外渗，不需特殊治疗。可置导尿管 1 周。②尿道撕裂伤时置导尿管引流 2 周，不能插入导尿管者，行经会阴尿道修补术，并留置导尿管 2~3 周。病情严重者应行膀胱造瘘术。③尿道断裂时应即时手术清除血肿，行尿道端端吻合，留置导尿管 2~3 周。④出血较多时注意抗休克治疗。⑤使用抗生素预防感染。⑥尿外渗处尽早切开引流，必要时行膀胱造瘘，3 个月后再修补尿道。

2. **后尿道损伤的治疗** ①病人平卧，减少搬动，积极抗休克，耻骨上穿刺抽出尿液，一般不置入导尿管。②尿潴留者可行耻骨上高位膀胱造瘘。经膀胱尿道造影明确尿道无狭窄及尿外渗后，才可拔除造瘘管。若不能恢复排尿，造瘘后 3 个月再行尿道瘢痕切除及尿道端端吻合术。③尿道会师复位术，目的是恢复尿道连续性，防止尿道断端远离形成瘢痕假道。术后保留导尿管 3~4 周。休克严重者在抢救期间不宜行此手术，只行高位膀胱造瘘。④处理并发症，后尿道损伤常并发尿道狭窄，需在去除导尿管后每周 1 次尿道扩张，持续 1 个月。严重狭窄者，经尿道内切开或切除瘢痕组织，或于受伤 3 个月后行尿道端端吻合术。合并直肠损伤时应立即修补，并行暂时性乙状结肠造口。并发尿道直肠瘘者，应于 3~6 个月后再行修补手术。

（二）**肾损伤**

1. **紧急处理** 抗休克的同时作好手术准备。

2. **非手术治疗** ①绝对卧床休息 2~4 周。②密切观察生命体征变化、腰腹部肿块有无增大以及尿液颜色变化。③定期检查血红蛋白、血细胞比容。④补充血容量，维持水、电解质平衡。⑤使用广谱抗生素。⑥使用止痛、镇静、止血药物。⑦伤后 2~3 个月内不应从事重体力劳动和剧烈体育活动。

3. **手术治疗** ①手术指征：重度肾损伤、非手术治疗无效或合并其他腹腔内脏器损伤。②手术方式：一般采用腹部切口，先探查并处理腹腔损伤的脏器，再探查肾脏。可根据肾损伤的程度施行缝合修复、肾切除或选择性肾动脉栓塞术。

4. **并发症及处理** 并发腹膜后尿囊肿和肾周脓肿，应切开引流。出现输尿管狭窄、肾积水应施行成形术或肾切除术，恶性高血压要行血管修复或肾切除术，修补动-静脉瘘和假性肾动脉瘤，持续性血尿施行选择性肾动脉栓塞术。

（三）**膀胱损伤**

1. **处理原则** 闭合膀胱壁裂口，保持通畅的尿液引流或完全的尿流改道，膀胱周围及其他尿外渗部位充分引流。

2. **紧急处理** 抗休克治疗，并使用抗生素预防感染。

3. **非手术治疗** 症状轻且膀胱造影仅显示少量的尿外渗，可持续导尿 10 天左右，并使用抗生素，密切观察生命体征和尿液变化。

4. **手术治疗** 病情严重时采用手术治疗，清除外渗尿液，修补膀胱裂口，并留置导尿管或行耻骨上膀胱造瘘，引流 2 周。

（四）输尿管损伤

1. 早期治疗，外伤性损伤应先抗休克，处理其他严重的合并损伤，而后处理输尿管损伤。

2. 轻度损伤时，常不作特殊处理。如损伤较深或有轻度裂伤，宜置入输尿管内双"J"形输尿管支架引流管 10 天左右。输尿管断裂、缺损或是坏死时，行端端吻合或输尿管膀胱吻合术，并留置双"J"形输尿管支架引流管 3~4 周。若输尿管缺损过多可行输尿管皮肤造口术或自体肾移植术，甚至回肠代输尿管术。

3. 并发症治疗：①输尿管狭窄时可试行输尿管插管、扩张或留置双"J"形输尿管支架引流管。狭窄严重应行松解术或狭窄段切除端端吻合术。②尿瘘时可行输尿管修复或与膀胱吻合。③输尿管完全梗阻暂不能解除时，可先行病侧肾造瘘术，3 个月后再行输尿管修复。④肾功能重度损害或丧失时若对侧肾正常，可施行患侧肾切除术。

# 项目十　骨　折

【学习目标】

1. 掌握骨折的专有体征和诊断方法；骨折的治疗原则和临床愈合标准。

2. 熟悉骨折愈合的过程、影响骨折愈合的因素；骨折的常见并发症。

3. 了解骨折的概念、分类。

【概要】

骨折是指骨的完整性或连续性中断。常因直接暴力、间接暴力、肌肉牵拉、骨疲劳或是病理性因素（如肿瘤、骨髓炎等）导致。

（一）分类

根据骨折处皮肤、筋膜或骨膜的完整性可分为：闭合性骨折和开放性骨折。根据骨折的程度和形态可分为：不完全骨折（含青枝骨折）和完全骨折（含骨骺分离）。根据骨折端的稳定程度可分为：稳定性骨折和不稳定性骨折。根据伤后时间长短可分为：新鲜骨折（伤后 3 周内）和陈旧骨折（伤后 3 周后）。

（二）骨折的愈合

1. **血肿机化期** 自伤后6~8小时开始。骨折断端及其周围形成血肿并凝结成血块，从而引起无菌性炎症反应，使血肿机化形成肉芽组织，此期约2周。

2. **原始骨痂形成期** 在骨内、外膜的成骨细胞作用下，首先形成内骨痂和外骨痂。随即断端间和髓腔内的纤维组织转化为软骨组织，并钙化成骨，称为连接骨痂。连接骨痂与内、外骨痂相连，形成桥梁骨痂，标志着原始骨痂形成。成人需12~24周。原始骨痂欠牢固，需防止再骨折。

3. **骨痂改造塑形期** 随着肢体的活动和负重，原始骨痂逐渐改造成为永久骨痂，使骨折部位形成坚强的骨性连接，成人约需1年时间。

4. **影响骨折愈合的因素** ①全身因素：儿童骨折愈合较成人快，老年人则较慢。有慢性消耗性疾病、营养不良或钙磷代谢紊乱的病人，骨折愈合较慢。②局部因素：骨折断面接触面越大，愈合越快。骨折部位的血供越好，愈合越快。感染会严重影响骨折愈合。软组织损伤越重愈合越差。软组织嵌入影响愈合。③治疗方法不当：如多次手法复位、过度牵引、骨折固定不牢固、不恰当的功能锻炼等都会影响骨折愈合。多发性骨折或多段骨折，愈合较慢。

5. **骨折临床愈合标准** ①局部无压痛及纵向叩击痛。②局部无异常活动。③X线片显示骨折处有连续性骨痂，骨折线模糊。④外固定拆除后，上肢能向前平举1kg重物持续至少1分钟，下肢不扶拐在平地不间断行走3分钟，并不少于30步。⑤连续观察2周骨折处不变形。

6. **骨折延迟愈合** 是指骨折经过治疗后，超过一般愈合所需的时间，骨折断端仍未出现骨痂连接。X线平片显示骨折端骨痂少，轻度脱钙，骨折线明显，但无骨硬化表现。

7. **骨折不愈合** 是指骨折经过治疗，超过一般愈合时间，且经再度延长治疗时间3个月，仍达不到骨性愈合。X线平片显示为骨折端膨大、硬化，或是骨折端无骨痂，断端分离、萎缩。

【临床表现】

（一）全身表现

1. **休克** 主要是因为骨折端大量出血导致，也可因剧烈疼痛或并发其他脏器损伤导致。

2. **发热** 因血肿吸收出现低热，一般不超过38℃。合并感染时，病人出现高热。

（二）局部表现

1. **骨折的专有体征** ①畸形：主要表现为缩短、成角或旋转畸形。②反常活动：正常肢体不能活动的部位出现不正常活动。③骨擦感和骨擦音：因骨折端相互摩擦产生。

License: CC-BY

2. 其他体征　如局部疼痛、肿胀和功能障碍等。

（三）并发症

1. 早期并发症　多因骨折本身的损伤导致，常见有休克，肺部脂肪栓塞，重要脏器损伤，周围神经、血管和肌腱损伤，脊髓损伤，骨筋膜室综合征等。其中肺部脂肪栓塞最为凶险，常因骨折后骨髓脂肪滴进入血管或是血液中的乳糜微粒形成栓子导致，表现为烦躁不安、嗜睡、呼吸功能不全、发绀，甚至昏迷和死亡。

**知 识 链 接**

　　　骨筋膜室综合征多见于前臂掌侧和小腿，是指由骨、骨间膜、肌间隔和深筋膜形成的骨筋膜室内肌肉和神经因急性缺血而产生的一系列综合征。常见体征如下：皮肤颜色变化和皮温降低，感觉异常，肌肉被动牵拉试验阳性，肌肉主动屈曲时疼痛，筋膜室处压痛。值得注意的是，早期病人疼痛剧烈，随缺血时间延长，疼痛反而减轻。一旦发生应及时切开减压，防止出现肌肉和神经坏死。

2. 晚期并发症　多因骨折后病人长期卧床或是创伤后的不完全修复导致。常见有坠积性肺炎，下肢深静脉血栓形成，压疮，感染，骨化性肌炎，创伤性骨关节炎，关节僵硬，骨萎缩，缺血性骨坏死和缺血性肌挛缩等。其中创伤性关节炎和关节僵硬时最常见的并发症缺血性肌挛缩是骨折晚期最严重的并发症之一，一旦发生常致严重残疾。

【实验室及其他检查】

（一）X线检查

X线检查是骨折最常规的检查方法，可明确骨折的具体情况，如骨折部位、程度、类型、移位等；发现临床体检不易发现的骨折；指导骨折的治疗。

1. 一般应拍摄包括邻近上、下一个关节在内的正、侧位片，必要时应加拍特殊位置的X线平片。如手足部应拍斜位片，跟骨加轴位片，寰枢椎拍张口位片，骨盆加拍入口和出口位片。

2. 对损伤情况难以明确时，应加拍对侧肢体相应部位的X线平片进行对比。

3. 伤后2周拍片复查，可发现一些急诊没有发现的轻微骨折。

（二）CT、MRI检查

1. CT检查　对早期、不典型病例及复杂的解剖部位，可使用CT检查。如骨盆、髋、骶骨、骶髂关节、胸骨、脊柱等部位的骨折。

2. MRI检查　MRI检查对软组织层次，特别是观察椎体周围韧带、脊髓损伤和椎体挫伤较好，并可观察椎管内是否有出血。此外，还可以发现 X 线平片及 CT 未能发现的隐匿性骨折并确定骨挫伤的范围。

（三）实验室检查

骨折后因大量失血可出现血红蛋白量、红细胞计数减少而红细胞压积增高的血液浓缩表现。发生骨筋膜室综合征时，可有肌红蛋白尿，血肌酐和尿素氮升高。

（四）其他检查

肌电图检查有助于判断神经损伤情况，血管造影有助于判断血管损伤情况，B 超检查有助于判断是否合并内脏损伤。

【诊断及鉴别诊断】

根据外伤史、骨折专有体征，以及 X 线、CT 等影像学检查结果，可以明确诊断。

【治疗】

（一）急救

1. 抗休克　注意保温，减少搬动，及时补液。处于昏迷状态者，注意保持呼吸道通畅。

2. 妥善固定　凡疑有骨折者，均应按骨折处理。固定时，应减少搬动。骨折有明显畸形，并有刺破皮肤或损伤附近重要血管、神经的危险时，可牵引患肢使其变直后再行固定。

3. 包扎伤口　伤口用无菌敷料或清洁布类覆盖，并加压包扎。大血管出血，可采用止血带止血。若骨折端外露，又未压迫重要血管、神经者，不应将其复位。若在包扎时，骨折端自行滑入伤口内，应作好记录，以便进一步处理。

（二）骨折治疗

复位、固定、功能锻炼是骨折治疗的三大原则。

1. 复位　是治疗骨折的首要步骤，是将骨折断端恢复正常或近乎正常的解剖关系，重建骨的支架作用。①解剖复位：骨折端恢复正常解剖关系，对位（骨折端的接触面）和对线（骨折端在纵轴上的关系）完全良好。②功能复位：骨折端虽未恢复至正常的解剖关系，但在骨折愈合后对肢体功能无明显影响。一般认为功能复位的标准是：旋转、分离移位必须完全矫正；缩短移位在成人下肢骨折不超过 1cm，儿童若无骨骺损伤时下肢缩短在 2cm 以内；下肢骨折与关节活动方向一致的成角，成人不超过 10°，儿童不宜超过 15°；完全纠正下肢侧方成角；长骨干横形骨折时对位至少达 1/3，干骺端骨折至少应对位 3/4；前臂双骨折要求对位对线均好。③复位方法有手法复位（闭合复位）和切开复位。手法复位是指应用手法使骨折复位。手法应轻柔，争取一次复位成功，争取达到解剖复位。在手法复位难以成功、有重要神经血管损伤、多发骨折或是骨折难以愈合时应行切开复位。切开复位能使骨折达解剖复位并有效内固定，可使病人提前下床活动，减少并发症。但切开复位会减少骨折部位的血液供应影响骨折愈合，增加感染机会，内固定器材需二次手术取出。

2. 固定　即将骨折维持在复位后的位置，使其在良好对位情况下达到牢固愈合，是骨折愈合的关键。固定方法有：①外固定：用于开放性骨折、手法复位满意的维持治疗或作为内固定的辅助。常用小夹板、石膏绷带、外展架、牵引和外固定器等。②内固定：切开复位后，采用内固定物，如螺丝钉、髓内钉、接骨板和加压钢板等将骨折断端在解剖复位的位置予以固定。

### 知 识 链 接

小夹板固定是我国传统的骨折固定方法，夹板用木板、竹片，根据伤肢长度和形状制成。夹板固定适用于四肢长管骨闭合性骨折，其优势是既能保持骨折部位的固定，又能使骨折两端关节适当活动。

3. 功能锻炼　在不影响固定的情况下，尽早进行。早期以患肢肌肉主动舒缩活动为主，中期逐渐增加活动强度和范围，后期以肌力和关节活动范围恢复为主。合理的功能锻炼可促进骨折愈合，减少并发症，是恢复患肢功能的重要保证。

### （三）开放性骨折的治疗

开放性骨折的处理原则是及时正确处理创口，尽可能防止感染，力争将开放性骨折转化为闭合性骨折治疗。

1. 及早彻底清创，争取在伤后6~8小时内进行。用肥皂水和生理盐水反复刷洗伤口，再用聚吡咯酮碘和过氧化氢溶液冲洗，常规消毒铺巾行清创术。切除创缘失去活力的皮肤，从浅至深清除异物、切除污染和失去活力的组织，刮除骨断端的污染物，尽量保留关节囊、骨膜和粉碎的骨折片。

2. 固定，在彻底清创的基础上，采用合适的固定方法。

3. 修复损伤的主要血管、神经和肌腱。

4. 伤口引流，用引流管置于伤口内最深处，从正常皮肤处穿出，24~48小时内拔除。

5. 争取闭合伤口、一期愈合。切忌在张力下缝合伤口，必要时可采用减张缝合，如不能一期愈合，也需尽可能用软组织覆盖，避免重要结构外露，以期二期愈合。

6. 术后处理，患肢外固定或牵引，抬高患肢，保温，观察肢体远端血循环和伤口，常规使用抗生素及破伤风抗毒素，支持治疗等。

## 复习思考

### 一、选择题

1. 气胸病人行胸腔闭式引流的穿刺点位置是

　A. 腋中线第 3 肋间隙

　B. 腋前线第 2 肋间隙

　C. 锁骨中线第 3 肋间隙

　D. 锁骨中线第 2 肋间隙

　E. 胸骨旁线第 2 肋间隙

2. 血胸病人行胸腔闭式引流的穿刺点位置是

　A. 腋前线与腋中线间第 6 或第 7 肋间隙

　B. 腋中线与腋后线间第 6 或第 7 肋间隙

　C. 腋前线与腋中线间第 7 或第 8 肋间隙

　D. 腋中线与腋后线间第 7 或第 8 肋间隙

　E. 锁骨中线第 6 或第 7 肋间隙

3. 硬膜外血肿的常见出血来源是

　A. 脑膜前动脉　　　　　B. 脑膜中动脉　　　　　C. 脑膜后动脉

　D. 基底动脉　　　　　　E. 前交通支

4. 骨折的专有体征是

　A. 疼痛、畸形、功能障碍

　B. 疼痛、肿胀、畸形

　C. 畸形、反常活动、骨擦感

　D. 疼痛、畸形、反常活动

　E. 畸形、功能障碍、反常活动

5. 烧伤后体液渗出的高峰时间是

　A. 伤后 6~12 小时　　　B. 伤后 8~12 小时　　　C. 伤后 12~24 小时

　D. 伤后 24~48 小时　　　E. 伤后 24~36 小时

6. 严重创伤后的"死亡三联征"是指

　A. 凝血功能障碍、低体温和碱中毒

　B. 凝血功能障碍、低体温和酸中毒

　C. 休克、感染和酸中毒

　D. 凝血功能障碍、休克和酸中毒

　E. 凝血功能障碍、休克和碱中毒

7. 腹部损伤后出现睾丸疼痛、阴囊血肿和阴茎异常勃起时提示

    A. 肝损伤              B. 肾损伤              C. 腹膜后十二指肠损伤

    D. 输尿管损伤         E. 脾损伤

## 二、简答题

1. 创伤后组织愈合的过程可以分为几期，各期的特点是什么？

2. 请说出连枷胸、反常呼吸、纵隔扑动的概念。

3. 请说出骨折愈合的过程和临床愈合的标准。

4. 请说出骨折功能复位的标准。

5. 请说出骨折的常见早期和远期并发症。

6. 请说出硬膜外血肿、硬膜下血肿临床表现和头 CT 检查的区别。

## 三、病例分析

1. 病人，男，35 岁。烧伤后出现面部大小不等水疱，内为淡黄色澄清液体。双上肢和前胸部布满张力高的小水疱，痛觉迟钝。

    问题：请判断该伤者烧伤面积、深度和严重程度，并给出第一个 24 小时补液量。

2. 病人，男，36 岁。2 小时前被重物砸伤背部，随后感到右侧背部和腰腹部剧烈疼痛。病人面色苍白，血压 90/60mmHg，脉搏 110 次/分。双肺呼吸音正常，右侧背部触痛，右侧肾区压痛明显，未触及明显包块。尿常规显示血尿。

    问题：

（1）病人最有可能损伤的部位有哪些？还需要进行什么辅助检查以明确诊断？

（2）病人入院后严格卧床，行吸氧、补液、止血等治疗，应注意观察哪些问题？

（3）治疗后，病人血压降至 70/40mmHg，接下来的治疗措施是什么？

扫一扫，知答案

扫一扫，看课件

**模块十四**

# 运动系统疾病

## 项目一　骨与关节化脓性感染

【学习目标】

1. 掌握急性骨髓炎的临床表现及治疗原则。

2. 熟悉急性骨髓炎的病因。

3. 了解慢性骨髓炎病理、临床表现及治疗原则。

### 一、急性血源性骨髓炎

【概要】

化脓性骨髓炎（suppurative osteomyelitis）是发生在骨的感染性疾病，其炎症来源并不仅限于骨髓本身的感染，可以是细菌从体内其他感染灶通过血液循环到达骨组织发生病变，即为血源性骨髓炎。感染病灶常为扁桃体炎、中耳炎、疖肿、脓肿等；也可以是由火器伤或其他外伤引起的开放性骨折，伤口污染，未经及时彻底清创而发生感染；还可以是从邻近软组织直接蔓延而发生的骨髓炎，如指端软组织感染所引起的指骨骨髓炎。除细菌感染外，如身体衰弱、营养较差、过度疲劳等导致局部和全身抵抗力降低多是其诱发因素。感染的病原菌以金黄色葡萄球菌为最多，也可以是乙型链球菌、大肠杆菌、产气荚膜杆菌、肺炎球菌等。

急性化脓性骨髓炎的病理特点是以骨质破坏、坏死和新生骨形成同时并存。早期以破坏和坏死为主，后期以增生和形成骨壳为主。儿童及青少年干骺部血流速度缓慢，成为致病菌繁殖的良好环境。一旦发生血源性感染，细菌在此处停滞繁殖形成化脓性病灶。因骨骺板抵抗感染的能力较强，脓液不易通过，脓肿多向骨髓腔扩散，致使骨髓腔受累。当骨髓腔内脓液增多、压力增高时，脓液可沿中央管扩散至骨膜下层，形成骨膜下脓肿。脓液也可突破干骺端骨皮质进入骨膜下形成脓肿。骨膜下脓肿压力进一步增高，可穿破骨膜流入软组织，也可沿哈佛管返回骨髓腔。如脓液穿入关节可引起化脓性关节炎，形成骨髓炎并发化脓性关节炎。骨膜下脓肿形成，将骨膜掀起，该部骨质失去来自骨膜的血液供应，严重影响骨的血液循环，造成骨坏死。脓液进入骨髓腔和哈佛管后，在管腔内通过的滋养血管因炎症而形成血栓和脓栓，骨内血供被阻断，造成骨坏死。在死骨形成的过程中，病灶周围的骨膜因炎性充血和脓液的刺激而产生新生骨，包围在骨干周围成"骨性包壳"，包壳内的死骨、脓液、炎性肉芽组织因引流不畅成为骨性无效腔。

病理转归，小片死骨可以被肉芽组织吸收，或被吞噬、排出；大块死骨长期存在，使急性骨髓炎转为慢性。

【临床表现】

1. 常见于 10 岁左右的儿童，以胫骨上段和股骨下段最多见，其次为肱骨、髂骨、脊柱与长管状骨骼。部分病人有明显的皮肤、呼吸道、消化道等感染史。

2. 发病急，全身症状重，开始即有发热，体温可高达 39~41℃，全身酸痛，食欲不振，畏寒，烦躁不安，脉搏快弱，甚至有谵妄、昏迷、感染性休克等表现。

3. 早期有局部剧烈疼痛或搏动性疼痛，肌肉有保护性痉挛，肢体不敢活动。患部皮温高，有明显的压痛。如病灶邻近关节，则关节有肿胀，但压痛不明显，关节能活动。当脓肿穿破骨质、骨膜至皮下时，可有局部红肿、压痛、波动感。脓肿穿破皮肤后，形成窦道。

4. 骨髓炎常见的并发症有化脓性关节炎、病理性骨折、肢体生长障碍、关节挛缩及强直。

【诊断】

凡有下列表现均应想到有急性血源性骨髓炎的可能：①急骤的高热与毒血症表现。②长骨干骺端疼痛剧烈而不愿活动肢体，该部位有一个明显的压痛区。③白细胞计数和中性粒细胞增多。反复血培养与分层穿刺液培养具有诊断意义。MRI 检查具有早期诊断价值。

【实验室及其他检查】

1. 实验室检查　血液白细胞总数及嗜中性粒细胞均明显升高。早期每 2 小时血培养 1

次，共 3 次，阳性率较高，同时行药物敏感试验，以便及时选用有效药物。局部穿刺可抽出脓液、混浊液或血性液体且涂片检查有脓细胞或细菌。

2. X 线检查　发病 10~14 天内 X 线检查多无明显异常。发病 3 周后的 X 线片可显示骨质脱钙、破坏，骨膜反应及层状新骨形成，周围软组织肿胀阴影等。

3. 分层穿刺　选用有内芯的穿刺针，在压痛最明显的干骺端刺入，逐层边抽吸边深入，分层穿刺可以防止将软组织的感染带入骨内，抽出混浊液体或血性液可行涂片检查与细菌培养，有脓细胞或细菌即可明确诊断。

4. 其他检查　骨扫描对早期诊断骨髓炎有重要价值，常用的骨显像剂为锝-亚甲基二磷酸盐（99mTC-MDP）。应用放射性核素检查与电子计算机断层照相相结合的方法，对早期确诊骨髓炎极有价值。CT 用于急性骨髓炎可比常规 X 线照片提前发现病灶，可清楚显示骨内、外膜新骨形成和病变的实际范围。

【鉴别诊断】

急性骨髓炎应与下列疾病鉴别：软组织炎症、急性化脓性关节炎、风湿性关节炎、尤文（Ewing）肉瘤等。

【治疗】

1. 抗生素治疗　早期、足量、联合应用大剂量有效抗生素，以后依据细菌培养和药物敏感试验的结果及治疗效果进行调整。抗生素应持续使用至全身和局部症状被有效控制、体温正常后 2 周左右。

2. 全身支持治疗　充分休息，维持水、电解质平衡，必要时少量多次输血。高热时降温，给予易消化、富含蛋白质和维生素的饮食。

3. 局部治疗　用夹板、石膏或牵引等制动并抬高患肢，减少疼痛，防止发生畸形及病理性骨折。

4. 手术治疗　一般认为，在给予大剂量抗生素 48~72 小时后仍不能控制症状，诊断性穿刺抽出脓液时，即应在压痛最明显处行骨皮质开窗引流，充分减压，彻底冲洗，行闭式滴注引流。

## 二、　慢性骨髓炎

【概要】

慢性化脓性骨髓炎（chronic osteomyelitis）多因急性骨髓炎延误诊断和治疗迁延而来，少数病人也可由低毒性细菌感染，或病人早期抵抗力较强、症状不明显，就诊时已经到慢性期。其病理特点是有大量死骨形成、异物和无效腔存在、骨瘘孔形成、皮肤窦道经久不愈。

【临床表现】

1. 全身表现　急性发作者，可出现红、肿、热、痛和体温升高。

2. 局部表现　局部可有肿胀、疼痛和压痛。如有窦道，伤口流脓，偶尔有小块死骨排出，伤口长期不愈。由于炎症反复发作，或有多处窦道，对肢体功能影响较大，有肌肉萎缩。肢体增粗变形。如发生病理性骨折，可有肢体短缩或成角畸形。如病灶接近关节，多有关节挛缩或僵硬。

3. 其他　因慢性骨髓炎常反复急性发作，长期流脓，可出现体质衰弱、贫血等症状。

【诊断与辅助检查】

1. 急性骨髓炎病史。

2. X线检查早期有虫蚀样骨破坏和骨质疏松，逐渐出现硬化，然后可见骨质增生、增厚，骨髓腔不规则，有大小不等的死骨。窦道造影可了解窦道的深度、径路、分布范围及其与无效腔的关系。

3. CT检查对诊断和拟定手术方案有极大帮助。

【治疗】

以手术为主，原则是尽可能彻底清除死骨、增生的瘢痕和肉芽组织，消灭无效腔，改善局部循环，促进愈合。

1. 手术指征　凡有死骨、无效腔、窦道形成者，均应手术治疗。

2. 手术方法

（1）病灶清除术　在骨壳上钻洞、开窗，摘除死骨，清除肉芽组织、坏死组织及瘢痕组织，凿除骨腔边缘部分硬化骨质。彻底清除病灶有利于窦道愈合。

（2）消灭无效腔的手术　在股骨或胫骨慢性骨髓炎病灶清除术后，如无效腔较大，可将切口邻近的健康肌肉从远端游离一段，形成有宽大蒂部循环良好的肌瓣，充填于骨腔内消灭无效腔。操作时应保留肌瓣的血管和神经，肌瓣不宜太长，避免张力和扭转。

（3）局限性骨脓肿的手术　凿开脓肿腔，清除脓液和腔内肉芽组织，滴注引流。

（4）硬化性骨髓炎的手术　凿开骨髓腔，清除肉芽组织及脓液。冲洗伤口，定点全层缝合关闭伤口，滴注引流。

（5）病骨切除术　有些不重要部位的慢性骨髓炎，如肋骨、腓骨上端、髂骨等，可采用手术切除病变部分。

（6）截肢术　窦道处皮肤有癌变者，或肢体严重畸形已丧失功能，感染不能控制甚至危及病人生命时可考虑采用。

# 项目二　颈肩腰腿痛

【学习目标】
　　1. 掌握颈椎病、肩周炎、腰椎间盘突出症的临床表现、诊断和治疗原则。
　　2. 熟悉颈椎病及腰椎间盘突出症的发病原因。
　　3. 了解颈椎病及腰椎间盘突出症的分类。

## 一、颈椎病

【概要】

颈椎病（cervical spondylosis）是一种常见的老年性疾病，指颈椎间盘退变及其继发性椎间关节退变，引起脊髓、神经和血管损害而表现出的相应症状和体征。

【病因】

1. 颈椎间盘退行性变，是颈椎病发生和发展的基础。

2. 损伤，对已退变的颈椎和椎间盘，急性损伤可使其加重而发病，慢性损伤可加速其退行性变过程而提前出现症状。

3. 颈椎先天性椎管狭窄，在此基础上，即使退行性改变轻微，也可出现压迫症状而发病。

【临床表现】

1. 神经根型　发病率最高，占50%~60%。因病变组织压迫或刺激神经根所致。颈部损伤、长期伏案工作劳累或"落枕"常为诱发因素，可急性起病或慢性起病。开始多为颈部不适或颈肩痛，随之疼痛向上肢放射，颈部活动时可出现放电样剧痛。皮肤麻木、过敏，手指活动不灵活。查体可有颈部压痛，颈椎活动受限，可有感觉异常、肌力减退及腱反射改变。上肢牵拉试验阳性和压头试验阳性（图14-1）。

2. 脊髓型　占10%~15%。常见的是突出的髓核、增生的骨赘、肥厚的黄韧带或钙化的后纵韧带压迫脊髓。一般起病缓慢，逐渐加重或时轻时重，外伤可引起突然加重。以四肢无力、手足或肢体麻木、握物不牢、写字及持筷不准，或步态不稳、足下踩棉花样感等为主要症状，可有排尿障碍及胸腹部束带感。可出现病理反射，重者瘫痪。X 线片表现与神经根型相似，脊髓造影、CT、MRI 检查可显示脊髓受压情况。脑脊液蛋白含量及动力学测定可反映椎管通畅情况。

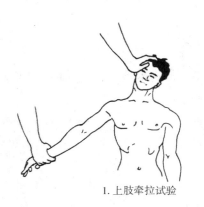
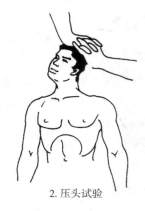

1. 上肢牵拉试验　　　　　　　　　　　2. 压头试验

图 14-1　上肢牵拉试验及压头试验

3. **椎动脉型**　病变组织刺激、压迫、牵拉椎动脉，或椎动脉痉挛是发病原因。动脉硬化病人更易发生此病。头部旋转引起眩晕是本病的主要特点，严重者可猝倒，但意识清醒。可有枕后痛、视觉障碍、耳鸣、恶心、呕吐等。

4. **交感神经型**　发病原因不明。临床表现复杂，为交感神经兴奋或抑制症状，主观症状多，客观体征少。

【诊断与辅助检查】

颈椎病诊断依据症状、体征和影像学表现。仅有 X 线片改变而无临床表现者，不能诊断颈椎病。临床上神经根型常见，X 线平片可见颈椎生理前突变小或消失，颈椎不稳，钩椎关节增生、椎间隙及椎间孔狭窄，椎体后缘骨质增生等。CT 及 MRI 检查可见椎间盘突出、椎管狭窄等。

【治疗】

1. **非手术治疗**　包括颌枕带牵引、卧床休息、颈围制动、推拿按摩、理疗、药物治疗等。

2. **手术治疗**　脊髓型颈椎病或其他型颈椎病经非手术治疗无效、症状严重者是手术指征。手术分为前路手术、前外侧路手术及后路手术三种。手术的目的是解除脊髓压迫和使颈椎获得稳定。①对于多节段受压，或伴有发育性椎管狭窄者，行后路椎板成形椎管扩大术。②对于 1~2 个节段受压，而无椎管狭窄者，采用前路椎间盘及骨赘切除、椎体间植骨融合术，根据情况可同时行钢板内固定。

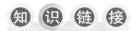

青年颈椎病

16～35 岁年龄段发病的颈椎病被称为青年颈椎病，主要是由于颈椎力学失衡所致，其特点是颈椎退变较轻，症状以颈肩部疼痛为主，少伴有神经根症状或病理征。其发病原因和慢性劳损及头颈部外伤有关，如长期低头电脑前工作、学习。另外，长时间的头向一侧睡眠体位，枕头过高或过低，可能造成椎旁肌肉、韧带及关节的平衡失调。颈部急性损伤，局部颈肌直接或间接受损伤，使维持颈椎的动力平衡被打破，从而引发颈椎病。

## 二、 肩关节周围炎

【概要】

肩关节周围炎（periarthritis of shoulder）简称肩周炎，又称冻结肩，是门诊常见病，病程长，多见于中、老年妇女。是由于肩周肌、肌腱、滑囊、关节囊的慢性损伤性炎症，导致关节内外粘连，以肩部疼痛和活动障碍为主要表现的退行性病变。

【临床表现】

1. 早期表现　起病缓慢，肩痛同时伴有活动障碍，有时夜间痛，患侧不能侧卧。疼痛可放射到颈部、上臂和前臂。肩关节外展、前屈、后伸、旋转受限，患侧手掌不能扪及对侧肩胛骨，不能梳头。沿结节间沟或肩峰下明显局限压痛。

2. 晚期表现　肩痛进一步加重，各方向活动均受限，穿衣脱衣均感困难，碰撞肩部或稍微外展即有剧痛。病程长者肩部、上臂和前臂肌肉萎缩。

3. X 线表现　早期 X 线片显示肩关节正常。晚期常表现骨质疏松、肱骨头上移、关节间隙略狭窄。X 线摄片还可与肱骨上端肿瘤、肩关节结核、陈旧性骨折、肩关节脱位、骨关节病鉴别。

【诊断及鉴别诊断】

根据病史、体征、肩部疼痛、功能障碍一般可以诊断，但应与以下两种疾病鉴别。

1. 颈椎病　神经根型颈椎病可因颈神经根受到刺激出现肩部疼痛，而长时间疼痛肌痉挛又可导致慢性损伤性炎症，也可继发肩周炎。二者主要鉴别点是颈椎病时单根神经损害少，往往有前臂及手的根性疼痛且有神经定位体征，此外，头颈部体征多于肩周炎。

2. 肩部肿瘤　凡疼痛进行性加重，不能用固定患肢方法缓解疼痛，并出现轴向叩痛者，均应拍片检查除外骨肿瘤。

【治疗】

1. 非手术治疗　肩周炎绝大多数可经非手术疗法治愈。主要是药物止痛、结节间沟局部封闭、热敷、理疗、功能锻炼。锻炼必须持之以恒，主动运动，循序渐进。方法是外展、内收、前屈、后伸、内旋和外旋。被动活动可行按摩，手法必须轻柔，不得暴力扳拉，防止关节囊和肌腱损伤或骨折。

2. 手术治疗　对严重病例，经长期非手术治疗无效，可考虑手术治疗。

（1）肱二头肌长头肌腱切除术　肱二头肌长头肌腱自关节盂上起点处切除，远端固定在结节间沟内，并行肩峰成形术。

（2）喙肱韧带切断术　改善上臂外展外旋功能。

（3）康复治疗　术后继续进行康复治疗，包括理疗和肩关节功能锻炼。

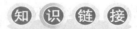

### 肩周炎运动康复

通常有以下几种运动形式：①下垂摆动练习，身体前屈，患臂自然下垂，行前后、内外绕臂摆动练习，幅度可逐渐增大，每天 2~3 次，每次 10 分钟。②体操棒练习，利用体操棒并借助健侧的帮助，完成患肩各轴位的练习，每天 2~3 次，每次 30 分钟。③肩关节活动器及助木练习，进行肩关节的屈伸、内收外展、内外旋练习，可通过调整初始体位，达到关节各轴位的活动。在物理治疗后进行运动可减少活动对组织的损伤，应每日进行肩关节活动，以不引起剧痛为限，一般在 1 年左右能自愈。

## 三、 腰椎间盘突出症

【概要】

腰椎间盘突出症（prolapse of lumbar intervertebral disc）是因椎间盘变性，纤维环破裂，髓核突出刺激或压迫神经根、马尾神经所表现的一种综合征，是腰腿痛最常见的原因之一。

椎间盘退行性变是基本因素，随年龄增长，纤维环和髓核含水量逐渐减少，椎间盘变薄，结构松弛，弹性降低。积累伤力是椎间盘变性的主要原因，反复弯腰受力时，髓核向后移动，挤破纤维环形成突出。下腰椎负荷大，活动范围大，突出多发生在腰 4~5、腰 5 和骶 1 间隙。

腰椎间盘突出的类型：①膨出，纤维环有部分破裂，而表层完整，髓核在压力的作用下向椎管均匀膨胀。②突出，纤维环完全破裂，仅有后纵韧带或一层纤维膜覆盖，表面高低不平。③脱出，纤维环、后纵韧带、纤维膜完全破裂，突出的椎间盘组织或碎块脱入椎管内，但尚有一部分与原间隙相连。④游离，脱入椎管的椎间盘组织或碎块完全游离，可远离原间隙而掉入椎管的任何部位。⑤schmorl 结节及经骨突出，前者是指髓核经上、下软骨板的发育性或后天性裂隙突入椎体松质骨内，后者是指髓核沿椎体软骨终板和椎体之间的血管通道向前纵韧带方向突出，形成椎体前缘的游离骨块。

【临床表现】

腰椎间盘突出症常见于 20~50 岁病人，男女之比为（4~6）：1，大多有腰部损伤史。

1. 症状

（1）腰痛　是大多数病人最先出现的症状，发生率>90%，突出的髓核刺激纤维环外层及后纵韧带中的椎神经而产生下腰部牵涉痛。

（2）坐骨神经痛　其发生频率高于腰痛，可以单独出现，也可以与腰痛同时出现。典型的坐骨神经痛是从下腰部向臀部、大腿后侧、小腿外侧至足部的放射痛，当咳嗽、打喷嚏、排便等致腹压增高时可使疼痛加剧。早期为痛觉过敏，病程较长者为痛觉迟钝或麻木。

（3）马尾神经受压　向正后方突出的髓核或脱出、游离的椎间盘组织可压迫马尾神经，出现大小便功能障碍，鞍区感觉异常。

2. 体征

（1）腰椎侧突　为缓解突出的髓核对神经根的压迫或刺激，减轻疼痛，脊柱呈现一种姿势性代偿畸形。

（2）腰部活动受限　腰椎前屈时加重对神经根的刺激，使疼痛加重，故病人腰部活动受限以前屈受限最明显。

（3）压痛　大部分病人病变部位棘突间或棘突旁有压痛，其棘突旁压痛可沿坐骨神经放射。

（4）直腿抬高试验及加强试验阳性　病人仰卧，伸膝位抬高患肢，在 70° 角以内出现坐骨神经痛，称为直腿抬高试验阳性。在直腿抬高试验阳性时，缓慢降低患肢角度至疼痛消失，这时再背伸踝关节，又出现放射痛者为加强试验阳性。直腿抬高试验及加强试验在腰椎间盘突出症诊断中具有重要意义。

（5）感觉、肌力、腱反射改变　感觉可以为过敏或迟钝，肌力减弱，腱反射减弱或消失。

【诊断及辅助检查】

腰椎间盘突出症的诊断重点依靠临床症状和体征，一般还要结合 X 线平片、CT 及 MRI 才能进行确切诊断。许多情况下 CT 及 MRI 可以显示不同程度的椎间盘病变，而并无临床症状及体征，这时不应诊断为本病。

1. X 线平片　腰椎生理前突减小或消失，腰椎出现侧突，椎间隙狭窄，椎体边缘骨质增生。

2. CT　显示骨性椎管形态，椎间盘突出的部位、大小，对神经根或硬膜囊压迫的程度。

3. MRI　可以更清晰、更全面地显示突出的髓核组织与脊髓、神经根和马尾神经之间的关系，以及脊髓本身是否存在病变，对本病的诊断有较大价值。

【治疗】

1. 非手术治疗　绝大多数腰椎间盘突出症的病人经非手术治疗可缓解或治愈。措施包括绝对卧硬板床休息、骨盆牵引、理疗和按摩、皮质类固醇硬膜外注射及髓核化学溶解法等。

2. 经皮髓核摘除术　在 X 线监视下，通过椎间盘镜或其他特殊器械，直接进入椎间隙，摘除一定量的髓核，减轻了椎间盘内压力，减轻对神经根的刺激，使症状得以缓解。对髓核脱出较大或已游离者，本法不能使其缓解。近年用于临床的还有经皮激光椎间盘减压术等。

3. 手术治疗　腰椎间盘突出症的手术指征为：有马尾神经受损者，有严重的神经根压迫症状者，经严格非手术治疗无效者。手术治疗方法有直视下切除突出的髓核组织及纤维环和显微外科椎间盘摘除。

------

## 复习思考

### 一、选择题

1. 脊髓型颈椎病或腰椎间盘突出症的诊断中最基本的诊断依据为

    A. CT　　　　　　　　　　　B. MRI　　　　　　　　　　C. X 线平片

    D. 临床表现（病史、症状及体征）　　　　　　　E. 肌电图检查

2. 诊断颈椎病下述哪项是最可靠的依据

A. 颈肩部疼痛     B. X 线照片显示有骨刺     C. 臂丛神经牵拉试验阳性

D. 手指麻木     E. 颈部活动受限

3. 腰椎间盘突出症的典型症状是

    A. 腰背痛     B. 下肢无力     C. 腰痛伴坐骨神经痛

    D. 坐骨神经痛     E. 腰部活动受限

4. 急性化脓性骨髓炎最常见的致病菌是

    A. 乙型链球菌     B. 绿脓杆菌     C. 大肠杆菌

    D. 肺炎双球菌     E. 金黄色葡萄球菌

5. 脊髓型颈椎病最重要的诊断依据为

    A. 头痛头晕     B. 双上肢麻木     C. 眼痛、面部出汗失常

    D. 四肢麻、无力，病理反射阳性     E. 肢体发凉，无汗或少汗

6. 肩周炎不正确的治疗方法是

    A. 理疗     B. 封闭     C. 按摩

    D. 服用非甾体抗炎药物     E. 限制肩关节活动

**二、简答题**

1. 颈椎病分为几种类型，各有什么临床特点？

2. 叙述儿童长骨干骺端易患急性血源性骨髓炎的原因。

3. 诊断急性血源性骨髓炎时为何要分层穿刺？

**三、病例分析**

1. 女性，50 岁。右肩痛半年，活动受限，近来自觉梳头都感到困难。检查：右肩活动受限，肩周肌肉萎缩，局部明显压痛，X 线片无异常。

问题：考虑为什么病？如何治疗？

2. 男性，65 岁。因右上肢放射痛伴手指麻木，动作不灵活 2 年就诊。检查发现颈肩部压痛，神经牵拉试验及压头试验阳性，右上肢桡侧皮肤感觉减退，握力减弱，肌张力减低。

问题：考虑为什么病？如何治疗？

扫一扫，知答案